AF371098

RASPAIL ET PASTEUR

———

TRENTE ANS

DE CRITIQUES MÉDICALES

ET SCIENTIFIQUES

RASPAIL ET PASTEUR

TRENTE ANS

DE

CRITIQUES MÉDICALES

ET SCIENTIFIQUES

1884-1914

PAR

Xavier RASPAIL

MÉDECIN AIDE-MAJOR DE 1ʳᵉ CLASSE (1870-1871)
ANCIEN PRÉSIDENT DE LA SOCIÉTÉ ZOOLOGIQUE DE FRANCE
CORRESPONDANT DU MINISTÈRE DE L'INSTRUCTION PUBLIQUE
ET DU MUSÉUM D'HISTOIRE NATURELLE DE PARIS
MEMBRE HONORAIRE ET CORRESPONDANT DE SOCIÉTÉS
SCIENTIFIQUES FRANÇAISES ET ÉTRANGÈRES

PARIS

VIGOT FRÈRES, ÉDITEURS

23, RUE DE L'ÉCOLE-DE-MÉDECINE

—

1916

RASPAIL ET PASTEUR

TRENTE ANS

DE

CRITIQUES MÉDICALES

ET SCIENTIFIQUES

1884-1914

PAR

Xavier RASPAIL

MÉDECIN AIDE-MAJOR DE 1ʳᵉ CLASSE (1870-1871)
ANCIEN PRÉSIDENT DE LA SOCIÉTÉ ZOOLOGIQUE DE FRANCE
CORRESPONDANT DU MINISTÈRE DE L'INSTRUCTION PUBLIQUE
ET DU MUSÉUM D'HISTOIRE NATURELLE DE PARIS
MEMBRE HONORAIRE ET CORRESPONDANT DE SOCIÉTÉS
SCIENTIFIQUES FRANÇAISES ET ÉTRANGÈRES

PARIS

VIGOT FRÈRES, ÉDITEURS

23, RUE DE L'ÉCOLE-DE-MÉDECINE

—

1916

AVANT-PROPOS

A la mort de notre illustre père, en 1878, nous avons assumé la tâche de continuer la publication du *Manuel annuaire de la santé*, de ce petit livre que le regretté Dr Valadier appelait un monument scientifique et qu'un écrivain de grand talent, Aurélien Scholl, dénommait le guide du bon citoyen, de l'époux, du père.

Dès son apparition, en 1845, le *Manuel de la santé* ne tarda pas à répandre en France et à l'étranger, jusque dans l'Amérique du Sud, les principes de la plus haute moralité, des préceptes d'hygiène permettant à chacun de maintenir sa santé en bon état, puis les moyens de guérir les maladies curables ou d'obtenir un soulagement dans les maladies incurables, à l'aide d'une thérapeutique simple, mais d'une efficacité si puissante que ceux qui étaient témoins de son action, là où la médecine officielle avait échoué, la qualifiaient de merveilleuse.

Ainsi que le faisait F.-V. Raspail, nous avons mis, en tête de chaque édition, un *avertissement*, dans lequel nous avons passé en revue les faits nouveaux qui se produisaient en médecine, revendiquant en même temps, pour être restitué à notre père, « tout ce qu'on avait volé dans son œuvre scientifique », selon l'expression du Dr Alfred Naquet et du poète Clovis Hugues.

C'est ainsi qu'on verra, en parcourant la table analytique des matières, que justice a été enfin rendue à F.-V. Raspail, pour ses géniales découvertes, dont il avait été audacieusement dépouillé par des plagiaires tels que Schwann, Virchow, Coste et tant d'autres.

Aujourd'hui, au moment où nous écrivons cet avant-propos, nous arrive une nouvelle preuve que, tôt ou tard, la vérité reprend ses droits et que son œuvre colossale, étouffée si longtemps par la conspiration du silence, lui est, peu à peu, restituée en « morceaux de gloire » (1).

Le savant professeur au Collège de France, M. L. Cayeux, vient de revendiquer pour F.-V. Raspail, dans le numéro du 20 juin 1914 de la *Revue scientifique*, la fondation de la *microchimie* attribuée à Streng et à Boucky en 1876 et 1877.

Dès 1827, c'est-à-dire 49 ans plus tôt, F.-V. Raspail avait établi les bases de cette nouvelle science, dans le tome IX des *Mémoires de la Société d'Histoire naturelle de Paris*, sous le titre : *Expériences de chimie microscopique*, expériences qu'il avait complétées, en 1830, par son *Essai de chimie microscopique appliqué à la physiologie ou l'art de transporter*

---

(1) Dans son envolée poétique, dite à l'inauguration de la statue de F.-V. Raspail, Clovis Hugues stigmatisa ainsi les savants officiels :

> La nuit tremblerait pour ses voiles,
> Tu t'en irais jusqu'aux étoiles,
> Si les savants blêmes d'effroi
> Te rendaient « en morceaux de gloire »,
> Après l'insulte dérisoire,
> Tout ce qu'ils ont volé chez toi !

*le laboratoire sur le porte-objet, dans l'étude des corps orga-
nisés et inorganiques.*

Lorsqu'en 1884 naquit la doctrine pasteurienne, nous fûmes épouvanté des conséquences qui ne pouvaient manquer de résulter de procédés s'inspirant de la vaccine jennérienne et qui, de même que cette dernière, devaient introduire, dans l'organisme des êtres vivants, des éléments d'origine putride : telle la vaccination charbonneuse pour les animaux, qu'allait suivre bientôt la vaccination rabique pour l'homme.

Les résultats désastreux donnés par la première auraient cependant dû mettre Pasteur en garde contre la mise en pratique, sans expérimentation, de la seconde, conçue sur le même principe. Dans une lettre adressée à M. le Préfet d'Eure-et-Loir, le 12 mai 1886, M. le vétérinaire Paul Bouillier disait : « La méthode Pasteur n'a eu qu'un résultat, celui de faire périr en gros deux fois plus d'animaux que l'on n'en perd en détail, pendant une année. » Après avoir cité des exemples irréfutables, il ajoutait : « C'est par millions que se chiffrent les pertes causées, en France, par la vaccination charbonneuse. »

La fameuse « prophylaxie de la rage après morsure », solennellement déclarée fondée par Pasteur, ne réussit pas mieux ; loin de diminuer la mortalité de cette affection, elle l'a augmentée, ce qui a amené le professeur Peter à dire en pleine Académie de médecine : « M. Pasteur ne guérit pas la rage, il la donne. » Et cette prophétie vient encore d'être confirmée, tout récemment, par le cas du jeune Édouard Boîte, âgé de cinq ans, mort de la rage, en janvier 1914, alors qu'il avait été mordu par un chien non enragé, huit mois auparavant, et que, soigné quand même à l'Institut Pasteur de Lille, il y avait subi tout le traitement antirabique.

Envers et contre tout, après trente ans d'existence, la doctrine pasteurienne, grâce à une réclame incessante dans la presse et à l'exploitation du snobisme de la haute société, a franchi tous les écueils, elle a triomphé en dépit de tous les insuccès et a entraîné, dans son orbite, le monde médical tout entier. On reste déconcerté devant cette folie, qui a jeté la médecine officielle dans la voie de la recherche des sérums pour être appliqués aux maladies auxquelles on attribue, pour auteur, un microbe spécial. Cependant, n'aurait-elle pas dû être mise en défiance par cette constatation faite par le Dr Roux, lui-même, il y a quelques années, que ce n'est ni le microbe de la fièvre aphteuse, ni ses toxines qui produisent cette affection, mais quelque chose qui échappe à toute investigation et qu'il a été forcé de considérer comme un *microbe invisible* ! Combien de microbes invisibles peuvent être renfermés dans ces produits obtenus par des tripotages d'éléments putrides et fermentescibles, que l'on introduit ensuite dans le sang à l'aide d'un sérum animal ! A l'heure actuelle, tout est aux vaccins et aux sérums, c'est une ruée vers leur recherche, dans l'espoir qu'ils rapporteront à leur auteur gloire et profit, car c'est bien là le but poursuivi, avant toute considération sanitaire.

Dans cet ordre d'idées, il faudrait donc pratiquer, sur chaque individu, l'inoculation de tous les sérums, à mesure de leur invention, pour préserver l'homme des maladies

qu'on attribue à des microbes plus ou moins hypothétiques.
Le corps humain ne serait plus alors qu'un réceptacle de virus, réduits à l'état latent, il est vrai, mais dont l'action ne
pourrait manquer d'avoir quand même des conséquences
désastreuses pour l'avenir des générations.

A un homme, déjà en possession du vaccin jennérien, ce
principe putride relevant de l'empirisme, dont la longue pratique, à travers les générations, a amené un affaiblissement
du terrain humain et fait le lit de la tuberculose, inoculera-
t-on successivement et directement, dans le sang, tous les vaccins prétendus immunisateurs et comment se comporteront-
ils alors vis-à-vis les uns des autres ? Ne pourront-ils pas se
modifier, se combiner, et, par suite, se transformer de façon
à produire non plus l'immunisation que chacun devait
donner contre l'affection spéciale à laquelle il était destiné,
mais des éléments morbides nouveaux capables de faire
naître des affections nouvelles, comme on en voit déjà se
produire ? Quelle sera leur action sur le sang qui les charrie,
de même que sur les tissus, sur l'encéphale, sur la cellule ?
Angoissant problème, qu'il est impossible de résoudre et
devant lequel les auteurs de ces pratiques néfastes auraient
dû hésiter, avant d'en poursuivre l'application et la généralisation.

Et cette crainte que nous n'avons cessé d'émettre, ne se
trouve-t-elle pas déjà amplement justifiée par les partisans
mêmes de la doctrine pasteurienne ? Dans une des séances de
1914, de l'Académie des sciences, le Dr Roux, directeur de
l'Institut Pasteur, a communiqué une note de Mme Victor
Henri, sur la transformation du bacille du charbon en le sou-

mettant à l'action prolongée des rayons ultra-violets. Sous cette influence, elle a obtenu une nouvelle race de microbes, qui sont des *coccis*, au lieu des bâtonnets ou des filaments qui caractérisent l'agent d'infection du charbon. Ce nouveau microbe, inoculé à des cobayes, leur a communiqué une maladie nouvelle, à évolution lente, ayant le caractère des maladies à toxines et non celui des septicémies, comme c'est le cas pour le charbon. Ce nouveau microbe différerait autant de celui du charbon que les microbes de la diphtérie.

En présence de cette suggestive découverte, qu'un chroniqueur scientifique a qualifiée : « Le dernier cri de la science, créant des microbes et inventant des maladies », on doit se demander si, dans le sang, de plus en plus infecté par les sérums et les vaccins, il ne se produira pas, ainsi que nous le disons plus haut, des évolutions entre tous ces éléments d'origine putride qui amèneront des transformations, dont les conséquences seront soit d'aggraver, en les compliquant, les maladies actuelles, soit d'en créer de nouvelles ?

Déjà, on s'inquiète à bon droit de l'augmentation des cancers et des cas de folie ; les demi-fous, les détraqués catalogués sous la dénomination de neurasthéniques, sont légion ; l'appendicite, maladie inconnue il y a quarante ans, va bientôt, par sa fréquence, prendre rang après la tuberculose; la méningite cérébro-spinale, autrefois d'une rareté exceptionnelle, se manifeste presque chaque année à l'état épidémique dans les casernes saturées par le sublimé corrosif, sous prétexte de les désinfecter, et ce n'est là qu'un commencement. Tout cela est dû sans doute à des causes multiples et complexes, mais où la médecine des poisons, et surtout des sérums et des vaccins doit entrer pour la plus large part.

Il semble cependant que le bon sens et la raison finiront par reprendre leurs droits dans un avenir plus ou moins prochain, et cet espoir est basé sur une note présentée à l'Académie des sciences, au nom de M. Morino, de l'Institut Pasteur, par le Dr Roux, communication qui renferme implicitement l'aveu officiel de la faillite des sérums et des vaccins antituberculeux, reconnus comme agissant moins efficacement que le vulgaire sérum sanguin.

Dès la première heure, nous avons considéré les sérums en général, comme le sont les sérums antituberculeux par les plus fermes partisans de cette doctrine néfaste.

Aussi, est-ce avec une vive satisfaction que nous avons enregistré la déclaration d'un maître incontesté de la thérapeutique moderne, le professeur Albert Robin, qui se montre convaincu que « les recherches pasteuriennes, qui ont pour objet l'élaboration des vaccins et des sérums, prendront fin dans un avenir pas trop lointain ».

Mais, d'ici là, l'empoisonnement du sang continuera à se généraliser et, par suite, à amoindrir de plus en plus la race. Voici qu'en 1914, avec une criminelle inconscience, une loi vient d'être votée par le Parlement, sans discussion, pour rendre obligatoire, dans l'armée, la vaccination antityphoïde ! Sous le fallacieux prétexte de préserver des hommes d'une maladie qu'ils auraient plus de 999 chances sur 1.000 de ne jamais contracter, on va infecter par centaines de mille, chaque année, des jeunes gens qui arrivent au régiment robustes et sains et qui en partiront ayant leur santé peut-être irrémédiablement compromise, parce que leur sang aura été souillé par le vaccin jennérien et par le vaccin antityphoïde.

Et c'est un partisan de cette nouvelle loi, qui attente à la liberté la plus précieuse, celle qui doit appartenir à tout citoyen de considérer son corps comme inviolable, c'est le sénateur, Dr Émile Chautemps, qui va nous éclairer sur les dangers de cette méthode et qui, par un paradoxe vraiment déconcertant, n'en a pas moins voté l'obligation.

Dans une lettre adressée au ministre de la Guerre, en date du 12 janvier 1914, il s'exprime ainsi :

« La vaccination antityphoïde soumet, en effet, ceux qui la
« subissent à des réactions qui sont souvent pénibles, quel-
« quefois même assez sérieuses. Il en est surtout ainsi,
« quand l'opéré est un sujet porteur de quelque menace
« secrète de tuberculose, ou frappé de quelque tare, telle
« que le paludisme ou l'alcoolisme, ou encore *simplement*
« *surmené par un surmenage accidentel.* J'ai en mains des do-
« cuments qui me permettent d'être affirmatif sur ce point.
« Or, il ne faudrait pas que, pour éviter à un jeune homme
« une fièvre aléatoire, on risquât, par une secousse exagé-
« rée, de réveiller des foyers de tuberculose latente en train
« d'évoluer vers la guérison, et s'il est une préparation de
« vaccin qui provoque moins qu'une autre des réactions
« dangereuses, nous devons tout faire, Monsieur le Ministre,
« pour la découvrir et n'imposer que celle-là. »

Depuis, les Drs Chantemesse et Vincent ont *enrichi la science médicale* de deux vaccins antityphoïdiques très diffé-rents, paraît-il, quant à leur mode de préparation, mais qui ne sont en réalité que des variantes du premier vaccin inventé par le professeur Wright (1). Chaque auteur donne le sien comme supérieur à celui de son concurrent ; aussi, s'est-on préoccupé d'aplanir cette rivalité intéressée et, sans attendre du temps de savoir lequel de ces vaccins valait le mieux, on leur a attribué *ex æquo* le grand prix Osiris, affectant l'un à la marine, l'autre à l'armée de terre. La technique opératoire, pour obtenir une prétendue immunisation, consiste à faire quatre piqûres à huit jours d'intervalle.

En considérant que le vaccin jennérien, qui a eu une influence si pernicieuse sur la race humaine, ne provoque qu'exceptionnellement de très légères manifestations, que l'injection des sérums, en général, n'est suivie d'aucun trouble appréciable immédiat, on est en droit de redouter ce qu'il pourra résulter, dans l'avenir, sur l'organisme, du fait de la vaccination antityphoïde qui, ainsi que le déclare le sénateur Émile Chautemps, « soumet ceux qui la subissent à des réactions pénibles, quelquefois même assez sérieuses ». Chez la majorité de ceux qui ont dû subir cette vaccination, ces réactions ont été la paralysie complète du bras, du côté où la piqûre a été faite à l'omoplate, l'anéantissement des forces, accompagné, chez certains, d'une forte fièvre, obligeant le patient à s'aliter et à attendre au moins vingt-quatre heures, pour être en partie débarrassé de ces « réactions sérieuses ».

Et c'est dans de telles conditions, que, pour étendre le débit de cette vaccination infectieuse, on a vu commettre un véritable crime envers la défense nationale, en l'appliquant,

(1) Voir page 264.

dans certains corps d'armée, aux hommes sur le front de combat, risquant ainsi de les livrer à l'ennemi, sans force pour se défendre !

Deux praticiens, MM. Ferraud et Colleville, ont vu la fièvre typhoïde se déclarer au cours d'une vaccination antityphique, et MM. Brouardel et Giroux citent le cas d'une jeune fille, atteinte de fièvre typhoïde, qui reçut deux injections de vaccin et qui, après la première, présenta une poussée d'appendicite ; après la seconde une infection du foie (1).

Un auteur vient d'écrire : « Le Parlement n'a pas le droit de faire cambrioler l'organisme sain des jeunes gens que lui livre la loi militaire, avec des virus douteux et malsains. » Nous ajouterons qu'en votant d'un cœur léger cette criminelle loi, le Parlement a assumé devant l'histoire une lourde responsabilité dont on mesurera l'étendue, lorsque le bon sens revenu aura condamné des pratiques aussi funestes pour l'avenir de la race.

Mais l'heure n'est pas près de sonner l'extinction du bluff et du mercantilisme qui dominent la médecine mondiale, depuis le triomphe pasteurien ; les vaccinateurs deviennent insatiables : après avoir obtenu la vaccination et les revaccinations obligatoires à trois périodes de la vie : dans l'enfance, à dix ans et à vingt et un ans, ils viennent de faire inscrire à l'ordre du jour de la Chambre, dans la séance du 11 mai 1915, un projet de loi étendant cette obligation à TOUS LES AGES !

Dès l'aurore du pasteurisme, nous avons été un des pre-

____

(1) Voir, page 482, la mort foudroyante d'un ingénieur causée par une vaccination antityphoïde.

miers à jeter le cri d'alarme, et c'est là un titre que nous tenons à laisser acquis à notre mémoire.

Depuis, nous n'avons cessé de signaler l'incohérence dans
laquelle est tombée la médecine officielle, de démontrer
combien sont fausses ses conceptions sur l'origine des maladies épidémiques et de mettre en évidence les dangers résultant d'une thérapeutique basée sur l'emploi des toxiques les
plus violents, ayant au premier rang le sublimé corrosif, la
plus active et la plus subtile des multiples préparations mercurielles.

C'est ce qui nous amène à réunir en un volume sous le
titre : *Trente ans de critiques médicales et scientifiques*, nos
avertissements de 1884 à 1914. On y trouvera les raisons qui
nous ont fait condamner, comme un crime de lèse-humanité,
les sérums et les vaccins, alliés à la médecine des poisons, en
même temps que des faits qui seraient restés plongés dans
l'oubli, si nous ne les avions pas consignés dans nos critiques
annuelles.

Nous avons mis en sous-titre : *Raspail et Pasteur*, parce
que le rapprochement de ces deux noms symbolise deux
doctrines absolument contraires : l'une, celle de Raspail,
s'efforçant de purifier l'organisme de toutes les tares acquises, soit par l'hérédité, soit par les hasards de la vie,
pour faire des hommes sains et forts ; l'autre, celle de Pasteur,
ne tendant qu'à empoisonner de plus en plus le sang, en y introduisant des produits infectieux, sous forme de sérums et de
vaccins, ces derniers sur le point de détrôner les premiers,
déjà déclarés en faillite par ceux-là mêmes qui, récemment
encore, s'en étaient montrés les plus enthousiastes partisans.

Raspail avait pour devise : assainir et purifier, celle des pasteuriens paraît être : affaiblir et putréfier.

En résumé, la science médicale actuelle n'est plus qu'une question de mode, d'engouements passagers, de course à la recherche d'honneurs et de profits, où la noble préoccupation de maintenir l'état sanitaire des populations au plus haut degré de perfection est tout à fait secondaire. Aussi, ce que redoutait un rédacteur du *Petit Journal*, dans un article paru le 19 septembre 1888, est-il en voie de se réaliser : « Si les chanceuses inoculations imaginées par M. Pasteur, disait-il, continuent à se généraliser, elles finiront par transformer l'homme, tatoué de la tête aux pieds de piqûres soi-disant préservatrices, en un égout collecteur de vaccins multicolores. »

Xavier RASPAIL.

TRENTE ANS

D E

CRITIQUES MÉDICALES ET SCIENTIFIQUES

(1884-1914)

I

Manuel pour 1884.

Dans sa séance du 12 juillet 1883, la Chambre des députés, sur le rapport de M. Paul Bert, postulant à l'Académie des Sciences, a doté, à titre de récompense nationale, M. Pasteur d'une pension de 25.000 francs réversible sur ses enfants.

Notre intention n'est pas de chicaner la Chambre des députés de faire de pareilles largesses avec les deniers publics, mais que cette faveur soit étiquetée *récompense nationale*, nous ne pouvons nous empêcher de protester parce que nous sommes épouvanté des dangers qui menacent les générations futures, par suite des pratiques d'infection permanente des animaux servant à la nourriture de l'homme imaginées par M. Pasteur, sous le prétexte de les prémunir contre les atteintes accidentelles d'une maladie épidémique.

Au lieu de chercher les moyens d'assainir les races des animaux domestiqués et de détruire dans leur germe les virus désastreux qui en compromettent l'existence, la méthode Pasteur tend tout simplement à en généraliser les pernicieux atomes avec l'espoir que, dans un temps prochain, il ne leur sera plus possible de gagner une maladie infectieuse par la raison que l'organisme de chacun d'eux en aura été saturé.

. Mais admettons que ce résultat puisse être obtenu, nous dirons aux partisans de l'ensemencement du charbon : vous êtes-vous assurés par une longue pratique et une observation constante qu'il n'en découlera pas des évolutions morbides de nature nouvelle, qui viendront porter une atteinte de plus à la santé publique, déjà si compromise par les maladies transmissibles de génération à génération ? Il ne faut pourtant pas être un esprit transcendant pour comprendre qu'il est

absolument contraire à l'hygiène de livrer à la consommation des
viandes entièrement malsaines, puisqu'elles sont contaminées par la
présence d'un virus.

Préoccupés de diminuer la mortalité chez les animaux, vous avez
certainement oublié que leur chair doit servir ensuite à l'alimentation
de l'homme ; car, enfin, si l'animal auquel vous avez inoculé un virus
atténué, dites-vous, par la culture, mais qui n'en est pas moins de
nature identique au virus primitif, si cet animal se trouve préservé, au
cours d'une épidémie, d'une atteinte mortelle, il a fallu qu'il s'opérât
une modification dans tout son organisme. Vous avez introduit, dans
son sang, un élément d'une morbidité incontestable qui, par suite,
s'est répercutée dans toute sa structure constitutive.

Or, ce qu'il en faut pour infecter une constitution saine est tellement
atomique, que l'œil le plus exercé au microscope ne saurait en soupçonner la présence dans les quelques concrétions organiques et les
globules de sang que le vaccin le plus limpide et le plus frais contient
toujours. C'est ainsi que la vaccination, à l'aide du vaccin provenant
d'un sujet humain, a plus servi à propager la syphilis que n'ont pu le
faire tous les centres de débauche réunis.

Ceci est de notoriété scientifique. Aussi a-t-on cherché à remplacer
ce vaccin, propagateur d'une foule d'affections constitutionnelles, par
le vaccin animal. Mais c'est échapper à un danger pour tomber dans un
autre tout aussi grave ; on ne saurait contester qu'un certain nombre
de maladies propres aux animaux peuvent être transmises à l'homme ;
la tuberculose par exemple, qui fait de si effrayants progrès, est très
commune dans la race bovine ; on la trouve même déjà parfaitement
caractérisée chez la génisse.

Le vaccin animal ne vaut donc pas mieux que le vaccin humain et les
esprits qui raisonnent sainement cherchent à réagir contre les vaccinations. En Angleterre, en Allemagne, en Belgique, en Suisse, des savants,
qui ont pour eux la logique et les faits, se sont rencontrés dans une
pensée commune, celle de combattre à outrance la vaccine qu'ils
déclarent impuissante à prévenir la contagion de la petite vérole ; ils
affirment en outre que, loin d'atténuer la variole, la vaccine n'a fait
qu'en favoriser la propagation. De là s'est formée la ligue universelle
des antivaccinateurs, dont les travaux importants arriveront, nous
l'espérons, à triompher de l'école vaccinatrice.

Et c'est au moment où les plus fervents partisans de la vaccine sont obligés de reconnaître que ce prétendu préservatif de la variole n'a pas été sans être nuisible à l'humanité, c'est au moment même où, de toutes parts, s'élèvent des voix autorisées pour en condamner la pratique que M. Pasteur vient proposer d'inoculer, chez les hommes et les animaux domestiques, non plus un virus vaccin considéré comme étant de nature anodine, mais le virus même de maladies qui, en somme, n'atteignent jamais qu'un très petit nombre d'individus dans tout le cours de leurs manifestations épidémiques.

Vouloir préserver ainsi un homme sain d'une maladie accidentelle, en lui en inoculant le germe dangereux, c'est aussi fort que de lui conseiller, à l'instar de Gribouille, de se jeter à l'eau pour éviter d'être mouillé par la pluie au lieu de l'engager tout naïvement à se mettre à couvert. De même, les antivaccinateurs diront à l'homme dans toute la plénitude de sa santé : conserve-la pure le plus longtemps possible, c'est encore elle qui te rendra le mieux réfractaire aux atteintes du fléau ; contente-toi de la protéger par des mesures hygiéniques et prophylactiques.

Nous ajouterons, nous, avec l'autorité que donnent les faits acquis, qu'à l'aide des moyens préventifs et curatifs de la méthode de F.-V. Raspail, l'homme n'a rien à redouter des maladies infectieuses, fût-ce même du choléra ; il en sortira toujours sain et sauf.

Il est reconnu, aujourd'hui, que si les scrofuleux, les syphilitiques, tous les malheureux déshérités enfin, dont le sang est vicié par la présence d'un virus, jouissent de l'*immunité* pendant un temps, dont la durée dépend d'une foule de conditions propres à chacun d'eux, en revanche, ils ont acquis une prédisposition toute particulière à gagner la première infection d'une autre nature qui se présentera.

Ces faits, que nous pourrions multiplier, ne sont-ils pas suffisants pour faire réprouver des pratiques insensées qui consistent à introduire, chez les hommes et les animaux domestiques, les germes de mort les plus dangereux ? N'est-ce pas putréfier lentement et à petites doses l'humanité tout entière ? N'est-ce pas faire une œuvre diabolique que tous les fléaux réunis, qui s'abattent de temps à autre sur les êtres animés, ne sauraient certainement réaliser ?

Eh bien ! il n'y a pas assez d'enthousiasme dans la presse pour acclamer le grand pontife de l'ensemencement des microbes infectieux ;

M. Pasteur est l'illustrissime savant du jour ; il se trouve une assemblée pour lui voter une RÉCOMPENSE NATIONALE ; pour un peu, on lui dresserait des autels.

Nous ne contesterons pas le mérite du savant qu'est M. Pasteur ; ses premiers travaux en minéralogie sont remarquables ; ses recherches microscopiques et ses expérimentations pour la reproduction, par la culture, des microbes sont vraiment originales et suffisent à lui donner une notoriété dans le monde scientifique.

Mais, si, dans votre enthousiasme, vous nous le représentez comme un novateur, nous lui contestons ce titre, et nous nous apercevrons alors que votre savant officiel n'est en définitive qu'un quadruple plagiaire.

Plagiaire de F.-V. Raspail, qui lui a ouvert la voie des recherches microscopiques par ses admirables travaux sur la physiologie et la chimie organique, par sa belle découverte de la cellule organisée, par ses recherches sur l'acare de la gale qui est, en somme, un gros microbe, et surtout par sa conception des infiniment petits, auteurs d'un grand nombre de maladies.

Ce reproche formulé non seulement en pleine Faculté, par le professeur Cornil, mais au sein même de l'Académie de Médecine par le sympathique Peter qui, l'*Histoire naturelle de la santé* en mains, prouva que son collègue Pasteur avait fait plus que de s'emparer des théories de F.-V. Raspail, qu'il était allé jusqu'à le copier servilement.

Plagiaire, dans sa théorie des inoculations à donner l'immunité aux hommes et aux animaux, puisqu'aux siècles antérieurs, la médecine scolastique essaya de combattre la variole par la variolisation des sujets sains, à l'aide du pus pris sur les malades, et qu'on inoculait également les bœufs avec un virus supposé capable de les rendre réfractaires à la pleuropneumonie. Grâce à Jenner, qui vint substituer au virus variolique le vaccin, dont la nature est inconnue, mais certainement moins dangereuse, cette barbare pratique fut abandonnée, mais après avoir fait d'innombrables victimes.

Plagiaire d'Auzias-Turenne, qui eut un jour cette phénoménale aberration de mettre les hommes dans l'impossibilité d'acquérir la syphilis, en la leur inoculant à l'avance.

Enfin, plagiaire de l'inventeur de l'homéopathie, Hahnemann, qui s'était appliqué à atténuer les plus dangereux poisons pour les domestiquer.

Sur ce point, il serait superflu de s'appesantir davantage ; M. Pasteur n'est pas un novateur, pas plus qu'on ne peut considérer comme le véritable inventeur celui qui s'empare de l'invention d'autrui pour la compléter par d'ingénieuses additions.

La méthode Pasteur consiste donc à prendre un virus et à en atténuer la vitalité par des dilutions successives, à la façon des préparations homéopathiques ; ce résultat supposé obtenu, on possède le virus vaccin propre à servir à l'inoculation préventive ; mais ce *virus vaccin peut toujours reprendre les propriétés redoutables du virus primitif,* s'il se trouve placé dans un milieu et des conditions favorables, c'est M. Pasteur lui-même qui le déclare.

« Les virus très atténués ne font rien, ni bien ni mal, comme cela arrive pour certaines lymphes vaccinales bénignes, dit le Dr Boëns, président de la Ligue universelle des antivaccinateurs.

« Les virus mal atténués causent des ravages comme le vaccin animal et les vaccins humains chargés de globules purulents, de microbes syphilitiques, tuberculeux, morveux, farcineux, scrofuleux, etc.

« Les virus peu atténués tuent rapidement, comme tout virus primitif, actif et énergique.

« Dès lors, que reste-t-il à invoquer en faveur de cette école vaccinatrice ? »

Citons encore les passages suivants de la *Revue médicale française et étrangère* du 8 juillet 1882 :

« M. Duclaux, professeur à l'Institut agronomique, à la Sorbonne, a consacré un chapitre de son livre : *Ferments et Maladies,* aux pratiques de M. Pasteur. On sait que ce dernier prétend, par un virus-vaccin inoculé, préserver l'animal de la maladie causée par le même virus non atténué.

« M. Pasteur ne fait pas autre chose que les médecins qui inoculaient la variole plus ou moins bénigne, et qui ont essayé d'inoculer la syphilis, dans le but de préserver de ces maladies *qui ne récidivent pas.*

« Trois cas peuvent se produire : 1º l'animal est inoculé et le virus ne prend pas ; 2º le virus prend et l'animal éprouve la forme légère de la maladie, *ce qui suffirait à le préserver de la forme grave* (?) ; 3º le virus-vaccin communique cette forme grave, et *l'animal succombe.*

« Ce dernier cas se présente souvent dans les procédés de M. Pasteur ; et il ne se passe peut-être pas de semaine où l'école vétérinaire d'Alfort ne reçoive plusieurs cadavres, dont la mort n'a pas d'autre cause (Dr Tison).

« Il y a trois semaines, quinze moutons inoculés, selon la théorie de M. Pasteur, mouraient du charbon à la ferme de Vincennes.

« Un vétérinaire, qui se plaignait, à M. Pasteur lui-même, de voir *succomber la plupart de ses vaccinés*, reçut pour réponse que les virus-vaccins n'avaient pas été bien préparés ! Où est donc la garantie de la bonne préparation du vaccin ? En quoi consiste-t-elle ?

« Si on ne le sait pas, ne pourrait-on pas ajouter avec MM. Tison, Duclaux et autres praticiens, que les *inoculations prétendues vaccinales* de M. Pasteur n'ont servi qu'à *faire mourir des animaux par le charbon là où il n'existait pas ; à faire donner aux vaccinateurs des médailles* et... autres choses ; en un mot à grever le budget ? »

Ces faits sont-ils exagérés ? Non pas. Ils sont bel et bien confirmés par M. Pasteur : obligé de reconnaître que certains accidents sont le fait du vaccin fourni par son laboratoire, il a proposé la création d'une caisse d'assurances pour payer la valeur de tous les moutons morts de la vaccination ou morts du sang de rate, après la vaccination.

N'est-ce pas un comble ?

Et c'est dans de telles conditions, qu'à l'aide de statistiques fantaisistes, une Chambre française a décerné solennellement une récompense nationale à l'auteur d'une méthode qui, fût-elle impeccable, n'en constituerait pas moins un effroyable danger pour l'avenir des générations.

Disons avec M. E. de Masquard, de Nîmes :

« L'inoculation des virus-vaccins n'est pas seulement la plus grande mystification du siècle, elle est encore l'ENSEMENCEMENT UNIVERSEL DU CHARBON. »

L'espace ne nous permet pas de passer en revue les autres titres, qu'aux yeux du rapporteur Paul Bert, désireux peut-être de faire le commerce de la casse et du séné, M. Pasteur a acquis à la reconnaissance publique.

Cependant nous ne pouvons nous dispenser de parler de la maladie des vers à soie, à propos de laquelle M. Pasteur écrivait au ministre de l'Agriculture : « Je suis maître de la maladie des vers à soie, je puis la donner et la prévenir quand je veux. »

La main de Jupiter ouverte ou fermée !

« Le *fiasco* le plus complet répondit à cette attente, dit le Dr Boëns » — et M. E. de Masquard ajoute :

« Au lieu de sauver cette malheureuse industrie (la sériciculture), la mise en pratique de la théorie des germes préexistants, des microbes, l'a conduite à l'*extrême ruine;* on voudrait aujourd'hui donner le change à l'opinion publique en appelant l'hygiène au secours de la doctrine défaillante et attribuer à celle-ci tous les avantages que celle-là procurerait, on arriverait ainsi, du même coup, à relever une mauvaise affaire et à se soustraire à une responsabilité personnelle d'autant plus directe et plus grave qu'on s'était vanté d'avoir dompté le fléau et qu'on avait quasi obligé les populations « routinières » du Midi à suivre les ordres du maître. » (Congrès séricicole international de Montpellier.)

***

Passons à un autre sujet.

Dans le cours de l'année qui vient de s'écouler, le choléra est venu désoler une partie de l'Égypte et obliger les gouvernements européens à prendre des mesures énergiques en vue d'empêcher sa propagation au delà de son lieu d'élection. L'occasion était trop belle pour que M. Pasteur la laissât échapper, d'autant que le prix Bréant, prix de 100.000 francs, est toujours à distribuer au savant bien pensant qui trouvera le remède spécifique contre le choléra, ou du moins les moyens d'en diminuer considérablement la mortalité.

Imbu de sa théorie, M. Pasteur devait naturellement considérer le choléra comme le produit d'un microbe. Donc, ce microbe une fois connu, ce ne serait plus qu'une petite série de tripotages à effectuer pour l'atténuer et en faire un virus-vaccin, et il arriverait alors, armé de toutes pièces, pour proposer l'ensemencement universel du virus cholérique.

La putréfaction en grand de la race humaine !

Aussi, quel enthousiasme, quels dithyrambiques éloges de la presse tout entière et des savants satellites de la gloire du maître ! Et avec quelle ardeur on procéderait à la vaccination cholérique des hommes les plus sains, sous le fallacieux prétexte de les prémunir d'une attaque mortelle du choléra qu'ils auraient certainement bien des chances de ne pas gagner, dans le cours de l'épidémie la plus meurtrière.

La condition *sine quâ non*, pour obtenir ce résultat, c'était que la maladie fût de celles qui ne récidivent pas, c'est-à-dire de celles qui, une fois acquises, donnent, à celui qui y a résisté, l'*immunité* pendant une durée plus ou moins longue. Or, il est avéré qu'un individu guéri du choléra peut être repris à bref délai d'une nouvelle attaque, de même qu'un empoisonnement par l'arsenic ou par toute autre substance ne le rendrait nullement réfractaire aux effets d'une nouvelle dose du poison qui l'aurait épargné une première fois. M. Pasteur y avait-il songé?

Toujours est-il qu'à l'exemple du général qui envoie au feu ses jeunes recrues, M. Pasteur organisa, avec le concours pécuniaire du gouvernement, une mission composée de quatre jeunes savants, pour aller étudier le fléau en plein foyer, en rechercher la cause morbide et procéder à des expérimentations destinées à donner raison, une fois de plus, à sa théorie sur l'étiologie des maladies transmissibles.

L'insuccès fut complet.

La preuve en est consignée dans le rapport que les membres de la mission Pasteur ont adressé, à leur retour, au ministre du Commerce et qui a paru dans le *Journal Officiel*, numéro du 24 novembre 1883 ; en voici les passages concluants :

« Les matières cholériques se sont montrées inoffensives sur les animaux, qu'elles aient été administrées fraîches ou après quelques jours de conservation, séchées à l'air ou dans l'acide carbonique.

« Les cultures des organismes qui pullulent en grand nombre dans les selles des cholériques, essayées sur les animaux, ont déterminé des accidents n'ayant pas de rapport avec le choléra.

« L'inoculation de *grandes quantités de sang cholérique, dans le tissu cellulaire ou dans les veines, a été inoffensive.* »

Le choléra n'est donc pas transmissible ; voilà un fait acquis. Serait-il au contraire de nature toxique et agirait-il sur l'organisme en passant par les voies respiratoires, comme par exemple le blanc de céruse met, par ses émanations, les peintres aux prises avec les affreuses coliques saturnines ?

L'hypothèse émise par F.-V. Raspail sur la nature du poison cholérique, nous semblerait bien près d'être confirmée par les travaux de la mission Pasteur :

« Dans le choléra, a écrit en effet, il y a plus de trente ans, F.-V. Raspail, on remarque qu'après la mort, le sang, par suite de la concentration de l'albumine et de la neutralisation de la matière colorante, ne forme plus qu'une bouillie gélatineuse, qu'une espèce de coagulation analogue à celle que produirait certain acide sur le sang le plus frais. Tout me porte à croire que le miasme cholérique est de sa nature un prussiate d'hydrogène carboné avec un léger excès d'acide prussique. »

Attendons-nous à voir un jour ou l'autre un pieux personnage s'approprier cette idée d'un mécréant.

Un des membres de la mission Pasteur est mort en Égypte ; la triste nouvelle en parvenait en France en même temps que toutes les dépêches s'accordaient à signaler la disparition presque complète du choléra. On peut dire que le Dr Thuillier en a été la dernière victime.

Victime de son dévouement à la science et à l'humanité, s'est-on écrié de toutes parts ! Nous sommes porté à croire qu'il n'a été en réalité que la malheureuse victime de sa trop grande confiance dans les *mesures hygiéniques* que M. Pasteur lui avait indiquées, ainsi qu'à ses collègues, pour éviter les atteintes du choléra.

Ces conseils sont à un si haut degré contraires à l'hygiène alimentaire qu'il nous paraît impossible qu'on ait pu les suivre à la lettre, sans qu'il n'en résultât un délabrement de l'appareil digestif, préparant ainsi le terrain à l'absorption de la moindre mofette circulant encore dans l'atmosphère.

Ces prescriptions ont été publiées à la suite d'une réponse faite par M. Pasteur à une lettre qui lui avait été adressée au sujet de la mission envoyée en Égypte. M. Pasteur y disait :

« Quant au danger que ces jeunes savants pourraient courir, certes il est grand ; mais j'ai pleine confiance dans l'efficacité des mesures hygiéniques que je leur ai indiquées par écrit, s'ils veulent bien les observer scrupuleusement. »

En publiant ces lignes, le journaliste s'écriait : « Pourquoi M. Pasteur ne prend-il pas la peine de rendre publiques les *mesures hygiéniques* qu'il a indiquées ? »

Son appel fut entendu ; quelques jours plus tard, il se **déclarait** heureux d'être en mesure de publier les prescriptions demandées.

Nous les reproduisons à notre tour, à titre de curiosité, et aussi pour les mettre en parallèle avec les prescriptions d'hygiène si simples et si logiques que F.-V. Raspail a préconisées depuis une quarantaine d'années et que le lecteur trouvera dans le *Manuel annuaire de la santé :*

« 1º Ne point faire usage des eaux potables de la localité où se **fixera** la mission pour entreprendre ses recherches, sans avoir fait préalablement bouillir ces eaux et les avoir agitées, une fois refroidies, pendant quelques minutes dans une fiole ou bouteille à moitié remplie et bouchée.

(Ces eaux ainsi traitées n'auront certainement pas gagné en qualités digestives.)

« 2º Faire usage de vin qui aura été chauffé, en bouteilles, de 55 à 60º et bu dans des verres flambés à une température de 150º environ.

« 3º Ne faire usage que d'aliments très cuits ou de fruits naturels bien lavés avec de l'eau qui aura bouilli et qu'on aura conservée dans les vases mêmes où elle aura subi l'ébullition ou qui aura été **transvasée**, de ces vases, dans d'autres vases flambés.

« 4º Se servir de pain coupé en tranches très minces **portées au** préalable à une température de 150º environ pendant vingt minutes au plus, après qu'il aura été coupé en tranches. »

Nous pouvons nous arrêter là, d'autant que la rédaction de ce paragraphe demande une certaine réflexion pour arriver à comprendre qu'il faut que le pain ait été coupé en tranches avant sa calcination, sans quoi ce ne serait plus le couteau qui permettrait de faire l'**opération :** il faudrait une scie.

Et nous demanderons aux physiologistes si la santé la **plus robuste** pourrait résister longtemps aux indigestions répétées qu'un **semblable** régime ne saurait manquer d'occasionner.

A propos de la récompense nationale décernée à M. **Pasteur par la** Chambre des députés, nous avons trouvé dans plusieurs journaux le nom de ce savant à côté de celui de F.-V. Raspail. Cependant, pour nous, il n'y a pas de parallèle possible.

F.-V. Raspail a bouleversé de fond en comble les sciences encore obscures dont il abordait l'étude, ne recevant des gouvernements que persécutions sur persécutions, en même temps qu'il se trouvait aux prises avec une misère qu'il eût changée si facilement en opulence par l'abandon de ses aspirations républicaines et de ses convictions religieuses. Frappé sans trêve ni merci, mais jamais découragé, il poursuivit le cours de ses étonnantes découvertes, n'ayant souvent pour toutes ressources qu'un morceau de pain et un verre d'eau. Son nom franchit les obstacles, et c'est ainsi qu'à la face de ses persécuteurs et de ses détracteurs, il put s'écrier avec un légitime orgueil, dans le cours d'une défense célèbre : « Un jour fils de mes œuvres, et dépendant de moi seul, d'un bout de l'univers à l'autre, aux yeux des savants, je serai Raspail. Et je le suis ! Offrez-moi donc un titre qui me vaille ! »

Qu'on cherche à élever M. Pasteur à la hauteur de ce titan, peu nous importe ; nul n'ignore que la moindre des recherches de ce savant ne s'est faite qu'appuyée d'abondants subsides, et qu'il ne s'est attiré les faveurs et les honneurs qu'en se faisant l'humble courtisan des puissants du jour. Nous nous rappelons ses lettres obséquieuses à l'homme de Sedan, et cette plate dédicace mise en tête de ses *Études sur la maladie des vers à soie :*

« *A Sa Majesté l'impératrice, Hommage de profonde reconnaissance et d'une vive admiration pour son esprit élevé et son grand cœur.* »

On ne peut donc établir aucun parallèle entre F.-V. Raspail et Pasteur !

II

Manuel pour 1885.

Au moment où nous livrons à l'impression cette 39e édition du *Manuel de la santé*, le choléra a complètement disparu de Paris où, du 5 au 22 novembre, il avait pris la forme épidémique. Jusqu'à cette date, des cas isolés s'y étaient produits, et on avait enregistré une soixantaine de décès. L'administration avait cru devoir les tenir cachés, dans la crainte de jeter l'inquiétude dans la population parisienne, déjà suffisamment troublée par les comptes rendus que la presse lui servait journellement sur la marche de l'épidémie dans le Midi. On aurait certainement dû continuer à garder le même mutisme, ou tout au moins comprendre combien il était imprudent d'étaler, chaque jour, sous les yeux des lecteurs, dans des colonnes interminables, des détails qui ne pouvaient que grossir démesurément les effets du fléau aux yeux des étrangers et des habitants des départements. Il ne devait en résulter qu'une grande perturbation dans nos relations commerciales et un déplorable arrêt dans l'essor déjà peu brillant de notre industrie.

Croit-on avoir ainsi préparé un hiver passable aux nombreux ouvriers qui chôment par suite de la stagnation des affaires ? Ne payeront-ils pas d'une noire misère cet affolement sous l'empire duquel on s'est laissé entraîner à prendre les mesures d'une exagération souvent bien ridicule ?

Dans la science officielle, on est convaincu que le choléra, tel qu'il s'est montré en France cette année, est contagieux et transmissible, et qu'en conséquence, le premier soin à prendre consiste dans l'isolement des malades et dans l'épuration immédiate des objets ayant pu se trouver en contact avec eux.

Certains savants ont été jusqu'à présenter, à la Chambre des députés, un projet de loi, par lequel des inspecteurs nommés *ad hoc* auraient été investis du droit de s'introduire d'autorité dans tout local où la présence d'un cholérique aurait été signalée et de faire brûler à leur volonté les hardes et le mobilier. D'aucuns, paraît-il, n'auraient pas hésité, pour que la mesure fût d'un radicalisme plus efficace, à proposer de faire un autodafé de la maison tout entière.

Le bon sens eut heureusement le dessus et le projet tomba comme il méritait de tomber.

Certes, nous n'avons fait qu'applaudir à toutes les prescriptions d'assainissement et de salubrité prises en vue de diminuer les foyers d'infection qu'engendrent forcément les grandes agglomérations humaines, mais on ne peut approuver raisonnablement certaines mesures vexatoires et en tout cas d'une inefficacité complète, qui ont été prises, tant en France qu'à l'étranger, sous le coup de l'affolement.

On dit que le choléra, à chacune de ses apparitions, devient de plus en plus bénin, ce qui serait parfaitement vrai si on ne considérait que la mortalité. En effet, dans la période de 18 jours pendant laquelle le choléra s'est montré à Paris cette année, la journée la plus élevée en décès n'a atteint que le chiffre de 96 ; si on prend les 864 décès, total de cette période, la moyenne se trouve être de 48 par jour, ce qui donne, pour une population de 2.240.000, un décès sur 46.666 habitants.

C'est peu effrayant, il faut en convenir, et cela sort à peine du cadre des maladies courantes.

Que sont, en effet, de telles épidémies, qui ne reviennent qu'à de longues échéances et qui passent comme une tempête sur la tête des mortels, en comparaison de la phtisie, cette affreuse maladie contagieuse qui ne désarme pas un seul jour et constitue un si effroyable danger pour l'avenir des générations. La moyenne de la mortalité journalière à Paris, par la phtisie, est de 25 ; il y meurt donc chaque année 9.125 individus de cette maladie, soit un décès sur 245 habitants !

Eh bien ! le choléra n'est pourtant pas plus bénin qu'il ne l'était lors de ses premières grandes formes épidémiques. En effet, il existe de nos jours des cas tout aussi foudroyants et si le choléra ne décime plus les populations avec la même rapidité qu'autrefois, cela tient tout simplement à ce que la pestilence qui l'occasionne ne se produit plus sur une aussi vaste échelle. Grâce à un état de propreté plus grand des villes, à des soins hygiéniques passés dans les mœurs, les foyers d'infection sont plus clairsemés, par suite moins intenses, et néanmoins, lorsque, sur ces points, la fermentation putride s'établit sous l'influence d'un état atmosphérique dont nous reparlerons plus loin, tel individu n'en sera pas moins foudroyé si le hasard le place sur la voie d'une bouffée d'air sursaturée de miasmes, tandis que tel autre, son voisin, n'en recevra aucune atteinte, s'il a la chance de se trouver à côté de la ligne suivie par la terrible mofette.

On s'expliquera donc facilement que, tout en conservant son caractère grave, le choléra n'est plus en état de causer une aussi grande mortalité.

Quelle différence aussi entre le Paris de 1832 et de 1849 et le Paris d'aujourd'hui où l'air circule en abondance par ses larges boulevards bordés d'arbres, lesquels ne sont pas sans contribuer pour une large part à l'assainissement de la ville. Les contemporains du vieux Paris vous diront ce qu'étaient ses rues étroites, malpropres, où le soleil ne pénétrait jamais, où les immondices croupissaient dans un unique ruisseau ne servant qu'à laisser s'infiltrer, sous son pavage grossier, les matières fermentescibles, auxquelles il ne manquait plus qu'une occasion favorable dans les conditions atmosphériques pour laisser échapper dans l'air un gaz méphitique et meurtrier. Certes, un progrès immense s'est accompli, et on peut dire aujourd'hui que Paris est une ville nouvelle. Et pourtant tout n'est pas au mieux dans la plus belle ville

du monde ; sans beaucoup de peine, on découvrirait encore plus d'un
coin renfermant, comme autrefois, de dangereux foyers d'infection,
sans compter le système actuel des égouts, véritable menace perpétuelle pour les populations riveraines de la Seine. N'est-ce pas dans une
de ces rues déshéritées, au point de vue de la salubrité, que l'épidémie
de 1884 s'est déclarée à Paris ?

Lorsque le choléra fit sa première apparition en France, le 20 juin
dernier, nos savants ne purent se mettre d'accord sur son origine,
était-il asiatique ou sporadique? La majorité cependant se prononça
pour une provenance exotique et on accusa un navire, venant du
Tonkin, de l'avoir importé dans ses ballots. Il faut vraiment qu'on se
fasse une bien singulière conception de cette maladie pour émettre
gravement une telle opinion.

Le voyez-vous, ce choléra malin, quitter un pays où on ne faisait pas
attention à lui, se coulisser sur un navire en partance et se payer le luxe
d'un voyage au long cours à seule fin de venir mettre à mal les estomacs
et les entrailles des Européens. Puis, pour ne pas se faire anéantir avant
l'heure, en décelant sa présence, il se tient coi à l'état de colis invisible,
et se garde bien de tourmenter l'équipage chargé de le conduire au port.
Il arrive ainsi à Toulon, la ville qui se trouve justement être la plus
malpropre, où les rues font littéralement l'office de fosses d'aisances ; et
lui, si petit qu'on ne le soupçonna même pas dans l'espace restreint du
navire, le voilà qui prend tout à coup des proportions gigantesques,
dépasse les limites de la ville, franchit d'un bond des centaines de
lieues, apparaissant successivement aux quatre points cardinaux,
faisant dans une localité une victime, des centaines dans une autre,
puis disparaissant de partout comme s'il avait perdu et ses forces et sa
vitalité dans ses courses capricieuses et vagabondes.

Nous savons bien que ceux qui font venir le choléra de si loin ont une
objection toute prête ; ils nous diront que le choléra se développe
comme une graine — d'autres diront un microbe — à laquelle il faut,
pour germer, prospérer et se multiplier, un milieu favorable, c'est-à-dire
des localités qui renferment de nombreuses causes d'insalubrité. Si on
admet cette raison, il s'ensuivrait que du jour où il n'y aurait plus de
foyers d'infection, il ne saurait y avoir de choléra ; le choléra ne serait
donc qu'un effet d'une cause bien déterminée. Nous sommes bien près
de nous entendre.

Dès l'apparition de l'épidémie de 1865(¹), F.-V. Raspail déclara qu'on avait affaire non au choléra asiatique mais seulement à l'action de miasmes putrides, à l'influence d'une infection miasmatique exclusivement confinée sur tous les points où peuvent entrer en fermentation les immondices des grandes agglomérations ; manifestation due à la durée exceptionnelle d'une sécheresse sans exemple qui, sous l'influence de deux comètes, avait distingué l'année 1865. Il montra que le fléau, bien que terrible dans ses effets, n'était qu'une calamité toute locale et nullement contagieuse.

On trouvera, dans le *Manuel de la santé*, un exposé de la théorie si rationnelle de l'action cométaire, comme cause de ces grandes épidémies qui viennent affliger l'humanité et qui restent à l'état d'énigme pour nos illustres savants confinés dans le cadre d'une science qui constitue leur spécialité et hors de laquelle ils ne se trouvent plus qu'en pays inconnus.

F.-V. Raspail, au contraire, a considéré les sciences comme les parties d'un tout, d'une science unique, et c'est ainsi que, par l'alliance des phénomènes météorologiques et des phénomènes physiologiques, il découvrit dans les causes miasmatiques de nos maladies l'influence de la présence d'une comète, visible ou invisible au-dessus de notre horizon.

Dix-neuf années se sont écoulées, et le choléra s'est montré en 1884 exactement dans les mêmes conditions qu'il s'était produit en 1865. Les deux années ont été marquées par une sécheresse sans exemple, et personne n'en a fait ni la remarque, ni le rapprochement. On a beaucoup ergoté, jusqu'à ce jour, sur le choléra et, nous le répétons, pas un savant n'a été frappé de cette coïncidence de la sécheresse et de l'apparition du fléau.

La conspiration du silence n'aurait du reste pas permis qu'on soulevât des idées dont la paternité appartient encore à F.-V. Raspail.

En 1865, la sécheresse persista jusqu'en automne où on constata, à 2 mètres de profondeur, l'absence totale d'humidité dans le sol et deux comètes furent successivement signalées ; dans ces conditions, le choléra se montra le 23 juillet à Marseille, puis à Toulon, puis en Espagne et en Italie dans les principaux ports de la Méditerranée. Quelques localités de l'intérieur des terres furent à leur tour visitées par le fléau et, au commencement d'octobre, il éclata à Paris où il per-

(1) Voyez la brochure *le Choléra en 1865* republiée par Camille Raspail : in-8°, 1884.

sista jusqu'au 14 janvier 1866, causant une mortalité qui s'éleva à 3.412 décès. Ainsi il fallut plus de cent jours pour épurer, à Paris, la source miasmatique.

En 1884, la sécheresse surpassa celle de 1865 ; de tout l'été, il ne tomba pas la quantité d'eau que fournit une journée pluvieuse ordinaire. Au commencement de septembre, cette longue période sèche fut interrompue par quelques bourrasques de pluie, mais elle reprit plus forte que jamais et, jusqu'à la fin de novembre, aucune pluie ne vint assainir l'atmosphère et laver le sol. Aussi profondément qu'on creusait la terre, il n'y existait plus trace d'humidité, et des puits dont le niveau n'avait jamais baissé s'étaient subitement taris.

En pareille circonstance, il arrive que l'humidité des profondeurs monte à la surface et fournit en passant aux racines des végétaux la quantité d'eau que l'atmosphère leur refuse, et cette humidité qui alimente les sources profondes se trouve aspirée de proche en proche pour arriver jusqu'à l'atmosphère avide de se saturer d'eau.

« Or, a dit F.-V. Raspail, ce bienfait des lois physiques envers les végétaux peut, en certains cas, devenir funeste à la vie animale ; car partout où les entrailles de la terre renfermeront des dépôts géologiques ou industriels en état de décomposition, cette aspiration d'une atmosphère avide d'eau finira par en infecter l'air que l'on respire, par le vicier de mofettes délétères ou foudroyantes. »

La fermentation putride a rencontré, en 1884, comme en 1865, les conditions les plus favorables pour se développer et se propager.

Le 20 juin, le choléra apparut tout à coup à Toulon, puis à Marseille ; bientôt il sévit fortement en Espagne et en Italie. Des cas isolés se montrèrent sur plusieurs points de la France ; on le signala en Allemagne et en Angleterre ; enfin, le 5 novembre, il devint épidémique à Paris, puis disparut avec les grandes pluies qui sont survenues à la fin de ce mois.

De ce qui précède, nous arrivons à conclure :

Que le choléra de 1884, similaire de celui de 1865, n'a été qu'un empoisonnement miasmatique.

Que ce choléra, produit par une fermentation putride occasionnée par des conditions atmosphériques exceptionnelles, n'est pas contagieux dans le sens propre du mot, c'est-à-dire qu'un individu atteint du mal ne le communiquera pas dans son voisinage, pas plus que le peintre, en proie aux terribles coliques du miserere qu'il gagne en respirant les émanations du blanc de céruse, ne saurait être un danger pour ceux qui le soignent.

Que ce choléra naît spontanément sur tous les points où les mêmes causes engendrent les mêmes produits fermentescibles et putrides.

L'origine du mal étant connue, il n'y a plus qu'à se mettre à l'œuvre avec ardeur pour soustraire désormais les populations des villes au retour de ces calamités plus pernicieuses par le trouble qu'elles jettent dans les esprits que par la mortalité qu'elles occasionnent.

Mais il n'est que juste temps de modifier le système des égouts de Paris qui, par leur grand collecteur, empoisonnent littéralement les bords de la Seine. Qu'on y prenne garde, il se prépare là pour l'avenir une formidable explosion d'épidémies. Et c'est au moment même où le cri d'alarme lancé par F.-V. Raspail, il y a quelque vingt ans, trouve en ce moment de l'écho jusque dans la presse, qu'on paraît se décider à mettre en pratique le *tout à l'égout ;* les esprits tourneraient-ils à la démence ; on serait vraiment tenté de le croire.

En opposition, on conseille de reprendre le système mis en pratique dans la plaine de Gennevilliers ; mais F.-V. Raspail a également démontré que si les résidus des égouts constituent un engrais précieux, on ne saurait en inonder constamment un coin de terre qui alors, par la sursaturation, deviendrait un marais fangeux et d'une horrible fétidité. Ah ! par exemple, si on pouvait conduire les produits des égouts de la grande ville successivement dans les terres arides et incultes, et s'arrêter au moment de la saturation, on donnerait aux contrées les plus pauvres une source de richesse. Mais est-ce praticable !

Jusque-là, nous nous en tiendrons à l'idée émise par F.-V. Raspail qui consiste : 1º à conduire directement à la mer le grand égout collecteur ; 2º à obliger les usines de produits dangereux à se débarrasser de leurs résidus toxiques dans des puisards assez profonds pour dépasser les sources d'eau qui peuvent servir à l'alimentation.

Cela coûterait cher, c'est vrai, mais certainement la dépense n'excéderait pas celle des expéditions lointaines et sans profit pour notre richesse nationale, comme l'expédition du Tonkin.

On ne saurait faire trop de sacrifices, lorsqu'il s'agit du salut d'un peuple : *salus populi, suprema lex esto.*

Il n'est pas une des questions, que nous venons seulement d'effleurer, qui n'ait été mise en lumière par F.-V. Raspail depuis nombre d'années déjà, et le silence n'en continuera pas moins à se faire sur ses idées, en attendant que quelque nouveau plagiaire s'en soit emparé. Alors la publicité entonnera avec éclat un hosannah en l'honneur de cet *illustre savant qui honore la France,* etc.

A l'instant, il nous parvient encore une lettre nous demandant la raison de cet ostracisme, aujourd'hui « que la presse est libre et si largement représentée dans le parti républicain, dont F.-V. Raspail a été la plus pure et la plus belle incarnation ».

Certes, nous fûmes les premiers à penser que la conspiration du silence qui, depuis 1815, avait été organisée par le jésuitisme contre les découvertes de F.-V. Raspail, allait prendre fin ; mais la haine de cette secte néfaste ne s'arrête pas à la porte d'un tombeau, nul ne l'ignore ; cependant son influence ténébreuse semblait devoir être annulée par la situation politique que la France est parvenue à se donner. Ne voyons-nous pas, en effet, dans les corps élus par le suffrage universel, une majorité qui affiche des opinions politiques et religieuses pour lesquelles F.-V. Raspail n'a cessé de combattre pendant soixante années de son existence ?

Échappé à la mort, dans le Midi, en 1815, nous le retrouvons sous la Restauration, à Paris, au milieu des *Carbonari,* de ces hommes qu'attendait chaque jour l'échafaud des quatre sergents de la Rochelle ou la mort obscure dans quelque cloaque de prison.

A cette époque, ces lutteurs des temps héroïques savaient que leur dévouement n'aurait pas la consécration des cent bouches de la publicité ; ils luttaient parce que leur conscience leur disait de lutter : ils faisaient le sacrifice de leur personne au triomphe de la sainte cause.

Toujours vaincus et décimés, ils rassemblaient les tronçons de leur faible cohorte pour monter de nouveau à l'assaut de la royauté. Cette audacieuse persévérance faillit être couronnée de succès : la Révolution de 1830 éclata, et ces hommes de cœur la payèrent généreusement de leur sang. F.-V. Raspail fut blessé à la prise de la caserne de Babylone.

Triomphe éphémère, sacrifices inutiles !

Ils ne servirent, ces vaillants et désintéressés défenseurs de la cause républicaine, qu'à permettre aux habiles d'alors d'établir, sur les ruines de la royauté du droit divin, une royauté hybride et profondément corruptrice.

Les débris des *Carbonari* formèrent le noyau de la *Société des Amis du Peuple*, dont F.-V. Raspail fut président. Mais déjà, la corruption poursuivait son œuvre, en même temps que le jésuitisme peuplait de ses créatures les rangs déjà clairsemés des libéraux sincères. F.-V. Raspail ne tarda pas à s'apercevoir de ces menées sourdes qui devaient retarder si longtemps le triomphe des principes républicains. Il se retira du milieu de tous ces agents provocateurs, se jurant de ne conspirer désormais que la plume à la main pour la conquête des libertés publiques.

Il fonda *le Réformateur*, en 1834, et s'attacha à résoudre les questions de *réformes sociales* dont quelques-unes seulement nous sont acquises, mais dont le plus grand nombre sont encore dans les brouillards d'un avenir incertain.

Aux journalistes et hommes politiques d'aujourd'hui, qui, pressés de jouir, ont si peu le temps de connaître les œuvres de leurs anciens, nous dirons : remontez à 1834, lisez ces pages magnifiques des *Réformes sociales* et dites-nous ensuite si vous êtes capables d'y ajouter une idée de plus !

Le pouvoir d'alors, qui n'avait pu gagner F.-V. Raspail en faisant miroiter à ses yeux les faveurs et les honneurs — on sait que F.-V. Raspail refusa la croix de la Légion d'honneur et le poste de directeur de Muséum — fut épouvanté des idées nouvelles que *le Réformateur* commençait à propager dans les masses ; il voulut faire fléchir l'homme intègre sous le poids des persécutions : *le Réformateur* succomba écrasé par 115.000 francs d'amende et son rédacteur en chef vit se refermer sur lui les portes des prisons.

Vains efforts !

Avec ce stoïcisme, qui lui faisait répondre à ses amis révoltés par les injures de la presse des jésuites noirs et des jésuites rouges : « Laissez donc, quand je rencontre de ces infamies sur ma route, j'enfonce du bout de ma canne le tout dans la boue, je l'essuie bien ensuite et je reprends ma route sur la voie de l'honneur et de la vérité. » F.-V. Raspail consacra ses heures de prison à la science, qu'il considérait comme l'unique religion de l'avenir.

Armé du microscope, qu'il fut le premier à employer dès 1824, à la découverte des secrets des sciences encore mal définies, il créa de toutes pièces *la physiologie végétale et animale*, puis la *chimie organique*. Plus tard, son esprit d'investigations le poussant à de nouvelles recherches, il aborda l'examen des sciences médicales ayant pour unique objectif d'être utile à la cause humanitaire. Amené à en condamner les antiques préceptes, il fonda par contre-coup un nouveau système qui produisit une telle révolution dans la médecine scolastique que, d'un bond, ce système se propagea jusqu'au bout du monde. Demandez, en effet, au voyageur s'il ne rencontre pas le *Manuel de la santé* dans tous les coins de l'univers !

Dans ses écrits, il s'attacha à soigner autant le moral que le physique de l'homme qui pouvait apprendre, en le lisant, à devenir un bon citoyen, un bon père de famille.

Ne se contentant pas de répandre par sa plume les vérités nouvelles, F.-V. Raspail voulut les mettre lui-même en pratique et, à partir de 1845, d'innombrables malades accoururent à ses consultations gratuites. C'est ainsi que la conspiration du silence eut beau redoubler d'efforts, son nom devint populaire non seulement dans la vieille Europe, mais au delà des mers, jusqu'aux confins des pays civilisés. Et nous le dirons hautement, avec un légitime orgueil, F.-V. Raspail fut partout mis au rang des bienfaiteurs de l'humanité.

La Révolution de février le ramena sur la brèche ; le premier entré à l'hôtel de ville, au moment où le gouvernement provisoire s'apprêtait à proclamer la Régence, il n'en sortit qu'après avoir imposé la République à ces hommes qui préparaient une seconde édition de l'escamotage de 1830. Il se retira ensuite, bien résolu à surveiller la marche de la République, mais à n'en pas profiter. A cet effet, il créa le journal *l'Ami du peuple*, qui cessa de paraître le 15 mai, lors de cette journée de réaction qui permit aux intrigants et aux faux républicains de se débarrasser d'un homme gênant par son austère intégrité. Après une année de prévention au donjon de Vincennes, F.-V. Raspail fut frappé par la haute cour de justice de Bourges d'une condamnation inique à six années de prison. Il n'en sortit, en 1853, à la mort de sa vaillante épouse, que pour prendre le chemin de l'exil; mais là, il eut du moins la douce consolation de rencontrer l'estime et l'admiration que son nom avait acquises à l'étranger et qui lui furent exprimées dans les différentes localités qu'il habita aux environs de Bruxelles par de touchantes manifestations.

Persécuté sans trêve ni merci dans sa patrie, spolié dans ses découvertes, ruiné dès que la fortune semblait lui sourire (¹), on lui pardonnera cette boutade d'une cruelle vérité qu'il grava de sa main sur la pierre d'un monument rustique :

In patriâ carcer, laurus in exilio. « La prison dans la patrie, les lauriers dans l'exil. »

Nous venons de retracer quelques traits de la vie de F.-V. Raspail, dont un seul suffirait à mériter la consécration de la reconnaissance publique, et cependant, voilà six années que la mort a terminé le cours d'une existence digne de l'admiration générale, et son nom n'a pas seulement été donné à une voie de ce Paris où il a tant lutté et tant souffert pour la cause humanitaire. On lui refuse cet hommage consacré à la mémoire des vaillants lutteurs de la démocratie et des bienfaiteurs de l'humanité et on le décerne de SON VIVANT à un homme sans doute très honorable et très estimable dans sa sphère, mais dont on cherche en vain les grands titres à la reconnaissance du peuple (²).

Ajoutons sans commentaire que de nombreuses pétitions ont été adressées au Conseil municipal de Paris demandant que le nom si populaire de F.-V. Raspail fût enfin donné à une artère de la grande cité républicaine.

Nous disions plus haut que l'ostracisme qui pèse encore sur les œuvres et la mémoire de F.-V. Raspail aurait dû s'éteindre avec l'avènement de la République et des corps élus républicains, on voit qu'il n'en est rien. Nous ne chercherons pas à en faire toucher du doigt les raisons ; les lecteurs liront suffisamment entre les lignes.

Ce n'est pas, en effet, à une époque de coteries et d'exploitations politiques comme la nôtre, qu'on peut s'attendre à ce que la mémoire d'un homme du caractère de F.-V. Raspail reçoive le digne hommage qui lui est dû.

---

(1) On sait qu'il est d'usage d'attribuer à F.-V. Raspail une fortune de millionnaire ; le jésuitisme a trouvé là un excellent argument pour amoindrir ce grand caractère chez qui le désintéressement a été poussé à l'extrême. « Eh ! mon Dieu, s'il a fait du bien, il a su en tirer un large profit : il a exploité sa popularité pour faire une grande fortune. » Voilà ce que n'a cessé de répandre la gente noire.

C'est donc pour nous un devoir de détruire cette légende, aussi dirons-nous bientôt la vérité sur la *fortune* de F.-V. Raspail. Nous montrerons la bien modeste aisance qu'il a retirée UNIQUEMENT de la production de ses livres.

(2) L'année dernière, le nom de M. Chevreul, doyen des chimistes français, a été donné à une rue de Paris.

III

Manuel pour 1886.

En écrivant ces lignes, en tête de la 40e édition du *Manuel annuaire de la santé*, nous ne pouvons nous défendre d'éprouver une sorte de découragement en présence du recul que fait de jour en jour, au point de vue des traitements, la médecine scolastique. Nous vivons dans un singulier temps ; il semblerait vraiment qu'un souffle pernicieux pénètre de plus en plus dans l'esprit humain pour l'entraîner hors du bon sens.

Quoi, voici quarante et un ans révolus que F.-V. Raspail a entrepris de détruire, en en démontrant l'absurdité, les préceptes de la routine médicale, préceptes vieux du temps d'Hippocrate et de Galien et nous sommes peut-être encore moins avancés qu'alors.

Si, en effet, on a abandonné la saignée et la diète, dont l'application ne pouvait être funeste qu'au malade lui-même, pendant le seul temps de sa maladie, on prodigue en revanche à l'excès une médication intoxicante dont les effets sont désastreux, non seulement pour ceux qui y sont soumis, mais encore plus pour leurs descendants.

Cependant ce n'est pas le fait de l'ignorance, s'il en est ainsi ; les ouvrages de l'homme qui a consacré son existence à soulager les maux qui affligent l'humanité ont pourtant assez répandu des vérités que l'esprit haineux du jésuitisme a pu seul faire nier jusqu'à ce jour. Le nombre est incalculable des malheureux qui ont trouvé, dans l'application des traitements préconisés dans ce petit livre, un soulagement à leurs maux, lorsqu'ils étaient incurables, ou une guérison inespérée, alors que les médecins de la Faculté avaient prononcé une condamnation, d'après eux, irrévocable.

Il n'existe pas un hameau en France où le *Manuel de la santé* n'ait pénétré, et nous ne craignons pas de dire où il n'ait laissé une trace de sa bienfaisante influence. C'est que, dans ce petit livre, chacun trouve à se soigner aussi bien moralement que physiquement ; or, aujourd'hui, le moral a malheureusement besoin de plus de soins encore que le phy-

sique, car la débauche, les excès de tous genres prennent des proportions inquiétantes pour la santé publique, la race humaine s'amoindrit
de jour en jour au point de se demander ce qu'elle sera dans un demi-
siècle.

Comparez les hommes de notre génération avec les hommes d'hier !
La garde impériale sous Napoléon Ier se composait d'environ trente
mille hommes et, pour y être admis, il fallait avoir six pieds ; cherchez
ce qu'on pourrait réunir d'hommes de cette taille parmi cent mille
conscrits d'aujourd'hui !

La cause de cette dégénérescence de la race est complexe : les vices,
qui s'emparent de l'adolescent à ses premiers pas dans la vie, étiolent
ses forces physiques ; l'abus de l'alcool et du tabac, dont les conséquences sont déjà si funestes pour celui qui s'y livre, peut devenir, pour
sa génération, la source d'innombrables affections constitutionnelles :
l'enfant de l'alcoolique sera voué aux convulsions ; s'il échappe à ces
crises terribles de l'enfance, il sera plus tard épileptique. L'enfant du
fumeur invétéré n'aura pas un sort plus heureux, il pourra porter sur
le corps de tristes affections de la peau, qui feront de son existence un
pénible calvaire. D'un côté comme de l'autre, ce sera un malheureux
bouc émissaire de passions peu nobles qui ne prouvent pas que l'homme
soit un être vraiment supérieur aux animaux sauvages qui, eux,
suivent, sans jamais y déroger, le régime de vie que la nature leur a
tracé, conservant ainsi la pureté de leur race à travers les siècles.

Mais, indépendamment de ces causes que nous appellerons directes,
puisqu'il dépend de la volonté de l'homme de s'y soustraire, il en est
d'autres que nous appellerons fatales. En première ligne, nous place-
rons la transmission, par le fait de l'hérédité, des vices constitutionnels,
tels que la syphilis, l'herpétisme, la scrofule, le rachitisme, etc., affections aggravées et transformées en d'autres affections plus désastreuses
encore par suite de l'application des remèdes mercuriels.

Sous ce rapport, ainsi que nous l'avons déjà dit précédemment, la
vaccination a été un des agents de transmission les plus actifs de ces
virus, dont la généralisation abâtardit de jour en jour notre espèce (¹),

____

(1) Le docteur Hubert Boëns, président de la ligue internationale des antivaccinateurs, dans une lettre adressée au préfet de l'Aveyron, au sujet de neuf enfants qui
seraient morts, en trois jours, à la suite de l'inoculation d'un virus vaccinal,
ajoute : « Déjà, on a organisé dans vos régions officielles la discrétion la plus
muette, à propos de la syphilisation par le vaccin d'un régiment de dragons à Alger. »

aujourd'hui, nul ne saurait en nier l'évidence. Aussi s'est-il formé une ligue internationale, dite des antivaccinateurs, qui s'efforce de faire abandonner une pratique dont l'universelle application est loin d'avoir fait disparaître la variole et encore moins d'en avoir amoindri la gravité.

Et c'est au moment où une pareille vérité éclate au grand jour que les savants actuels n'hésitent pas à réunir tous leurs efforts pour faire accepter, comme moyen préventif des maladies contagieuses, l'inoculation, dans notre organisme déjà si compromis, de nouveaux éléments morbides, dont les évolutions consécutives leur sont totalement inconnues.

Lorsque F.-V. Raspail s'est efforcé d'instituer des traitements ayant pour but de rendre au sang humain toute sa pureté, les inoculateurs ne craignent pas de le vicier encore davantage sous le fallacieux prétexte de mettre l'homme inoculé à l'abri de l'état aigu d'une maladie qu'il aurait pu très bien ne pas gagner dans le cours de son existence.

Certes oui, la médecine scolastique s'éloigne de plus en plus d'une méthode si simple et si facile, qu'elle a permis au premier venu en état de lire d'obtenir ce que les plus illustres médicastres avaient déclaré impossible, une guérison là où tout l'arsenal de leur thérapeutique avait échoué.

Pourtant, en 1838 et 1839, lorsque F.-V. Raspail publia, dans *la Gazette des hôpitaux*, dans *le Bulletin de thérapeutique* et dans *l'Expérience*, la théorie de sa médication nouvelle, pour laquelle les savants officiels de nos jours affectent encore tant de dédain à cause de sa simplicité, les praticiens les plus consciencieux d'alors ne restèrent pas indifférents en présence des résultats inattendus de ce nouveau système. F.-V. Raspail avait même été appelé à commencer, vers le mois de juin 1842, une série de démonstrations par la mise en pratique de sa médication, dans l'une des salles de la Pitié. Mais il était, en même temps qu'un savant, un homme politique, dont l'intégrité n'avait pu être entamée par les offres des places et des honneurs à l'aide desquels la royauté de 1830 avait cru attirer à sa dévotion cet esprit supérieur ; de plus, le jésuitisme, qui s'était attaché à ses pas, depuis 1815, ne le perdait pas de vue : la conspiration du silence fut organisée. Dès lors, il ne trouva plus un journal pour continuer à vulgariser ses théories. Loin de se décourager, il se mit à l'œuvre avec plus d'ardeur que jamais, malgré les persécutions qui le harcelaient sans cesse. Il publia, en 1843,

la première édition de son grand ouvrage *l'Histoire naturelle de la santé
et de la maladie*, condensation des recherches et des travaux qui lui
avaient permis d'arriver, d'inductions en inductions, à fixer les termes
du problème de la santé et de la maladie, et partant à simplifier ceux
du problème de la médication et du traitement. Son esprit synthétique,
qui lui avait déjà fait bouleverser de fond en comble la physiologie et
la chimie organique, l'amena à démontrer que la médecine n'était pas
une faculté distincte et qu'elle se confondait avec la physique, la
chimie et l'histoire naturelle, tenant à ces trois sciences par toutes ses
faces et contribuant au même tout. On comprendra quels anathèmes
de pareilles idées devaient soulever contre leur auteur, dans les sphères
de la science officielle.

Sainte-Beuve, avec cet esprit incisif et judicieux qui a fait de lui un
des plus illustres critiques de notre époque, signala l'apparition de cet
ouvrage dans la *Revue Suisse* de 1843 ; nous en détachons le passage
suivant, qui trouve admirablement sa place ici :

« Il vient de paraître un livre très savant et capital de Raspail,
« intitulé : *Histoire naturelle de la santé et de la maladie chez les végétaux
« et les animaux en général et en particulier chez l'homme*, avec l'indi-
« cation de nouveaux moyens de traitement. Je le lis : c'est du plus
« haut intérêt philosophique, systématique et à la fois nourri d'obser-
« vations physiques et microscopiques. C'est une de ces théories fonda-
« mentales, comme depuis longtemps l'école n'en fait plus, une tenta-
« tive hardie de réforme de toute la science de la vie et par suite de
« l'art de guérir, une façon de *contrat social* de la physiologie et de la
« thérapeutique : c'est encore quelque chose à l'allemande plutôt qu'à
« la française. Il attribue un grand, un extrêmement grand rôle dans
« la formation des maladies aux petits animaux parasites. Quoi qu'il
« en soit, aucun membre de nos facultés ne serait capable d'une telle
« œuvre ; ce ne sont que d'habiles empiriques ou des éclectiques
« instruits. L'œuvre de Raspail comptera dans la science et portera
« coup à l'étranger. Conseillez-en la lecture et la vérification à vos
« savants et à vos naturalistes. »

Sainte-Beuve jugeait que l'œuvre de Raspail devait compter dans
la science ; il ne se trompait pas ; mais un certain nombre des idées qui

s'y trouvaient développées ne devaient être admises par les savants officiels que sous le couvert du plagiat ; c'est ainsi qu'en dernier lieu, la théorie parasitaire est professée, mais sans que celui qui l'a établie le premier soit jamais cité. Aux parasites microscopiques que Raspail appelait des infiniment petits, le plagiaire a substitué le nom de microbes, ce qui déroute le profane, mais ne saurait égarer le véritable savant; le mot microbe ne signifiant pas autre chose qu'un être organisé qui n'est visible qu'au microscope.

Mais on eut beau faire, la vérité se fit jour quand même, et le *Manuel de la santé*, publié en 1845, vulgarisa dans le monde entier un système qui fit considérer son auteur comme un bienfaiteur de l'humanité.

Aujourd'hui, bien des faits découverts et révélés par F.-V. Raspail ont droit de cité dans la Faculté, mais toujours, nous le répétons, sous le couvert du nom d'un plagiaire. Par exemple, ce qui pouvait être utile à l'humanité, c'est-à-dire les moyens si pratiques et si hygiéniques, à l'aide desquels la nouvelle méthode est arrivée à combattre avec succès les maladies regardées jusqu'alors comme inguérissables, ont été complètement repoussés. Il y a à cela plusieurs raisons : d'abord ces moyens permettent de guérir à trop peu de frais et surtout trop vite, au gré de certains médecins ; en second lieu, ils sont devenus si promptement populaires qu'aucun plagiaire n'eût pu s'en approprier impunément la paternité.

Aussi l'art médical, qu'il ne faut pas confondre avec l'art de guérir, s'est-il jeté plus que jamais dans la recherche de nouveaux agents thérapeutiques, ne reculant pas dans l'emploi des plus dangereux. On utilise sans souci de leurs conséquences les poisons les plus violents et souvent pour combattre de simples affections qui sortent à peine du cadre des indispositions.

La morphine est à l'ordre du jour médical ; c'est le médicament à la mode ; c'est la base de tout traitement pour nos médicastres qui veulent montrer qu'ils se tiennent au courant de la *science*. Puis, viennent la digitale, la belladone, la jusquiame, l'atropine, toutes drogues dont l'absorption ne laisse pas que d'altérer quelques parties de l'organisme. Ne citons que pour mémoire les préparations mercurielles et arsenicales, dont on continue d'abuser, malgré le cri d'alarme lancé depuis tant d'années par F.-V. Raspail.

Nous voyons chaque jour employer les injections sous-cutanées de chlorhydrate de morphine pour une simple douleur névralgique qui, par elle-même, n'entraînerait aucun trouble dans l'état de santé du patient. Il est évident que toute douleur, quelle qu'en soit la cause, est ordinairement soulagée par la morphine ; mais le mal qui la produit n'est pas attaqué pour cela, le soulagement provient uniquement de ce que le cerveau est devenu moins apte à percevoir la sensation douloureuse. Et encore, à quel prix ce soulagement momentané est-il obtenu ? Selon son tempérament et son degré de tolérance, le malade éprouve, un peu plus tôt ou un peu plus tard, des troubles gastriques graves, la soif le torture, sa langue devient noire, fuligineuse, sa tête s'alourdit, sa peau devient le siège soit de démangeaisons insupportables, soit d'éruptions vives ; il y aura diarrhée ou constipation selon son état diathésique ; enfin, à la suite du traitement par la morphine, le patient peut tomber dans une insomnie opiniâtre, la plus terrible souffrance qu'il soit possible de faire endurer à l'homme en plein état de santé, songez au supplice qu'elle doit être pour le malheureux malade !

Que de fois avons-nous assisté à d'horribles agonies que rien ne pouvait adoucir par le fait de cette médication condamnable ! Que dire maintenant de la digitale, l'agent thérapeutique invariablement employé pour combattre les affections du cœur, alors qu'il n'a jamais donné d'autre résultat que de les aggraver.

Dernièrement, une dame âgée vint nous trouver dans un état qui dénotait un certain trouble dans son système nerveux ; elle nous raconta que, trois semaines auparavant, elle avait éprouvé un grand saisissement à la suite duquel elle était rentrée chez elle indisposée ; le médecin appelé aussitôt avait constaté de l'agitation, des palpitations, symptômes que la plupart des femmes éprouvent à la suite d'émotions vives. Aussi, son ordonnance porta-t-elle : *sirop de morphine, granules de digitale,* etc. Cette brave dame persévéra dans son traitement, bien que son état fût loin de s'améliorer ; il lui semblait que son estomac s'enflammait à mesure qu'elle prenait les médicaments prescrits ; elle n'avait plus de sommeil et se sentait pour ainsi dire devenir folle. Eh ! bien, voilà une malheureuse victime d'un traitement absurde, en raison du peu de gravité d'une indisposition qui eût été dissipée comme par enchantement avec quelques grumeaux d'aloès, une lentille de camphre avalée avec une tasse de bourrache alcalisée d'une cuillerée à café d'eau sédative, et quelques affusions de cette eau sur le crâne. A l'aide de ce petit traitement si simple et si peu dangereux, cette dame eût été complètement remise du jour au lendemain.

Oui, nous avions raison de le dire en débutant : loin de progresser, la médecine s'enfonce plus que jamais dans les méandres de l'empirisme.

Ce fait, que nous venons de citer, nous engage à reproduire une lettre toute récente qui montre irréfutablement les merveilleux résultats qu'on peut attendre de la méthode de notre illustre père, même dans les cas déclarés incurables par les médecins.

« Paris, le 11 janvier 1886.

« MONSIEUR,

« Ma pauvre femme étant atteinte de la maladie des grandeurs, j'ai
« été presque forcé par le médecin qui la soignait de la mettre dans une
« maison de santé. Je me résignai à la faire soigner chez M. Labitte,
« à Clermont (Oise).

« Au bout de six semaines, ne trouvant aucune amélioration dans
« l'état mental de ma femme, laquelle du reste avait été reconnue
« incurable par trois docteurs, j'ai voulu lutter contre cette affreuse
« maladie. Pendant deux mois, j'ai suivi les conseils du Manuel Raspail :
« eau sédative, bains sédatifs, etc.

« Aujourd'hui ma femme a complètement sa raison.

« Je crois bien faire en vous faisant connaître cet heureux résultat
« et en même temps en donnant ainsi une marque de reconnaissance
« à feu M. votre père, dont les travaux sont si utiles.

« Recevez, etc.

« J. G. »

A sa lettre M. G. a joint le bulletin suivant émanant du médecin de la maison de santé de Clermont. La situation de la malade y est nettement établie :

« Mme G. est arrivée à une période déjà avancée de la paralysie
« générale progressive. Elle a des préoccupations ambitieuses, qui
« portent le cachet d'exagération et de niaiserie que l'on rencontre dans
« cette affection et qui dénotent l'affaiblissement définitif de l'intelli-
« gence ; elle présente presque continuellement une excitation assez
« vive ; elle est loquace, incohérente, expansive : elle commence dès
« à présent à gâter : elle est à une période déjà avancée d'une affection

« à marche fatale et progressive. La santé physique est actuellement
« assez satisfaisante.

« *Le médecin*,

« Signé : LABITTE. »

Ainsi, trois docteurs déclarent cette malade incurable ; ils obligent
le mari à la faire entrer dans une maison d'aliénés ; là, le médecin spécialiste établit son diagnostic : *affaiblissement définitif de l'intelligence, période déjà avancée d'une affection à marche fatale et progressive.* Mme G. était condamnée sans appel par un praticien dont
l'autorité, en pareil cas, ne pouvait être discutée, et, à l'heure actuelle,
Mme G. a complètement recouvré sa raison, grâce à l'initiative de son
mari, qui, le *Manuel* à la main, n'a pas désespéré de la sauver.

Est-ce à dire que tous les cas de folie sont guérissables par notre
système de médication ? Nous renvoyons le lecteur à l'article du
Manuel de la santé intitulé *Aliénation mentale ;* il comprendra qu'il ne
peut pas en être malheureusement ainsi ; il y trouvera citées les causes
qui peuvent amener des désordres cérébraux incurables.

Dans le cas que nous venons d'examiner, la cause de la folie était
évidemment le résultat de congestions cérébrales et d'un afflux persistant du sang au cerveau. Dans ces conditions, l'affection se dissipe
promptement si elle est prise à son début ; il y faudra plus de temps
lorsque le malade aura été soumis, comme l'avait été Mme G., aux
traitements empiriques de la médecine orthodoxe.

Or, la méthode de F.-V. Raspail se trouve presque toujours appliquée
dans des circonstances aussi défavorables ; sur cent malades qui y ont
recours, il y en a largement les trois quarts qui ont déjà été traités,
nous allions écrire maltraités, par les médecins ; c'est en désespoir de
cause qu'ils viennent à nous et, malgré tout, les succès obtenus sont
si nombreux que parfois on serait tenté d'attribuer à cette médication
une puissance d'action tenant du prodige, si l'auteur ne s'était attaché
à en démontrer théoriquement la raison d'être et le mécanisme.

Cette méthode ne doit qu'aux immenses services qu'elle a rendus,
d'avoir pu percer l'obscurantisme que tant d'intéressés voulaient faire
autour d'elle. Si, de temps à autre, il en était fait mention dans un
journal, c'était la plupart du temps pour décerner le coup de pied de
l'âne à son auteur. Que d'inepties, la bile jésuitique n'a-t-elle pas ainsi
produites !

.·.

Mais tandis qu'il en a été toujours de même à l'égard de F.-V.Raspail, nous voyons aujourd'hui la presse presque tout entière exalter le nom de M. Pasteur à propos de son inoculation préventive contre la rage. A peine cette « grande découverte » avait-elle été annoncée et, avant même qu'on en connût la valeur, de toutes parts un hosannah fut entonné en l'honneur d'une découverte qui « suffisait à couvrir d'une gloire éternelle le grand savant français ».

Ah! c'est qu'au contraire du libre penseur F.-V. Raspail, M. Pasteur est un excellent catholique ; loin d'avoir lutté au détriment de sa liberté et de sa fortune contre les injustices et les abus d'un pouvoir despotique, comme l'a fait toute sa vie F.-V. Raspail, il s'est toujours montré le très humble courtisan des puissants du jour.

M. Pasteur a suivi pour la rage la même méthode que pour le charbon, sa théorie est celle-ci : le poison des maladies contagieuses, atténué dans sa puissance et inoculé dans le sang d'un homme, sous forme de *virus atténué*, rendra cet homme réfractaire à un virus plus virulent et par conséquent l'empêchera de contracter la maladie.

M. Pasteur n'a fait que s'approprier, ainsi que nous l'avons déjà dit, une conception d'Auzias-Turenne : ce médecin fantaisiste, ayant remarqué qu'un homme syphilisé une fois ne gagnait plus la syphilis, proposa de mettre les hommes à l'abri de l'acuité de la contagion, en leur en inoculant à l'avance le virus.

Examinons rapidement en quoi consiste le procédé préconisé par M. Pasteur. Après avoir inoculé, à un lapin, le virus d'un chien enragé, puis le virus de ce lapin à un second, et ainsi de suite, le virus obtenu par ce moyen serait plus intense que le virus initial, c'est-à-dire que celui pris sur le chien enragé. De plus la durée d'incubation, c'est-à-dire l'évolution du microbe de la rage, irait en diminuant à mesure que le virus devient plus exalté. Ceci nous paraît assez logique, attendu qu'il est indiscutable qu'un poison à haute dose devra certainement agir avec plus de rapidité que s'il était administré à petite dose. Passons donc sur cette haute vérité. D'autre part, le virus se localisant, paraît-il, dans le cerveau et dans la moelle épinière du lapin, pour l'obtenir, il n'y a donc qu'à prendre un peu de moelle contaminée.

Nous n'examinerons pas toutes les manipulations par lesquelles

M. Pasteur fait passer cette moelle de lapin pour obtenir la virulence des moelles les plus intenses jusqu'aux moins actives. Disons seulement que ce résultat étant obtenu, le traitement consiste à inoculer sous la peau de l'homme mordu un peu du venin le plus bénin, puis, le lendemain, même opération avec du vaccin un peu plus fort et ainsi de suite, jusqu'au vaccin le plus virulent. En douze jours, le patient aura reçu tous les virus gradués, le dernier plus virulent que celui qu'aurait pu lui communiquer la morsure de l'animal enragé.

Loin de nous la pensée de nous inscrire en faux contre les résultats de ces expériences qui, telles qu'elles sont déduites, présentent évidemment un grand intérêt au point de vue théorique. N'ayant pas été à même de les contrôler, nous n'avons aucun droit de les contester. Mais, d'après tous les exemples de guérison avant la maladie que la presse enregistre avec empressement chaque jour, et dont les détails nous paraissent provenir directement du laboratoire de M. Pasteur — lequel, soit dit sans vouloir l'offenser, nous paraît fort habile à conduire la réclame — il ressort clairement que le traitement de la rage n'a été appliqué à aucune personne présentant le moindre symptôme de la maladie ; jusqu'à présent il n'a été inoculé que des sujets chez lesquels rien ne pouvait donner la certitude qu'ils seraient devenus enragés.

De plus, il faut retenir que ces sujets, qui ont été adressés à M. Pasteur de tous les points de la France, avaient eu leurs blessures cautérisées, comme cela se pratique ordinairement.

Jusqu'ici, cette méthode n'a donc donné aucun résultat certain, et on ne pourrait juger sa valeur que si elle était appliquée avec succès à un malade déjà sous l'influence des premières manifestations de la rage.

Parmi les nombreuses notes fournies à la presse, nous relevons ce passage :

« M. Pasteur attend *prochainement* trois dames d'Alger mordues depuis *vingt-cinq jours* par un chien, dont on ne pourra pas contester la rage. Cet animal a mordu, en effet, une quatrième personne qui est *morte au bout d'une semaine*. Les expériences que M. Pasteur tentera sur ces nouveaux malades seront donc particulièrement intéressantes et devront paraître décisives, nous l'espérons, même aux plus mécroyants. »

Eh ! bien, pour nous, dans cette circonstance, ces expériences suffisaient à nous rendre plus que jamais incrédule.

En effet, voici quatre personnes mordues par un même chien dont le virus rabique a été évidemment le même pour toutes les quatre ; d'après la théorie de M. Pasteur, un virus déterminé a également une durée d'incubation déterminée. Or, l'une des quatre personnes mordues es morte au bout d'une semaine, laps de temps qui avait suffi au virus de ce chien pour accomplir son entière évolution ; les trois autres, vingt-cinq jours après, sont encore en parfaite santé. On se trouve donc en face de ce dilemme : ou bien les trois dames, ne présentant au bout de vingt-cinq jours aucun symptôme inquiétant, n'ont eu que l'illusion de la morsure ; ou bien elles ont été mordues dans les mêmes conditions que la victime et, dans ce cas, elles se sont trouvées réfractaires au virus, puisqu'elles ont dépassé, sans rien éprouver de fâcheux, sa période d'évolution.

Dans de telles conditions, le traitement de M. Pasteur ne saurait être à aucun titre concluant. Et si on n'a à enregistrer que des cures semblables, nous craignons fort qu'on n'accuse ce traitement de n'avoir été appliqué qu'à des hydrophobes plus ou moins imaginaires.

Il nous revient en mémoire le fait suivant, qu'il ne nous paraît pas inutile de relater à la suite de ce court examen d'une méthode qui est loin d'avoir produit les merveilleux résultats si pompeusement annoncés. Il y a une dizaine d'années, un chien basset resté en pension chez un garde-chasse d'une propriété des environs de Paris fut mordu par un chien enragé ; il ne pouvait y avoir aucun doute à cet égard, attendu que les habitants de la localité, s'étant mis à la poursuite de l'animal dangereux, le découvrirent aux abords du village, au moment même où il succombait à la violence d'une dernière crise. Plusieurs chiens, qui s'étaient trouvés sur le passage de la bête enragée, furent abattus. Quant au basset en question, le garde-chasse ne put se décider à le sacrifier ; il insista auprès du propriétaire pour être autorisé à le conduire chez un rebouteur des environs de Versailles, qui passait pour posséder, de père en fils, un remède curatif de la rage. Ce garde paraissait avoir une confiance absolue, s'appuyant sur différents cas qui étaient à sa connaissance de personnes mordues et qui, après le traitement suivi, n'avaient jamais eu d'accident. Sans avoir grande confiance, le propriétaire laissa le garde agir à sa guise, mais avec recommandation expresse qu'au moindre signe inquiétant remarqué chez ce chien, il serait immédiatement abattu ; au bout de quinze jours, l'animal fut ramené avec l'assurance qu'il était parfaitement guéri. En effet il a toujours joui par la suite d'un parfait état de santé, et il est mort de vieillesse, il y a deux ou trois ans.

Ce rebouteur possédait-il réellement un remède infaillible contre la rage, ou bien le chien soumis à son traitement ne devait-il pas devenir enragé ? C'est là une double question à laquelle on ne saurait répondre. Ce fait ne nous paraît pas moins fort intéressant à noter en passant, d'autant plus qu'il peut aller de pair avec les prétendues cures de la rage qui, jusqu'ici, nous ont été révélées par la publicité.

En définitive, qu'est-ce que la rage ? Une maladie d'un caractère effrayant. Soit. Mais il faut bien reconnaître que beaucoup d'autres affections sont dans ce cas ; et encore la rage est-elle d'une rareté exceptionnelle. La dernière statistique donne, pour l'année 1885, un chiffre de 19 décès : existe-t-il une autre maladie qui, sur 36 millions d'habitants, fasse, en un an, si peu de victimes ?

Depuis le 20 octobre 1885 jusqu'au 20 janvier 1886, « le nombre des malades » qui se sont présentés au laboratoire de M. Pasteur, pour être soumis à son traitement, s'élèverait, nous dit-on, à 130. Nous devons croire qu'on nous donne ces 130 personnes comme ayant été mordues par des chiens supposés enragés. Toutefois il est à présumer qu'un certain nombre d'entre elles ne sont venues se faire inoculer qu'attirées par la nouveauté du traitement et sous l'empire d'une terreur causée par tout le bruit que l'on fait depuis quelque temps à propos de la rage.

Ce qui est certain, c'est que cette maladie n'a pas pris, tout à coup, une extension inusitée par ce seul fait que M. Pasteur s'est occupé des moyens de la guérir.

Toutes les statistiques prouvent que, lorsqu'il s'agit de grandes populations, les maladies donnent chaque année un chiffre à peu près égal de mortalité. Mais, même en se basant sur le chiffre de 130 malades traités par l'inoculation dans l'espace de trois mois, ce qui donnerait pour l'année entière un nombre de 520 personnes mordues par des chiens atteints d'hydrophobie ou supposés tels, la moyenne de la mortalité causée par la rage ne devant guère s'écarter de 19, il y avait donc tous les ans, avant la découverte de M. Pasteur, un nombre considérable de personnes mordues qui, malgré cela, n'éprouvaient aucune altération dans leur santé.

La conclusion de tout ceci est que, sur les 130 inoculés, quatre ou cinq seulement auront bénéficié du traitement en supposant qu'il soit vraiment efficace, et, en retour, on a infecté inutilement la constitution de tous les autres, car cette viciation du sang par l'inoculation est parfaitement constatée ; M. Pasteur nous en fournit lui-même la preuve.

Nous la relevons dans une note dont l'origine n'est pas douteuse ; il y est dit :

« Le jeune Malfait a le corps couvert de pustules, conséquence natu-« relle des inoculations répétées dont il a été l'objet. Mais la guérison « est certaine. »

Cela est horrible : *le corps est couvert de pustules*, CONSÉQUENCE NATU-RELLE *des inoculations*, c'est-à-dire manifestation qui se produirait toujours. *Mais la guérison est certaine*, ajoutez-vous. Guérison de quoi, si ce malheureux enfant devait être compté parmi les nombreux sujets qui n'avaient pas besoin de votre traitement. Et, pour obtenir cette guérison imaginaire, qu'avez-vous fait ? Vous lui avez infecté la constitution ; il sera désormais sous l'influence d'une diathèse pernicieuse qui s'est manifestée en lui « couvrant le corps de pustules ».

Eh bien ! quand même cette méthode serait souveraine, nous ne la repousserions pas moins de toutes nos forces, si elle devait être appliquée autrement que dans les cas où l'hydrophobie serait nettement déclarée.

Pour arriver à mettre la société à l'abri des atteintes de la rage, point ne serait besoin d'avoir recours à des moyens si compromettants pour la santé ; il suffirait, croyons-nous, de prendre des mesures radicales contre la divagation des chiens et de rendre leurs propriétaires responsables des accidents rabiques que ces animaux pourraient occasionner. On serait assuré ainsi d'une surveillance attentive de la part des intéressés, qui n'hésiteraient pas à sacrifier leurs chiens dès qu'ils présenteraient le moindre symptôme anormal. Les inoculations de M. Pasteur n'ayant plus à être employées, on pourrait les admirer comme théories expérimentales, mais on n'aurait pas à déplorer les conséquences qui résulteront fatalement de leur application.

Si un tel système devait malheureusement se généraliser, la dégénérescence de la race humaine, qui s'accentue tous les jours, prendrait rapidement des proportions peu rassurantes pour l'avenir. Et, lorsque nous aurons été inoculés contre la variole, le charbon, la rage, etc., qui

peut prévoir si, des modifications profondes apportées dans notre organisme par le mélange de tous ces virus, ne naîtrait pas quelque mal
plus effrayant et plus terrible que toutes les maladies qui ont jusqu'ici
affligé l'humanité !

IV

Manuel pour 1887.

Lorsque, l'année dernière, en février, nous avons examiné la méthode
préconisée par M. Pasteur comme le souverain préservatif de la rage,
nous l'avons fait en nous plaçant non au point de vue de son efficacité,
que nous ne pouvions nier n'ayant pas de preuves contraires à opposer,
mais en nous basant sur les dangers qui, à nos yeux, devaient résulter
de cette introduction dans l'organisme de principes plus ou moins septiques, dont on ne pouvait prévoir les évolutions consécutives ni la
pernicieuse influence pour le développement de nouvelles affections
morbides.

Les faits n'ont malheureusement que trop justifié nos craintes et les
résultats sont venus démontrer que le danger des inoculations rabiques
est encore plus terrible et plus immédiat que nous ne l'avions pressenti
tout d'abord.

Nous trouvions nos appréhensions déjà suffisamment fondées par
une déclaration provenant du laboratoire même de M. Pasteur, dans
laquelle il était constaté que *le jeune Malfait avait le corps couvert de
pustules, conséquence* NATURELLE *des inoculations répétées dont il avait
été l'objet*. Mais, ajoutait le rédacteur de cette note, « cet enfant est radicalement guéri de la rage ».

Or, pour tout esprit sensé, une telle affirmation devait paraître bien
téméraire. Dire, en effet, d'une maladie qui met des mois, parfois même
une année à se déclarer, qu'elle était guérie au lendemain de l'application d'un traitement dont la découverte ne remontait qu'à quelques
mois à peine, c'était beaucoup s'avancer et courir au-devant de terribles
mécomptes. Nous faisions remarquer que, d'une part, rien ne pouvait
donner l'assurance que cet enfant serait jamais devenu enragé, et à

l'appui nous rappelions, ce qui est admis aujourd'hui par tous les savants, que la mortalité des personnes mordues par des chiens enragés ne dépasse pas la proportion de 5 0/0 ; qu'enfin, rien ne pouvait assurer qu'il ne le deviendrait pas, en dépit du traitement, dans un temps plus ou moins éloigné, et l'avenir devait en donner la preuve par de nombreux exemples. Mais, ce qui était indéniable, dès ce moment, c'est que le jeune Malfait avait désormais un sang vicié et qu'il en supporterait peut être pour le reste de ses jours les déplorables conséquences.

Dans le relevé des personnes mortes de la rage, malgré les inoculations subies au laboratoire de M. Pasteur, nous trouvons un cas qui vient éloquemment à l'appui de ce qui précède.

Un enfant âgé de trois ans, Mathieu Videau, de Villenave-d'Ornon (Gironde), mordu, le 24 février, par un chien, fut conduit aussitôt à Paris où il recevait la première inoculation dès le 27 février. La période de traitement écoulée, on le renvoyait dans son pays GUÉRI, car telle a été invariablement l'assurance donnée à tous ceux qui sont venus se faire soigner à la rue d'Ulm. Les mois s'écoulèrent ; l'enfant conservait toutes les apparences d'une excellente santé, lorsque tout à coup les symptômes prémonitoires de la rage se déclarèrent, et le jeune Videau succombait à la terrible maladie, le 24 septembre ; c'est-à-dire, jour pour jour, sept mois après avoir été mordu et avoir subi les inoculations préventives.

Ainsi que le jeune Malfait, Mathieu Videau, ayant été déclaré radicalement guéri, comptait comme tel dans la statistique présentée, au mois de mars, devant l'Académie des sciences, par M. Pasteur !

De tels faits se passent de commentaire.

Mais nous ne sommes pas au bout des surprises.

On se rappelle que le premier insuccès connu et déclaré par M. Pasteur est celui de Louise Pelletier, mordue par un chien le 3 octobre et morte de la rage le 4 décembre 1885 ; or, le Dr Lutaud a découvert, au bout d'un an et par hasard, qu'antérieurement au décès de Louise Pelletier, il était mort de la rage, le 7 septembre 1885, à l'hôpital Lariboisière, un jeune garçon, nommé Jacques Bonenfant, qui avait été mordu par un chien en août et inoculé quelque temps après.

Si donc, en plein Paris, dans un hôpital, cet insuccès de la méthode Pasteur, au début de son application, a pu passer inaperçu, n'est-on pas en droit de supposer qu'il a dû en avoir bien d'autres semblables en province et à l'étranger où les inoculés étaient retournés pleins de confiance ? D'autant plus qu'on n'ignore pas tous les efforts employés, toutes les manœuvres mises en jeu pour arriver à dissimuler les insuccès pouvant nuire à l'enthousiasme surchauffé avec lequel fut accueillie sans preuve la nouvelle découverte de M. Pasteur. Et cependant, lorsqu'on jette les yeux sur la liste déjà si longue des malheureux morts de la rage, malgré les inoculations préventives, on reste effrayé des résultats que ce traitement a donnés. Que serait-ce donc si on connaissait l'entière vérité.

A l'heure actuelle, 7 février 1887, les morts CONNUS à mettre à l'actif de la méthode Pasteur, tant en France qu'à l'étranger, s'élèvent à 71 : 40 étrangers et 31 Français. Nous croyons instructif et nécessaire de dresser un tableau de ces derniers.

Pour les nᵒˢ 11 à 15, 20 et 29 à 31, c'est-à-dire pour neuf, les dates de la morsure et des inoculations n'ont pas été fournies ; les journaux qui ont signalé la mort de ces victimes de la rage ont rappelé seulement qu'elles avaient subi, au laboratoire de la rue d'Ulm, le traitement antirabique complet.

Cette liste comprend les personnes qui sont mortes en présentant tous les symptômes de la rage ordinaire, et celles qui ont malheureusement succombé à une affection nouvelle, transmise directement par l'inoculation et qui a été dénommée la rage de laboratoire. Des inoculés de cette deuxième catégorie sont morts en présentant tous les symptômes de paraplégie rabiforme observés chez les lapins servant à la culture du virus pasteurien.

Or, on n'a pas oublié avec quelle autorité il avait été solennellement affirmé que ce virus guérissait radicalement la rage.

La prophylaxie de la rage après morsure est fondée, avait déclaré M. Pasteur devant l'Académie des sciences, le 25 février 1886 ; et aussitôt l'enthousiasme ne connut plus de bornes. La presse retentit de déclamations dithyrambiques : la mort est vaincue, s'écriait l'un ; c'est une grande date pour la France, s'exclamait l'autre ; et tous se réunissaient dans un accord unanime pour conspuer les hommes indépendants qui ne se montraient pas convaincus et demandaient autre chose que des déclarations emphatiques non encore appuyées de résultats probants.

M. Pasteur s'est cru infaillible ; il était certainement de bonne foi.

LES MORTS DE LA RAGE APRÈS LES INOCULATIONS ANTIRABIQUES *(de septembre 1885 à février 1887)*

	NOMS	LOCALITÉ	DATE DE LA MORSURE	DATE DE LA PREMIÈRE INOCULATION	MORT DE LA RAGE
			1885	**1885**	**1885**
1	Jacques Bonenfant.	Paris	Août		7 septembre
2	Louise Pelletier.	Paris	3 octobre	9 novembre	4 décembre
			1886	**1886**	**1886**
3	Christin (6 ans)	Savoie	14 mai	26 mai	4 juin
4	Elvina Lagut (11 ans)	Jura	27 avril	30 avril	17 juin
5	Marius Bonvier	Grenoble	30 avril	4 mai	21 juillet
6	Peytel (un enfant)	Poleymieux	16 juillet	19 juillet	3 août
7	Claudière-Bergeron	Bordeaux	14 juin	17 juin	16 août
8	Moërman (Alfred)	Sarthe	28 juin	11 août	7 septembre
9	Moulis (6 ans)	France	31 juillet	6 août	8 septembre
10	Astier (2 ans)	France	4 août	5 août	16 septembre
11	Un garde				
12	Un inconnu	Vendée	Août.		Septembre
13	Un inconnu				
14	Un inconnu				
15	Leduc, femme de 70 ans	Paris			Septembre
16	Mathieu Videau (3 ans)	Villenave-d'Ornon (Gir.)	24 février	27 février	24 septembre
17	Magneron Norbert	Talence-Bordeaux	25 juillet	1er août	12 octobre
18	Clergeot (27 ans)	Paris	7 août	11 août	17 octobre
19	Moulin, réserviste	Paris	Fin août	Après ses 28 jours	24 octobre
20	Édouard, cocher	Versailles			30 octobre
21	Rouilier (12 ans)	Paris	8 octobre	10 octobre	26 novembre
22	Soudini (46 ans)	Constantine	12 octobre	20 octobre	8 décembre
23	Léteng	Combeaufontaine	3 novembre	7 novembre	8 décembre
24	Réveillac (20 ans)	Paris	Fin novembre	48 heures après morsure	16 décembre
25	Née, âgé de 60 ans	Arras	12 novembre	17 novembre	19 décembre
26	Jansen	Dunkerque	19 août	21 août	1er janvier
27	Amédée Gérard (28 ans)	Boran (Oise)	1er décembre	2 décembre	3 janvier
28	Goriot (15 ans)	Sceaux	Décembre	21 décembre	15 janvier
29	Une femme	Vallouise	20 décembre		Janvier
30	Foulu	Tour-du-Pin (Isère)	Décembre		Janvier
31	Bergé	Bordeaux	Septembre		Février

(Rows 11–14 : Un garde, Un inconnu, Un inconnu, Un inconnu, *mordus par un chien de l'équipage du prince de Lucingen*.)

Mais, déjà grisé par tout l'encens qu'on brûlait en son honneur, dans le journalisme et jusque dans les sphères officielles, il en arriva à oublier son caractère d'homme de science, lorsqu'il fit, au mois de mars 1886, cette réponse au Dʳ Navarre :

Je n'admets pas qu'on discute DÉSORMAIS *mes théories et ma méthode ; je ne souffrirai pas qu'on vienne contrôler mes expériences.*

C'était catégorique ; il n'était pas possible de proclamer plus hautement son infaillibilité.

Et cependant, moins d'un an après, dans une séance de l'Académie de médecine, à la suite de communications faites par le savant professeur Peter démontrant victorieusement non seulement l'inefficacité, mais surtout le danger des inoculations rabiques, M. le Dʳ Grancher déclara au nom du maître : *Qu'on n'avait jamais eu, au laboratoire de la rue d'Ulm, la prétention d'être infaillible.* Il terminait par cette étrange conclusion : « *On a signalé des échecs, mais toutes les médications en sont là :* PLUS ELLES SONT EFFICACES, PLUS ELLES ENTRAINENT DE RISQUES APRÈS ELLES ! »

Nous sommes loin de la réponse faite au Dʳ Navarre avec une si hautaine assurance par M. Pasteur, qui n'admettait pas qu'on pût douter de l'infaillibilité de sa méthode.

C'est que l'heure des mécomptes a sonné.

Si on avait ignoré le décès de Jacques Bonenfant, il fallut s'expliquer sur le cas de Louise Pelletier qui n'avait pu passer inaperçu. Les raisons données par M. Pasteur furent celles-ci : cette petite fille, mordue gravement à la tête, le 3 octobre 1885, n'avait été inoculée que le 9 novembre, soit 37 jours après. L'incubation du virus rabique avait déjà commencé ; le traitement avait été appliqué trop tard, donc, cette mort ne lui enlevait rien de son efficacité. *Du reste*, ajoutait M. Pasteur, *j'aurais dû, dans l'intérêt scientifique de la méthode, refuser de soigner cette enfant arrivée trop tard.*

Mais force nous est de constater que ce n'est qu'après la mort de Louise Pelletier que M. Pasteur a tenu ce langage dans la déclaration qu'il fit le 1ᵉʳ mars 1886 à l'Académie des sciences ; et la preuve que telle n'était pas son opinion, lorsqu'il entreprit de soigner cette petite fille, c'est qu'à la fin du traitement, le 16 novembre 1885, il écrivit à Mˡˡᵉ Bertringer, directrice de l'école de la ville de Paris de la rue Saint-

Benoît, que *Louise Pelletier était complètement guérie et pouvait être admise sans danger parmi ses camarades de classe.*

« Comment expliquer cette contradiction flagrante ? » s'écrie M. Paul Combes, auquel nous devons de connaître ce détail.

Au point de vue scientifique de la méthode, il faut en outre remarquer qu'à la date du 9 novembre, l'enfant ne présentait encore aucun symptôme de la rage ; que celle-ci ne se déclara que près d'un mois plus tard ; que par conséquent, d'après la théorie même de M. Pasteur, les inoculations successives et graduées de moelle de lapin, dont l'incubation est plus rapide que celle du virus canin, avaient eu largement le temps d'envahir l'organisme et d'annuler le développement tardif du virus préexistant.

Eh bien ! nous n'hésitons pas à croire — et la lettre écrite à Mlle Bertringer nous y autorise pleinement — que le traitement appliqué à Louise Pelletier avait été basé sur cette théorie. Le résultat ayant été négatif, M. Pasteur modifia son opinion et déclara que la guérison ne pouvait être assurée que si les inoculations étaient pratiquées très peu de temps après la morsure.

Mais alors, comment concilier cette opinion nouvelle avec cette autre toute contraire, émise quelque temps après par M. Pasteur, dans sa réponse au Ministre de l'Instruction publique de Russie, qui lui demandait de vouloir bien initier les médecins russes à sa méthode, en vue de créer, dans ce pays, une succursale de l'Institut vaccinal de Paris.

« J'ai exprimé (à la séance de l'Académie des sciences) mon opinion
« au sujet de la fondation, à Paris, d'un établissement international en
« quelque sorte et pouvant suffire, suivant moi, pour la France, l'Eu-
« rope, et même l'Amérique du Nord.

« Je persiste à croire qu'en ce qui concerne la rage, *on aura le temps*
« de venir de tous les points de la Russie *en temps utile.*

« Si j'avais un conseil à donner à Votre Excellence, je me permettrais
« de lui soumettre l'opportunité d'un concours *pécuniaire* à l'établisse-
« ment vaccinal contre la rage, que je projette de fonder, etc. »

Inutile d'insister sur le côté financier de la question.

Nous ne mentionnerons également que pour mémoire les huit Russes dont les décès suivirent celui de Louise Pelletier, ainsi que les explications qui en furent données : rage du loup, plus terrible que celle du chien ; gravité des morsures, à preuve la dent de loup retrouvée dans une plaie du crâne ! temps écoulé (10 jours) entre la morsure et la première inoculation, etc.

Et nous arrivons à des exemples qui prouvent l'incohérence dans laquelle on a constamment pataugé, à propos de la prophylaxie de la rage.

Louise Pelletier était morte parce que le traitement lui avait été appliqué trop tard, soit. Mais voilà, ô surprise, que toute une série de malheureux qui avaient été inoculés au lendemain même de la morsure reçue en viennent à mourir aussi dans les terribles convulsions de la rage : ainsi d'Elvina Lagut, mordue le 27 avril, inoculée le 30 ; de Peytel, mordu le 16 juillet, inoculé le 19 ; de Claidière Bergeron, mordu le 14 juin, inoculé le 17 ; d'Astier, mordu le 4 août, inoculé le 5, etc.

M. Pasteur avait assuré le succès de sa méthode, lorsqu'elle était appliquée immédiatement après la morsure ; les faits venaient de nouveau prouver son erreur.

La prophylaxie de la rage après morsure n'était pas fondée, comme il l'avait solennellement déclaré ; elle n'était encore qu'à l'état d'étude et passait par les surprises inhérentes à la période expérimentale de toute nouvelle découverte, basée sur une théorie irrationnelle.

Allait-on enfin se rendre à l'éloquence des résultats ? Loin de là. On fit appel à des statistiques fantaisistes pour prouver qu'en définitive le nombre des inoculés morts de la rage était si restreint, mis en parallèle avec les centaines de malades GUÉRIS, qu'il fallait presque le considérer comme une quantité négligeable. On présenta avec aplomb tous ceux qui étaient venus au laboratoire comme des sauvés de la rage, alors qu'il est établi, nous le répétons, que sur 100 mordus la mortalité en temps ordinaire atteint à peine la proportion de 5 0/0 ; et encore, dans les chiffres présentés pompeusement, figuraient tous les gens qui n'avaient eu que l'illusion de la morsure ou des terreurs imaginaires.

C'est ainsi qu'il faut citer la femme Lugaz, de Vouvray-en-Bornes, qui vint au laboratoire de la rue d'Ulm, non pas parce qu'elle avait été mordue, mais simplement dans la crainte d'avoir pu contracter la maladie en soignant son mari et son beau-père morts de la rage.

Puis, l'histoire de ces dix soldats russes, dont l'odyssée est racontée si spirituellement par le chroniqueur scientifique du *Rappel :* « Il s'agit de cette décurie de braves qui, en août, vinrent se faire préserver, rue d'Ulm, de la rage qui ne les menaçait point, et renvoyés *guéris*, furent reçus au débotté par le chien qui les avait mordus sans doute, mais, en tout bien tout honneur, n'ayant jamais été malade.

« L'animal appartenait au régiment de ces touristes. Comme ils l'agaçaient, il les mordit plus ou moins. Aussitôt, soit rage de voyages, soit peur de la rage, ils s'écrient qu'ils sont perdus. Aussitôt on les croit et les envoie au laboratoire de la rue d'Ulm. Aussitôt le laboratoire les guérit, les renvoie en Russie et les oublie. Du moins ne se souvient-il d'eux que pour grossir de leur nombre le total de ses succès dans la dernière statistique, celle du 2 novembre dernier. Le chien se portait admirablement à la date du 10 décembre, qui est celle de la lettre du docteur prince Zogiel. »

Et tant d'autres du même genre que l'espace dont nous disposons ne nous permet pas de relater.

A tous ceux-là, nous aimons à le croire, on n'a fait que des inoculations inoffensives.

Néanmoins, si on contestait, à l'aide des plus subtiles arguties, la cause de la plupart des décès survenus parmi les inoculés, il fallut pourtant bien en admettre quelques-unes ; c'est alors que M. Pasteur avoua qu'il avait été troublé un instant par ces insuccès, qu'il attribuait à ce que le traitement jusqu'alors employé dans son laboratoire n'était pas assez actif dans les cas de morsures graves ; il fit donc annoncer par M. Chautemps, dans une conférence qui eut lieu à la Sorbonne, le 10 octobre, que désormais le nouveau traitement *intensif*[1] qui allait être appliqué donnerait toutes les garanties d'immunité ; le mot infaillible fut même prononcé.

Mais la première manière n'avait-elle pas elle aussi été annoncée comme infaillible !

Les résultats ne tardèrent pas à devenir désastreux.

Si la première méthode n'avait pas empêché les inoculés de mourir de la rage canine, le nouveau traitement *intensif*, c'est-à-dire le traitement complet par les inoculations répétées de virus exaltés, les fit mourir soit de la rage paralytique, soit d'une rage modifiée, sorte de rage mixte dénommée par un savant clinicien « rage canino-pastorienne ».

---

[1] M. Pasteur a donné le 2 novembre la formule de cette nouvelle méthode intensive à trois inoculations quotidiennes pendant douze jours consécutifs, à 8 heures du matin, à 4 heures de l'après-midi et à 9 heures du soir.

En effet, à partir du mois d'octobre, la mortalité chez les inoculés augmente d'une façon inquiétante, et elle se produit dans des conditions toutes nouvelles : chez les uns, on retrouve bien des symptômes de la rage convulsive, de la rage des rues ; mais, chez d'autres, ces symptômes font totalement défaut, et on constate qu'ils meurent de la paralysie rabique, dans la même forme qu'elle revêt, lorsqu'elle est donnée au lapin.

C'est donc la rage expérimentale, la rage artificielle, directement provoquée chez l'homme par l'inoculation !

Ainsi sont morts Réveillac, Née, Léteng, Soudini, Goriot, Amédée Gérard. Ni convulsions générales, ni hydrophobie, ni envie de mordre, absence de cette acuité visuelle ordinaire dans la rage classique ; au contraire, malaise, courbature, prostration au début, puis paralysie générale de tous les organes, invasion foudroyante de la maladie et rapidité de la mort. Tous symptômes identiques à ceux observés sur les animaux inoculés, pour obtenir les virus gradués.

Mais le fait le plus caractéristique à retenir, c'est que pour Réveillac, aussi bien que pour Léteng, Née, Goriot et Gérard, les douleurs prodromiques se sont montrées au niveau des points inoculés comme elles se manifestent au niveau de la morsure lorsque la rage canine se déclare.

Analogie des effets dans l'analogie des causes.

Quant à Soudini, il avait ressenti une douleur vive simultanément à l'endroit de la morsure située à la jambe et dans la région même où les inoculations intensives avaient été faites. « Qu'est-ce donc, sinon la preuve, comme le professeur Peter l'a mis en lumière, du réveil et de la collaboration des deux virus : le virus canin et le virus de laboratoire évoluant de pair ; le savant clinicien nous montre cette collaboration dans la succession des symptômes observés chez Soudini : « d'abord, de la courbature, de la prostration, c'est le virus pastorien qui opère ; ensuite l'hydrophobie, c'est le virus canin qui agit ».

Et les mêmes faits ont été observés chez des inoculés morts à l'étranger, après avoir subi le traitement intensif ; citons deux jeunes gens, Goffi, de Londres, et Wilde, de Rotterdam. Pour ce dernier, le cas revêt une gravité exceptionnelle : le Dr J.-A. Clarke, en effet, dans la relation qu'il en a publiée dans le *Daily Telegraph* du 6 décembre 1886, nie formellement QUE LE CHIEN QUI A MORDU WILDE FUT ENRAGÉ, et il termine par cette déclaration : *J'ai la conviction que le jeune Wilde est mort de paralysie rabique qui lui a été inoculée par un des aides de M. Pasteur, au laboratoire de l'École normale.*

La mère de cette victime d'une grande et déplorable erreur scientifique a autorisé le Dr Clarke à publier les faits, « afin, lui dit-elle, que le malheur de son enfant fût du moins profitable à d'autres, en les détournant de se faire traiter comme il l'a été ».

Puisse cet avertissement arraché à la douleur d'une mère être entendu. Pour le moment, il termine tristement l'exposé que nous venons de tracer, à grands traits, des phases parcourues par la méthode de M. Pasteur, depuis son application au jeune Meister jusqu'à ce jour.

Son bilan le voici :

De septembre 1885 jusqu'au commencement de février 1887, en tout 17 mois, on connaît la mort, par la rage, de 31 Français inoculés et tous renvoyés *guéris* à la fin du traitement. En défalquant les décès de 1885 et ceux de janvier 1887, il reste pour 1886 :

<pre>
Morts de la rage malgré inoculations   23
  —   —   sans avoir été inoculés   17
                                                               ————
              Total   40
</pre>

Or, d'après les statistiques officielles relevées sur une période de 23 ans, on a constaté que la rage ne faisait en moyenne en France que 30 victimes par an (¹).

Pour l'année 1886, ce chiffre s'élève à 40, un tiers en plus.

Tel est l'étonnant résultat des bienfaits de la méthode Pasteur.

Dans le court historique que nous venons de faire, nous avons vu les tristes résultats qu'a donnés l'application de la *prophylaxie de la rage* pour laquelle M. Pasteur « trouve encore des partisans enthousiastes jusqu'à l'aveuglement et des amis dévoués jusqu'à... l'imprudence ». Au point de vue scientifique, il n'y a pas lieu d'en être étonné, si on considère que ce système a été fondé sur une théorie entièrement fausse.

M. Pasteur s'est inspiré de l'exemple de Jenner; il a voulu refaire, pour le charbon et pour la rage, ce que Jenner avait fait pour la variole, c'est-à-dire trouver un virus préservatif des maladies virulentes.

---

(1) La statistique officielle du professeur Tardieu donne pour treize ans un chiffre annuel moyen de 25 cas de rage en France

Pas plus que Jenner, il n'a réussi et de plus, « entraîné par cette idée généreuse », dit avec sa haute autorité scientifique M. le professeur Peter (1), il n'a pas su se garder de trois erreurs :

« 1º Il confond l'analogue et l'identique ;

« 2º Il ne voit pas que le virus vaccin est bénin, tandis que celui du charbon et de la rage sont mortels ;

« 3º Il oublie que le virus vaccin est non seulement bénin, mais naturel, tandis que les autres sont artificiels, sont fabriqués, sont des produits de laboratoire.

« Quand nous inoculons le vaccin de Jenner, nous donnons une maladie analogue et non identique à la variole. C'étaient les prédécesseurs des vaccinateurs qui eux inoculaient l'identique. Ils inoculaient la variole bénigne et quelquefois les conséquences étaient fort graves. Tandis qu'avec le vaccin, on inocule une maladie analogue, non identique, qui ne peut devenir grave.

« Au contraire, M. Pasteur inocule un virus identique mortel pour combattre un virus mortel. D'ailleurs, ce virus mortel a encore un caractère bien différent de celui de la vaccine : il est artificiel. C'est par des artifices de laboratoire très ingénieux que M. Pasteur a atténué le virus rabique en l'inoculant de singe à singe et l'a exalté en le passant de lapin à lapin. Il l'a encore atténué par dessiccation dans l'air pur et sec. Il a obtenu un virus modifié, un produit fabriqué, un virus artificiel.

« Et il l'a appliqué à l'homme ! »

Un jugement tout aussi sévère a été porté sur le traitement préventif de la rage, par un autre savant, l'éminent professeur de l'École d'Alfort, M. Colin (séance du 9 novembre de l'Académie de médecine).

« Je connaissais, dit-il, les résultats de l'inoculation du virus charbonneux, *ils m'autorisaient à douter du succès final des inoculations rabiques.* Sans doute, j'avais réussi par ces inoculations à rendre, chez certaines espèces, des individus réfractaires, mais en même temps, j'avais constaté que l'immunité n'était pas acquise par tous les individus ; qu'elle était d'une durée limitée et variable ; qu'enfin *les ino-*

(1) Leçon faite en janvier 1887 à l'amphithéâtre de l'hôpital Necker.

culations pouvaient reproduire la maladie sous une forme mortelle. Tout cela donnait à penser, et je n'ai pas eu de motifs pour changer d'opinion à cet égard, *qu'on allait trop vite* et qu'on se prononçait témérairement en érigeant les inoculations virulentes en une méthode prophylactique générale. Aussi, bien loin de me sentir rassuré, je m'effraye en songeant à la méthode nouvelle de M. Pasteur et aux inoculations intensives et précipitées qu'elle comporte.

« Tous mes vœux, au point de vue humanitaire, accompagnent les TENTATIVES de M. Pasteur ; mais je regrette d'avoir à ajouter **qu'au *point de vue de la science ces tentatives m'obligent à faire des réserves et qu'elles ne paraissent pas conduites avec la méthode désirable.* »**

On ne pouvait opposer un langage plus mesuré, plus ferme, plus scientifique à l'étonnante exclamation échappée à M. Verneuil, dans cette même séance de l'Académie de médecine, lorsqu'à la suite d'une communication faite au nom de M. Pasteur, il se réjouissait hautement de voir ainsi

> ... Verser des torrents de lumière
> Sur ses obscurs blasphémateurs.

M. Verneuil, dans son enthousiasme pour les théories vaccinales, a du reste, depuis quelque temps, des mots vraiment malheureux ; c'est ainsi que, dans la séance du 4 janvier de l'Académie de médecine, il s'exclamait : « Si nous devons perdre nos *illusions*, il faudra qu'on nous les arrache, avec des faits d'une autre valeur que celui dont vous venez d'entendre la relation. » Il s'agissait du cas de Réveillac, mort de la rage paralytique, résultant incontestablement des inoculations intensives.

N'est-on pas étrangement surpris d'entendre un homme de valeur, comme M. Verneuil, faisant partie d'un corps savant qui doit être un foyer de science et de lumière, parler d'*illusions* quand il s'agit de la vie humaine ! Les ignorants peuvent se faire des illusions, c'est ainsi que les dogmes religieux se soutiennent ; un savant ne doit avoir que des *convictions* tirées de ses connaissances scientifiques par la force de sa raison et de son intelligence.

Du reste, les discussions auxquelles ont donné lieu, devant la docte assemblée, les communications concernant la méthode de Pasteur, seraient vraiment déplorables aux yeux de l'étranger s'il n'y avait pour les relever des hommes de science comme MM. Colin et Peter. Certes, nous ne tombons nullement dans l'exagération, en disant que le prestige conquis depuis des siècles par la France dans le domaine de la science n'est guère rehaussé par les amis de M. Pasteur, lorsqu'ils paraissent uniquement préoccupés de sauver du naufrage, à l'aide de toutes sortes d'arguties, « une doctrine aux abois ». On ne découvre dans leurs discours que partialité, absence de jugement et manque de bon sens.

S'agit-il d'un cas de rage survenu malgré les inoculations préventives? Aussitôt les Chauveau, les Dujardin-Beaumetz entrent en lice. Sans doute, disent-ils, on pourrait jusqu'à un certain point soutenir que cet individu est mort enragé, mais, pour nous, nous croyons qu'il a succombé à une tout autre maladie, attendu qu'on n'a pas eu recours au critérium le plus certain, c'est-à-dire à l'inoculation du bulbe à des animaux. (Ce critérium est contestable et du reste très contesté.) Mais alors, que devient pour MM. Chauveau et Beaumetz cette description classique si minutieusement faite que le commun des mortels ne saurait s'égarer sur les symptômes de la terrible maladie ?

Que deviennent aussi tous les diagnostics portés par les médecins, à l'aide desquels on a déterminé, dans les statistiques de la mortalité en France, le quantième de la rage, c'est-à-dire, 30 cas en moyenne par an ? Le critérium faisant défaut pour tous, pour rester logiques, ils devraient les tenir tous en suspicion ; dès lors, qu'en reste-t-il ?

S'agit-il du cas de Réveillac mort de la rage paralytique ? M. Beaumetz répond qu'il n'y croit pas, attendu que la rage paralytique est absolument exceptionnelle chez l'homme. Mais c'est justement pour cette raison que nous accusons les inoculations antirabiques de l'avoir provoquée. M. Peter résume ainsi sa controverse entre son collègue et lui :

« Partout où je voyais les symptômes de la rage paralytique du lapin, de la rage de laboratoire, il s'obstinait à chercher, sans les découvrir, les symptômes de la rage convulsive du chien. »

Enfin, lorsqu'il n'est presque plus possible de nier que Réveillac est bel et bien mort de paraplégie rabique, M. Chauveau opère une évolution habile et s'écrie que la rage paralytique n'est pas une rage de laboratoire attendu que la rage ordinaire, communiquée par morsures, est souvent paralytique chez les animaux. Cela est parfaitement vrai, et tout le monde connaît cette forme sous le nom de rage mue. Mais, M. Chauveau donne ainsi à entendre que ce qui est constaté pour les animaux peut également se reproduire chez l'homme ; donc les inoculations antirabiques ne sauraient être mises en cause, et la preuve c'est qu'il existe, dans la science, des cas de paralysie rabique provoquée chez l'homme par la morsure des animaux enragés ; et, grâce à d'actives recherches, on en relève NEUF EN DEUX SIÈCLES. Or, avec la méthode pastourienne, nous en avons HUIT EN DEUX MOIS, sans compter ceux de l'étranger ! C'est bien ou jamais le cas de dire que le silence est d'or et que qui veut trop prouver ne prouve souvent que le contraire de ce qu'il voulait faire croire.

S'agit-il du cas de Rouiller? Ici, nous voyons se produire des opinions médicales singulières. Ce jeune garçon, âgé de 12 ans, mordu le 8 octobre, fut conduit deux jours après au laboratoire de l'école normale où on lui fit subir, pendant 12 jours, le traitement intensif, au bout duquel on le renvoya *guéri*. Le 23 novembre, en jouant avec ses camarades, il reçut un coup dans le côté. Notons que c'est au côté, à l'un des hypocondres, que sont pratiquées les inoculations pasteuriennes. Quelques heures après, le jeune Rouiller tombait dans une crise nerveuse ; des symptômes rabiques suivirent rapidement, et le malheureux enfant mourut trois jours après, le 26.

Il paraissait tellement impossible de nier que cet enfant fût mort de la rage que M. Grancher lui-même était tout disposé à l'admettre ; c'était le premier mouvement, sous le coup de la surprise, le second fut d'ergoter comme toujours. M. Brouardel, qui avait fait l'autopsie, vint en fournir les moyens. D'après lui, on avait parlé à tort de rage, puisqu'il avait trouvé les urines fortement albumineuses. *Fiat lux*, voilà pourquoi votre fille est muette, et M. Dujardin-Beaumetz déclara sans hésiter que Rouiller était mort d'une albuminurie. Un enfant de 12 ans, mort en trois jours d'une albuminurie ! Une albuminurie, provoquée instantanément par un coup dans le côté et engendrant immédiatement des symptômes similaires de la rage, avec cette circonstance qu'il y avait eu morsure reçue et inoculation d'un virus identique au virus canin ! Et ce sont des praticiens comme MM. Brouardel et Dujardin-Beaumetz qui portent un tel diagnostic ! Mais l'albuminurie n'est une maladie mortelle qu'en tant qu'elle est *permanente;* elle constitue alors le mal de Bright, maladie de durée qui amène la mort par suite de l'altération des liquides séreux et de la matière cérébrale et nerveuse : l'organisme s'épuise et les complications les plus graves surviennent rapidement, en raison de cette déperdition de l'albumine par les urines résultant de l'altération profonde survenue dans l'appareil urinaire. Dans tout autre cas, la présence de l'albumine dans les urines ne signifie pas autre chose qu'un trouble accidentel et passager ; c'est un effet momentané d'une cause à déterminer. Or, la rage peut être cette cause par sa nature éminemment nerveuse ; en fait elle l'est réellement : l'observation le prouve. En 1878, M. Albert Robin a signalé la présence de l'albumine dans un cas de rage convulsive; et tout près de nous, est-ce que, dans le cas de Soudini, mort dans les mêmes conditions que Rouiller, on n'a pas constaté que les urines étaient fortement albumineuses ? Et ce ne serait certainement pas les seuls exemples à citer si, dans les cas de rage, on s'était préoccupé d'analyser les urines. Que conclure, sinon que le coup reçu par Rouiller a eu pour conséquence de provoquer la manifestation des accidents rabiques, à moins qu'il n'y ait eu là qu'une simple coïncidence; mais on sait que souvent la rage s'est déclarée chez des individus, mordus de longue date, immédiatement à la suite d'une vive émotion ou d'un accident.

La cause est entendue, comme on dit au Palais ; ceci démontre cela. Messieurs les savants, vous n'avez pas fait montre de sapience en cette circonstance.

Mais l'Académie des sciences devait avoir sa part de ces élucubrations maladroites. M. Vulpian éprouva lui aussi le besoin de réagir contre le coup porté à la méthode Pasteur par les échecs qu'elle subissait. L'Académie de médecine s'en était émue ; le public encore plus, et le Conseil d'État venait de refuser de reconnaître l'Institut Pasteur comme établissement d'utilité publique, avant d'avoir procédé à un supplément d'enquête. M. Vulpian vint donc faire une communication retentissante :

« Dans l'année écoulée, il y a eu en France, dit-il, 1.583 individus mordus, lesquels sont venus demander les bénéfices de l'inoculation pasteurienne ; il n'en est mort que 16. »

Puis, par un calcul insidieux, il arrive à démontrer « que la méthode Pasteur a sauvé la vie à 230 Français »; ainsi, tout bien compté, il devait en mourir 246 en 1885 ; c'eût été vraiment effroyable, quand on songe que pendant une période de 23 ans, il n'en était mort en moyenne que 30 par an.

Et encore, pour arriver à ce merveilleux résultat, M. Vulpian, comme le fait remarquer judicieusement M. Peter, suppose :

« 1º Que les 1.583 inoculés ont tous été mordus, ce qui n'est pas ;

« 2º Que tous les mordus l'ont été par des animaux enragés, ce qui n'est pas ;

« 3º Que tous les individus mordus par des animaux enragés deviennent nécessairement enragés, ce qui n'est pas davantage. »

Eh bien ! nous allons prouver l'inanité de l'argumentation invoquée par M. Vulpian et tous les partisans enthousiastes de M. Pasteur.

On n'ignore pas qu'il existe en Belgique une ville nommée Saint-Hubert où, de temps immémorial, se rendent les personnes mordues par des chiens enragés ; il en vient non seulement de tous les points de la Belgique, mais aussi des pays limitrophes et peut-être de plus loin encore, car la réputation est grande du saint guérisseur et préservateur de la rage. La preuve en est dans les messes que les grands veneurs font encore dire de nos jours en présence de leur meute, le jour de la Saint-Hubert. Toujours est-il que la ville de Saint-Hubert possède la sainte étole du grand saint, son patron. Tout le traitement consiste à la toucher. On le voit, la *prophylaxie de la rage* que possède saint Hubert est tout à fait simple et, si elle ne guérit pas, du moins est-on assuré qu'elle ne peut causer aucun mal. Elle a ses partisans enthousiastes, elle aussi, et n'allez pas faire appel à la raison, au bon sens de ces braves gens pour les convaincre de leur naïveté, eux aussi vous répondront : « Il faudrait bien d'autres faits pour nous faire perdre nos illusions. » Et nous devons reconnaître qu'ils sont en droit de tenir ce langage, car ils peuvent invoquer une statistique qui vaut bien celle de la méthode Pasteur : saint Hubert guérit 99 0/0 d'enragés et M. Pasteur en guérit 96 seulement.

« De 1882 à 1885, près de 1.000 individus mordus se sont présentés « à Saint-Hubert pour y subir le traitement par la sainte étole. Sur ce « nombre, 11 individus ont succombé ensuite à la maladie. »

Cette *statistique de Saint-Hubert* a été communiquée par M. le vicaire Barthel, prêtre opérant à Saint-Hubert même, à M. le Dr H. Boëns, le vaillant lutteur contre les doctrines vaccinales et le savant qui le premier a prédit l'insuccès qui attendait l'application du traitement antirabique.

Enfin, dans les statistiques fournies à M. Paul Combes par le comte Zedtwitz, de Vienne, nous trouvons que :

« A l'hôpital général de Vienne, pendant les 10 dernières années, sur 235.000 malades, 116 personnes mordues par les chiens enragés ou soupçonnés enragés furent traitées, desquelles 7 moururent. Pendant la même période, à l'hôpital de Wieden (faubourg de Vienne), furent admis 89.000 malades, parmi lesquels 52 mordus par des chiens enragés, dont UN SEUL mourut. »

Dans le premier cas, la mortalité est légèrement supérieure à 5 0/0, mais dans le second elle tombe à 2 0/0.

Et la présence de 168 individus dans les hôpitaux prouve la gravité des morsures reçues par tous.

Concluons.

La méthode Pasteur a-t-elle préservé de la rage les inoculés ?

Non.

A-t-elle pu, dans certains cas, provoquer directement la rage paralytique ?

En notre âme et conscience, nous n'hésitons pas à répondre :

Oui !

Si l'inoculation avait été seulement préservatrice, la mortalité aurait diminué.

Elle a augmenté.

La méthode prophylactique de la rage, après morsure, n'a donc servi qu'à une chose : faire quelques victimes de plus.

V

Manuel pour 1888.

Notre intention n'est pas de revenir longuement sur la vaccination rabique ; nous nous sommes suffisamment étendu sur les phases successives et toutes de tâtonnements par lesquelles cette méthode a passé ; nous avons montré comment des inoculations premières, qui n'empêchaient pas de mourir de la rage, M. Pasteur en était arrivé à employer les inoculations de virus intensif qui, cette fois, firent bel et bien mourir les patients d'une rage particulière directement communiquée par l'expérimentateur imprudent.

On assista alors à ce singulier spectacle de voir les savants, entraînés par un aveugle parti pris, recourir aux plus mauvaises arguties pour défendre M. Pasteur et opérer quand même le sauvetage de sa méthode.

Et lorsqu'il ne fut plus possible de nier les désastreux résultats du traitement intensif ; lorsque les révélations portées en pleine Académie de médecine par le professeur Peter et publiées par les quelques journaux qui ne s'étaient pas laissés *intéresser* à dire le contraire de la vérité eurent commencé à ébranler la confiance du public, on demanda des ménagements pour l'auteur de ces infectieuses pratiques. L'Académie de médecine pria le Dr Peter de cesser toute polémique, par égard pour M. Pasteur, alors en villégiature en Italie. Il était convenable d'attendre la présence du maître, qui ne devait pas tarder à venir confondre ses détracteurs.

Le silence le plus absolu fut observé, dès ce moment, sur toute la ligne ; on n'entendit plus parler ni de la rage, ni de son étonnante prophylaxie.

Le maître revint, mais se contenta de déclarer qu'il dédaignait de répondre aux critiques et aux attaques de gens *incompétents*.

Et cette maladie, qui avait encombré les colonnes des journaux pendant des mois entiers, qui avait servi de thème aux plus retentissantes réclames, qui avait occupé, passionné, inquiété même tous les esprits, redevint ce qu'elle avait toujours été : une affection d'un caractère effrayant, il est vrai, mais d'une rareté heureusement rassurante. On peut ajouter hardiment qu'elle arriverait à disparaître du cadre nosologique des maladies, du jour où de simples mesures de police seraient rigoureusement prises pour éviter la divagation des chiens et obliger leurs propriétaires à les tenir toujours sous leur surveillance.

Il est un pays voisin, dont la population est supérieure à celle de la France, qui peut se vanter de n'avoir plus à enregistrer depuis des années un seul cas de mort par la rage. Pourquoi, en France, n'obtiendrait-on pas un aussi beau résultat : étant connue la source d'une maladie, n'est-il pas facile de la tarir. Il s'agit de vouloir. Or, on y parviendrait par des mesures qui n'auraient rien d'excessif, et, dans tous les cas, fussent-elles draconiennes, que nous les préférerions cent fois au système des inoculations, qui consiste à infecter inutilement les constitutions à l'aide de tripotages de pourritures, décorés du nom de culture du microbe de la rage.

La méthode intensive a donc été abandonnée, malheureusement un peu tard. Pour la seconde fois M. Pasteur s'était trompé dans ses tentatives : la première avait été impuissante à enrayer le développement des accidents rabiques, la seconde avait dépassé le but en faisant mourir, de la rage paralytique, des malheureux qui ne seraient peut-être pas morts de la rage canine.

Dès le début de l'application de sa méthode, M. Pasteur avait solennellement et emphatiquement déclaré que « la prophylaxie de la rage après morsure était fondée ».

Il le croyait, évidemment, mais il s'était placé au point de vue théorique, et tous les expérimentateurs savent, à leurs dépens, que la pratique ne donne pas toujours les résultats que faisait pressentir la théorie. Il voulut aller trop vite, selon l'opinion de M. le professeur Colin, en érigeant les inoculations virulentes en une méthode prophylactique générale. L'application de son traitement annoncé comme infaillible ne fut qu'une série d'essais qui n'aboutirent qu'à de nombreux échecs. En France, la moyenne annuelle de la mortalité par la rage fut dépassée d'un tiers. M. Pasteur ne vit pas pour cela son prestige entamé. Nous ignorons même s'il s'est préoccupé de faire annoncer par quel procédé il allait remplacer le traitement intensif ; mais il est facile de comprendre que, rendu prudent par les déplorables résultats de ce traitement irrationnel, il allait tout simplement recourir à des inoculations ne présentant aucun danger immédiat. Nous disons danger immédiat, parce que nous sommes convaincu qu'on ne peut impunément inoculer dans le sang un principe virulent, sans qu'il en résulte des conséquences fâcheuses pour la santé dans l'avenir.

La rage fera donc son nombre ordinaire annuel de victimes. Mais, même s'il en est ainsi, on a tellement publié, sur le ton de la plus retentissante réclame, que tous les inoculés étaient des guéris, on a si bien cru, puisque cela avait été proclamé en pleine Académie, « que la méthode Pasteur avait sauvé la vie à 230 Français dans le courant de l'année dernière » (Communication Vulpian), que le bon public, qui ne voit pas plus loin, mettra sans hésiter à l'actif de la méthode pasteurienne le chiffre restreint de cette mortalité.

On continue donc à envoyer à l'Institut Pasteur les personnes mordues par des animaux enragés, et la rage a fait et n'en fera pas moins les victimes qui sont désignées fatalement à ses coups.

C'est ainsi qu'il est venu à notre connaissance, tout récemment, deux cas de mort malgré le traitement de M. Pasteur, et qui s'ajoutent à ceux dont nous avons dressé la liste l'année dernière.

Le premier concerne un jeune garçon âgé de 10 ans, fils d'un nommé Marchois, tailleur de pierres à Senlis. Mordu par un chien, le 3 juillet, il fut inoculé le SURLENDEMAIN, au laboratoire de M. Pasteur ; renvoyé chez ses parents avec la mention ordinaire « *guéri* », cet enfant est mort de la rage au mois d'août 1887.

Le second cas est celui d'une dame Jamot, demeurant avenue du Chemin-de-fer, à Colombes. Ayant été mordue par un chat, le 6 août 1887, elle se rendit à l'Institut Pasteur où dès le LENDEMAIN, 7 août, elle recevait les premières inoculations ; renvoyée le 2 septembre, avec une lettre portant la mention : *hors de danger*, Mme Jamot est morte le 26 septembre suivant, dans les plus atroces souffrances rabiques.

Nous citons encore ces deux exemples, parce qu'ils montrent que les deux malades, ayant été traités au lendemain même de la morsure reçue, se trouvaient dans les meilleures conditions pour bénéficier de la méthode pasteurienne, si véritablement elle était préservatrice de la rage.

Les résultats sont donc, en 1887, ce qu'ils étaient en 1886, avant l'application du traitement intensif; ils continueront à être les mêmes par la suite.

Cependant, il faut reconnaître que l'enthousiasme des premiers jours s'est considérablement calmé. A l'étranger, beaucoup de savants, n'étant pas influencés par les passions politiques et religieuses qui jouent malheureusement, dans notre pays, le principal rôle jusque dans le domaine des questions purement scientifiques, ont reconnu, après expérimentation, que cette méthode était non seulement inefficace, mais même dangereuse.

C'est ainsi que l'*Union médicale* de Paris nous apprend que :

« La direction des hôpitaux de Vienne vient de supprimer les essais de cure de la rage, au moyen du système Pasteur, APRÈS AVOIR CONSTATÉ QUE CE SYSTÈME NE DONNAIT AUCUN BON RÉSULTAT. »

Mais qu'importe ; il suffira désormais d'avoir la foi, et les inoculations préserveront de la rage, comme l'eau bénite préserve des péchés véniels ou mortels. Et le temple... pardon l'Institut Pasteur, n'en continue pas moins à s'édifier, grâce aux 2.110.000 francs recueillis au moyen d'une souscription patronnée officiellement par le gouvernement ; à cette respectable somme, vont se joindre un legs de 150.000 francs fait par un négociant de Lyon et 100.000 francs récemment légués par Mme Boucicaut, cette admirable femme dont le bel exemple de philanthropie qu'elle vient de donner en mourant repose un peu l'esprit de toutes les turpitudes qui, depuis quelque temps, affligent la conscience des honnêtes gens.

L'Institut, qui est et restera la propriété exclusive de M. Pasteur, va être solennellement inauguré dans le courant de cette année. Certes, c'est bien le plus beau résultat qu'aura donné la fameuse prophylaxie de la rage.

Mais ce n'est pas tout : dans une conversation qu'a eue un journaliste avec le maître, ce dernier lui a dit : « Il nous faudra pour marcher environ 120.000 francs par an. *J'espère que l'État nous viendra en aide au moment où l'Institut sera terminé.* »

Notons en passant, d'après les déclarations mêmes de M. Pasteur, « que ce ne sera pas un hôpital ; qu'il n'y aura pas de lits ; que tout consistera en laboratoires et en salles d'inoculations ».

Et c'est dans de telles conditions d'installation que M. Pasteur demanderait à l'État la modique somme de 120.000 francs par an !

Il est des appétits vraiment insatiables.

La fortune de M. Pasteur est considérable ; l'exploitation des petits tubes pour la vaccination charbonneuse n'a pas peu contribué à l'arrondir. En plus, il a reçu, comme chacun le sait, à titre de récompense nationale, une rente perpétuelle de 25.000 francs ; il est administrateur du Crédit foncier, ce qui ne doit pas être une fonction purement honorifique, car on n'ignore pas que chez M. Pasteur le savant éminent est doublé d'un habile financier ; il a toujours touché, de l'Empire, d'importants subsides et la République ne lui a pas marchandé 50.000 fr. par an, pour ses frais de laboratoires ; il est enfin à la tête de 2.360.000 fr. que représentera son Institut ; et tout cela ne lui permettant pas de nourrir les lapins nécessaires à la culture des virus gradués, M. Pasteur n'hésitera pas à demander encore 120.000 francs par an pour les dépenses des laboratoires, l'entretien des salles d'inoculations et de son appartement, car M. Pasteur sera logé à l'Institut avec toute sa famille.

Allons ! heureusement que les journaux enthousiastes de l'illustre savant nous l'ont toujours représenté comme un homme absolument désintéressé, que serait-ce donc s'il ne l'était pas.

M. Pasteur ne paraît pas en voie de s'arrêter dans l'emploi des virus contagieux, dès qu'il se présente une occasion pour les préconiser, il ne la laisse pas échapper. Il vient d'en donner une preuve toute récente qui, à la vérité, ne paraît pas avoir soulevé beaucoup d'enthousiasme, mais qui n'en mérite pas moins de fixer un instant l'attention, ne serait-ce que pour montrer jusqu'où l'esprit entreprenant d'un homme de valeur, comme M. Pasteur, peut se laisser entraîner à de singulières conceptions.

Dans une lettre adressée au journal *le Temps*, M. Pasteur émet une idée, que l'autorité attachée à son nom serait bien capable de faire mettre à exécution. Il entre ainsi en matière :

Paris, le 27 novembre 1887.

« Votre journal annonçait, il y a peu de jours, que le gouvernement de la Nouvelle-Galles du Sud était tellement impuissant à lutter contre un fléau d'un genre particulier — la pullulation des lapins — qu'il proposait un prix de 625.000 francs pour la découverte d'un procédé destiné à leur extermination.

« Des portions considérables de la Nouvelle-Zélande, non moins ravagées que l'Australie, sont abandonnées par les fermiers qui renoncent à l'élevage des moutons par l'impossibilité de les nourrir. Chaque hiver, on tue les lapins par millions, sans que ce carnage paraisse en diminuer le nombre. »

Après ce rappel du prix de 625.000 francs, M. Pasteur déclare que les poisons minéraux, essayés jusqu'à présent, ne peuvent détruire « des êtres qui se propagent selon les lois d'une progression de vie effrayante. Il faudrait, pour atteindre le but, un poison doué pour ainsi dire de vie et en état, par conséquent, de se multiplier avec une surprenante fécondité ».

« Je voudrais donc, dit l'auteur, que l'on cherchât à porter la mort dans les terriers de la Nouvelle-Galles du Sud et de la Nouvelle-Zélande, en essayant de communiquer aux lapins une maladie pouvant devenir épidémique. »

Or, pour lui, cette maladie est toute trouvée : c'est celle que l'on désigne sous le nom de *choléra des poules* et qui est également propre aux lapins.

« Les basses-cours, continue M. Pasteur, sont quelquefois ravagées par de véritables épidémies de ce mal, dont la propagation est due, sans nul doute, aux déjections des premières poules malades qui souillent le sol et les aliments. J'imagine que la même chose arriverait pour les lapins et que, rentrant dans leurs terriers pour y mourir, ils communiqueraient la maladie à d'autres qui pourraient la propager à leur tour. »

On pressent immédiatement quel va être le procédé indiqué pour faire pénétrer, dans le corps des premiers lapins, le mal destructeur. Il s'agirait tout simplement de clore d'un grillage un certain espace autour de terriers et d'arroser de liquides saturés de microbes du choléra des poules la nourriture des lapins tenus ainsi momentanément prisonniers. Ces liquides infectieux seraient constitués par des bouillons de viandes quelconques dans lesquels on cultiverait le microbe en question sur une aussi vaste échelle qu'on pourrait le désirer.

« J'ajoute, dit en terminant M. Pasteur, que le parasite de la maladie dont je viens de parler est inoffensif pour les animaux des fermes, excepté bien entendu pour les poules ; mais celles-ci n'ont pas besoin de vivre en pleine campagne. »

M. Pasteur est-il bien sûr de son fait ? Se base-t-il sur des expériences réitérées et invariables dans leurs résultats pour avancer avec assurance qu'une maladie infectieuse, propagée sur une si vaste échelle, serait inoffensive pour les animaux autres que les poules et les lapins? Pour notre part, nous nous permettons d'en douter, et les raisons ne nous manquent pas pour cela ; nous avouerons même que les affirmations autoritaires concernant l'infaillibilité de la vaccination rabique sont loin de nous disposer à accepter, sans effroi, les nouvelles conceptions de M. Pasteur. En vérité, lorsque les efforts de l'homme doivent tendre à assainir sans cesse l'air et le sol des miasmes qui peuvent s'y produire et devenir de redoutables foyers d'épidémies, on ne saurait, sans protester, voir préconiser l'importation et la généralisation d'une maladie infectieuse dans un pays qui en a été heureusement préservé jusqu'à ce jour (1).

Le choléra des poules n'est à la vérité pour nous qu'une sorte de *typhus* résultant de la trop grande agglomération de volatiles dans une basse-cour mal tenue sous le rapport de la propreté. De la fermentation des matières putrescibles sous l'influence de certaines conditions atmosphériques, il peut se dégager un principe morbide qui, une fois formé, deviendra à son tour, nous n'en disconvenons pas, un organe générateur. Il se produit, dans ce cas, chez les animaux, les mêmes effets que l'on voit apparaître chez les humains, lorsque, par leur aggloméra-

---

1) En effet. M. Pasteur s'était encore témérairement avancé en affirmant que le virus du choléra des poules était sans danger pour les animaux domestiques autres que la poule et le lapin. L'expérimentation faite en Australie lui donne le plus complet démenti. Nous en trouvons la preuve dans le numéro du 15 novembre 1913 du *Bulletin de la Société nationale d'acclimatation* :

« L'inoculation du choléra des poules, qui avait été annoncée en Europe comme inoffensive pour les animaux domestiques autres que les maudits rongeurs, communiqua en Australie la maladie contagieuse aux chevaux, au bétail, aux ânes, mulets, kangourous qui avaient été parqués avec 56 lapins sur un ilot de la baie de Sydney pour éprouver l'efficacité du système. Et il faut noter que les animaux n'avaient pas été inoculés, mais avaient simplement brouté l'herbe contaminée par les déjections des lapins infectés. On juge du désastre si l'expérience avait été faite sur la terre ferme. »

tion dans un espace restreint, les mesures sanitaires sont insuffisantes pour empêcher des miasmes délétères de se produire. Il est certain que le choléra des poules produit chez l'animal des accidents rappelant ceux que l'on constate chez l'homme frappé du typhus : altération rapide du sang ; stupeur de l'oiseau dont la mort arrive avant même qu'on se soit aperçu qu'il était malade.

Au cours d'épidémies cholériques, on a vu des épidémies se produire également dans les basses-cours et les dépeupler. Qui oserait affirmer qu'il n'y avait par là une cause unique produisant les mêmes accidents mortels chez l'homme comme chez la volaille, avec les différences de symptômes résultant naturellement de la différence du milieu dans lequel le mal avait trouvé à se développer. Est-ce que la rage même ne présente pas des symptômes différents selon l'animal qui en est atteint ?

Il y a quelques années, nous avons observé un cas de contagion qui trouve admirablement sa place en ce moment, et qui fera comprendre pourquoi nous voyons toujours un danger dans l'application d'idées comme celles émises par M. Pasteur.

Un de nos voisins de campagne ayant eu dans sa basse-cour une assez forte mortalité causée, pour nous, par une affection typhique quand d'autres y avaient vu le choléra des poules, notre voisin, disons-nous, commit l'imprudence, pour ne pas qualifier d'un autre nom son acte absurde, d'utiliser une partie des animaux morts pour nourrir un chien, auquel pourtant il tenait beaucoup. Évidemment il croyait pouvoir le faire sans danger et avait pressenti, sans s'en douter, l'opinion de M. Pasteur. La malheureuse bête ne fut pas moins victime de cette nourriture ; au bout de peu de temps, tous les symptômes d'une maladie infectieuse se déclarèrent et la mort survint rapidement. Était-ce le même mal que celui qui avait fait périr les volailles que ce chien avait mangées ; nous ne saurions l'affirmer, mais ce qui était indiscutable, c'est qu'en absorbant ces viandes contaminées, il en était résulté un empoisonnement de son organisme tout entier. L'autopsie montra des altérations caractéristiques dans les viscères ; les poumons de ce chien, dont le dépérissement avait été très rapide, étaient notablement atrophiés ; ils présentaient sur les bords un large liseré d'un rouge violacé et sur la masse des points lenticulaires de même coloration tranchant sur le fond presque décoloré ; les intestins accusaient encore plus nettement des manifestations septiques : sur toute leur surface extérieure existaient de nombreuses taches lenticulaires d'une teinte violacée tournant au noir, correspondant à l'intérieur à des plaques ulcéreuses.

Ces quelques remarques faites, dont l'importance n'échappera pas à nos lecteurs en donnant une base à nos critiques, nous revenons à l'examen des moyens devant lesquels M. Pasteur ne recule pas pour arriver à combattre ce fléau d'un genre vraiment tout nouveau — la pullulation des lapins — menaçant de dépouiller de toute végétation une terre presque aussi étendue que celle de l'Europe.

Admettons un instant la possibilité de communiquer ainsi artificiellement une épidémie capable d'anéantir ces innombrables légions de lapins. Qu'en résulterait-il ?

M. Pasteur croit que les lapins atteints de la maladie pourront à leur tour la communiquer à d'autres « en rentrant dans leurs terriers pour y mourir ». Erreur. M. Pasteur ignore ce qui se passe dans nos bois peuplés de lapins. Lorsqu'il se déclare parmi ces rongeurs une épidémie — ce qui arrive quelquefois dans les années par trop humides — les gardes rencontrent alors leurs cadavres dispersés dans les clairières et les fourrés souvent à de grandes distances des terriers. En effet, il arrive rarement que le lapin reste au terrier pour mourir, il faut pour cela qu'il soit surpris brusquement par la mort, autrement il sort pour respirer l'air extérieur qui ne lui semble plus assez vivifiant sous terre. Et alors même qu'il y mourrait, les autres s'empresseraient de le tirer dehors pour soustraire leur demeure à une cause d'infection qui la rendrait inhabitable. Nous avons vu le fait se produire devant nous cette année même. Du reste les chasseurs savent bien qu'ils retrouvent souvent le lendemain aux abords d'un terrier le lapin blessé la veille, à qui il était resté assez de force pour gagner son refuge souterrain.

Ainsi il arriverait que le sol de la Nouvelle-Galles du Sud, aussi bien que celui de la Nouvelle-Zélande, se couvriraient de cadavres dont la putréfaction seule serait en état de devenir un danger ; et que ne serait-il pas ce danger, si, réellement, dans ces foyers putrescibles, se trouvait répandu à profusion un germe reproducteur — un microbe doué de vie, comme M. Pasteur le suppose ! Actuellement, les moutons sont menacés de mourir faute de nourriture, mais l'état sanitaire de ces contrées n'est pas compromis ; c'est bien quelque chose à considérer. Il y a des intérêts gravement atteints, c'est vrai; mais, pour nous, les questions d'intérêt ne prévaudront jamais contre la nécessité de protéger la salubrité publique.

Pour ramasser et enfouir les innombrables cadavres qui couvriraient la terre, toute une armée d'hommes serait nécessaire ; et cette occupation de nécrophores leur donnerait autant de peine que s'ils se livraient à une chasse rapidement destructive à l'aide de furets, de panneaux et de tous les engins utilisés en pareil cas. Que le gouvernement australien embauche quelques centaines de nos braconniers incorrigibles, qu'il leur donne une prime par mille peaux, et connaissant, comme nous ne connaissons que trop leur savoir-faire, nous pouvons affirmer que les lapins, fussent-ils aussi nombreux que l'imagination peut se les représenter, au bout de la première année, seront déjà terriblement éclaircis, tout au moins dans les contrées qu'il y aurait le plus d'intérêt à protéger.

Par l'exemple de contagion que nous avons cité plus haut, on comprend que les chiens pourraient être atteints les premiers en mangeant les lapins qu'ils rencontreraient morts dans la campagne. De plus, M. Pasteur, admettant que le choléra des poules est propagé dans les basses-cours et les clapiers par les déjections des premiers animaux malades, déjections qui souillent le sol et les aliments, il faut bien prévoir, par analogie, que les lapins une fois infectés continueraient jusqu'à leur mort à répandre leurs déjections dans les herbages sur lesquels les moutons iraient ensuite brouter le peu d'herbe ayant échappé à la dent des terribles rongeurs. Cette nourriture, sur laquelle M. Pasteur compte pour dépeupler de proche en proche les terriers, ne serait pas moins souillée pour les moutons. Il est vrai que M. Pasteur affirme que le microbe du choléra des poules n'a aucune action morbide sur les animaux autres que les poules et les lapins, mais c'est là une opinion qui n'a de valeur que parce qu'elle est émise par M. Pasteur. En réalité, nul ne saurait affirmer que cette maladie, tout en ne se reproduisant pas chez le mouton dans sa forme typique, ne serait pas en état de lui causer une altération morbide dans l'un quelconque de ses organes.

Allons plus loin et faisons la part large à M. Pasteur. Admettons l'innocuité absolue pour le mouton. M. Pasteur affirme que le danger ne serait que pour les poules, mais qu'on l'éviterait, attendu qu'elles « n'ont pas besoin de vivre dans la campagne ». L'observation est juste.

Mais, à notre tour, nous nous permettrons de croire qu'elles n'échapperaient pas pour cela à la contagion. Les moutons iraient paître, bien entendu, dans la campagne ; ils seraient ramenés quelquefois à la ferme ; de là surgirait le danger pour les basses-cours. Les moutons ne sauraient éviter de piétiner les innombrables déjections contaminées répandues dans les herbages ; naturellement ils en retiendraient des parcelles dans les interstices de leurs sabots ; puis, en se couchant comme ils ont l'habitude de le faire pour ruminer, leurs toisons ne pourraient manquer d'en être salies et d'en conserver une notable quantité ; la transmission du virus aux poules se ferait donc sans qu'elles aient besoin de s'égarer dans la campagne : les moutons feraient l'office d'intermédiaires en rapportant, sur le sol même des fermes, les fameuses déjections virulentes. Et ce n'est pas tout. On sait qu'en Australie, l'élevage du mouton fournit à l'industrie européenne une quantité considérable de laines. Nous laissons à penser ce qui pourrait résulter du voyage de ces peaux qui nous arriveraient ainsi contaminées.

Nous nous sommes peut-être laissé entraîner trop longtemps sur un tel sujet que le simple bon sens de chacun permet de juger à sa juste valeur ; il n'est, en effet, nullement besoin d'être un physiologiste doublé d'un hygiéniste pour condamner irrévocablement l'emploi de tels procédés.

Nos lecteurs nous permettront cependant d'ajouter quelques réflexions que nous suggère cette formidable pullulation de lapins. Faut-il admettre que ce rongeur est plus prolifique en Australie que dans nos contrées ? Nous avons des données qui nous permettent d'en douter. La différence nous semble résulter de ce que, en Australie et dans la Nouvelle-Zélande, il n'existe pas d'animaux destructeurs du lapin ou du moins qu'ils y sont en très petit nombre. Chez nous, au contraire, le lapin, sans défense par lui-même et qui est aussi menacé dans son refuge souterrain qu'au dehors, n'est pas une seconde de son existence sans être traqué, poursuivi et sans devenir la proie des nombreux ennemis que fournit la classe des oiseaux, tout autant que celle des mammifères. Ce n'est pas exagérer d'estimer aux trois quarts la perte que subit ainsi la reproduction réelle du lapin. Or, on sait que dans ces conditions mêmes, sur certains points de nos départements, il ne faudrait pas une année entière pour amener la ruine complète de la culture, si l'homme n'entrait en scène à son tour pour procéder à la destruction de cet animal nuisible.

Le gouvernement de l'Australie montre, par la somme considérable qu'il offre à qui fournira le meilleur procédé pour arriver à l'extermination des lapins, toute l'étendue du mal. Eh bien ! nous estimons qu'il devrait organiser, sur une large échelle, une défense efficace et sans danger pour la santé des bestiaux et des volailles, défense à laquelle la population serait appelée à participer. Que les éleveurs fassent quelques sacrifices, qu'ils protègent leurs prairies à l'aide de grillages métalliques aujourd'hui à si bon marché, qu'avec les 625.000 francs offerts en prime on en aurait au moins 1.250 kilomètres de longueur tout mis en place. Qu'ensuite, pendant que leurs moutons trouveraient paisiblement leur nourriture dans les parties encloses, ils se livrent sans cesse, surtout aux époques les plus actives de la reproduction, à la destruction des terriers et des lapins dont les dépouilles pourraient être avantageusement utilisées pour diverses industries.

On a écrit quelque part sur l'art de se faire 3.000 francs de rente en élevant des lapins, ce serait le cas ou jamais de trouver la réalisation de cette idée en les détruisant.

Enfin, terminons en disant que, sans employer le singulier moyen mis en avant par M. Pasteur, il serait très facile de faire périr les lapins qui auraient échappé aux chasseurs, en les asphyxiant dans leurs terriers à l'aide des fusées en usage pour détruire les renards. Dans ces conditions, les hécatombes, quelque grandes qu'elles soient, ne pourraient être un danger pour les vivants.

Passons à d'autres sujets.

.·.

Dans les journaux datés des premiers jours de janvier 1888, à propos du testament de M. Henry Giffard, mort en avril 1882, nous relevons le passage suivant :

« Une somme de 300.000 francs a été mise à la disposition du Dr Darin pour la création de la clinique *Henry Giffard* destinée au traitement gratuit des maladies cancéreuses par l'électricité. On y désorganise les tumeurs par l'action destructive du courant voltaïque. *C'est la réalisation d'une idée émise il y a quelques années en Italie.* L'Académie de médecine a donné un avis favorable sur ce traitement original, lorsqu'elle a été consultée par le gouvernement. »

En ce qui concerne le testateur, nous ne pouvons qu'admirer la pensée généreuse qui l'a guidé dans ses dernières volontés; consacrer, en effet, sa fortune à la recherche des moyens propres à venir en aide à l'humanité affectée de maux aussi désolants que le cancer, est un acte vraiment digne de la reconnaissance publique.

M. Henry Giffard, préoccupé de ce problème jusqu'ici insoluble : la guérison du cancer, a donc trouvé *quelque part* l'idée émise, que peut-être l'électricité pourrait servir utilement à combattre cette terrible maladie, et il a généreusement fourni les moyens de mettre cette idée en pratique. Nous serions curieux de connaître les termes mêmes du passage du testament relatif à ce legs consacré à l'étude du traitement des affections cancéreuses par l'électricité. M. Henry Giffard était un travailleur, un chercheur de vérités nouvelles; aussi, adoptant une idée ou tout au moins la jugeant digne d'être mise en expérimentation, il ne pouvait se désintéresser d'en connaître l'auteur et par conséquent d'en mentionner le nom. Ceci est incontestable. Or, si le nom est mentionné dans le testament, il n'en a rien transpiré au dehors ; les journaux disent simplement : « Une idée émise, il y a quelques années, en Italie. »

Eh bien ! nous allons leur apprendre que la même idée a vu le jour en France, il y a de cela non pas quelques années, mais TRENTE-TROIS ANS révolus.

Dans le numéro du 1er mars 1855 de la *Revue complémentaire des Sciences*, F.-V. Raspail, après avoir exposé la théorie de la formation et du développement du cancer, pose en ces termes ce desideratum :

« Pour porter le feu de la désorganisation dans ce germe dévorant, je voudrais qu'on essayât de l'action de la pile voltaïque, dont chacun des pôles serait mis en contact, au moyen d'un fil métallique, avec deux aiguilles enfoncées bout à bout dans le tissu du pédicule cancéreux.

« On pourrait graduellement augmenter la force du courant, en commençant l'essai par le courant le plus faible. Ce moyen de désorganisation serait peut-être le plus efficace et le moins douloureux, en ce qu'il pourrait être le plus constamment employé, sans causer au malade d'autre vraie souffrance que celle qui résulterait de l'implantation des aiguilles d'acier, or, argent ou platine, qu'on laisserait ensuite en place. »

Et ce n'est pas tout, depuis trente-trois ans, chaque année, dans le *Manuel de la santé*, à l'article CANCER, ce *desideratum* est reproduit.

C'est donc à un nombre considérable d'exemplaires que, depuis un tiers de siècle, *cette idée émise il y a quelques années en Italie* est propagée non seulement en France, mais dans les cinq parties du monde où le *Manuel* a pénétré un peu partout et rendu tant de services à l'humanité souffrante.

Nous savons bien que les idées, de même que les découvertes de F.-V. Raspail, ont été mises au pillage dans ses ouvrages et ont servi, soit à faire la fortune, soit à échaffauder la réputation de plus d'un plagiaire. Il a fallu que d'honnêtes savants, tels que les Broca, les Robin, vinssent protester dans leurs cours et dans leurs livres pour que la découverte de la cellule fût restituée à F.-V. Raspail qui en avait été dépouillé au profit du Prussien Virchow.

Dans le cas qui nous occupe, nous ne croyons pas que cette idée fasse retour d'Italie ; sous la forme vague que nous avons soulignée nous y voyons encore une fois l'intention de taire un nom toujours mis à l'index, toujours étouffé depuis plus de soixante ans sous les efforts de la conspiration du silence. Du reste, il est bien certain que si cette idée avait été annoncée comme provenant de F.-V. Raspail, l'Académie de médecine se serait bien gardée de « donner un avis favorable sur ce traitement, lorsqu'elle a été consultée par le Gouvernement ».

F.-V. Raspail ajoutait : « C'est dans les hôpitaux que de telles expérimentations peuvent être poursuivies avec plus de méthode. » Ce souhait est aujourd'hui réalisé grâce à la généreuse donation de M. Henry Giffard ; il faut s'en réjouir si l'électricité peut guérir le cancer, cet horrible fléau de l'humanité qui a fait jusqu'à la fin de ses jours le désespoir de l'auteur de la nouvelle méthode.

Tous nos vœux sont donc acquis à l'entière réussite de ces expérimentations.

La question du cancer est du reste aujourd'hui toute d'actualité et non pas une des moins importantes. On sait que la maladie du kronprinz, l'héritier du trône d'Allemagne, est attribuée à ce mal développé dans le larynx.

Les puissances de l'Europe suivent avec anxiété les phases diverses qui se manifestent dans l'état de santé du malade. Si les nouvelles signalent une amélioration, les points noirs s'éclaircissent à l'horizon politique ; si, au contraire, c'est une aggravation, les plus sombres pronostics prennent aussitôt leur cours. C'est qu'en effet le kronprinz passe pour être peu partisan de la guerre ; avec lui, c'est la paix assurée ; avec son fils, les aventures belliqueuses sont à craindre. Et la solution est prochaine, car le vieil empereur ne peut tarder à laisser le trône vacant.

Le cancer joue donc ici le rôle de *deus ex machinâ :* s'il existe, la vie du kronprinz est bien limitée. Mais existe-t-il réellement ? Les nombreux médecins et chirurgiens qui ont donné leurs soins au malade n'ont pu jusqu'à ce jour se mettre d'accord sur ce point ; et cependant ce n'est pas faute d'avoir employé tous les moyens de s'éclairer : examens réitérés au spéculum laryngien ; prélèvement de parcelles de la tumeur prétendue maligne ; examen microscopique des dites parcelles par le célèbre Virchow ; tout a été mis en œuvre sans que ces savants aient pu formuler un diagnostic certain. Cependant la plupart d'entre eux ont persisté à voir un cancer dans cette affection, et jugé qu'il était de toute nécessité d'opérer l'ablation totale du larynx. En attendant de l'empereur l'autorisation de procéder à cette opération meurtrière, un médecin ne quittait pas le malade, prêt à pratiquer la trachéotomie à la première menace d'asphyxie.

Telle était la situation, lorsque tout à coup une amélioration inattendue s'est produite, l'air passe librement et la voix est devenue moins enrouée. Aussi, un de ces savants docteurs qui ne doit pas être content est celui qui se faisait chaque jour la main sur des cadavres en attendant de pratiquer l'ablation du larynx du kronprinz. Pensez donc quelle réclame si le chirurgien avait pu opérer sur la personne auguste de l'héritier du trône d'Allemagne. Celui-ci n'aurait pas survécu, c'est presque certain, mais c'eût été une belle opération qui eût posé son auteur.

Ceci nous remet en mémoire la petite anecdote suivante.

Un chirurgien célèbre rencontre un jour un ami :

— Ah ! mon cher, lui dit-il en lui serrant la main, je viens de faire une opération superbe, et de ce pas je vais à la séance de l'Académie de médecine en donner la relation.

— Tous mes compliments, répond l'ami. Et le malade, comment a-t-il supporté cette épreuve ?

— Le malade... ah ! il est mort.

En résumé, si le kronprinz parvient à triompher de l'affection laryngienne dont il est atteint, la nature aura certainement plus fait pour lui que toute la science de ses médecins.

VI

Manuel pour 1889.

Où la médecine s'arrêtera-t-elle dans la voie des nouveautés médicales aussitôt appliquées et proclamées infaillibles qu'elles ont été conçues ? Les remèdes les plus violents tiennent le haut du pavé. Chaque professeur s'ingénie à faire pénétrer en thérapeutique un nouveau toxique, et plus ce toxique est dangereux, plus son application, dans un cas pathologique quelconque, a chance de faire un rapide chemin dans le monde médical et de poser son hardi novateur.

Qui aurait cru, il y a quelque vingt ans, que le sublimé corrosif, deuto-chlorure de mercure, deviendrait d'un emploi presque usuel, qu'il serait transformé en un ingrédient destiné à l'hygiène et à la toilette sous forme de savon ! C'est à n'y pas croire et cependant on ne peut s'en étonner, quand on sait que nos médicastres de l'école des Pasteur et des Lister conseillent, sans la moindre hésitation, le sublimé corrosif comme un précieux antiseptique.

Nous relevons, en effet, dans la liste des médicaments que doit contenir la boîte pharmaceutique de chacune des *ambulances urbaines* de Paris, l'existence d'une solution au sublimé corrosif destinée au lavage des plaies pour les mettre à l'abri des microbes !

N'est-ce pas le comble de l'insenséisme !

Pour soustraire les plaies aux impuretés de l'air, alors que des soins

de propreté et un simple pansement approprié suffisent amplement, on
a recours à l'emploi d'une substance qui pénètre jusqu'à la moelle des
os et peut s'amalgamer avec les tissus pour être, à un moment donné,
le générateur de nécroses, d'ulcères rongeants, d'abcès froids, de
gangrènes, etc., dont l'apparition semble inexplicable pour ceux qui ne
soupçonnent pas l'origine de ces effroyables désordres.

Voilà donc un poison des plus subtils, mis en quelque sorte à la disposition du premier venu, comme une substance inoffensive et c'est bien
en effet dans ce sens que les médecins le considèrent désormais, puisque
les bains, les lavages et, ce qui est plus monstrueux, les injections pour
les accouchées en sont prescrits à l'effet de mettre ces dernières à l'abri
de la fièvre puerpérale.

Cela devient décidément de la démence, et c'est à désespérer de
l'avenir de notre malheureuse génération, ainsi livrée à tous les dangers
de l'empoisonnement à outrance, selon la formule.

Le sublimé corrosif, dont la moindre parcelle a une action si pernicieuse sur l'économie, a joué, sous le règne de Louis XIV, un rôle terrible entre les mains de la marquise de Brinvilliers et de ses sinistres
émules. C'était la *poudre de succession*, et les morts allaient vite, dans ce
temps-là, au sein même de la famille royale.

C'est également le sublimé corrosif qui eut .raison du pape Clément XIV, malgré les précautions et les soins dont l'entourait son
fidèle serviteur, frère François, qui, connaissant ce dont les Jésuites
étaient capables, ne laissait son maître toucher à aucun mets, sans
s'être préalablement assuré de son innocuité. Malheureusement, toute
cuirasse a son défaut, et ce défaut fut vite découvert et habilement
exploité par les sectaires de Loyola. Clément XIV adorait les figues,
.dont le frère François allait s'approvisionner chez une brave paysanne
des environs de Rome. Un jour, le fidèle serviteur trouva à sa place une
autre femme qui dit la remplacer pendant le cours d'une maladie ; la
défiance du frère François ne fut pas éveillée et c'est par les figues,
piquées avec une aiguille trempée dans le sublimé corrosif, que ce
poison désorganisateur des tissus fut administré, chaque jour, au Pape
ennemi des jésuites, à une dose infiniment petite, mais qui ne tarda pas
à agir avec une puissance infiniment grande. Clément XIV commença
à s'en aller par lambeaux et à endurer mille tortures ; il devint mécon-
naissable au physique comme au moral et, retiré dans ses appartements

les plus reculés, il acheva sa longue agonie loin des regards qui se seraient détournés de lui comme d'un sujet d'horreur.

Combien voyons-nous chaque jour d'affligeants exemples d'une médication aussi homicide qu'elle est contraire aux lois les plus élémentaires de la physiologie !

Dans le courant du mois d'avril 1888, une adorable jeune fille de 15 ans vint passer les vacances de Pâques dans sa famille. Sa santé laissait à désirer ; depuis quelque temps elle se plaignait de lourdeurs de tête, d'une lassitude dans les jambes. Les parents, qui ne voyaient avec raison dans cet état qu'un malaise passager, n'exigeant que quelques soins, firent venir toutefois leur médecin qui diagnostiqua une fièvre typhoïde. Il n'y avait cependant ni épistaxis, ni diarrhée, ces prodromes presque constants de la fièvre typhoïde. En se conformant aux préceptes mêmes de la médecine scolastique, tout commandait à ce médecin l'expectative et de ne recourir pour le moment qu'à l'emploi d'un simple purgatif. Malheureusement, il n'en fut rien : sans aucune hésitation et peut-être pour faire montre d'un grand savoir, il prescrivit d'administrer toutes les deux heures et alternativement un cachet de sulfate de quinine, un cachet d'ergot de seigle et un cachet de salicylate de bismuth associé au naphtol ; de plus, de faire sur tout le corps des lavages à l'eau froide vinaigrée.

Examinons le traitement dans son ensemble et chacun des médicaments appliqués.

Les lecteurs familiers avec le *Manuel* connaissent l'action funeste qu'exerce sur les muqueuses de l'estomac le sulfate de quinine. Ils n'ignorent pas non plus les dangers que présente l'usage de l'ergot de seigle. Le salicylate de bismuth est un produit de date récente introduit dans la thérapeutique, mais c'est encore un poison et cela suffit pour en condamner irrévocablement l'emploi. Quant au naphtol, qui est l'huile de pétrole purifiée, nous en ignorons l'action, et l'imbécile médicastre auquel était confiée la vie de cette malheureuse jeune fille, l'ignorait lui-même. C'était la première fois qu'il employait ce singulier médicament, ainsi qu'il en fit l'aveu aux parents ; il ne le connaissait que d'après ce qu'il avait lu, dans son journal de médecine, des essais faits par Bouchard, dans un service d'hôpital, de ce produit préconisé récemment par un médecin allemand, comme un moyen d'amener un abaissement de la température du corps.

Le sulfate de quinine est une combinaison de quinine et d'acide sulfurique, mais une combinaison que le suc gastrique décompose en rendant libre l'acide sulfurique dont l'action corrosive désorganise les muqueuses de l'estomac, amenant à la suite une gastrite et une inflammation d'intestins. Déjà, un professeur de la Faculté de Lyon s'est élevé contre l'emploi du sulfate de quinine qu'il regarde, à juste titre, comme un médicament dont les abus peuvent provoquer des accidents mortels et qui non seulement ne coupe pas toujours la fièvre, mais peut encore l'augmenter, lorsqu'il ne la provoque pas, par suite de l'altération des parois de l'estomac.

Il y a plus de quarante ans que F.-V. Raspail a dit et prouvé tout cela. Il venait alors d'en avoir un triste exemple : appelé à Rouen, auprès d'une jeune femme malade (¹), il reconnut, à son arrivée, toute impossibilité de la sauver, la malheureuse avait l'estomac détruit par l'absorption de sulfate de quinine à haute dose ; il suffisait de lui administrer une cuillerée d'eau pour qu'elle rendît immédiatement un verre de liquide.

Mais, en fait, ce médicament est toujours tenu en haute faveur dans la médecine officielle ; aussi, dans un cas de fièvre typhoïde dûment constaté, la plupart des confrères de notre médicastre y auraient eu certainement et malheureusement recours. De même, auraient-ils été tentés d'utiliser le salicylate de bismuth en vue de combattre la diarrhée. Pour le naphtol, c'est autre chose, nous aimons à croire que la plupart des médecins, malgré leur tendance à se servir de plus en plus de médicaments toxiques, se seraient montrés prudents en pareil cas, dans leur ignorance de l'action de ce produit sur l'organisme.

Mais que venait faire dans le traitement d'une affection se présentant avec des prodromes si peu inquiétants, que venait faire là l'ergot de seigle, dont tout le monde connaît l'abus qui en est fait dans les accouchements et pour combattre les hémorragies utérines. Hors ces cas spéciaux, l'ergot de seigle a été employé, mais rarement, contre les hémorragies diverses, l'incontinence nocturne d'urine, la leucorrhée, mais sans succès, de l'avis même du professeur Trousseau, qui a été un des premiers à exalter ce médicament, comme le meilleur agent pour amener les contractions utérines dans le cas d'inertie de la matrice.

____

(1) Cette jeune personne était la sœur du grand écrivain Gustave Flaubert.

Chez notre jeune malade, pas d'épistaxis, aucune crainte d'une hémorragie quelconque, l'ergot de seigle, sans but dès lors, ne pouvait qu'ajouter aux effets altérants du sulfate de quinine et du salicylate de bismuth, son action énergique sur l'utérus d'une part, ensuite sur les autres organes, des manifestations morbides qu'on relève dans l'ergotisme. Or, ces phénomènes se rapprochent assez de ceux appartenant aux affections typhiques pour que des épidémies d'ergotisme aient été, bien souvent, confondues avec le typhus.

En résumé, la pauvre enfant ne pouvait résister à une médication aussi effroyable, alors que son estomac ne recevait aucune alimentation capable d'atténuer l'action immédiate ni de modifier l'absorption de cette accumulation de poisons, qui auraient eu raison de la santé de l'homme le plus solidement constitué. Elle mourut le quatorzième jour, et les phénomènes particuliers qui se manifestèrent dans le cours de sa maladie, notamment du côté des organes génitaux, nous permettent de conclure, sans hésiter, à une mort amenée non par la fièvre typhoïde, mais bien par le traitement homicide qui lui fut appliqué.

Par la méthode de F.-V. Raspail, la fièvre typhoïde n'est pas à craindre, c'est un jeu de la combattre et d'en être maître dès le début ; nous reconnaissons même que la médecine scolastique d'autrefois guérissait communément cette affection à l'aide d'évacuants et de soins hygiéniques ; la mortalité était peut-être moins fréquente dans ce temps-là qu'à l'heure actuelle, où les soi-disant progrès de la science entraînent les médecins à se jeter dans l'inconnu des traitements les plus excentriques. C'est ainsi que nous apprenons que dans les hôpitaux militaires et dans certains hôpitaux civils, la fièvre typhoïde est traitée par les grands bains froids. La conception est vraiment ingénieuse on en conviendra : combattre le chaud par le froid, on ne pouvait mieux trouver. Nous pensons que ce moyen intelligent ne tue pas toujours du coup, puisqu'il continue à être pratiqué; nous ne pouvons également que présumer les accidents ultérieurs qui doivent en résulter du côté du cœur et des poumons; mais ce dont il nous est permis de nous faire une idée suffisante, c'est la souffrance atroce que doit éprouver le patient plongé ainsi dans un bain d'eau à température basse, alors que celle de son corps peut s'élever jusqu'à 42°.

Un autre exemple de l'emploi désastreux de substances éminemment toxiques nous vient sous la plume et mérite d'être noté.

Une jeune fille de 14 ans nous fut amenée par sa mère, il y a quelques mois. Elle se présenta à nous, la figure bouffie, décolorée, avec un œdème généralisé sur toute l'étendue du corps. L'infiltration était si considérable jusqu'à la ceinture qu'à peine si cette malheureuse pouvait s'asseoir et ployer les genoux. Elle avait été traitée pour une néphrite albumineuse consécutive à une scarlatine. Le traitement consistait à boire du lait et à prendre chaque jour un cachet de *fuchsine*. Nous avons bien écrit fuchsine, cette matière colorante obtenue par la manipulation de l'arsenic et du sublimé corrosif, dont l'action sur l'économie présente des dangers que tout le monde est à même d'apprécier et de comprendre.

Déjà, la mère avait cessé depuis près de huit jours d'administrer ces cachets, la maladie ne faisant qu'empirer et sa fille se plaignant d'éprouver après chaque absorption d'horribles brûlures dans l'estomac. Eh bien ! après ce temps écoulé, la langue, les parois buccales, les gencives mêmes présentaient encore cette superbe coloration d'un violet ponceau particulier à la fuchsine ; rien ne saurait dépeindre l'effet que produisait au milieu de cette figure, que nous ne saurions mieux comparer qu'à celle d'un noyé, cette bouche ouverte, colorée d'une façon si éclatante. Et cependant, chaque fois que la malade prenait ces abominables cachets, ceux-ci ne touchaient qu'à peine l'appareil buccal ; on peut se représenter par là ce que devait être l'état de l'estomac, des intestins et de tous les autres organes.

Que tenter dans une situation rendue aussi désespérée ; il faut s'avouer impuissant, et nous dûmes, la mort dans l'âme, le faire comprendre à la malheureuse mère. Vraiment, les médecins qui ont recours à de telles médications ne réussiraient pas mieux dans leur œuvre néfaste, s'ils étaient poussés par un but criminel.

Il y a cinquante ans déjà, lorsque F.-V. Raspail jeta les bases de sa nouvelle méthode, si lumineusement exposée quelques années plus tard dans le *Manuel annuaire de la santé*, tout l'arsenal de la médecine scolastique se réduisait en quelque sorte, à la saignée, aux sangsues, aux vésicatoires, aux cautères et à la diète. F.-V. Raspail s'attacha à en démontrer l'absurdité. Ses idées réformatrices ne tardèrent pas à pénétrer dans l'esprit des masses et une révolution s'opéra dans la médecine non du fait des médecins, mais par suite de la résistance des malades qui ne voulaient plus se laisser ni juguler, ni mourir d'inanition.

Tout le monde comprit, avant que la docte faculté le comprît elle-même, que l'homme malade a besoin comme l'homme bien portant de se nourrir selon ses forces et son appétit, si l'on veut le voir résister à l'affaiblissement progressif résultant des effets de la maladie.

Certes, la médecine d'alors était absurde, essentiellement antiphysiologique, mais combien, à nos yeux, valait-elle encore mieux que celle d'aujourd'hui, tout autant absurde, tout autant contraire aux lois physiologiques, mais ayant en plus que la première une action funeste sur l'organisme pouvant se répercuter sur les générations suivantes. Traité par la médecine ancienne, l'homme malade qui parvenait à guérir, refaisait du sang, reprenait des forces et ne tardait pas à revenir à une santé florissante qu'un accident seul pouvait de nouveau altérer par la suite. De nos jours, le malade ne sort pas ainsi des pratiques de la médecine des poisons ; quand il guérit, ce qu'il doit plus à la force de résistance de sa constitution qu'au bénéfice du traitement, il conserve dans son organisme les germes d'affections nouvelles souvent incurables. Les médecins, inconscients du mal qu'ils ont fait, disent alors de ce malheureux qui a perdu la santé, qu'il est sous l'influence d'une diathèse, c'est-à-dire que l'état de son économie animale est susceptible de contracter certaines maladies. Jadis, également, les médecins, dans leur ignorance de la cause de la gale, considéraient gravement les phénomènes morbides qui se produisaient souvent dans les organes internes, à la suite du traitement mercuriel employé, comme un effet naturel de la gale répercutée. Cet exemple est typique et est bien à même de faire comprendre ce que F.-V. Raspail n'a cessé de proclamer pendant près d'un demi-siècle, que bien des affections et non des moins graves ne sont en réalité que les effets subséquents d'un traitement intoxicant malheureusement subi dans le cours d'une maladie antérieure souvent fort bénigne.

Nous posons en principe qu'il n'existe pas un être humain ayant passé dans le cours de son existence par les traitements en vogue aujourd'hui, et surtout par les traitements mercuriels, qui puisse se flatter d'être exempt soit de manifestations cutanées, d'ulcères variqueux, de névralgies, de rhumatismes, de malaises plus ou moins caractérisés, soit enfin d'infirmités d'un caractère autrement grave. Déjà, précédemment, nous avons signalé les causes d'étiolement de notre race qui finira par n'être représentée, dans un temps prochain, que par de chétifs avortons. Parmi ces causes, nous mettrons en première ligne le rôle funeste que joue la médecine officielle par son engouement des poisons et surtout de la vaccination jennérienne. Nous aurons à revenir dans un instant sur ce dernier point. Mais auparavant nous terminerons ce rapide aperçu par l'exposé d'un cas intéressant qui peut résumer à lui seul tout ce que nous venons de rappeler.

Il s'agit d'une dame, dont nous nous efforçons en ce moment de rétablir la santé. Il y a une quinzaine d'années, à la suite d'un accouchement, elle eut une péritonite qui fut traitée par des applications sur le ventre d'une pommade mercurielle, qui devait être, d'après les souvenirs qu'elle en a conservés, de l'onguent gris, c'est-à-dire le mercure métallique mêlé par parties égales avec de l'axonge. Depuis cette époque, elle resta sous l'influence d'un état névropathique constant dont les manifestations s'accentuèrent du côté du cerveau et de l'estomac, dans le courant de l'année 1888. Le médecin appelé ne vit pas la cause constitutionnelle de ces accidents, qui n'exigeaient qu'un traitement palliatif anodin. Il ordonna le bromure de potassium, l'aconitine et l'acide chlorhydrique comme médication interne, puis des douches froides.

Notons que la malade avait une tendance à l'amaigrissement et qu'elle accusait de temps à autre une toux sèche.

Ce traitement donna les résultats qu'on pouvait en attendre : la situation s'aggrava, les vomissements devinrent plus fréquents après les repas et les forces diminuèrent de jour en jour ; aussi le mari n'hésitat-il pas à faire venir un autre praticien. Celui-ci, qui justement n'était pas partisan de l'emploi des poisons en médecine, condamna le traitement de son confrère, puis diagnostiqua une dyspepsie aiguë, comme si une dyspepsie constituait la maladie dont elle n'est qu'un effet; il prescrivit une diète absolue, la malade ne devant manger que lorsque son estomac demanderait de lui-même de la nourriture, et s'abstenir surtout de boire du vin. C'était tomber d'un mal dans un pire et éviter de mourir par les poisons pour succomber d'inanition.

Cette dame en arriva à un état de marasme pitoyable. Au cours des menstrues, se déclara même une ménorragie assez intense qui augmenta d'autant la faiblesse générale. C'est dans ces conditions que nous fûmes appelé à lui donner nos soins alors que le moral était chez elle profondément affecté. Le traitement que nous conseillâmes fut bien simple : force bouillons gras confectionnés suivant les indications du *Manuel*, viandes rouges saignantes, à chaque repas 20 centigrammes de bicarbonate de soude délayés dans le quart d'un verre de vin, et tous les deux jours, au repas du soir, 25 centigrammes de rhubarbe en poudre. L'effet en fut vraiment merveilleux, dès le premier jour, non seulement, la malade conserva tout ce qu'elle avait pris comme nourriture, mais un changement complet s'opéra chez elle, ses douleurs de tête s'atténuèrent considérablement et le troisième jour, ses forces étaient suffisamment revenues pour lui permettre de venir dîner chez un voisin de campagne et manger de bon appétit.

Ce changement favorable si rapidement obtenu prouve que les deux médecins si opposés dans leur thérapeutique, mais qui seraient arrivés également à amener un dénouement fatal par des moyens différents, avaient pris pour une maladie les effets peut-être plus accentués que d'ordinaire d'une névrose constitutionnelle. Mais si cette dame a pu être tirée de ce mauvais pas, si son appétit est revenu, si elle n'est plus sujette aux vomissements, elle n'a pu échapper aux conséquences des traitements qu'elle avait subis et qui ont amené les premières manifestations d'une affection grave des poumons ; affection qui s'est accentuée de plus en plus par une toux sèche, quinteuse, plus fréquente la nuit, par une grande oppression compliquée de dyspnée. Nous accusons les douches froides entre les deux épaules données dans un état d'anémie amené par le traitement interne d'avoir déterminé cette affection des poumons. Nous avons eu recours au goudron de Norvège en badigeonnage sur le dos et à l'alcool camphré en compresses sur le haut de la poitrine et déjà nous avons pu constater une notable amélioration. L'induration du sommet de l'un des poumons s'est considérablement modifiée en même temps que la toux a diminué, surtout la nuit. Nous avons donc l'espoir que cette dame, sans jamais pouvoir compter sur une guérison absolue, jouira d'une santé relativement satisfaisante.

Cet exemple vient à l'appui de notre thèse sur le danger des médications actuelles ; il démontre le rôle pathogénérique du mercure, générateur, dans le cas qui nous occupe, d'un ensemble de phénomènes névropathiques, pris ensuite pour autant de maladies initiales, combattues si malencontreusement.

En résumé, la médecine devient de plus en plus abominable par l'emploi scandaleux qu'elle fait des toxiques les plus violents tirés des minéraux et des végétaux ; parmi ces derniers figure la longue liste des alcaloïdes, tels que la morphine, la codéine, l'aconitine, la cicotine, la strychnine, l'atropine, la brusine, la vératrine, la cocaïne et enfin le dernier médicament à la mode, l'antipyrine ; en un mot chaque jour la thérapeutique s'enrichit d'un nouveau médicament homicide.

. .

Arrivons à cet autre chancre rongeur de la race humaine, dont nous a dotés Jenner il y a un siècle. Qu'est-ce que la vaccine ? Une excellente chose, disent les médecins qui en vivent. Aussi ne sont-ils pas près d'en abandonner la pratique. Bien au contraire, à défaut de la loi qu'ils ambitionnent pour rendre la revaccination obligatoire, ils profitent de toutes les situations qui placent l'homme dans une certaine dépendance pour l'appliquer ou l'exiger d'autorité. Dans l'armée, le soldat ne peut s'y soustraire ; dans certains ateliers, les ouvriers qui voudraient résister sont impitoyablement renvoyés ; dans les écoles, on ne reçoit que les enfants vaccinés, et on procède même à leur revaccination sans que les parents osent trop s'y opposer dans la crainte de les voir exclus. Et on prétend que l'homme jouit de son libre arbitre à la fin du xixe siècle ! Insensiblement et sans le secours d'une loi, la vaccine et la revaccination deviennent ainsi obligatoires et les bénéficiaires s'en applaudissent, car ce sont des millions que, chaque année, les médecins se partagent et on comprend qu'ils ne sont pas disposés à tarir la source de ce Pactole. Que leur importent, dès lors, les critiques des nombreux savants qui leur en démontrent l'inefficacité absolue et les dangers certains ; il n'est pas de plus sourds que ceux qui ont intérêt à ne pas entendre.

Cependant, la lutte soutenue par les antivaccinateurs commence à porter ses fruits ; une idée juste lancée fait son chemin lentement, mais sûrement dans l'esprit des masses, l'attention une fois éveillée, le raisonnement vient de lui-même et la vérité se fait jour. Depuis quelque temps, nous sommes frappé des observations que nous font des mères en nous amenant leurs bébés ; beaucoup constatent que c'est à la suite de la vaccine que la santé de leurs enfants a subi une altération plus ou moins grave, alors qu'ils étaient beaux et bien portants auparavant.

Il y a deux mois, une jeune femme nous amena un enfant de 18 mois, dont le corps était couvert de plaies ulcéreuses ; l'aspect de ce pauvre petit être faisait pitié à voir et notre première impression ne fut pas favorable aux parents ; cet enfant nous parut avoir été conçu dans le cours d'une syphilis et nous avons toujours considéré comme de grands criminels ceux qui, dans de si épouvantables conditions, donnent le jour à de malheureux êtres destinés à devenir les boucs émissaires de leurs vices et de leur débauche. Mais la mère, qui, du reste, paraissait forte et en bonne santé, nous déclara que ni elle, ni son mari n'avaient jamais été malades et qu'ils n'avaient jamais eu sur le corps ni une tache, ni le moindre bouton. Immédiatement, à la suite des piqûres vaccinales, les bras de l'enfant avaient considérablement enflé, et le huitième jour, à la place des pustules, se formèrent de petites plaies entourées d'une auréole enflammée ; de nouvelles plaies apparurent de proche en proche, et bientôt tout le corps en fut envahi. L'infection était complète et cette infection avait été communiquée directement par le virus vaccin ; ceci est irréfutable. Malheureusement la jeune femme ignorait la provenance du vaccin employé, car si nous avions pu avoir la certitude qu'il avait été pris sur une génisse, le cas de cet enfant viendrait corroborer une observation que nous relevons dans *l'Ami du peuple,* de Charleroi, et qui a été communiquée au Dr Hubert Boëns, par un vaccinateur assez honnête homme pour publier ce qu'il observe.

« J'avais reçu du vaccin de l'Institut vaccinal de Cureghem. Mes « lancettes étaient propres. Je vaccine un enfant très sain. Des plaies « ulcéreuses, COMME IL EN SURVIENT FRÉQUEMMENT AUJOURD'HUI AVEC « LE VACCIN ANIMAL, se déclarent au temps marqué. L'enfant souffre, « mais supporte assez bien la réaction inflammatoire. Jusque-là, rien « d'extraordinaire. Mais, au bout de quelques jours, la mère et la « grand'mère du vacciné qu'elles soignaient tour à tour et qui étaient « parfaitement saines aussi présentent également des plaies ulcéreuses « de même nature que celles du bébé. Je signale, je ne conclus pas. »

Mais l'Académie de médecine conclut en l'an de grâce 1888, « qu'il serait temps de créer, à Paris, sous le patronage du gouvernement, un institut vaccinogène comme il en existe en Belgique ». Le ministre du Commerce, saisi de ce rapport, s'empresse de lui donner satisfaction.

Attendons-nous donc sous peu à voir demander de nouveau la vaccination obligatoire dont le projet sommeille toujours dans les cartons de la Chambre des députés.

**

L'Institut Pasteur a été solennellement inauguré le 14 novembre 1888. Certes, nous nous attendions pour cette circonstance à un redoublement de la formidable réclame qui a permis à cette grande fumisterie de résister à ses nombreux insuccès, ainsi qu'à la responsabilité de la mortalité qu'elle avait directement provoquée par l'emploi désastreux de la méthode des inoculations intensives contre la rage. Mais c'est avec le plus profond étonnement que nous avons vu figurer à cette cérémonie le chef de l'État, entouré des ministres, venant donner une consécration officielle à une découverte très contestée, dont le résultat le plus certain est d'avoir mis plusieurs millions à la disposition de M. Pasteur. Et cependant l'enthousiasme des premiers jours a singulièrement diminué, les journaux qui avaient le plus exalté la « grande découverte » du siècle et qui avaient poussé l'engouement pour M. Pasteur jusqu'à insulter ses contradicteurs émettent aujourd'hui des doutes sur son efficacité.

La Lanterne, entre autres, s'exprime ainsi dans son numéro du 28 juin 1888 :

« Nous n'avons pas qualité pour nous prononcer sur la méthode Pasteur. Tout ce que nous pouvons dire, c'est que le monde savant est partagé sur cette question en deux camps bien distincts, qui émettent un avis absolument différent.

« Pour les uns, M. Pasteur est le plus grand savant de l'époque et son traitement de la rage est d'une efficacité certaine.

« D'autres haussent les épaules quand on leur parle de virus rabique et de vaccination de la rage ; ils vont jusqu'à dire que si M. Pasteur n'avait pas à son actif d'autres découvertes, on devrait le considérer comme un grand comédien. »

D'autre part, nous lisons dans *le Petit Journal* du 14 juin 1888, sous la signature de Thomas Grimm, le passage suivant :

« Gardez-vous de jeter le trouble dans les esprits en parlant sans cesse de cette rage dont il n'a JAMAIS ÉTÉ AUTANT QUESTION QUE DEPUIS QU'ON SEMBLE AVOIR TROUVÉ LE MOYEN DE LA GUÉRIR. »

Puis dans le numéro du 19 septembre 1888 :

« LES CHANCEUSES INOCULATIONS IMAGINÉES par MM. Pasteur, Ferran, Gamoléia, etc., finiraient, si l'usage s'en généralisait, par transformer l'homme tatoué de la tête aux pieds de piqûres SOI-DISANT PRÉSERVATRICES en un égout collecteur de vaccins multicolores. »

Nous ne nous sommes jamais efforcé de démontrer autre chose.

Les discours prononcés à cette cérémonie présidée par M. Carnot, président de la République, discours que le *Journal officiel* a insérés *in extenso,* présentent l'œuvre du maître sous l'aspect le plus brillant, cela va de soi. Nous ne nous attacherons donc pas à examiner les statistiques de circonstance qui y sont dressées habilement pour prouver l'efficacité de la mérifique découverte de la vaccination rabique, nous leur opposerons, dans un instant, les morts après inoculations qui se sont produites, à notre connaissance, en 1888 ; elles y répondront avec une sinistre éloquence. Mais nous ne pouvons faire sans relever certains passages des discours de MM. Joseph Bertrand, secrétaire perpétuel de l'Académie des sciences, et Christophle, directeur du Crédit foncier, qui parlent du désintéressement de M. Pasteur « qui a laissé venir la gloire sans la chercher ». Plus d'un auditeur a dû sourire discrètement en entendant ces affirmations. Il est en effet bien difficile de se représenter M. Pasteur comme un savant aussi modeste que désintéressé, quand on se rappelle ses lettres courtisanesques pour demander l'appui et les faveurs de l'empereur et de l'impératrice ; quand on sait que chacune de ses découvertes lui a surtout rapporté beaucoup d'argent et qu'il est toujours à la recherche des moyens qui pourraient lui en rapporter encore.

En même temps que M. Pasteur se préoccupait d'arriver à d'obtenir le prix de 625.000 francs offert par l'Australie pour la destruction des lapins, il cherchait à préparer les esprits à la création en France d'un nouvel institut vaccinal qui serait aussi très productif.

En effet, à propos des ordonnances de police concernant les chiens (juin 1888), dans le numéro de *la Lanterne* déjà cité, on lit ce qui suit :

« M. Lozé n'est pas méchant, il est simplement obéissant, comme on va le voir.

« Les ordonnances de police n'ont d'autre but que de terroriser la population parisienne, afin de préparer les esprits à un projet de création d'établissements où les chiens seraient vaccinés d'office.

« Ne riez pas, nous parlons très sérieusement.

« La création de ces établissements de vaccination est le rêve de M. Pasteur et de quelques-uns de ses amis. Et qu'on ne vienne pas nous démentir, car nous pourrions citer les noms des personnes qui attendent impatiemment l'ouverture de ces établissements où elles doivent exercer certaines fonctions. »

Laissons donc tout cela et mettons sous les yeux des lecteurs qui se laisseraient encore influencer par cette grande réclame les cas de mortalité pasteurienne parvenus à notre connaissance dans le courant de 1888.

Le premier cas que nous citons est bien fait pour donner à réfléchir à tous les inoculés des trois dernières années.

Sinardet (de Polliot), 26 ans, mordu le 26 avril 1886 par un chien enragé, fut traité à l'Institut Pasteur du 3 au 12 mai de la même année ; or, le 28 juillet 1888, *vingt-sept mois après les inoculations*, ce malheureux, inscrit comme un guéri sur le livre d'or de l'Institut Pasteur, mourait de la rage convulsive à l'hôpital de Bourg.

Le nommé S..., 54 ans, maréchal ferrant, à Paris, mordu le 9 novembre 1887, entré le LENDEMAIN à l'Institut, renvoyé *guéri* le 16 novembre, mort de la rage le 3 avril 1888.

Bertin (de Gentilly), mordu le 15 mai, inoculé à partir du 19 mai pendant vingt-quatre jours, mort de la rage le 20 juin.

Le jeune Villemin (de Marseille), inoculé à l'Institut Pasteur, mort de la rage le 23 juin.

Alphonse Marinot, soldat au 129e de ligne, mordu gravement le 14 février, traité au Val-de-Grâce du 15 février au 6 mars, où il reçut quatre inoculations par jour au lieu du chiffre ordinaire de deux. Renvoyé à son corps *guéri*, Marinot avait repris son service, quand, à la fin de mars, il dut rentrer au Val-de-Grâce où il est mort de la rage convulsive, le 2 avril.

Joseph Guers (de Chelles), mordu le 13 juillet, inoculé du 16 juillet au 6 août, mort de la rage à l'hôpital Necker, le 8 août.

Ollin, charcutier, 22, rue Curial, mordu au pouce de la main droite, le 24 avril, inoculé le JOUR MÊME à l'Institut ; il ne cessa le traitement que sur l'avis de M. Pasteur lui-même, qui déclara que tout danger avait disparu. Le 14 juin, ressentant une vive douleur dans le bras et une raideur insupportable à la nuque, il entra le 15 à la maison Dubois en proie aux tortures de la rage et succomba le 17.

Labeaume, ouvrier, mordu le 29 mai par un chat enragé, traité à l'Institut du 30 mai au 14 juin, mort de la rage le 6 juillet, à l'hôpital de Versailles.

Ducas (de Saint-Jean-de-Bonnefonds), mordu le 16 juin par un chat enragé, inoculé du 20 juin au 7 juillet, mort de la rage le 18 juillet à l'Hôtel-Dieu de Saint-Étienne (Loire).

L. Mesnil (de Châtenay), 44 ans, mordu le 25 mars, inoculé du 26 mars au 12 avril, mort de la rage le 30 juillet.

Femme Sarrazin (de Saint-Maurice, Suisse), 45 ans, mordue le 1er juillet, inoculée quelques jours après à l'Institut, morte à l'hôpital Broussais le 4 août.

Couzinier (de Courbevoie), 65 ans, mordu le 12 septembre, ayant subi le traitement antirabique complet, mort enragé le 14 octobre à l'hôpital Broussais.

Tel est, pour 1888, le bilan de la mortalité pasteurienne que nous avons pu dresser, mais il est loin d'être complet, car on n'ignore pas les influences qui sont mises en œuvre pour empêcher d'arriver à la publicité, ces exemples d'insuccès répétés d'une méthode qui, grâce à une réclame retentissante et au patronage officiel de nos gouvernants, passe encore, aux yeux du public, pour être infaillible.

Plus que jamais, les malheureux abusés négligeront de recourir aux cautérisations que la raison et l'expérience indiquent d'employer immédiatement, et, dans leur foi aveugle, iront remettre leur existence entre les mains de M. Pasteur. C'est grâce à ce manque de précautions que la mortalité par la rage augmente, ainsi que l'a constaté M. Dujardin-Beaumetz, dans la séance de l'Académie de médecine du 20 mars 1888.

En effet, dans le département de la Seine, où la moyenne des décès, pour cause de rage, était depuis trente années de cinq par an, neuf personnes ont succombé à cette maladie en 1887. Et parmi celles que nous avons citées, nous en comptons, pour la Seine, sept qui ont été soignées à l'Institut et déclarées *guéries*.

Nous terminerons par un détail d'une cruelle ironie que nous fournit le *Journal de médecine* à propos du soldat Marinot qui, inoculé et sorti du Val-de-Grâce toujours après guérison, revint y mourir de la rage quelques semaines plus tard.

Au moment où le cadavre quittait le Val-de-Grâce, un professeur de cette école le prenait comme exemple, dans une conférence, pour démontrer les bienfaits de la méthode Pasteur.

VII

Manuel pour 1890.

S'il est un homme dont la vie se soit passée à subir les persécutions, à être en butte aux calomnies et aux attaques les plus odieuses ; s'il est un savant, un novateur de génie qui ait été sans cesse spolié de ses découvertes, c'est bien F.-V. Raspail.

Dès ses débuts dans le domaine de la science, la conspiration du silence l'avait mis en interdit, et si, de temps à autre, son nom perçait le voile habilement tendu sur ses œuvres, c'était généralement pour lui décocher quelque trait perfide, ou quelque grossière ineptie, comme cette appellation d'apôtre du camphre, qui avait le don de faire la joie des lecteurs des feuilles bien pensantes ; c'était pourtant bien bête, mais il se trouvait des gens pour s'en servir quand même, croyant atteindre par le ridicule sa réputation grandissant de jour en jour, pour s'étendre bientôt dans le monde entier.

Aujourd'hui, une justice tardive lui est rendue ; la part qui lui revient dans les découvertes scientifiques de ce siècle ne lui est plus contestée.

A Paris, sa statue s'élève superbe sur un vaste boulevard portant son nom. C'est le 7 juillet 1889, que l'inauguration en a eu lieu devant une foule considérable accourue pour saluer cette figure si sympathique et si populaire, que l'artiste, inspiré de son modèle, a su faire revivre dans le bronze.

Ah ! c'est bien l'année même du centenaire de notre immortelle Révolution, que ce suprême hommage devait être rendu à l'homme

intègre et austère qui avait fait deux si belles parts de sa vie laborieuse :
l'une consacrée à la science, qu'il appelait l'unique religion de l'avenir,
l'autre, à combattre pour le droit, la justice et la liberté. Et l'on sait
combien d'années de prison et d'exil sont venues le frapper sans jamais
le décourager ou faire faiblir son énergique volonté de continuer le bon
combat.

Ce monument a été élevé par une souscription nationale, il est d'un
style remarquable et de proportions peu usitées.

La statue en bronze mesure 3 mètres de hauteur. F.-V. Raspail
est représenté debout, tête nue, tenant une plume d'une main et des
feuillets manuscrits de l'autre. L'attitude est celle du penseur profond,
du chercheur infatigable de la vérité.

Le piédestal, en pierre blanche, a 6 mètres de haut. Sur les côtés
latéraux, deux bas-reliefs en bronze représentent, l'un, Raspail donnant
ses soins à un malade pauvre dans une mansarde ; l'autre, Raspail proclamant la République, à l'Hôtel de Ville. Un troisième bas-relief en
pierre occupe la face postérieure. Il montre la femme du prisonnier
descendant dans la tombe et frappant de la main aux barreaux du
cachot où son mari est enfermé. C'est la reproduction de l'idée poétique
de la statue du tombeau de Mme Raspail, que connaissent tous ceux qui
ont visité le Père-Lachaise. A côté de la mère, l'artiste a rappelé le souvenir de la fille, réunissant ainsi, dans la même pensée, les deux admirables femmes qui sont mortes l'une et l'autre à la peine.

Mme Adélaïde Raspail a été le dévouement personnifié. Sa vie fut une
longue étape, au milieu des difficultés de l'existence et des angoisses
morales qui venaient l'atteindre à chaque nouvelle persécution qui
frappait son mari. Elle ne devait pas connaître la vie heureuse ; sa
santé, qui s'était gravement altérée au cours de l'année de détention
préventive que fit son mari au donjon de Vincennes, devint de plus en
plus mauvaise après la condamnation inique à six années de prison,
que la Haute-Cour de Bourges infligea à F.-V. Raspail.

Elle mourut à Doullens, le 8 mars 1853.

Sa pensée suprême se portant vers le prisonnier qui n'avait pu
recueillir son dernier soupir, elle avait dit à sa fille : « Mon enfant, pro-
mets-moi de veiller sur ton père, de lui continuer le dévouement dont
je l'ai toujours entouré ; tu es bien jeune encore, mais tu as été élevée

à l'école du malheur ; tu sauras comprendre et accepter la mission que je te confie. »

Marie Raspail promit ; elle n'avait pas encore dix-sept ans et, pour accomplir son serment, elle n'hésita pas à se fermer les horizons lumineux de la femme ; elle refusa de se marier pour rester l'ange gardien de la vieillesse de son père. Marie Raspail devait, elle aussi, succomber avant l'heure. Ayant eu beaucoup à souffrir des rigueurs de l'hiver et de privations pendant le siège de Paris, elle ressentit les premières atteintes de la phtisie pulmonaire en 1874, peu de temps après la condamnation monstrueuse qui frappa de deux années de prison son père octogénaire, pour quelques éphémérides républicaines insérées dans son almanach.

Elle mourut le 11 décembre 1876, à Monte-Carlo.

Dans une admirable pièce de vers intitulée RASPAIL, lue à l'inauguration de sa statue, le poète amène son héros devant un tribunal qui doit juger sa vie :

> « Le tribunal suprême, incorruptible, austère,
> Devant qui les grands morts, condamnés sur la terre,
> Comparaissent un jour, jugeait nos révoltés
> Et, l'auréole au front, tous les persécutés
> Du monde se pressaient dans l'immense prétoire.
> Au jury des martyrs, présidé par l'Histoire,
> Siégeaient tous les penseurs morts, la plume à la main,
> Tous les soldats du droit, morts pour le genre humain... »

La Science et la Liberté s'avancent tour à tour pour le défendre et cette dernière rappelant le souvenir de sa noble fille :

> « La nuit quand, épuisée par la lutte et l'étude,
> Couché sur le grabat de ton dernier cachot,
> Tu dormais, que ta fille, étouffant un sanglot,
> Veillait, obéissant à son serment sublime,
> Je lui parlais tout bas en lui montrant la cime
> Que tu rêvais d'atteindre, et son cœur plein d'orgueil
> Battait en sa poitrine et vaguement son œil
> Semblait voir les verrous et les fers du Calvaire
> Se fondre et rayonner sur le front de son père...
> De ton enfant, Raspail, le rêve est accompli,
> Vois, de tes fers brisés, ta statue a jailli. »

Nous voudrions donner ici tout entière cette splendide poésie d'Émile Gouget, nous voudrions de même reproduire tous les discours (¹) qui ont été prononcés dans cette cérémonie inoubliable pour ceux qui y ont assisté et où toute la vie de F.-V. Raspail, ses œuvres scientifiques, ses actes politiques, ont été rappelés avec éloquence aux applaudissements des assistants, mais la place nous manque.

Nous ne pouvons cependant nous empêcher de détacher deux strophes, d'une superbe envolée poétique, de Clovis Hugues.

L'une, qui fait allusion à ce petit livre, le *Manuel de la santé*, qu'un écrivain de talent considérait comme le guide du bon citoyen, de l'époux, du père :

> « L'âme fièrement obsédée,
> Tu vouas au pâle remords
> Les savants qui trompent l'idée,
> Les marchands qui vendent la mort ;
> Et pour abriter sous ton aile,
> L'enfance, blanche tourterelle,
> Dont la misère est l'oiseleur,
> Pour enseigner ce qui fait vivre,
> Tu donnas au Peuple ton livre,
> Saint alphabet de la douleur ! »

L'autre, qui stigmatise les dénis scientifiques qui ont été si souvent commis à l'égard de F.-V. Raspail :

> « Ne crains point qu'un orage emporte
> Le bronze où nous t'avons dressé :
> L'admiration est plus forte
> Que le dédain n'est insensé.
> La nuit tremblerait pour ses voiles,
> Tu t'en irais jusqu'aux étoiles,
> Si les savants blêmes d'effroi
> Te rendaient en morceaux de gloire,
> Après l'insulte dérisoire,
> Tout ce qu'ils ont volé chez toi ! »

Cette strophe vengeresse, bissée par tous les assistants, produisit un

(1) Nous les avons réunis dans une brochure intitulée : *La statue de F.-V. Raspail, son inauguration le 7 juillet 1889.*

effet immense, toutes les mains la soulignèrent de frénétiques bravos, et, lorsque le poète regagna sa place dans la tribune officielle, il fut l'objet d'une véritable ovation.

L'inauguration de la statue de F.-V. Raspail s'est passée dans un ordre parfait, sans que le plus petit incident vînt la troubler. Rappelons seulement, à titre de document historique et comme un signe des temps, que le gouvernement s'était abstenu d'assister à cet hommage décerné au républicain intègre, resté pendant soixante-quatre ans sur la brèche, au savant fécond, dont les découvertes ont ouvert depuis plus d'un demi-siècle des sillons si profonds à la science moderne, au philanthrope qui a rendu tant de services à l'humanité souffrante.

A la vérité, F.-V. Raspail était un libre penseur, un de ces hommes au cerveau puissant qui aurait été marqué pour le bûcher au temps de la Sainte-Inquisition, mais s'il n'avait pu être livré aux flammes, il n'en avait pas moins été en butte, depuis son adolescence, à la haine cléricale, et on sait si cette haine est féconde en moyens d'atteindre ceux qu'elle poursuit même au delà du tombeau.

Cette cérémonie, dépouillée ainsi de tout caractère officiel, a été imposante dans sa simplicité. Le peuple, le vrai peuple de travailleurs, qui sait encore honorer ses grands morts, les députés, les sénateurs, les conseillers généraux de la Seine, les conseillers municipaux de Paris et des communes suburbaines, les délégués des villes comme Lyon, Marseille et Carpentras, tous ceux enfin qui se pressaient en foule pour saluer l'érection de cette statue superbe ont emporté de cette cérémonie grandiose un souvenir consolant et fortifiant.

.

Dans nos précédents avertissements, nous demandions où s'arrêterait la médecine dans la recherche des plus dangereux toxiques pour les transformer en médicaments. Elle ne paraît pas devoir abandonner cette voie fatale.

Un nouveau remède vient encore d'entrer dans la thérapeutique. C'est le *strophantus*, destiné à remplacer la digitale dans le traitement des maladies du cœur. Poison de cet organe, d'une violence extrême, le paralysant et le détraquant, il était tout indiqué pour supplanter la digitale, moins énergique, bien qu'elle ait empoisonné déjà suffisamment de malheureux, sans avoir amené une seule guérison des affections cardiaques graves. Et comment en serait-il autrement ? De quoi se préoccupent avant tout les médecins toxicophiles, si ce n'est de modifier d'une façon brusque, brutale, les *effets* de la maladie, sans en atteindre la *cause*. En combattant les effets seuls, ils ne font, par l'emploi de leurs poisons, que délabrer successivement les organes, mettant ainsi le patient dans la situation la plus défavorable pour résister à la maladie ; ils le conduisent un peu plus rapidement vers un dénouement fatal. Ah ! combien avons-nous vu de malheureux, venus à nous en désespoir de cause, nous donner la preuve de ce que nous avançons.

Dernièrement, une dame nous consulta, non pas tant pour sa maladie que pour des troubles graves survenus dans son économie, à la suite d'une médication qu'elle suivait depuis quelque temps. Son médecin la traitait pour des palpitations nerveuses et lui faisait prendre, chaque matin, une cuillerée à bouche de la potion suivante :

> Sirop de digitale .... 250 grammes
> Bromure de potassium   25   —

Ce traitement occasionna à la malade comme des transports au cerveau et des « brûlures à l'estomac », beaucoup plus pénibles à supporter que ses palpitations. Elle dut cesser de le suivre, s'étant convaincue qu'à chaque cuillerée qu'elle prenait, les phénomènes morbides du côté du cerveau et de l'estomac s'accentuaient davantage et menaçaient d'altérer profondément sa santé, sans qu'en retour elle éprouvât la moindre amélioration dans sa maladie.

Revenons au *strophantus*. C'est un arbrisseau sarmenteux, vivace, dont les branches s'enlacent comme les lianes autour des arbres des forêts vierges des pays tropicaux. On le trouve dans l'Afrique centrale, à Ceylan, à Madagascar, aux Indes, et c'est des graines contenues dans de longues gousses qu'on extrait la substance active.

On annonce que le gouverneur du Gabon, le Dr Ballay, est en train d'organiser des plantations de *strophantus* aux environs de Libreville, et le nouvelliste ajoute que la pharmacie française va ainsi pouvoir se fournir dans nos propres colonies et s'affranchir du tribut qu'il lui fallait payer jusqu'ici au commerce d'outre-Manche. Fort jolie perspective pour l'humanité, plus que jamais livrée aux éluculbrations des médicastres empoisonneurs, que cette inondation prochaine d'un toxique terrible qui sert aux indigènes à empoisonner leurs flèches. Un atome, introduit dans la moindre blessure, tue en un instant l'animal le plus robuste ; le lion, l'éléphant, l'hippopotame tombent foudroyés sous la piqûre de l'arme devenue plus meurtrière que les crochets du crotale ne peuvent l'être pour l'homme.

Tout dépend de la manière de s'en servir, paraît-il ; aussi assure-t-on, et cela à peine au lendemain de cette belle découverte thérapeutique, qu'administré à doses médicales savamment mesurées, ce poison va devenir le spécifique héroïque des maladies du cœur.

La digitale est détrônée, place au *strophantus !* Tout docteur qui se respecte ne pourra faire autrement, sous peine d'être taxé d'ignorer les progrès de la science, que de saisir toutes les occasions d'inscrire sur ses ordonnances ce merveilleux remède. Et il le fera de confiance, très inconsciemment, car il lui serait fort difficile de savoir ce que l'usage d'un tel poison peut produire, par la suite, sur la constitution humaine.

.*.

Nous avons encore à revenir sur le mercure, que les médecins emploient plus que jamais dans ses combinaisons les plus dangereuses. Nous continuerons, contre ce terrible agent de désorganisation, les protestations indignées que F.-V. Raspail ne cessa d'émettre, depuis 1840, dans tous ses écrits et, par tous les moyens en son pouvoir, de se faire entendre du public. Nous accuserons sans cesse la médecine scolastique d'avoir à elle seule plus contribué à la dégénérescence de notre race que n'auraient pu le faire toutes les autres causes morbides, et le nombre en est pourtant incommensurable.

On nous communique une ordonnance concernant un enfant de huit mois, atteint d'une affection cutanée non déterminée par le médecin. Le traitement consistait à lui donner chaque jour un bain additionné de trois cuillerées de la solution suivante :

        Eau . . . .   500 grammes
        Sublimé.   50   —

C'est-à-dire un peu plus de 5 grammes de sublimé corrosif pour la petite quantité d'eau nécessaire au bain d'un enfant de huit mois ! C'est effrayant, quand on songe avec quelle subtilité ce sel mercuriel peut s'infiltrer dans les tissus pour y devenir, par la suite, le générateur de maladies souvent incurables et presque toujours hideuses, telles que les nécroses, les cancers, les ulcères rongeants, les maladies rebelles de la peau, et toutes les affections qui prennent autant de noms qu'elles occupent de sièges, selon que les hasards de la circulation ont porté dans tel ou tel organe les atomes mercuriels. Qu'on s'étonne après cela de voir tout à coup la santé la plus florissante dépérir, sous l'effet d'un mal dont on ne peut s'expliquer l'origine !

Vous représentez-vous ce pauvre petit être enveloppé de cette nouvelle tunique de Nessus, aspirant par tous les pores largement ouverts par la tiédeur de l'eau, le terrible poison, et cela répété chaque jour jusqu'à épuisement de 50 grammes de sublimé corrosif ?

Certes, ils sont de bien grands coupables les médecins qui ont recours à de pareils procédés pour traiter une simple affection cutanée que tant de moyens inoffensifs peuvent sûrement guérir ! C'est heureusement ce qui arriva pour cet enfant. En effet, sur les conseils d'un ami qui se sert du *Manuel,* les parents n'exécutèrent pas cette ordonnance homicide, ils traitèrent le petit malade par les bains sédatifs, l'eau quadruple et la pommade camphrée et obtinrent rapidement sa guérison, à la grande stupéfaction du médecin qui s'en attribua le bénéfice, car les parents eurent la faiblesse, nous devrions dire la lâcheté, de lui cacher la vérité. Plus que jamais, ce médicastre sera convaincu de la supériorité et de l'innocuité des bains de sublimé dans le traitement des maladies de la peau, aussi en multipliera-t-il les prescriptions.

Cet exemple nous amène à faire une réflexion d'un autre ordre. Voilà, en effet, un médecin qui prescrit un poison à une dose suffisante pour donner une mort foudroyante à plus de cent personnes s'il était pris à l'intérieur. Le pharmacien exécute l'ordonnance et livre au client une bouteille contenant un demi-litre d'une solution dont l'aspect ne diffère pas de celui de l'eau la plus pure et la plus inoffensive ; il y place deux étiquettes, l'une blanche portant, avec le numéro d'inscription de son livre d'ordonnances, la mention *selon la formule,* l'autre rouge sur laquelle est écrit : *médicament pour l'usage externe,* et c'est tout. Cette bouteille entre ainsi dans le ménage, la plupart du temps sans que personne ne se souvienne même de ce qu'elle contient. Elle sera placée dans un placard, quand elle ne sera pas laissée sur une cheminée, voire sur un rayon de la cuisine. Il suffit d'exposer cette situation pour qu'on comprenne les terribles conséquences qui peuvent résulter d'une méprise, d'une imprudence inconsciente, sans compter de la malveillance qui pourrait en faire distraire une partie dans un but criminel.

Relatons un autre exemple de l'action désastreuse des remèdes mercuriels.

M. A... nous consulta tout dernièrement pour les accidents qui venaient de lui survenir dans la bouche et qui, lui causant de vives souffrances, l'empêchaient de manger. Les gencives, d'un rouge violacé, extrêmement tuméfiées, des ulcérations sanieuses sur toute l'étendue des parois buccales, de la langue, du voile du palais, une salivation abondante et l'haleine d'une fétidité caractéristique, ne laissaient aucun doute sur la nature de la maladie : nous avions affaire à une stomatite mercurielle des plus violentes.

Notre malade tomba des nues, quand nous lui dîmes qu'il était saturé de mercure.

— Mais je ne me souviens pas d'en avoir pris, s'écria-t-il avec une entière conviction.

Et, comme nous insistions en lui affirmant qu'il avait dû en absorber à son insu et tout récemment, il nous avoua qu'il était allé, quinze jours auparavant, prendre une consultation, pour une hydrocèle commençante, et que le médecin lui avait ordonné de se graisser les parties génitales avec une pommade d'un gris ressemblant à de la mine de plomb dont il se servait depuis lors. La cause était suffisamment entendue, comme on dit au Palais. Il s'était consciencieusement appliqué de l'onguent napolitain, c'est-à-dire une pommade composée par parties égales de mercure métallique et d'axonge.

La médecine scolastique ignore-t-elle les terribles accidents qui découlent de l'emploi du mercure ?

Non.

Seulement elle met une certaine crânerie à jouer avec ce poison, comme avec tous ceux qu'elle préconise, sans se préoccuper des conséquences graves qui peuvent en résulter plus tard. Elle considère même, comme l'apanage de l'art, l'audace d'appliquer à l'homme ces remèdes homicides et elle n'hésite pas à prétendre qu'en passant par ses doctes formules, le poison se change en bien, de mal qu'il était, tout comme l'arbre de la légende biblique.

Nous allons facilement prouver que les médecins ne pèchent certes pas par ignorance.

Il nous suffira de nous en rapporter à l'opinion de feu le professeur Trousseau, partisan convaincu des bienfaits du mercure, maître écouté et encore religieusement suivi dans ses doctrines.

Si nous ouvrons son *Traité de thérapeutique et de matière médicale*, publié en collaboration avec le Dr Pidoux, nous trouvons d'abord, page 252, tome 1er de l'édition de 1868, la confession suivante :

« Quelque prudence que mette le thérapeutiste dans l'emploi du
« mercure, il n'évite pas toujours des accidents même redoutables ; on
« voit des malades éprouver une salivation abondante et tomber dans
« la cachexie mercurielle pour avoir pris quelques grains de calomel (1),
« et souvent, sous l'influence d'une température trop basse, les accidents
« marchent en quelque sorte invinciblement et éludent l'habileté du
« praticien le plus consommé. »

Et plus haut, page 246, le professeur Trousseau nous énumère quelques-uns de ces accidents :

« Chez la femme enceinte, l'usage du mercure à titre de médicament
« peut même tuer le fœtus. Cacochymie, ulcérations de la bouche, de
« la langue, du pharynx, nécrose des os maxillaires, diarrhée, trem-
« blements, délire, manie, affections aiguës de la peau, avortement,
« tels sont les accidents que l'on peut reprocher au mercure, ou plutôt
« aux médecins qui administrent imprudemment les mercuriaux. »

Plus bas, page 247 :

« Les ulcérations mercurielles sont en général plus fétides, plus
« douloureuses, plus repoussantes que les ulcérations syphilitiques ;
« elles s'accompagnent presque constamment d'une cachexie générale,
« qu'on observe plus rarement dans la vérole. »

Notez que pour combattre cette dernière on abuse du mercure sous toutes ses formes ; c'est bien le cas ou jamais de dire : merci bien de votre remède.

Poursuivons encore quelques-unes de ces citations instructives. Nous allons mettre en évidence une étonnante contradiction :

« On peut dire du mercure, s'écrie l'auteur, qu'il domine la thérapeu-
« tique des maladies cutanées et il y a peu d'exagération à prétendre

______

(1) De tous les sels mercuriels le moins dangereux à cause de son insolubilité.

« que le mercure seul suffit au traitement de presque toutes ces affec-
« tions. Les mercuriaux sont des armes bien puissantes que l'on ne
« saurait trop s'habituer à manier. Mais, parmi ces préparations, le
« sublimé est certes le plus héroïque, celui qui, à lui seul, rend plus de
« services que tous les autres réunis. » (Page 278.)

Voilà pour le côté enthousiaste, mais nous arrivons bien vite au revers de la médaille, et cela pas plus loin qu'à la même page :

« Après les premiers bains, il survient ordinairement sur les jambes
« une éruption papuleuse qui cause aux malades de vives démangeai-
« sons et même de la cuisson. Cette éruption, loin de se dissiper sous
« l'influence de nouveaux bains, s'augmente, au contraire, et oblige
« souvent à renoncer à ce moyen. »

Et cette action du mercure sur la peau est encore plus nettement accusée ailleurs :

« Après la salivation, dit Trousseau, le plus grave des accidents
« immédiats résultant de l'emploi du mercure, c'est incontestablement
« l'eczéma mercuriel, qui envahit quelquefois la surface entière du
« corps, avec une extrême rapidité, cause une fièvre violente, du délire
« et d'autres symptômes qui peuvent amener la mort. » (Page 254.)

N'est-ce pas le comble de l'inconséquence que de présenter avec enthousiasme le mercure comme le plus héroïque agent thérapeutique des maladies de la peau !

Pour peu qu'on ait ouvert un ouvrage médical de F.-V. Raspail, on y a vu qu'il a toujours accusé le mercure de provoquer dans le tissu osseux des accidents similaires de ceux de la syphilis, ou plutôt qu'il a accusé le mercure qui avait servi à combattre la syphilis d'être le seul auteur de ces accidents qualifiés de tertiaires. Or, le professeur Trousseau lui donne raison par l'aveu suivant :

« Certaines maladies osseuses sont encore des accidents communs à la
vérole et à l'hydrargyrie ; ce sont des caries et des nécroses.» (Page 247.)

Une dernière citation pour finir. Chez les femmes atteintes de fièvre puerpérale, on sait que, neuf fois sur dix, les médecins prescrivent les frictions mercurielles sur le ventre jusqu'à l'apparition de la salivation. Eh bien ! pour ces malheureuses, Trousseau reconnaît :

« Qu'on a vu se développer aux parties génitales une inflammation couenneuse qui se terminait par la gangrène et par la mort. »
(Page 247.)

Malgré ce terrible danger, signalé par un des plus fervents partisans des mercuriaux, l'Académie de médecine, hantée par les divagations des pasteuriens, qui attribuent la fièvre puerpérale au microbe en chaînettes, alors que ce microbe se retrouve dans presque tous les pus et que cette maladie n'est due qu'au manque de soins hygiéniques et de propreté, l'Académie, disons-nous, vient de décider à l'unanimité moins deux voix que les pharmaciens seront autorisés à délivrer des paquets de sublimé aux sages-femmes. Les membres de la docte assemblée considèrent que l'emploi de la solution au sublimé corrosif pour les injections et le lavage des accouchées est absolument obligatoire comme moyen préventif contre la fièvre puerpérale !

Nous reculons avec horreur devant ces criminelles aberrations de la médecine scolastique, en disant à tout honnête homme d'interroger sa conscience et de se demander, après de si effroyables exemples, s'il est possible d'employer encore ces infâmes remèdes, alors qu'il est si facile de guérir à l'aide de la nouvelle méthode si rationnelle et si puissante dans sa merveilleuse et salutaire simplicité.

*
* *

Qu'est-ce que cette affection singulière qui, à partir du mois de novembre 1889, s'est propagée comme une traînée de poudre dans l'Europe entière au point de ne pas laisser un hameau sans en atteindre une partie importante de la population.

Au début, on avait pensé à une apparition en Europe de la fièvre dengue, mais on dut changer d'avis par la raison qu'il ne se produisait pas l'éruption caractéristique de cette fièvre rouge asiatique, du reste fort peu dangereuse comparée à ces deux sœurs la rougeole et la scarlatine.

On revint donc à l'idée d'une épidémie de grippe que l'on appela de son nom italien *influenza*.

A la vérité, dans bien des cas, on a constaté des poussées éruptives, mais elles différaient selon les sujets ; nous avons observé ainsi, au cours de cas d'influenza, de l'urticaire, du prurigo, de l'érythème simulant plus ou moins une fièvre rouge. Or les antécédents des malades prouvaient que ces éruptions n'étaient qu'une manifestation d'un vice constitutionnel mis en activité par l'action stimulante de l'épidémie,

De son côté, le Dr Rochard, après avoir remarqué que plusieurs malades étaient atteints d'une éruption tout à fait particulière, s'est demandé si le rash qu'ils présentaient ne devait pas être attribué à la quantité d'antipyrine qu'ils avaient absorbée.

La grippe, on le sait, se montre tous les ans pendant la période hivernale, par les temps humides, brumeux, ceux surtout qui succèdent aux grands froids ; les cas sont plus ou moins nombreux et passent par cela même sans qu'on y attache aucune importance ; beaucoup sont considérés comme de simples coryzas. Nous avons même des exemples de personnes qui, chaque année, régulièrement et à peu près aux mêmes époques, sont grippées ; c'est donc chez elles une prédisposition constitutionnelle à une manifestation catarrhale des voies respiratoires. Ceci atténuerait déjà, dans une large mesure, l'idée que la grippe est essentiellement une maladie épidémique charriée par l'air ou introduite dans l'économie par le véhicule de l'eau, ainsi que le prétendent certains microbistes.

Et d'abord, il est nécessaire de rappeler quel est le cortège de symptômes qui accompagnent la grippe classique : au début, malaise, courbature, douleurs contusives des membres, céphalalgie frontale, fièvre plus ou moins forte selon le tempérament du sujet ; puis coryza, larmoiement avec tuméfaction des yeux, mal de gorge, raucité de la voix, enfin une toux fréquente, quinteuse, douloureuse, commençant par être sèche, puis devenant humide, provoquant quelquefois des vomissements ; le malade est oppressé et accuse comme un capuchon de souffrance et d'engourdissement s'étendant du cou sur les épaules.

Malgré cet ensemble des phénomènes actifs de la grippe, cette maladie est beaucoup plus pénible à supporter qu'elle n'est dangereuse. On peut dire que, dans la grande majorité des cas, elle ne dépasse pas les limites d'une indisposition et qu'il suffit de quelques jours de repos et de soins hygiéniques pour la guérir.

Sous ce rapport, il est incontestable que l'*influenza* de 1889-1890 a été également extrêmement bénigne au début et qu'elle n'a pas cessé de l'être, malgré la mortalité importante qui s'est produite pendant sa durée. Nous ne croyons pas qu'on puisse attribuer rigoureusement à l'influenza un seul cas de mort, et c'est pourtant par centaines de mille qu'il faut compter, rien qu'en France, les personnes qui en ont été atteintes.

Nous reviendrons, dans un instant, sur les causes qui ont pu motiver un accroissement de la mortalité pendant les deux mois de durée de l'épidémie. Mais, pour l'instant, nous voulons établir que les symptômes prédominants de l'affection qui nous occupe ont été la fièvre, la céphalalgie, les douleurs lombaires et un anéantissement des forces qui se faisait partout sentir dans les membres inférieurs. Dans beaucoup de cas, c'est ce dernier effet qui s'est accusé seul et d'une façon aussi brusque qu'inattendue ; dans d'autres, c'étaient les manifestations catarrhales qui dominaient. En résumé, on a pu constater, pour ainsi dire, autant de cas particuliers qu'il y avait d'individus atteints. Est-ce là le processus d'une maladie épidémique de nature spécifique et amenant naturellement des accidents identiques chez tous ceux qu'elle frapperait ?

Prenez le choléra qui, en dépit de la fameuse découverte du bacille, doit être considéré, d'après la théorie rationnelle de F.-V. Raspail, comme un empoisonnement miasmatique résultant de l'action soutirante d'une comète sur les dépôts souterrains fermentescibles, miasme qui pourrait avoir pour base un cyanure d'hydrogène ; prenez toutes les maladies qui se propagent sous une forme infectieuse ou contagieuse, vous aurez toujours la reproduction identique de l'enchaînement de leurs effets morbides.

Dans l'influenza récente, il n'en a pas été ainsi.

Comme il fallait s'y attendre, les fervents disciples de Pasteur ne pouvaient laisser passer une si belle occasion de découvrir un nouveau microbe, auteur de tout le mal. Aussi les trompettes de la publicité ne tardèrent pas à sonner à tous les échos la bonne nouvelle, la mirifique découverte du microbe de la grippe. Bienheureux microbe qui transforme l'inconnu de la veille en célébrité du lendemain. C'est ainsi que le nom du Dr Jolles nous est révélé.

Son microbe aurait l'eau pour domicile et s'y serait montré tout à coup d'une abondance extrême pour diminuer et finir par disparaître avec la décroissance de l'épidémie.

Nous laisserons les corps savants se livrer à d'interminables controverses sur cette découverte pasteurienne et, sans vouloir empiéter sur leur domaine, nous nous contenterons de faire ce raisonnement bien simple : si le soi-disant *micrococcus de l'influenza* avait été transmis par le véhicule de l'eau, comment expliquer que les pays où on n'en boit pas, tels que les contrées à cidre et à bière, n'aient pas été plus éprouvées que les autres. Comment se ferait-il que des hommes qui ne boivent que du vin pur et des alcools aient été en quelque sorte les premiers et les plus sérieusement atteints?

Cette constatation suffit pour que nous ne nous arrêtions pas davantage sur ce point.

A l'Académie de médecine, le Dr Bouchard, niant l'intervention d'un microbe spécifique, a soutenu l'hypothèse d'une modification de notre organisme par certaines influences cosmiques, et il a accusé le vent d'Est d'être le promoteur de l'épidémie. Jusqu'à un certain point cette thèse est soutenable ; les vents d'Est sont en effet très secs, par suite de leur long parcours sur terre, et, pour cette raison, ils doivent modifier dans une certaine mesure les propriétés exhalantes et absorbantes des tissus organiques. Dans ces conditions, si on considère qu'ils sont le véhicule de tous les miasmes qui se dégagent du sol et qu'ils charrient les gaz délétères que répandent dans l'air les usines insalubres, on comprend qu'il peut y avoir, par le fait du vent d'Est, une production d'épidémie.

Mais, dans l'espèce, cette idée doit être abandonnée, attendu que dans le mois de décembre et une partie de janvier, au moment même où la bizarre épidémie se montrait dans les localités jusqu'alors épargnées, le vent soufflait depuis plusieurs jours du Sud ou du Sud-Ouest.

Nous sommes donc porté à voir là l'action morbide d'une influence météorologique sur des constitutions affaiblies par le surmenage physique et intellectuel, les névroses, l'alcoolisme, l'abus du tabac, la viciation du sang, soit par l'hérédité, soit accidentellement par la vaccine et la médecine des poisons, constitutions toutes préparées à subir les effets troublants de cette action morbide sur les systèmes nerveux et sanguins.

De là, ainsi que nous l'avons dit plus haut, cette variabilité de symptômes accusés selon l'état diathésique des individus.

F.-V. Raspail a établi avec certitude que toutes les fois qu'on constatera des perturbations atmosphériques mettant en contradiction les indications du baromètre et au cours desquelles se manifesteront des maladies épidémiques d'un caractère plus ou moins grave, on pourra pronostiquer, sans crainte de se tromper, qu'il existe sur l'horizon une comète, même avant sa découverte par nos astronomes.

Or, dans le cas présent, cette règle est nettement confirmée.

Dans le courant de décembre 1889, l'observatoire de Marseille découvrait la comète Borelly et constatait sa marche rapide du nord au sud, à la vitesse d'un degré par jour, ce qui devait amener sa disparition, d'au-dessus de l'horizon de Paris, vers les derniers jours de janvier.

Eh bien ! l'influenza ne s'est-elle pas propagée du nord au sud, n'a-t-elle pas diminué progressivement pour disparaître vers la fin de janvier ?

La démonstration ne peut être plus éclatante.

Et étant donnée la rapidité avec laquelle cet astre évoluait dans l'espace, on comprend qu'il devait en résulter des perturbations considérables dans les ondes de nos marées aériennes et, par ricochet, amener une perturbation non moins profonde dans la constitution des êtres animés.

Quant à l'accroissement de mortalité qui s'est produit pendant la durée de l'influenza, on doit l'attribuer à une prédisposition plus grande qu'en temps ordinaire aux inflammations pulmonaires, à une accélération dans la marche des maladies chroniques graves, et surtout, nous n'hésitons pas à nous prononcer sur ce point, au traitement qui a été appliqué aux influenzés, alors qu'au début et par de simples soins hygiéniques, ces derniers étaient rétablis au bout de trois ou quatre jours. La mortalité s'est accentuée du moment où les médecins ont traité cette affection bénigne par le sulfate de quinine et surtout par le poison à la mode, l'antipyrine. De là sont sorties les complications inattendues qui ont marqué la seconde période de la maladie régnante.

Nous avons décrit précédemment l'action désastreuse du sulfate de quinine sur les muqueuses de l'estomac et les accidents graves qui en résultent. Quant à l'antipyrine, c'est un poison stupéfiant et par suite prédisposant aux congestions cérébrales et pulmonaires ; c'est ce qui explique l'augmentation considérable des cas de pneumonie et de bronchite qui ont enlevé les malades avec une rapidité étonnante, presque subitement et sans souffrances notables.

Avec l'engouement pour les poisons qui caractérise la nouvelle école médicale, on fait le plus grand abus de l'antipyrine ; on l'administre à tort et à travers pour le moindre malaise et, cependant, les médecins sont déjà forcés de reconnaître que son emploi, même modéré, peut provoquer des accidents toxiques graves. Le professeur Germain Sée, lui-même, a constaté, chez plusieurs malades traités par l'antipyrine, une éruption à forme d'urticaire ; confirmation de l'hypothèse avancée déjà par le Dr Rochard.

Il est incontestable que chez certaines personnes ce médicament agit comme un véritable poison.

Dans le Congrès de thérapeutique qui a eu lieu à Paris en 1889, un grand nombre de médecins ont enfin appelé l'attention sur les dangers de la médication alcaloïdique ; ils ont pour ainsi dire donné raison à l'un des plus illustres médecins de notre siècle, Bouillaud, lorsqu'il s'écriait dans son dernier discours :

« La chimiatrie actuelle est un danger, elle traite l'organisme humain
« comme une cornue où se combinent et se brassent les poisons dont
« vous avez fait des remèdes. Avec cela, j'en conviens, vous opérez des
« prodiges, des changements à vue qu'admire le public : les générations
« futures, je le crains, sauront ce que vous leur aurez coûté. »

Cette triste prédiction est en train de se réaliser.

Si on considère la dégénérescence qui s'accuse de plus en plus et l'envahissement des maladies cutanées qui frappent actuellement les trois cinquièmes de la population, on peut se demander avec effroi ce que sera la race humaine aux siècles suivants.

VIII

Manuel pour 1891.

La médecine, appelée l'*art de guérir* et qui, malheureusement, n'est que trop souvent l'art de tirer profit des soins que l'on donne au malade, est plus que jamais en voie de devenir un sérieux danger pour l'humanité. Notre génération, aux prises avec les poisons effrayants qu'on lui prodigue sous forme de médication pour combattre les maux même les plus bénins, ne peut que préparer un triste avenir à la race humaine.

Il y a plus de quarante ans, alors que les médecins, imbus de la doctrine antiphlogistique de Broussais, n'employaient qu'avec modération et dans quelques cas pathologiques le mercure et ses dérivés. F.-V. Raspail s'efforça de démontrer que bien des affections n'avaient pas d'autre origine que l'action du mercure sur les tissus organiques ; il montra l'atome mercuriel déposé dans certains organes par les hasards de la circulation, comme l'auteur, dès qu'une cause quelconque parvenait à l'extraire des vacuoles qui lui servaient de repaire, de désordres nouveaux, qui prennent autant de noms qu'ils affectent de sièges. En sorte, concluait-il, que presque tous les maux du catalogue peuvent dérouler, avec mille caractères divers, de cette seule et unique cause déplacée ; et il le prouva en obtenant la guérison, par un traitement anti-mercuriel combiné avec un régime hygiénique réparateur, d'affections que la médecine orthodoxe s'était déclarée impuissante à soulager.

Aujourd'hui, à près d'un demi-siècle de distance, parmi les antiseptiques préconisés par l'école pasteurienne, figure, en première ligne, le sublimé corrosif.

C'est monstrueux !

Chaque année, à cette place, nous avons continué l'œuvre de notre vénéré père ; nous avons montré l'homme si fort dans sa haute stature, aux siècles antérieurs, diminuant de taille d'une façon qui effraie quand on se demande ce qu'elle sera au siècle prochain ; nous avons avancé, sans crainte d'être démenti par les praticiens, qu'à l'heure actuelle, près des deux tiers de la population sont atteints à des degrés divers d'affections constitutionnelles, et nous avons dit : c'est à vous, médecins, qu'est due en grande partie cette affligeante situation.

Par la vaccine, qui n'a jamais mis à l'abri de la variole, vous avez généralisé toutes les virulences, tous les germes morbides. Par le mercure, vous avez infecté les constitutions qui se rencontraient encore saines, les préparant à transmettre aux générations suivantes les germes d'affections que vous qualifierez ensuite de scrofule, de rachitisme, de syphilis, de tuberculose osseuse et cutanée, etc., selon les diverses formes de leurs manifestations. Par les poisons que vous employez avec fureur, vous altérez successivement les organes, les affaiblissant et les conduisant d'une façon lente, mais progressive, vers une dégénérescence complète. Ajoutez à votre œuvre néfaste l'action de toutes les causes morbides qui naissent des vices qui prennent souvent l'homme dès l'enfance pour le conduire à une décrépitude anticipée de l'alcoolisme cette plaie sociale de nos jours, de l'abus du tabac, de la falsification des substances alimentaires, de l'altération de l'air et des eaux par les produits toxiques qu'y déversent à profusion les usines insalubres, sources complexes d'empoisonnements à doses infinitésimales, mais par cela même plus dangereuses par leur marche insidieuse, et demandez-vous comment l'homme pourra échapper au triste sort qui l'attend dans un avenir prochain.

Dans cette seconde moitié de siècle, où le génie a marché à pas de géant dans la voie des conceptions merveilleuses, qui toucheraient au surnaturel pour nos grands-pères, s'ils étaient appelés à les contempler, la médecine scolastique n'a pas fait un progrès, elle a rétrogradé. Loin de s'apercevoir du mal qu'elle a causé dans le passé, elle ne tend qu'à l'aggraver dans l'avenir. Entraînée dans l'orbite pasteurienne, sa doctrine est devenue le microbisme à outrance. Aussi, partant de ce principe faux que les microbes sont la cause initiale de toutes les maladies, elle ne poursuit qu'un but : tuer le microbe ou le rendre stérile en lui opposant un autre microbe savamment cultivé. Et cette lutte se passe dans nos organes, dans nos tissus, dans notre sang à grands renforts de poisons et d'inoculations de virus obtenus dans le laboratoire à l'aide de putréfactions plus ou moins ingénieusement manipulées.

Ah ! si F.-V. Raspail a été le premier à signaler le rôle morbide que les infiniment petits peuvent jouer dans notre organisme ; si, aujourd'hui, on veut bien le regarder comme l'initiateur de la microbie, hâtons-nous de dégager son œuvre des exagérations dans lesquelles sont tombés ses imitateurs.

Avec cet esprit dirigé vers les plus puissantes conceptions et qui ne lui faisait aborder une science que pour en bouleverser de fond en comble les théories fausses et surannées, avec son amour profond pour toutes les questions humanitaires, F.-V. Raspail devait s'attacher à découvrir les moyens de soulager ses semblables des maladies qui les affectaient et devant lesquelles la médecine, à ses yeux, se montrait si impuissante. Continuant sa méthode, qui l'avait conduit à de si belles découvertes dans la chimie organique et la physiologie végétale, et qui consistait à s'armer de toutes les ressources des diverses sciences d'observation, à coordonner les idées, à raisonner l'ensemble des faits, à voir, dans la similitude des effets, la similitude des causes,

F.-V. Raspail avait distingué les infiniment petits, qui sont la cause de maladies, des micro-organismes qui ne sont que le résultat de l'altération et de la désorganisation des tissus, par la maladie même ; il n'avait pas confondu le microbe effet avec le microbe cause, erreur profonde dans laquelle sont tombés les microbistes modernes.

F.-V. Raspail arriva ainsi à une détermination rationnelle des causes naturelles des maladies. Il les classa en neuf groupes.

Nous les rappelons sommairement ici pour répondre une bonne fois pour toutes à ceux qui répètent encore que la méthode de F.-V. Raspail consiste uniquement à attribuer aux vers intestinaux et aux micro-organismes l'origine de toutes les maladies : 1º la privation, l'excès, l'insuffisance ou la mauvaise qualité des substances alimentaires ; 2º le manque ou l'impureté de l'air et l'empoisonnement miasmatique ; 3º l'action des poisons, substances qui, loin d'être propres à l'assimilation et au développement de nos tissus, ne se combinent avec eux que pour les désorganiser et les frapper de mort ; 4º l'effet du froid et de la chaleur sur nos organes, ou le passage trop subit d'une température à une autre, l'action des phénomènes atmosphériques et des modifications climatériques ; 5º les plaies et les blessures, les contusions, les fractures ; 6º l'introduction dans nos tissus, d'échardes, d'arêtes, barbes de graminées, etc., enfin de ces milliers de petits corps acérés, barbelés que le vent emporte et dissémine dans l'atmosphère que nous respirons comme des myriades d'atomes ; 7º l'introduction dans les diverses cavités de nos organes de graines qui germent et se développent ou de substances qui enflent sous l'influence de l'humidité ; 8º le parasitisme externe ou interne des infiniment petits, les helminthes ou vers intestinaux ; 9º enfin les maladies morales, impressions violentes, affections froissées, ambitions déçues, ennui et désespoir, causes invisibles qui déséquilibrent l'intelligence ou nous minent comme un poison subtil et lent.

F.-V. Raspail démontra qu'il n'est pas une seule de nos maladies dont l'explication ne soit fournie par la réalisation de l'une de ces neuf hypothèses.

Mais, à l'époque de l'apparition de la nouvelle méthode, devenue si rapidement populaire par ses succès obtenus dans des cas considérés comme incurables par les médecins aux abois, la cause la plus féconde en maux de toutes espèces, c'était certainement celle du parasitisme des infiniment petits et des vers intestinaux ; F.-V. Raspail n'émettait aucune exagération lorsqu'il affirmait qu'on pouvait lui attribuer les neuf dixièmes des maladies alors régnantes. Dans ce temps-là, la médecine ne traitait que par les antiphlogistiques, c'est-à-dire les émissions sanguines, la diète, les boissons délayantes, les émollients et les bains, auxquels s'ajoutaient les vésicatoires et les cautères ; elle proscrivait avec force anathèmes les épices, les aromates et les baumes. Il est facile de se rendre compte dans quelle proportion les vers intestinaux et toute la série des entozoaires devaient croître et multiplier, à l'abri d'une médication si bienfaisante pour eux et dont ils s'accommodaient à merveille. Leurs sécrétions, de plus en plus abondantes, devenaient un véritable poison pour l'organisme ; leurs œufs, charriés par le sang, allaient se fixer dans les organes et y développer des affections locales dont le médecin était incapable de reconnaître la cause. Aussi, en présence de l'aggravation de la maladie, de l'augmentation de la fièvre, ne voyait-il qu'une surabondance du phlogistique ou principe inflammable ; et, pour en avoir raison, saignait, affamait plus que jamais son malade, qui ne tardait pas à succomber.

C'est dans ces conditions que la nouvelle méthode survint, avec ses moyens curatifs aussi simples qu'efficaces, pour combattre une cause morbide déterminée; on vit alors des malheureux, condamnés par la docte faculté, revenir à la santé comme par enchantement ; il y eut des cures qui auraient paru tenir du merveilleux si F.-V. Raspail n'avait eu soin d'en donner l'explication simple et rationnelle, mais la vogue de sa méthode, établie sur des succès constants, eut le don de lui attirer la haine des médicastres et, par ricochet, de nombreuses persécutions.

Aujourd'hui, dans l'art de guérir, tout a changé de face, on ne traite plus uniquement par les antiphlogistiques ; les épices sont plus largement utilisées dans l'alimentation ; les poisons mêmes qui nous sont octroyés pour le moindre bobo servent de puissants vermifuges, aussi le parasitisme des infiniment petits perd de son importance dans le cadre nosologique de nos maladies pour céder le pas aux maladies produites par l'intoxication *accidentelle, industrielle ou médicale*, et cette dernière, actuellement, n'est pas la moins féconde en affections souvent incurables et transmissibles par l'hérédité.

. *.

Dans le courant de l'année 1890, deux grandes questions ont été mises à l'ordre du jour scientifique : la guérison de la tuberculose et la dépopulation de la France.

Depuis que les progrès de la tuberculose pulmonaire deviennent si menaçants et causent de jour en jour une mortalité toujours croissante, tous les efforts des médecins ont porté sur la recherche de moyens prophylactiques et curatifs efficaces à employer contre ce terrible fléau. Malheureusement, sous l'influence des théories pasteuriennes qui font maintenant loi en médecine, leurs études, une fois le microbe de la phtisie découvert, ont été uniquement dirigées dans le but de stériliser ce microbe et de guérir la phtisie par le même procédé avec lequel M. Pasteur prétend guérir le charbon et la rage.

Le Dr Verneuil et plusieurs autres médecins se livraient depuis quelques années à des expériences dans ce sens, sans arriver au moindre résultat sérieux, lorsque, dans les premiers jours de novembre dernier, la presse européenne annonça avec retentissement la guérison de la tuberculose par la découverte du Dr Koch. On sait que c'est à ce savant prussien que la bactériologie est déjà redevable du microbe de la tuberculose et du bacille virgule du choléra, ce fameux bacille qui, paraît-il, serait inoffensif, s'il n'avait le tort de produire des sécrétions terriblement toxiques. Cette constatation, résultat des expériences de microbistes fervents, se rapproche de la vérité et donne raison à ceux qui, comme nous, croient avec le professeur Peter et le Dr Hubert Boëns que c'est le milieu qui fait la malfaisance du microbe, qu'en un mot, le microbe du charbon, par exemple, n'est pas charbonifique, mais charbonifère.

Certes la nouvelle d'une découverte aussi importante que la guérison de la phtisie était bien faite pour causer une émotion profonde dans le monde savant. Mais, ce qui est étrange, c'est que, dans cette aventure scientifique, le moins convaincu parut être le Dr Koch lui-même qui, lorsque partout on acceptait en aveugle la possibilité de la guérison de la phtisie par l'inoculation à doses infinitésimales de sa lymphe microbicide, a soin de faire des réserves : « De ses expériences, conclut-il, il est disposé à admettre qu'une *phtisie commençante* peut être guérie ; de même, dans les cas où l'affection ne serait pas déjà trop avancée. » Par exemple, pour les autres tuberculoses osseuses et cutanées et qui, pour nous, ne sont que trop souvent d'origine mercurielle, pour le lupus particulièrement, il est plus affirmatif sur la guérison certaine, sans cependant être en état d'en citer un seul exemple.

C'est dans de telles conditions que le monde médical s'emballa pour cette découverte, qui n'était en somme qu'à l'état d'ébauche, puisque son inventeur n'en connaissait pas même les résultats définitifs.

M. Pasteur, dont l'étoile pâlissait devant celle de son heureux émule — qu'est en effet la guérison de la rage à côté de celle de la tuberculose — s'empressa d'associer indirectement son nom à cette découverte lancée avec un vacarme retentissant, rappelant par tant de côtés le bruit fait naguère à propos de sa prétendue guérison de la rage.

Il envoya le télégramme suivant, au Dr Koch, à Berlin, au lendemain même de cette nouvelle à sensation :

« M. Pasteur et les chefs de service de l'Institut Pasteur adressent à M. Koch toutes leurs félicitations pour sa grande découverte.

« PASTEUR. »

Toutes les sommités médicales et chirurgicales briguèrent l'honneur d'expérimenter la lymphe merveilleuse *in animâ vili*, pardon sur les pauvres déshérités qui peuplent nos hôpitaux.

On assista à ce spectacle peu édifiant de praticiens de valeur oubliant ce qu'ils devaient à la science, à leur réputation même, pour tomber dans des pratiques charlatanesques. Armés d'une seringue Pravaz, au milieu d'une nombreuse assistance tenue en suspens, on les vit inoculer de malheureux tuberculeux avec un produit dont ils ignoraient la composition, mais dont les effets d'une intensité extrême le leur indiquaient suffisamment comme un toxique des plus dangereux. Ils étaient du reste invités par l'inventeur à n'en user qu'avec la plus grande prudence et seulement à la dose de 2 milligrammes.

Sous la rubrique, en gros caractères, la TUBERCULOSE, les journaux remplirent des colonnes d'observations puériles comme celle-ci :

« Service de M. Péan. Observation n° 5. Salle Denonvilliers. — Abcès tuberculeux par congestion ; jeune femme, vingt et un ans. Hier avant l'injection, à 10 heures, la température marque 37° ; à 1 heure, 38°,4 ; à 7 heures soir, 39° ; à 8 heures, 37°,6 ; à 10 heures, 37°,6. »

Toute cette mise en scène pour constater qu'à la suite de l'injection la malade avait eu un accès de fièvre.

Le Dr Koch avait annoncé qu'à la dose de 2 milligrammes, la lymphe injectée sous la peau portait directement son action sur les parties malades en y amenant des phénomènes de congestion violente.

Dans le lupus, par exemple, auquel il paraît s'être plus spécialement attaché, la région envahie se tuméfiait au bout de quelques heures, devenait rouge et douloureuse ; cette action locale s'accompagnait de symptômes généraux comparables à ceux qui annoncent l'invasion d'une maladie grave, comme la variole, la scarlatine ou l'érysipèle : frisson violent, suivi rapidement d'une fièvre intense, vomissements, délire, et, si la dose était un peu trop forte pour le sujet, état comateux pouvant persister pendant 24 heures. Du reste, les mêmes symptômes se déchaînaient après injection, chez les malades atteints de véritable tuberculose, mais devaient, au dire du Dr Koch, être suivis d'une réaction favorable à la guérison.

C'est en constatant la simple reproduction des symptômes actifs annoncés par le Dr Koch, que certains de nos expérimentateurs français manifestèrent une étonnante admiration par ces exclamations recueillies par les reporters : *C'est surprenant. Est-ce possible ? C'est merveilleux !*

Il fallut bientôt en rabattre. En quelques jours, tout croula. Au 10 décembre, les journaux ne parlaient plus que de déceptions, de désillusion profonde. Le remède était par trop dangereux ; on citait des décès à peu près subits, des cas d'aggravation dans l'état des phtisiques inoculés, des rechutes graves chez des malades « guéris » du lupus. De plus, l'action congestive de la lymphe sur les parties malades constituait un danger de mort immédiate dans la phtisie laryngée, par l'œdème de la glotte, dans la méningite tuberculeuse, par une congestion cérébrale.

Tous les enthousiastes de la veille rentrèrent dans les limites de la raison et furent d'avis que le Dr Koch avait prématurément publié sa découverte, avant d'avoir obtenu un résultat probant de sa valeur curative ; on y trouva même un caractère de mercantilisme peu honorable.

M. Pasteur suivit le courant. Il porta contre le remède de son émule un jugement qui fut appliqué jadis avec tant de raison à sa fameuse méthode des inoculations intensives contre la rage.

« Jusqu'à présent, dit-il à un correspondant de journal anglais, il n'y a pas une seule cure authentique, même pour le lupus. Le remède est d'un degré de virulence inouïe et les réactions qu'il entraîne sont terribles. Nous avons affaire à un toxique d'une si indomptable énergie qu'il *peut introduire dans l'organisme des désordres dont les conséquences ne peuvent être augurées et n'ont pas encore été étudiées.* »

Il y a loin de ce jugement à « toutes les félicitations pour sa grande découverte », adressées au Dr Koch, dès la première heure.

Quant à nous, nous n'avons jamais dit autre chose, toutes les fois que nous avons eu à combattre l'emploi des poisons et les inoculations de putréfactions de laboratoire dont il est fait un si incroyable abus.

Quelques médecins sérieux ont donné un bel exemple en se refusant d'expérimenter ce remède suspect, et nous ne saurions trop applaudir au beau langage tenu par le Dr Huchard, médecin de l'hôpital Bichat.

« Je refuse ces injections, dit-il, parce que je pense, avec beaucoup d'autres, qu'elles auraient dû rester de simples expériences de laboratoire ; parce que je ne me crois pas le droit de risquer la vie de mes semblables, même et surtout dans un but scientifique. On peut comprendre, en thérapeutique, toutes les audaces, mais à la condition expresse qu'elles s'arrêtent au respect de la vie humaine. »

La question en est là, au moment où nous publions ces lignes. Jusqu'à présent la lymphe de Koch a tué un certain nombre de malades, elle n'en a guéri aucun, et nous ne pensons pas nous tromper en appliquant à ce remède homicide le jugement porté par le Dr Peter sur la méthode dite prophylactique de la rage : « C'est une colossale mystification. »

**

Les causes de la dépopulation ne sont pas aussi complexes que pourraient le faire croire les discussions auxquelles se livrent les savants qui s'en occupent en ce moment à l'Académie de médecine ; pour nous, elles se restreignent à deux ordres de faits :

1° L'altération profonde amenée dans l'organisme par des causes que nous avons indiquées précédemment et parmi lesquelles nous persistons à mettre en première ligne l'action funeste de la médecine scolastique;

2º La faible natalité, qui place notre pays dans une infériorité inquiétante vis-à-vis des autres puissances et qui est la conséquence des difficultés matérielles de l'existence moderne.

Ceux qui voudraient en trouver le remède réparateur dans des mesures législatives tendant à rendre le mariage obligatoire, en établissant un impôt sur les célibataires, et en simplifiant les formalités du mariage, tendant à reporter de seize à vingt et un ans la protection que nos lois donnent à la jeune fille contre le séducteur ; à forcer le père d'un enfant naturel à lui fournir une pension d'entretien ; à accorder des secours gratuits à l'habitant des campagnes pour l'empêcher d'émigrer dans les villes, ainsi qu'aux pères de nombreuses familles ; à rendre plus active la surveillance des enfants en bas âge abandonnés à des soins mercenaires, etc., ceux-là se préoccupent de questions dignes du plus grand intérêt, mais par trop insuffisantes pour réagir avec efficacité contre cette décroissance qui s'accentue de plus en plus.

Quelle action auraient, en effet, dans l'état actuel de la société, ces mesures de haute philanthropie contre les causes physiques de la dépopulation ?

Elles n'empêcheraient pas la vaccine de généraliser les maladies et de transformer ainsi le corps humain en un réceptacle de virus; elles n'empêcheraient pas l'enfant de l'alcoolique de succomber dans le premier âge à l'éclampsie et, s'il résiste, de devenir la proie de la chorée, de l'épilepsie, des névroses qui le conduisent, comme vers un calvaire, à la paralysie ou à l'affaiblissement des facultés intellectuelles; elles n'empêcheraient pas la généralité des enfants d'entrer dans la vie affectés des germes morbides transmis par leurs parents.

Et si ces malheureux boucs émissaires de notre prétendue civilisation et de nos non moins prétendus progrès de la science médicale ne succombent pas dans leur première enfance ; s'ils parviennent à franchir l'adolescence, malgré des diathèses qui n'attendent qu'une occasion pour livrer ces corps à l'envahissement des maladies, de la tuberculose pulmonaire par exemple, qui trouve là un terrain tout préparé quand le germe n'y existe pas déjà à l'état latent ; s'ils atteignent enfin l'âge du mariage, ils seront fatalement appelés à reproduire des êtres auxquels ils transmettront tous leurs vices constitutionnels avec cette aggravation que, nés de générateurs malades, ces enfants auront acquis un degré de plus dans la marche progressive de la dégénérescence !

Peut-on s'étonner, après cela, de voir tant d'enfants mourir prématurément ou n'opposer qu'une faible résistance à la maladie ?

La véritable plaie sociale, celle qui travaille pour une large part à amener la dépopulation, réside incontestablement dans l'extension de la tuberculose pulmonaire ; en se basant sur la statistique de Paris la plus sérieusement établie, ce terrible fléau produit le cinquième de la mortalité. Nous venons de voir les moyens absurdes que l'on tente d'employer pour la combattre, alors qu'il faudrait, pour en enrayer les effrayants progrès, recourir tout d'abord à une véritable révolution dans la médecine officielle, en faisant table rase de sa thérapeutique intoxicante et de ses vaccins, aussi dangereux par leur action funeste qu'ils sont impuissants à éviter les maladies auxquelles on les oppose.

Parmi les plus fermes partisans de la vaccine, il n'en est pas un seul aujourd'hui qui pourrait nier que le vaccin humain n'ait servi à propager les semences morbides, de même que le vaccin de la génisse, auquel ils ont eu recours ensuite, pour éviter ce danger, n'ait répandu à son tour le germe de la tuberculose, en sorte que depuis un siècle qu'on vaccine et revaccine, on n'a fait que compromettre de plus en plus la santé publique et augmenter dans une proportion colossale les causes de la mortalité.

Et c'est quand cette vérité éclate au grand jour que l'on voit se poursuivre avec acharnement et, par tous les moyens, la campagne entreprise par les médecins pour forcer la main aux législateurs, afin de rendre la vaccination et la revaccination obligatoires.

Le Dr Bernheim, qui se déclare « vaccinateur très convaincu », reconnaît que la statistique des vétérinaires sur la tuberculose de la race bovine est effrayante et, suivant lui, que le vaccin de génisse inoculé de l'animal vivant au bras de l'homme est aussi dangereux que le vaccin humain.

C'est clair.

Les vaccinateurs ne pèchent pas par ignorance. Lorsqu'ils inoculent le virus vaccin, ils savent qu'ils peuvent infecter une constitution saine, sans la mettre à l'abri des atteintes de la variole, puisqu'il est établi que souvent la variole se déclare chez des sujets récemment vaccinés.

Le professeur Brouardel vient de développer devant l'Académie de médecine cette thèse déjà soutenue par le Dr Rochard. Efforçons-nous de réduire le chiffre des décès, puisque nous ne pouvons augmenter celui des naissances. Et dans cet ordre d'idées, il admet que les quatre cinquièmes des décès portent sur des jeunes gens ou des hommes ayant moins de trente ans, c'est-à-dire n'ayant pas encore atteint l'âge de la reproduction ou étant au plein de cette période. Pour lui, la variole et la fièvre typhoïde doivent être rendues responsables de cette mortalité, aussi s'empresse-t-il de conclure qu'il est urgent qu'une « LOI SANITAIRE rende la vaccination et la revaccination obligatoires ».

Or, le même professeur Brouardel avait rappelé précédemment, devant la Société de médecine publique et d'hygiène de Paris, l'histoire d'une épidémie consécutive à la vaccination, dans laquelle un grand nombre d'enfants présentèrent des accidents impétigineux, etc., et où SEIZE ENFANTS VACCINÉS MOURURENT EN VINGT-QUATRE HEURES.

Cet exemple n'est-il donc pas suffisant à M. le Dr Brouardel pour lui faire comprendre que, parmi les causes pathologiques de la dépopulation, il faut mettre au premier rang la vaccine elle-même.

Dans la même séance, le Dr Pourquier, en donnant lecture d'un travail intitulé : « Des accidents cutanés qu'on observe parfois consécutivement à la vaccination animale », citait un cas observé en Allemagne où, dans une localité, HUIT CENTS enfants et, dans d'autres, plus de MILLE, avaient été victimes d'accidents morbides graves après avoir été vaccinés avec du vaccin de génisse.

L'année dernière, on ne put cacher le fait de six enfants, vaccinés à l'Académie de médecine de Paris avec le vaccin officiel, qui avaient contracté du même coup la syphilis. Presque en même temps on apprenait que, dans un pensionnat de Lamotte-aux-Bois, près de Beauvais, trente-deux jeunes filles et une sous-maîtresse avaient été atteintes d'accidents syphilitiques à la suite d'une revaccination générale du pensionnat.

En présence de ces méfaits patents, indéniables de la vaccine, dont nous pourrions multiplier les tristes exemples, qu'est-on en droit de penser d'un conseil municipal important comme celui de Paris, la ville lumière, qui émet, à une immense majorité, un vœu pour que le ministre de l'Instruction publique rende, par décret, la revaccination obligatoire dans les écoles !

Existe-t-il donc un vent de démence soufflant avec fureur sur les esprits en cette étonnante fin de siècle !

Nous venons d'indiquer le côté pathologique et médical de la dépopulation dont la résultante est une augmentation des décès, il nous reste à dire quelques mots des causes sociales qui, en revanche, amènent la faible natalité.

M. le Dr Hardy, dans une récente communication faite à l'Académie de médecine, l'attribue à tort au climat, à la race et à l'afflux des ouvriers dans les villes. Il ne nous paraît pas moins s'écarter de la vérité, lorsqu'il ajoute que, d'après lui, « plus les peuples sont civilisés, moins ils ont d'enfants ». Il s'agit de s'entendre sur le sens donné à cet aphorisme. M. Hardy pense-t-il que la civilisation, par son fait même, apporte un amoindrissement dans les facultés prolifiques de la race humaine ? Dans ce cas, il lui suffirait de jeter les yeux sur des peuples qui, sans aucun manque de chauvinisme de notre part, peuvent être regardés comme aussi civilisés que nous autres Français; il y verrait aussi bien, dans l'aristocratie, dans la bourgeoisie que dans la classe ouvrière, le nombre respectable d'enfants dont se composent la plupart des familles.

Il nous souvient que pendant un séjour que nous dûmes faire à l'étranger, grâce à l'ordre moral de 1876, nous nous étions fixé dans un hameau situé sur les côtes maritimes de la Belgique. La population de ce petit coin perdu de la Flandre occidentale, dont les habitations étonnent par leur extrême propreté, était sobre, honnête, travailleuse, intelligente et nous ajouterons non dépourvue d'une certaine dose d'instruction, car sous l'action des libéraux qui détenaient le pouvoir à cette époque, l'instruction était largement donnée dans les campagnes belges. Les enfants de pauvres pêcheurs et de non moins pauvres manouvriers commençaient à parler le français presque aussi bien que leur langue maternelle, et certains d'entre eux nous donnèrent la preuve qu'ils n'auraient pas tenu les dernières places sur les bancs de nos écoles primaires. Tout a bien changé, à la vérité, en ces dernières années, depuis l'avènement du gouvernement clérical, dont le premier acte a été de supprimer deux mille instituteurs.

M. le Dr Hardy voudra bien accorder que cette population pouvait être regardée, à bon droit, comme civilisée en se tenant bien entendu au sens strict du mot ; or, ce qui nous frappa le plus à notre arrivée dans ce pays, c'est le grand nombre d'enfants possédés par chaque ménage. Un brave homme à peine âgé de 35 ans, à qui nous demandions un jour s'il avait beaucoup d'enfants, nous répondit du ton le plus naturel et comme la chose la plus ordinaire: «Oh! non, je n'en ai que huit ». Ajoutons que jamais nous n'en avons entendu un seul se plaindre des lourdes charges qu'une aussi nombreuse famille apportait à leur maigre budget.

En France, la population en général est habituée à plus de bien-être, à un certain confort auquel il lui serait pénible de renoncer ; elle s'est créé des besoins matériels de luxe auxquels il lui faut obéir. Dans ces conditions, la lutte pour la vie, dans les villes surtout, est souvent un problème bien difficile à résoudre, et les parents redoutent d'avoir beaucoup d'enfants dans la crainte de ne pouvoir les élever convenablement ou de compromettre les ressources péniblement amassées qu'ils se réservent pour leur vieillesse.

Voilà la véritable cause de la faible natalité, qui inquiète à bon droit les esprits soucieux de l'avenir de notre patrie. Ne cherchez pas ailleurs : en France, que ce soit dans les villes, que ce soit dans les campagnes, c'est volontairement qu'on a peu d'enfants, et les cas de véritable stérilité sont l'exception.

. Il faut avoir le courage de mettre le doigt sur la plaie si on veut trouver le moyen de la cicatriser.

Le modeste employé qui craint de s'endetter, l'ouvrier rangé qui se préoccupe d'économiser quelques ressources contre les mauvais jours, le petit industriel qui est inquiet des fluctuations du lendemain, le cultivateur qui a tant de difficulté à mettre, à la fin de l'année, les deux bouts ensemble, tous ces travailleurs qui forment la grande masse de la société sentent bien que, s'ils avaient une nombreuse famille, ils ne pourraient arriver à faire face à leur situation et qu'ils vivraient perpétuellement dans un état de gêne voisin de la misère.

Ah ! ce n'est pas en discutant théoriquement de telles questions dans les sphères académiques qu'on peut connaître où réside le mal; c'est en allant le trouver dans son milieu même. Que vous habitiez le village ou la ville, regardez autour de vous ; procédez à une sorte de recensement en passant d'une maison à l'autre et, au bout de votre enquête, vous serez convaincu que la majorité des familles n'a qu'un, deux et trois enfants ; celles qui en comptent quatre sont déjà plus rares. Dans vos pérégrinations, vous pourrez entendre cette mère qui, en somme, adore les enfants, vous dire : —Oh! nous en avons bien assez de deux ; nous avons déjà bien du mal de nous tirer d'affaires comme cela, avec trois, ce serait la gêne, avec quatre la misère ; nous n'en demandons pas d'autres.

D'un autre côté, l'état de dégénérescence de la race fait que beaucoup de femmes, malgré l'amour maternel si développé en elles, redoutent l'épreuve de la maternité qui met si souvent leur existence en danger ou leur laisse d'incurables infirmités, alors que cet acte devrait s'accomplir comme une fonction naturelle de la vie, ainsi que cela a lieu chez les races primitives.

Telles sont, rapidement esquissées, les principales causes physiques et sociales de la dépopulation en France.

On arrêtera sa marche progressive, en diminuant la mortalité par l'abandon de la médecine des poisons et des vaccins et en revenant aux bienfaits d'une hygiène salutaire et régénératrice.

En combattant la faible natalité par des réformes que l'état actuel de notre société réclame d'urgence.

En enrayant par tous les moyens les effets désastreux de l'alcoolisme qui sévit autant dans les campagnes que dans les villes.

Enfin, en frappant avec une extrême rigueur les faiseuses et les faiseurs d'anges.

Faites que les impôts ne soient plus une charge accablante pour les travailleurs ; ne demandez plus à la nation tant de millions, qui vont fondre, sans profit pour la prospérité du pays, dans les *vieux rouages* administratifs des antiques monarchies, qui sont un anachronisme avec notre époque de progrès et de démocratie.

Ne mettez plus la femme dans la nécessité de négliger son intérieur, d'abandonner ses enfants des journées entières, regrettant même d'en avoir aux heures de découragement et de misère noire, pour aller user ses forces et sa santé dans les ateliers et les manufactures; que le père de famille puisse suffire aux besoins du ménage.

Donnez en un mot la vie à bon marché, rendez l'existence moins dure et à l'abri des inquiétudes de l'avenir, et alors vous pourrez **dire avec** confiance : croissez et multipliez !

IX

Manuel pour 1892.

La campagne entreprise et poursuivie avec tant d'acharnement, dans ces dernières années, par l'école vaccinatrice, semble sur le point d'aboutir.

Le ministre de l'Intérieur vient de déposer sur le bureau de la Chambre, à la date du 3 décembre, un projet de loi pour la « protection de la santé publique », dans lequel le Conseil d'hygiène a glissé un article — but réel de cette loi — rendant la vaccination et la revaccination obligatoires.

Jusqu'ici, les partisans de la vaccine n'avaient pu convaincre les législateurs qu'ils avaient le droit d'imposer telle ou telle doctrine médicale, pas plus qu'ils ne pourraient se permettre de réglementer la liberté de conscience. Nos gouvernants pensent autrement, et nous allons probablement assister à cette étrange chose : le vote, dans un pays libre, d'une loi portant la plus grave atteinte à la liberté individuelle.

Ce ne sera pas une des moins étonnantes surprises que nous réserve cette fin de siècle, que l'élévation de la vaccine au rang d'une croyance d'État, — car nous démontrerons qu'elle n'est pas autre chose qu'une croyance empruntée à des peuples primitifs ; qu'elle n'a rien de scientifique, que c'est uniquement un remède digne de la médecine empirique du moyen âge.

Lors du fameux projet de loi Liouville, une délégation de la ligue des antivaccinateurs se rendit auprès du ministre de l'Intérieur d'alors ; celui-ci, étonné en apprenant qu'il existait de nombreux savants adversaires de la pratique de Jenner et frappé de la valeur des observations qui lui furent présentées, déclara solennellement :

« Je vous le garantis, Messieurs, le projet Liouville rentrera dans les cartons et il n'en sortira pas tant que je serai au ministère. »

Or, ce ministre était le même M. Constans qui vient de déposer,

RASPAIL..

d'accord avec ses collègues, le nouveau projet en faveur de la vaccine, mais cette fois avec l'estampille officielle.

Il nous souvient également que M. Yves Guyot, actuellement ministre des Travaux publics, écrivait, en 1885, au président de la Ligue des antivaccinateurs :

« Je suis un adversaire résolu de la vaccination obligatoire. Je ne reconnais pas à l'État le droit de pénétrer dans les individus sous forme de virus. C'est une violation de domicile. »

Nous n'insisterons pas.

Le paragraphe du nouveau projet de loi concernant la vaccination est ainsi conçu :

« La vaccination, au cours de la première année, et la revaccination, au cours de la 10e et de la 21e année, sont rendues obligatoires. »

Donc, de par cette loi indigne d'un régime républicain, si les malheureux enfants en bas âge n'ont pas eu trop à souffrir des effets de la première inoculation d'un produit putride, dont nous rechercherons dans un instant l'origine et la nature, il y a beaucoup de chances pour qu'à un âge plus avancé ils ne puissent échapper, à la seconde et à la troisième récidive, aux conséquences souvent terribles de cette infectieuse pratique.

Mais ce qu'il y a de remarquable dans cette étonnante conception de l'aréopage désormais célèbre qui constitue le Conseil d'hygiène, c'est cette durée de dix années imposée à la vertu préservatrice du vaccin, pas un jour de plus, pas un jour de moins, alors que tous les médecins consciencieux sont bien obligés de reconnaître que la variole se déclare chez les sujets vaccinés, sans aucun égard pour la date récente ou éloignée de l'inoculation.

Cependant les vaccinateurs, à défaut de loi, avaient déjà un joli champ d'exercice grâce au concours de mesures administratives toujours arbitraires et souvent scandaleuses. La vaccine est devenue depuis longtemps obligatoire, par ce moyen bien simple que toutes les écoles sont impitoyablement fermées aux élèves non pourvus d'un certificat de vaccine. La revaccination a fait, elle aussi, son chemin vers l'obligation : on revaccine de force les soldats ; on menace certaines catégories d'employés de la perte de leur gagne-pain s'ils se refusent à se laisser infecter le sang. Dans les écoles primaires, l'administration donne l'ordre de procéder à la revaccination et, si les parents protestent, on renvoie leurs enfants. Nous avons vu le fait se produire récemment ; et c'est ainsi qu'un brave ouvrier d'une commune de l'Oise dut faire faire par ministère d'huissier sommation à l'administration d'avoir à rendre l'accès de l'école à ses deux filles renvoyées illégalement.

Eh bien, dans cette circonstance comme dans bien d'autres, nous autres Français, qui avons la prétention d'être toujours à la tête du progrès, nous arrivons à la remorque des autres nations. On veut nous imposer une loi d'obligation vaccinale au moment où les peuples voisins, qui l'avaient depuis longtemps, reviennent de leur erreur et ou l'ont abandonnée complètement ou sont bien près de le faire.

La Suisse a rejeté la revaccination obligatoire à une immense majorité.

L'Allemagne laisse tomber sa loi en désuétude, au point que moyennant un mark d'amende (1 fr. 25) on peut se soustraire pour toujours à toute vaccination. L'empereur actuel, lui-même, a donné l'exemple en refusant de laisser vacciner ses enfants.

En Angleterre, où l'idée de l'utilité de la vaccine est le plus ancrée, une commission officielle a été nommée et procède en ce moment à une enquête, preuve que déjà le doute a pénétré dans bien des esprits.

Enfin, en Hollande, le gouvernement a décrété que désormais la vaccine serait absolument facultative par les considérations suivantes :

« Il ne faut pas perdre de vue les conséquences très funestes qui sont
« possibles même avec la plus grande précaution. La meilleure insti-
« tution de vaccination ne pourra pas toujours éviter ces conséquences
« nuisibles. C'est une raison d'éviter toute contrainte et d'abandonner
« le choix aux habitants eux-mêmes, sous leur propre responsabilité.
« Même en supposant que la vaccination soit un préservatif absolu
« contre la petite vérole, le gouvernement n'aurait pas le pouvoir de
« prescrire la vaccination, car LE GOUVERNEMENT N'AURAIT PAS A DIS-
« POSER DU CORPS DES CITOYENS, MÊME S'IL ÉTAIT CONVAINCU QUE
« CETTE MESURE EST FAVORABLE. »

Nous recommandons à notre gouvernement républicain de méditer cette haute leçon de liberté donnée par un gouvernement monarchique.

Il y a certainement en France des praticiens impartiaux qui ont pu se convaincre de l'inutilité de la vaccine, aussi bien que de ses dangers, et qui y ont renoncé. Nous citerons le Dr Caron, de Paris, dont le nom nous revient en mémoire et qui écrivait en 1886: « Il y a longtemps que

je refuse de vacciner et je regarde la vaccination comme une flouerie. »
Mais ils sont en réalité peu nombreux, car jusqu'à présent nous n'avons
pas eu souvent la satisfaction d'enregistrer de la part de médecins
français de déclaration comme celle faite par un médecin étranger, le
Dr Collins, de Londres :

« Après avoir vacciné, comme tous mes confrères anglais, des milliers de personnes, je vis que cette pratique causait des accidents et ne
préservait pas de la variole. J'ai cessé alors de vacciner et renoncé aux
300 livres (7.500 francs) que cette pratique me rapportait chaque
année. »

Cependant il ne faudrait pas croire que ce sont là de simples manifestations d'isolés grincheux, entraînés par un esprit paradoxal à combattre les fameux *bienfaits* de la vaccine. En dehors des médecins qui
font de leur art uniquement un métier, il existe de nombreux savants,
d'une compétence irrécusable et dégagés de tout intérêt pécuniaire, qui
ont répudié la vaccination et l'ont montrée comme aussi nuisible à la
santé publique qu'elle est sans effet aucun contre le développement
de la variole. Non seulement en Europe, mais dans toutes les autres
parties du monde où la science a ses missionnaires, des voix autorisées
ont protesté contre l'erreur scientifique des doctrines vaccinales. L'intérêt de l'humanité ne devait pas tarder à réunir toutes ces forces
intellectuelles dispersées en un faisceau compact sous le titre de *Ligue
universelle des antivaccinateurs*. Groupés autour d'un vaillant lutteur le
Dr H. Boëns, ces hommes de science poursuivent l'œuvre commune ;
ils forment légion aujourd'hui et ont tenu en échec l'école vaccinatrice,
qui s'était vue bien près du triomphe final quand, par un engouement
aveugle, le monde savant officiel accueillit, avec l'enthousiasme que
l'on sait, les théories pasteuriennes.

Lorsqu'on aborde cette question de la vaccine, un point d'interroga-
tion se présente à l'esprit.

Qu'est-ce que la vaccine ?

On vous répond : c'est un virus qu'on inocule sous la peau pour
préserver de la petite vérole et qui fut pris à l'origine sur des boutons
survenus au pis de la vache. Cette éruption porte le nom anglais de
cow-pox.

C'est bien. Mais d'où provient cette éruption et quelle en est la
nature ?

Ici, on vous renverra à la discussion qui occupa, il y a vingt-sept ans, un grand nombre de séances de l'Académie de médecine. Il s'agissait de savoir si le *cow-pox* n'aurait pas été amené au pis des vaches par le contact des mains des vachers qui auraient eu à traiter auparavant des chevaux atteints de la maladie désignée en Angleterre sous le nom de *horse-pox* et en France sous celui de *eaux grasses aux jambes*.

Cette longue discussion n'aboutit à aucune solution.

Aujourd'hui, on en est encore là. Ignorance sur la nature du vaccin ; ignorance sur le rôle qu'il joue dans l'économie humaine pour la rendre soi-disant réfractaire à la variole. Ce n'est donc pas le résultat d'une découverte scientifique raisonnée et démontrable, c'est l'adoption pure et simple d'une pratique bizarre que l'on découvrit en usage dans les montagnes de l'Écosse.

Comment ces montagnards avaient-ils été amenés, pour se garantir de la variole, à pratiquer dans la peau du bras des piqûres à l'aide d'une pointe trempée dans le pus des pustules qui viennent au pis des vaches ? Il serait bien difficile de l'établir aujourd'hui ; mais on est frappé du rapprochement qui existe entre cette coutume et celle en faveur dans l'Inde et la Chine où de temps immémorial on inoculait directement le pus pris sur les varioleux pour préserver de la maladie spontanée.

La foi de ces braves gens dans la vertu préservatrice du vaccin gagna Jenner ; il se fit l'apôtre ardent de cette croyance qui, depuis un siècle, s'est imposée par la force de l'habitude aux esprits les plus sensés. On resta convaincu de l'immunité acquise par ce procédé empirique, alors que des épidémies de variole continuèrent à se montrer aussi meurtrières que par le passé, frappant indistinctement les vaccinés et les non vaccinés. Les croyants ne furent pas déroutés pour si peu, ils expliquèrent la présence de la maladie chez les premiers, par cette raison que la vertu préservatrice du vaccin n'avait qu'une durée limitée et qu'il était nécessaire de le renouveler surtout à chaque menace d'épidémie. Donc, la vaccination ne suffisant pas, il fallait la revaccination pratiquée à des périodes qui ne seront jamais trop courtes au gré des intéressés.

Si les vaccinateurs ignorent ce qu'est leur vaccin, les savants qui le combattent se sont efforcés de le connaître. Le Dr H. Boëns est convaincu que le vaccin de Jenner « est uniformément le même partout :

chez les enfants, chez les veaux, au pis des vaches, aux jambes des chevaux : *il est syphilitique, rien que syphilitique* ».

Il conclut, sous forme d'axiome : « Vacciner et revacciner, c'est inoculer à un degré quelconque tantôt bénin, quand le vaccin s'est affaibli
par de nombreuses évolutions, tantôt grave, mortel même quelquefois,
c'est inoculer la syphilis. »

Déjà, avant lui, Hebra avait dit que le virus de la syphilis est très
semblable à celui de la vaccine. Et plus récemment, le Dr Gédéon, de
Berlin, dans une brochure qui fit sensation dans le monde médical, disait : « Nos observations personnelles nous portent à déclarer que toute
vaccination n'est qu'une syphilisation à plus ou moins haut degré. »

L'origine du *cow-pox* serait donc tout naturellement expliquée par le
contact, sur le pis des vaches, de mains malpropres de gens atteints de
syphilis.

Sur l'origine essentiellement infectieuse du vaccin, nous sommes
d'accord avec le Dr H. Boëns ; mais nos observations sur la nature
même de la syphilis, aussi bien que sur celle du vaccin, nous portent à
considérer les deux virus non seulement comme similaires, mais ayant
une origine commune : le mercure.

Nous allons nous expliquer.

La syphilis ne fixa l'attention qu'au xve siècle ; quelques années à
peine après la découverte de l'Amérique, ce qui fit croire qu'elle en
avait été importée ; il est certain qu'elle n'était pas connue des Latins et
des Grecs. On la voit apparaître en 1494, lors de l'expédition de
Charles VIII à Naples. Les Napolitains accusèrent les Français de leur
avoir apporté cette contagion qu'ils appelèrent *mal franceze ;* de leur
côté, les Français lui donnèrent le nom de *mal napolitain*, convaincus
qu'ils l'avaient rapporté de leur expédition à Naples. Toujours est-il
que, dès le début, elle se répandit avec une telle rapidité dans les deux
mondes qu'ils étaient en droit l'un comme l'autre de s'accuser mutuellement de s'être transmis ce terrible fléau.

La maladie primitive apparut comme un *mal ardent*, aussi terrible
que la peste, aussi rapidement mortel ; elle était caractérisée par une
gangrène des organes génitaux tellement contagieuse qu'en certains pays
on fut obligé de séquestrer de la société ceux qui en étaient infectés.

Comme remède, on ne trouva que le mercure qui fût capable sinon de
guérir, du moins d'enrayer les progrès rapides du mal et d'empêcher de

mourir les malheureux que la débauche ou un moment d'oubli avaient mis aux prises avec la contagion. Sous l'action du mercure, qui possède une si grande affinité pour les tissus organiques, la maladie prit de génération en génération un caractère nettement différentiel ; aujourd'hui, de sa forme primitive, il ne reste aucune trace : la syphilis du xve siècle a disparu et, à sa place, s'est substituée une affection qui n'en rappelle ni les symptômes, ni la marche, ni la terminaison.

Sur ce point nous défions qu'on nous contredise.

La maladie vénérienne qui, de nos jours, porte toujours le nom de syphilis, n'est qu'une affection d'origine mercurielle, ainsi que notre illustre père, F.-V. Raspail, l'a surabondamment démontré par d'indiscutables exemples. « Je ne sache pas, a-t-il pu affirmer, un seul caractère de la syphilis que les traitements mercuriels ne soient en état de faire naître. »

Mais, objectera-t-on, comment se fait-il que la médecine scolastique continue à préconiser l'emploi des mercuriaux pour combattre la syphilis actuelle ? Nous répondrons qu'en cela elle fait sans s'en douter de l'homéopathie pure ; elle tombe dans les mêmes errements des homéopathes, dont la devise était *similia similibus curantur*, les semblables traités par les semblables, et qui, ne préjugeant rien sur l'essence de la maladie, s'adressaient directement à ses symptômes, croyant avoir guéri quand ces derniers avaient disparu. Il arrive donc que le mercure est prescrit au même titre que la doctrine d'Ahnemann faisait combattre, par exemple, la constipation par un médicament qui produit la constipation, l'insomnie par le café, les vomissements par des vomitifs.

Mais le mercure administré est cent fois plus funeste que ne peut l'être la maladie entièrement modifiée par des évolutions à travers les siècles qui constitue la syphilis moderne. Il se fixe dans le système lymphatique, il s'amalgame pour ainsi dire avec le tissu osseux ; il peut rester des années sans révéler sa présence, jusqu'au jour où il entre en scène, sous une impulsion quelconque, pour produire des manifestations morbides que les médecins appellent alors les accidents secondaires et tertiaires de la syphilis. Eh bien, nous pouvons affirmer hautement, en nous appuyant sur l'autorité de la longue pratique de la nouvelle méthode, que jamais ces accidents ne se sont produits chez des individus atteints de syphilis, lorsqu'ils avaient pu heureusement échapper à tout traitement mercuriel.

Nous terminerons cette rapide et succincte étude de la syphilis nécessaire à notre démonstration, par cette remarque que la similitude des accidents syphilitiques avec les accidents mercuriels est tellement caractéristique que le professeur Trousseau, dont les doctrines sont toujours celles de la médecine officielle, n'a pu s'empêcher de constater et d'écrire :

« Les ulcérations mercurielles sont en général plus repoussantes que les ulcérations syphilitiques ; elles s'accompagnent presque constamment d'une cachexie générale qu'on observe plus rarement dans la vérole. »

La syphilis moderne est donc pour nous une maladie engendrée par le mercure et constituée par un principe que l'on peut appeler, si l'on veut, le microbe de la syphilis en état de la transmettre et de la reproduire.

Mais, de son côté, le vaccin, ainsi que nous venons d'en émettre l'idée, est-il également mercuriel ? Nous allons citer des faits qui nous paraissent probants.

F.-V. Raspail avait remarqué à plusieurs reprises que chez certaines femmes, traitées antérieurement par le mercure, les compresses d'eau sédative, appliquées sur les seins pour combattre des engorgements de glandes, provoquaient l'apparition de boutons d'une identité complète avec les boutons vaccins. Il en donna l'explication suivante :

« On ne saurait nier que les mêmes applications d'eau sédative soient dans le cas de produire ce genre d'éruption sur le pis des vaches mercurialisées, et l'on accordera de même que c'est à son action ammoniacale que l'eau sédative est redevable de ces effets. Donc, toute combinaison fortement ammonio-mercurielle agira dans ce cas à l'instar de l'eau sédative, dès que le hasard des circonstances la mettra en contact avec le pis des vaches. L'urine de la vache, qui tombe sur les mamelles, renferme de l'ammoniaque combinée ou libre, du sel et du benjoin succédané du camphre ; ce qui, avec des tissus mercurialisés, déterminera l'éruption similaire du *cow-pox.* »

L'année dernière, nous avons pu constater une éruption de ce genre sur le sein d'une femme atteinte d'une hypertrophie de la glande mammaire. Cette femme avait fait plusieurs frictions mercurielles, quand nous lui fîmes appliquer sur le sein des cataplasmes arrosés d'eau sédative. Or, quelques jours après, apparurent des boutons exactement semblables à des boutons vaccins et qui laissèrent les mêmes traces cicatricielles.

Quant à la présence du mercure dans les tissus absorbants des mamelles de la vache, les mains de vachers, si souvent souillées d'onguent gris, malheureusement employé de tout temps dans les campagnes pour les animaux aussi bien que pour l'homme, suffisent à l'expliquer.

Donc, à part une différence de vue sur la nature même de la syphilis et du vaccin, nous nous rangeons absolument à l'opinion si nettement formulée par le Dr H. Boëns : le vaccin introduit dans l'organisme un virus similaire de celui de la syphilis.

Dans tous les cas, il est un point sur lequel on ne peut conserver aucun doute, c'est sur la différence de nature qui existe entre les deux virus vaccin et variolique.

Alors, pour quelle raison le premier posséderait-il la spécialité de mettre l'organisme hors des atteintes du second ? Pourquoi ne serait-il pas aussi bien préservateur de la rougeole, de la scarlatine ou de n'importe quelle autre maladie infectieuse ?

Qui pourrait démontrer le contraire ?

Dans cette hypothèse, on trouverait au moins une explication plausible, à savoir qu'une constitution viciée par un virus de la nature du vaccin deviendrait moins apte à accueillir un autre virus infectieux. Mais il n'en est pas ainsi et, aujourd'hui, on ne saurait nier que, pendant l'évolution vaccinale, la variole s'est parfois déclarée chez le même individu.

Nous avons vu en 1870, lors de l'épidémie de variole qui s'était généralisée dans presque toute l'Europe, des revaccinés être les premiers à gagner la maladie.

Et d'autres que nous ont été également à même de relever des preuves aussi accablantes pour le vaccin. Voici ce qu'au Reichstag le député Obeken disait, en 1874, au cours de la discussion de la loi allemande sur la vaccination et la revaccination obligatoires :

« Pendant les épidémies de petite vérole, on a remarqué souvent,
« comme je l'ai observé moi-même, que les personnes qui se faisaient
« vacciner gagnaient la maladie immédiatement ou peu de temps après,
« au plus haut degré, avec les plus dangereux symptômes, et qu'elles en
« mouraient souvent. Je connais beaucoup de personnes de ma ville
« natale qui, à cause de cela, ne voulaient pas se laisser vacciner pen-

« dant l'épidémie régnante, il y a peu de temps. Aussi j'ai entendu dire
« dans d'autres villes que les magistrats défendaient la vaccination
« pendant l'épidémie parce que les cas de mort, à la suite de la revacci-
« nation, se multipliaient d'une manière inattendue. »

Ce qu'il y a de piquant, c'est que le député Obeken n'en vota pas
moins la loi.

Pour notre part, ces exemples étaient suffisants pour nous éclairer
sur la valeur de la méthode de Jenner dont jusqu'alors nous étions partisan ; nous en faisons notre *meâ culpâ*. Nous avions accepté cette
absurde pratique, sans l'avoir raisonnée, sans avoir eu l'idée de rechercher ce qui se passe en réalité dans l'organisme, à la suite de cette introduction dans le sang d'un virus pernicieux. Nous étions alors de bonne
foi dans notre erreur, comme nous le sommes aujourd'hui dans notre
exécration contre cette abominable pratique de la généralisation de
toutes les virulences qui se sont développées et modifiées à l'infini dans
l'économie humaine.

Mais, si nous avions acquis la conviction de l'inutilité de la vaccine,
quand nous vîmes chez le même individu évoluer en même temps le
virus vaccin et le virus variolique, avec cette aggravation que le malade
se trouvait aux prises avec deux actions détériorantes de ses forces
vitales, nous ne devions pas tarder à comprendre en outre combien la
vaccine avait été désastreuse pour l'avenir des générations. Bien des
fois nous avions été frappé de la manifestation d'une affection chronique virulente chez des enfants dont les parents n'avaient jamais
cessé de jouir de la plus florissante santé. Ces enfants eux-mêmes, à
leur naissance, étaient beaux et sains ; ils n'avaient subi aucune maladie, sortant du cadre des simples indispositions, ils avaient par conséquent échappé à tout traitement mercuriel.

Pourquoi ces petits êtres, nés pour faire des hommes forts, présen-
taient-ils tout à coup les signes non équivoques d'une maladie diathésique telle que : la syphilis, la scrofule, l'eczéma, le rachitisme, la tuberculose et tant d'autres affections qui ne sont peut-être que des variantes
et des combinaisons modifiables à l'infini de tous ces états morbides,
dont l'origine pour la plupart provient uniquement de la mercurialisation de l'espèce humaine à travers les siècles. Ces enfants étaient
venus au monde exempts de tout vice du sang, donc l'affection qui se
révélait brusquement chez eux, n'étant pas congénitale, il fallait cher-

cher ailleurs le facteur qui l'avait introduite dans ce corps vierge de virulence. La vaccine seule pouvait en être rendue responsable.

Nous nous contenterons, faute d'espace, de citer l'exemple suivant :

Une forte et belle jeune fille de dix-neuf ans vint nous consulter pour un engorgement général des ganglions lymphatiques du cou; certains atteignaient le volume d'un œuf de poule et plusieurs avaient déjà suppuré, laissant des cicatrices indélébiles ; c'est vers l'âge de seize ans qu'elle avait commencé à remarquer l'induration de quelques ganglions maxillaires. Jusqu'alors elle n'avait jamais été malade, et la seule indisposition qu'elle eût eue à subir lui avait été causée par la vaccination, à l'âge de deux ans ; en dernier lieu, malgré l'apparence d'une superbe carnation, l'état général était loin d'être satisfaisant. Son affection, tardive à se manifester, tenait certainement de la scrofule ; mais provenait-elle de l'hérédité ? Il y aurait eu tout lieu de le croire si nous nous étions arrêté à la seule constatation que cette jeune fille était accompagnée d'un frère d'une année plus âgé qu'elle, aussi fortement constitué, mais présentant également au cou de profondes cicatrices, comme en laissent les écrouelles. De même que chez sa sœur, les ganglions autour du cou étaient restés durs et stationnaires pendant quelque temps, puis, très rapidement, ils s'étaient ramollis, avaient percé et finalement lui avaient laissé les cicatrices bourrelées pour lesquelles il venait nous demander s'il n'y aurait pas moyen d'en atténuer le déplorable aspect. Pas plus que sa sœur, il n'avait été malade depuis sa naissance, il avait seulement été vacciné presque en même temps qu'elle.

— Comment pouvez-vous expliquer, nous dit ce jeune homme, que ma sœur et moi soyons ainsi maltraités, quand, dans notre famille, il n'existe pas d'exemples semblables. Nous avons avant nous une sœur âgée de 28 ans et un frère de 26 ans ; tous deux n'ont jamais eu un bouton sur le corps. Il en est de même pour une sœur et deux frères plus jeunes que nous. Quant à nos parents, remarquables par leur belle santé, ils sont de ceux qui se vantent de ne pas savoir ce que c'est qu'une indisposition.

— Une simple question : avez-vous été vaccinés dans la même localité que votre sœur ?

— Oui, Monsieur, et je réfléchis que ma sœur a même une de ses amies, de son âge, qui est atteinte des mêmes grosseurs autour du cou.

Ce court interrogatoire était suffisant pour faire la lumière la plus complète sur l'origine de l'affection qui avait éprouvé si malheureusement ces trois jeunes gens. Tous trois, à peu près du même âge, avaient été vaccinés avec un virus pris à la même source infectieuse.

Nous pourrions citer cent autres exemples qui montreraient que non seulement le vaccin compromet toujours la santé, mais qu'il est en état de causer la mort rapide des enfants.

En voici une preuve terrible annoncée par la dépêche suivante reproduite par les journaux :

« Berlin, 9 juin 1891. — Les enfants vaccinés 'e mois dernier, à Orbrusel, près de Wiesbaden, par les soins du service médical, SONT PRESQUE TOUS MORTS. »

Et les vaccinateurs n'en continueront pas moins à conseiller imperturbablement la revaccination pour combattre la dépopulation en France. Ils n'ignorent pourtant pas les dangers qu'offre le vaccin humain ; ils savent que l'apparence de santé n'est pas une garantie et que le plus bel enfant, sur lequel on prend le virus, peut porter à l'état latent les germes de l'une quelconque des diverses maladies spécifiques. Ils en sont si bien convaincus qu'ils ont cherché à en éviter les désastreuses conséquences en se servant du vaccin de génisse ; là encore, ils n'ont réussi qu'à propager la tuberculose, si commune dans la race bovine.

En réalité, la variole, même en temps d'épidémie, ne constitue pas une maladie aussi grave qu'on veut bien le faire croire. Elle n'est vraiment dangereuse, elle ne devient mortelle qu'en raison du traitement d'abord expectant, ensuite simplement palliatif qu'on lui oppose. Même sous sa forme hémorragique, qui a sévi avec tant d'intensité pendant le siège de Paris et qui emportait les malades en trois ou quatre jours, notre frère Camille Raspail ne perdit qu'un seul de ses malades et encore par suite d'une imprudence commise par ce malheureux ; tous les autres guérirent rapidement sans conserver *aucune trace cicatricielle sur la figure.*

Nous'irons plus loin encore en disant que la petite vérole peut même s'arrêter à ses effets prodromiques, quand on la prend à temps par la nouvelle méthode ; elle ne dépasse pas alors les limites d'un simple malaise.

Pendant la campagne de 1870-1871, alors que nous étions médecin aide-major au premier régiment d'éclaireurs de la Seine, ayant un effectif de 750 hommes, il n'y eut pas dans ce corps un seul cas de variole, tandis qu'elle sévissait dans tous les bataillons de mobiles et de mobilisés qui composaient l'armée du Havre, à laquelle les éclaireurs de la Seine appartenaient.

Le médecin d'un de ces bataillons, qui venait de nous dire qu'il avait en ce moment, pour sa part, 25 varioleux, éprouva la stupéfaction la plus profonde quand nous lui assurâmes que nous n'en avions pas un seul.

— Ce n'est pas possible, s'écria-t-il, et comment expliquez-vous une pareille anomalie avec ce qui existe dans tous les corps ?

— Tout simplement par la conviction que nous avons d'avoir enrayé la maladie, chez un certain nombre d'hommes, qui, sans cela, seraient probablement allés rejoindre les vôtres dans les ambulances, et voici le moyen auquel nous avons recours : dès qu'un homme éprouve de la céphalalgie, des douleurs lombaires, soit le plus léger malaise, sur l'heure même, nous lui administrons un purgatif énergique, puis force bourrache avec addition dans chaque verre de quelques gouttes d'ammoniaque et 5 centigrammes de poudre de camphre comme antiseptique. Le lendemain, il n'y paraît plus. Un seul des hommes traités par ce moyen présenta quelques pustules sur les bras, une varioloïde, en somme, qui ne l'empêcha pas de continuer son service.

— Je comprends, nous dit notre collègue, vous vous préoccupez avant tout de prévenir, quitte à n'avoir eu affaire qu'à une migraine ou à une simple courbature ; vous êtes peut-être dans la vérité. Dans tous les cas, je vais essayer votre méthode dès la première occasion.

Maintenant, qu'est en définitive la variole ?

Nous posons en principe qu'elle n'est pas CONTAGIEUSE D'INDIVIDU A INDIVIDU.

S'il en était autrement, tous ceux qui, dans leur famille, sont appelés à soigner un varioleux, qui passent les nuits à son chevet, qui vivent dans l'atmosphère viciée de la chambre, seraient fatalement condamnés à gagner la maladie.

Cela n'a pas lieu.

Nous avons vu, dans les ambulances improvisées pendant la guerre, des blessés séjourner impunément côte à côte avec des varioleux.

Nous-même, nous sommes trouvé dans les conditions les plus

capables de nous communiquer la maladie, si de sa nature elle était contagieuse.

C'était après l'évacuation de la presqu'île d'Iges, du *camp de la misère*, où avaient été parqués les 80.000 prisonniers de Sedan ! Ayant reçu l'ordre de rechercher les malades abandonnés, nous trouvâmes dans un grenier prenant jour par une lucarne, à laquelle on accédait à l'aide d'une échelle, un soldat de la ligne étendu dans un coin, sur un amas de balayures ; il était à l'agonie. Atteint de la variole, ce malheureux était tombé là et y était resté privé de tout secours. Sa figure n'avait plus rien d'humain ; tuméfiée au point de ne plus permettre de distinguer la place des yeux, elle s'était recouverte de débris de foin, agglomérés avec le pus, ses lèvres énormes s'étaient crevassées ; de ses narines s'écoulait une abondante sanie purulente ; le collet de sa tunique se confondait avec le cou ; en un mot l'aspect de ce martyr était horrible. Mais, rien n'était comparable à l'odeur qui se dégageait de ce coin et que le manque d'air, ainsi que la température élevée d'une journée chaudement ensoleillée, rendaient encore plus effroyablement écœurante. Les deux infirmiers que nous avions appelés pour enlever ce corps en pleine putridité hésitèrent un instant. L'atmosphère, surchargée de corpuscules purulents, était irrespirable ; on ressentait comme une sensation graisseuse dans l'arrière-gorge ; les yeux eux-mêmes étaient affectés, comme s'ils étaient frappés par des vapeurs acides.

Eh bien, nos infirmiers, pas plus que nous, n'eurent la variole ; les pores de la peau, les muqueuses des voies respiratoires avaient été pourtant largement en contact avec une purulence variolique d'une intensité extrême. Seul, un des infirmiers fut pris de vomissements et pendant quelques jours de diarrhée.

N'y avait-il pas là une preuve éclatante de la non-contagion de la variole !

D'autres que nous ont cette conviction.

Le vénérable Dr Ancelon, de Nancy, ancien député de Meurthe-et-Moselle, s'écriait au Congrès des antivaccinateurs tenu à Charleroi, en 1885 :

« Quant à moi, je n'ai jamais été vacciné ni atteint de la variole ; j'ai quatre-vingts ans et cependant, dans le cours de ma longue carrière médicale, j'ai payé de ma personne dans bien des épidémies de variole. Me voilà, vous voyez ma figure. »

Le Dr Betz, qui fit partie de la Commission de la revaccination obligatoire du Reichstag, déclara que ses observations personnelles n'étaient pas en faveur de la contagion de la variole d'individu à individu.

Les Drs Hermann et Ottinger eux aussi nient la contagion de la petite vérole. Ces deux médecins, dans leurs hôpitaux, se sont vus souvent obligés, faute d'espace, de mettre des varioleux parmi les autres malades et jamais ils n'ont observé un seul cas de contagion ; ce qui les porte à croire que la propagation de la variole ne se fait pas d'individu à individu, mais par les *milieux ambiants infectés*.

Déjà, antérieurement, le Dr H. Boëns, dans ses mémoires académiques, avait émis la même opinion.

Pour lui, il est de toute évidence que « les maladies zymotiques, qui naissent et se propagent principalement au sein des foyers d'infection, diminuent d'intensité et de fréquence à mesure que la salubrité publique fait de sérieux et croissants progrès : tel est le cas de la petite vérole, du choléra et du typhus ».

Le Dr E. Hanghton, de Dublin, affirme que « la petite vérole n'a pas d'autres causes que de mauvaises conditions sanitaires ». Le Dr Murphy et le chirurgien-major W. Williams, membre du Collège royal des chirurgiens irlandais, ont la même conviction.

M. W. Tebb, de Londres, dans son enquête sur la vaccination obligatoire en Irlande, cite un exemple des plus concluants : « M. Robinson, chef du service exécutif d'hygiène à Londonderry, m'a dit qu'il y a eu dans la ville quelques années auparavant une épidémie de variole extraordinairement violente. La vaccination dans cette ville est, on peut le dire, universelle, et, à sa connaissance, toutes les personnes attaquées avaient été vaccinées. En 1874, la loi sur la salubrité publique en Irlande fut promulguée imposant un système plus rigoureux et plus efficace d'inspection sanitaire, et depuis il n'y a plus eu de faits constatés de petite vérole. Deux cas ont été considérés comme douteux par les médecins. » Il conclut : « La petite vérole, de même que les autres maladies zymotiques, est due à l'encombrement de la population dans des logements trop étroits et sales, à un drainage défectueux, à l'eau impure, aux conditions hygiéniques mauvaises des habitants ; elle peut être prévenue et extirpée par la disparition de ces causes. »

Et ne trouve-t-on pas une éclatante démonstration de cette vérité à

Paris même où de si sérieuses réformes ont été réalisées au point de vue de la salubrité, les statistiques hebdomadaires n'ont pas enregistré depuis plusieurs mois un seul cas de mortalité par la variole, malgré le chiffre énorme de la population ; la maladie s'est déclarée tout à coup et a sévi sur plusieurs points de la Bourgogne, notamment dans la petite ville de Noyers.

Or, voici en quels termes un des principaux médecins de cette ville, le Dr Lauqui, constate l'état insalubre qui y règne :

« Notre ville, dit-il, est très vieille et il faut bien l'avouer malheureusement très sale. Notre sol, étant très perméable, l'eau de nos puits est souillée par les plus dangereuses infiltrations provenant surtout des fosses d'aisances. L'eau, au bout de quelques jours, dépose sur les parois et au fond des carafes une matière verdâtre, chargée de vase.

« Les gens ingurgitent cette eau sale, n'en ayant pas d'autre. C'est à donner la chair de poule.

« De plus, la ville est enclavée dans une des boucles de la rivière le Serein, dont le courant est insignifiant ; et dans cette sorte d'égout à ciel ouvert, la population, depuis des siècles, accumule ses immondices. En certaines saisons l'odeur qui s'échappe de ce cloaque est insupportable. »

C'est dans un tel milieu que l'épidémie s'est déclarée. Les premiers cas datent du mois de septembre dernier. A la suite de la levée des vannes pour la réparation d'un moulin, la rivière fut mise à sec et les ordures garnissant son lit laissèrent échapper d'abominables émanations, rendant l'air irrespirable.

Et nunc, erudimini gentes !

Lorsqu'on a commencé à s'inquiéter du progrès de la dépopulation en France, les vaccinateurs se sont empressés de signaler la variole comme une des premières causes et de réclamer d'autant plus énergiquement la revaccination obligatoire. C'était absurde, car, depuis que les principes d'hygiène ont pénétré dans les masses, que la salubrité a fait place dans les villes et les campagnes au régime de malpropreté des temps passés, la variole est une des maladies qui amènent la plus faible mortalité en temps ordinaire ; quant à ses rares épidémies, elles n'ont jamais atteint la mortalité annuelle et régulière de la tuberculose. Mais l'occasion était bonne pour nos savants officiels d'agiter l'opinion publique sur ce sujet, d'influencer les esprits qui ne raisonnent pas et d'avancer ainsi leurs affaires, c'est-à-dire le vote de la loi tant désirée.

Un médecin avouait dernièrement, à un de ses amis, que le vaccin lui payait son loyer, l'entretien de son cheval et une partie de son train de maison ; aussi se déclarait-il un partisan convaincu de la vaccine, tout en ignorant ce qu'est le virus vaccin et le rôle qu'il peut jouer dans l'économie. Ne lui demandez pas s'il fait bien, s'il fait mal, en introduisant sous l'épiderme de ses semblables la pointe de sa lancette trempée dans un pus infectieux, personnellement il n'en a cure ; le plus clair de l'efficacité de cette pratique, pour lui, c'est le revenu assuré et très lucratif qu'il en retire. De tous ses vœux, il accompagne les efforts de l'école vaccinatrice pour amener nos législateurs à rendre la vaccination obligatoire. Par les revaccinations, c'est l'âge d'or entrevu, le pactole coulant à pleins bords.

Si cette malheureuse loi est votée, toutes les occasions seront saisies pour jouer de la lancette et récolter les pièces de cent sous. Signalera-t-on le moindre cas de variole, sur un point quelconque du territoire, les intéressés triomphants pousseront leur cri de ralliement: revaccinons, mes frères, revaccinons sans cesse ; ce sera la revaccination à jet continu... et la pourriture de la race humaine à courte échéance.

X

Manuel pour 1893.

L'épidémie cholérique qui vient de marquer l'année 1892 a mis plus que jamais en lumière l'incohérence dans laquelle tombent nos savants, depuis que toute la science médicale actuelle repose sur la découverte des microbes et a pour but leur extermination.

Qu'importe le moyen, pourvu qu'il foudroie le minuscule ennemi ; qu'importe que le remède soit plus désastreux, pour l'avenir, que la maladie à combattre, la science a tué le pygmée et cela suffit à sa gloire.

Dans la presse enthousiasmée, c'est alors un concert de louanges ;

l'un s'écrie : « Il est vraiment rassurant de savoir que la thérapeutique fait de semblables progrès. » Tandis qu'un autre constate que « les occasions surabondent, on peut dire que chaque jour, chaque heure en fournit une, de montrer la science française à la tête du mouvement de découvertes positives qui caractérisent notre époque et dont le résultat pratique est d'améliorer les conditions de la vie ».

Or, parmi ces belles découvertes positives, figure l'emploi, dans l'hygiène publique et privée, du sublimé corrosif !

Nous avons eu plus d'une fois ici l'occasion de montrer les épouvantables conséquences qui résultent de l'action sur l'économie humaine de ce terrible poison et les dangers qui fatalement doivent en découler pour l'avenir des générations. Nous y revenons encore avec persistance, avec ténacité, sans grand espoir, hélas ! nous le reconnaissons, de détourner le vent de folie qui souffle, plus que jamais, sur les esprits pour les entraîner à poursuivre une œuvre vraiment démoniaque, mais notre conscience ne nous permet pas d'assister impassible à cet assassinat lent et progressif de nos semblables.

Il y a un demi-siècle déjà que F.-V. Raspail a montré qu'une des causes les plus actives de la dégénérescence de la santé et du développement physique de l'homme provenait du mercure et de ses dérivés, employés avec un si grand abus dans l'industrie et dans la médecine.

Un instant, la médecine parut revenir de ses errements et le mercure n'était plus guère ordonné que pour combattre les affections syphilitiques. Nous nous rappelons même avec quel soin les professeurs de chimie nous indiquaient la nécessité de n'administrer le calomel qu'après s'être assuré que le malade n'avait pris depuis plusieurs heures des aliments contenant du sel ou chlorure de sodium. Et pourquoi cette précaution d'éviter la présence simultanée dans l'estomac de ces deux sels, si ce n'était dans la crainte d'une décomposition chimique et de la transformation d'une faible partie du protochlorure de mercure (calomel), sel insoluble, en bichlorure de mercure ou sublimé corrosif, sel soluble et par conséquent absorbable par les vaisseaux chylifères. Certes, la dose infinitésimale qui en serait résultée n'aurait pas eu une action immédiate, elle n'aurait pas causé un empoisonnement mortel, mais son absorption n'en aurait pas moins constitué une infection à marche insidieuse dans ses manifestations, selon les points faibles de l'organisme que le poison aurait atteints. Ce n'était là que l'application de cette grande préoccupation des hygiénistes d'éloigner l'homme du contact des poisons, quels qu'ils soient.

Ah ! comme tout cela a été changé depuis l'avènement des théories pasteuriennes ! Combien étaient timorés et ignorants des « saines doctrines de l'hygiène » ces savants qui croyaient à l'action corrosive et phagédénique du sublimé, ce merveilleux microbicide ! Aujourd'hui, on le fait entrer dans la composition des savons de toilette, des lotions destinées à détruire les microbes qui auraient la témérité de venir se déposer sur notre épiderme ; on le donne en bains contre les affections de la peau les plus bénignes ; on l'injecte aux accouchées, on les en ablutionne pour les prémunir contre la fièvre puerpérale, que des soins de propreté seuls suffisent à prévenir ; on intoxique à satiété ces malheureuses femmes vouées ainsi, pour un temps plus ou moins éloigné, à toutes les horreurs des affections les plus désespérantes de la matrice ; on en lave les plaies ; le chirurgien y trempe son bistouri avant d'entamer les chairs, portant ainsi directement l'infection là où, dans sa foi naïve, il pense empêcher le microbe imaginaire d'élire domicile ; encore un peu, on vous conseillera de couper votre vin aux repas avec cette bienfaisante solution. En somme, ce ne serait pas exagérer les conceptions magistrales de la médecine fin de siècle que de la croire capable de conseiller l'addition, dans l'alimentation, du poison le plus subtil entre tous, dans le but d'atteindre jusqu'au plus profond de nos entrailles ces terribles microbes auteurs de tous les maux, mais dont le plus grand et le seul dont ils soient réellement coupables est d'avoir fait dévoyer nos savants inventeurs du bacille virgule et autres bactéries dans l'*imbacillilé* la plus complète.

Quoi d'étonnant, quand on prodigue ainsi le sublimé corrosif *in animâ ...nobili*, qu'on n'hésite pas à en asperger les maisons sous prétexte de les désinfecter de la présence d'un varioleux, d'un typhique, d'un cholérique ! Cela s'appelle procéder à l'assainissement des habitations contre tout danger de contagion et les illustres savantasses qui ordonnent ces funestes pratiques sont parfaitement convaincus qu'ils ont été utiles à l'humanité et qu'ils ont servi, dans leur sphère d'action, à « améliorer les conditions de la vie ».

Eh bien ! voici justement un bel exemple de cette « amélioration des conditions de la vie » par les pratiques pasteuriennes ; il est assez caractéristique pour se passer de longs commentaires, et il suffira à montrer qu'il n'y a vraiment rien de rassurant à voir la « thérapeutique faire de pareils progrès ».

L'année dernière, vers la fin d'août, un peintre en bâtiments de Saint-Leu-d'Esserent (Oise) se présenta à notre consultation dans un état pitoyable. Il se plaignait de douleurs d'entrailles lui amenant des nausées et des déjections alvines fréquentes ; il accusait en outre des douleurs ostéocopes, une difficulté dans l'émission des urines, un sentiment de brûlure à la gorge et une grande inflammation de la bouche accompagnée d'une abondante salivation. L'ensemble de ces symptômes et surtout la stomatite, si caractéristique, que nous constations, ne permettaient pas de s'égarer dans le diagnostic à porter : nous étions en présence d'une intoxication mercurielle intense qui réclamait un prompt traitement. Cet homme, qui avait toujours joui d'une bonne santé, ne se sentait malade que depuis trois jours et il allait de mal en pis.

Mais d'où provenait cet empoisonnement ? Si les ouvriers peintres sont sujets à l'intoxication saturnine, par l'usage constant qu'ils font du blanc de céruse, par contre, ils ne peuvent tomber dans un état aussi grave par l'emploi beaucoup plus limité des quelques couleurs dans lesquelles entrent le cinabre et autres sels de mercure ; il fallait chercher la cause ailleurs, dans une circonstance étrangère au métier, et nous l'eûmes bientôt découverte. Cet ouvrier nous raconta que, sur l'ordre du maire, il avait dû passer deux jours à DÉSINFECTER des appartements avec une solution dont on lui avait fourni la composition. La lumière était faite : pendant deux jours, il avait lessivé les murs, les plafonds, les parquets, nettoyé les meubles à grande eau tenant en dissolution du sublimé corrosif ; pendant deux jours, ses mains, ses bras avaient baigné dans le poison ; il l'avait absorbé extérieurement, par tous les pores de la peau, intérieurement par les poumons, aspirant un air saturé par l'évaporation de la solution empoisonnée que la température élevée de la saison avait rendue plus active. Dans son ignorance du danger, il n'avait pris aucune précaution, se contentant même de s'essuyer les mains pour manger. Et le résultat immédiat avait été, pour ce malheureux bouc émissaire d'une science faussée par d'absurdes théories, de gagner une affection sinon mortelle, étant prise à temps pour être enrayée dans ses désastreux effets, du moins devant compromettre peut-être pour toujours sa santé.

Si encore le mal causé par cette criminelle inconscience qui pousse nos savants à faire un tel abus du plus dangereux des poisons devait s'arrêter là, ce serait déjà bien suffisamment déplorable, mais hélas, il n'en est pas ainsi, et nous pensons avec horreur au sort qui attend les habitants de ces appartements, dont les parois sont partout imprégnées de sublimé corrosif : pendant leurs veilles, au cours de leur paisible sommeil, à tout instant du jour et de la nuit, ils sont fatalement condamnés à respirer la poussière de sublimé, soulevée par le moindre mouvement, et à l'absorber jusque dans leurs aliments où elle se déposera longtemps encore après qu'elle aura été lancée en tourbillon dans l'air par le balayage et les soins du ménage.

Étonnez-vous maintenant si, au sein de la plus florissante santé, l'homme tombe tout à coup dans un état maladif qui le mène lentement à la consomption, à la phtisie, ou le met aux prises avec des affections bizarres, dont l'éclosion et les effets déconcertent et déroutent le praticien.

N'est-ce pas là un exemple éloquent de l'admirable progrès que poursuit, pour « améliorer les conditions de la vie », la médecine de la fin du XIXe siècle : empoisonner les gens sûrement, sous le fallacieux prétexte de les préserver d'une contagion que, existât-elle, ils auraient mille chances contre une de ne pas contracter et de laquelle ils auraient plusieurs mille chances de ne pas mourir !

Certainement le fait de Saint-Leu a eu de nombreuses éditions, durant la seconde moitié de l'année 1892, et s'est produit sur tous les points de la France où des médecins voyaient si facilement des cas de choléra, alors qu'il n'y avait le plus souvent qu'une entérite, une indigestion, voire même une hernie étranglée, ainsi que nous le raconterons plus loin.

Vers quels sombres cataclysmes, de pareils errements conduisent-ils l'humanité !

Nous défions qu'on nous oppose une dénégation scientifique, quand nous disons que le sublimé corrosif est, après l'acide prussique, le sel le plus prompt à réagir ; qu'il en faut bien peu pour frapper de mort et qu'administré chaque jour à doses infinitésimales, comme il l'a été au pape Clément XIV, la mort n'est plus qu'une affaire de temps et de progression arithmétique, dans la série des angoisses et de la décomposition.

Quel est le médecin, en effet, qui ignore que de simples frictions d'onguent mercuriel sur un point du corps, même sur le bas de la jambe, sont en état d'amener dans la bouche des ulcérations sanieuses, qui deviendraient gangréneuses si on persistait dans cette funeste application ? N'a-t-il pas appris du professeur Trousseau que de toutes les ulcérations qui peuvent se produire sur le corps de l'homme, les plus hideuses, les plus fétides sont celles qui ont pour cause l'intoxication mercurielle ! Or, s'il sait que le mercure métallique est en état, par son absorption dans le sang, d'aller si loin de l'endroit où il a été appliqué produire de tels désordres, comment expliquer ce criminel emploi qu'il fait, dans le traitement des plaies, du sublimé corrosif qui est cent fois plus actif et plus subtil ?

C'est pourtant ainsi qu'ont été soignés les deux malheureux blessés, lors de l'explosion du boulevard Magenta, dans le courant du mois de mai 1892.

On n'a pas oublié l'horreur que souleva dans le monde entier, l'inauguration de ces lâches et féroces attentats destinés à jeter la terreur dans les esprits, en faisant d'innocentes victimes. Cette férocité, poursuivie froidement et qui ne désarme pas à la pensée de massacrer des femmes et des enfants, est une négation pure et simple de la civilisation ; elle fait horreur à l'ouvrier honnête et laborieux, car les sentiments généreux et humanitaires sont dans le cœur du peuple ; il l'a assez prouvé dans ses grandes luttes pour la liberté, lorsque, vainqueur comme en 1848, il venait déposer les armes, ne se souvenant pas que vaincu on l'avait fusillé sans pitié au cloître Saint-Merri et à la rue Transnonnain. Non, c'est là une œuvre occulte qui ne peut avoir été enfantée qu'à l'école de la secte maudite pour qui l'*in pace*, le bûcher, les tortures les plus cruelles étaient les moyens favoris, aux siècles derniers, pour combattre l'émancipation de l'intelligence et enrayer la marche vers le progrès. C'est bien la lutte incessante contre l'esprit moderne, qui continue par des moyens nouveaux et machiavéliques dignes de la sauvagerie.

Le restaurateur Véry et un consommateur nommé Hamonod furent les plus grièvement atteints, mais, bien que le premier eût dû subir l'amputation d'une jambe, opération qui fut pratiquée de manière qu'elle souleva dans la presse une vive polémique, tous les deux n'avaient eu en somme aucun organe essentiel compromis ; dans ces

conditions, ils auraient dû guérir avec toute certitude, par l'application
du pansement indiqué dans ce manuel depuis plus de quarante-sept ans.
Nous pouvons l'affirmer avec toute l'autorité que nous donnent les
succès constants que la nouvelle méthode a toujours remportés, sans
s'être démentie une seule fois, dans les cas d'amputations, d'opérations les plus compliquées et de blessures les plus graves.

Avec le pansement préconisé par F.-V. Raspail, dès 1845, « on n'a à
redouter aucun accident consécutif d'une opération chirurgicale, quelle
qu'en soit l'importance : ni fièvre traumatique, ni tétanos, ni gangrène,
ni érysipèle, ni pus de mauvaise nature, et le travail de cicatrisation
commence dans les vingt-quatre heures ».

Avec le traitement en faveur dans *la Science médicale*, en l'an de
grâce 1892, les malheureux Véry et Hamonod sont morts dans des
conditions qui n'étonneront pas nos lecteurs après ce qu'ils ont lu précédemment.

Véry, dont l'état paraissait très satisfaisant après l'opération, voit
tout à coup sa situation s'aggraver ; le moignon se vide peu à peu par
la suppuration, en même temps qu'on constate à l'intérieur de la plaie
de nombreux points de gangrène. Un de ses yeux, blessé par un éclat de
verre, se met à suppurer abondamment, on procède à son ablation, puis
l'infection purulente est suivie d'une méningite et la mort s'ensuit
rapidement.

Quant à Hamonod, qui avait reçu de nombreuses blessures superficielles ne mettant pas, nous le répétons, sa vie en danger, son état
empire au fur et à mesure du traitement appliqué ; toutes ses plaies
commencent à donner naissance à des matières putrides et ne tardent
pas à être envahies par la gangrène. Le tétanos se déclare et le malheureux meurt presque en même temps que son compagnon d'infortune,
Véry.

Dans ces deux cas, production de la gangrène; dans ces deux cas,
même traitement : bains de sublimé corrosif ! Jusqu'à trois fois par jour
on plongeait ces malheureux dans cet horrible bain, mettant ainsi les
plaies en contact immédiat avec le poison, lequel, par son absorption,
nous l'avons vu, est en état de provoquer, sur la peau la plus saine,
l'apparition d'ulcérations gangréneuses « les plus fétides et les plus
hideuses », selon le professeur Trousseau lui-même.

N'y a-t-il pas dans ces deux exemples de quoi faire jaillir la lumière dans le cerveau le plus obscurci jusqu'alors par les théories pasteu-riennes ? Le sublimé corrosif n'a-t-il pas été employé ici comme micro-bicide, c'est-à-dire pour empêcher l'infection des plaies par les microbes contagieux flottant dans l'air ! Or, cette complication de la gangrène, qui ne se produit en réalité que rarement, même sur une plaie qui ne serait traitée que par de simples soins de propreté, s'est produite, au contraire, chez les deux blessés, dans des conditions identiques et aussi rapidement mortelles.

Inutile d'insister.

Aussi, quand nous lisons, dans une lettre que M. le Dr Péan a été amené à publier dans les journaux, « qu'en ce qui le touche, il ne croit pas avoir besoin de faire ses preuves de clinicien et d'opérateur », nous ne pouvons nous empêcher de lui dire : en tant qu'opérateur, nous nous inclinons devant votre haute compétence chirurgicale, mais comme cli-nicien, nous protestons, car, en appliquant le traitement basé sur la plus grosse erreur scientifique du siècle, vous avez commis inconsciemment, sur les personnes de Véry et d'Hamonod, un double assassinat médical.

Ah ! ce n'est pas avec vos moyens actuels de traitement que vous pourriez jamais conserver des membres mutilés comme celui dont nous allons vous citer l'exemple, qui met hors de pair la puissance curative de la nouvelle méthode.

Le fait s'est passé dans l'importante manufacture appartenant à MM. Motte et Meillassoux frères, de Roubaix (Nord). Un jeune homme, le nommé Alfred Vandevelle, se laissa prendre les doigts entre deux cylindres servant au laminage des étoffes ; impossible à lui de se déga-ger : la main, l'avant-bras, puis le bras passent successivement, tout est laminé. Quand on arrête la machine et qu'on dégage le blessé, le bras apparaît littéralement aplati et comme en bouillie ; le radius est frac-turé et broyé à la partie inférieure ; toute la peau est arrachée et pend en lambeaux qui tombent comme des détritus ; les muscles sont en partie détachés des os, mettant presque à découvert les parties profondes du bras et surtout l'articulation au pli du coude ; le pouce a été com-plètement arraché, ainsi que le premier métacarpien, on n'en retrouve aucune trace sur le moment.

En présence d'une aussi épouvantable mutilation, l'amputation ou plutôt la désarticulation s'imposait ; nous-même, malgré les étonnantes cures que nous avons vu obtenir et obtenues à l'aide de notre pansement, nous l'eussions jugée de toute urgence. Il n'en fut pas ainsi de la part de notre regretté ami, Henri Castel, à qui était confié le service médical de la manufacture. Il se refusa à l'opération et sa confiance était si absolue dans la souveraineté de la méthode Raspail, qu'il pratiquait depuis dix-huit ans, qu'il n'hésita pas à entreprendre une guérison jugée impossible par tous ceux qui avaient assisté à l'accident. Il façonna cette masse de chair pendante par des points de suture, couvrit le tout de poudre de camphre, de charpie enduite de pommade camphrée et de tours de bandes qu'il arrosa largement d'alcool camphré. A chaque renouvellement de ce pansement, il constatait des changements de plus en plus favorables ; l'immense plaie se nettoyait de toutes les parties mortifiées, les chairs se soudaient et sur plusieurs points existait déjà un commencement de cicatrisation. Au niveau du pli du coude seulement, la suppuration persistait à se produire, un foyer purulent s'y forma et, au bout de trois semaines, lorsqu'il ouvrit ce foyer, quel ne fut pas l'étonnement d'Henri Castel d'en extraire les os des deux phalanges du pouce et du premier métacarpien qui, après leur arrachement, avaient été entraînés par les cylindres et enfoncés dans le magma formé par les chairs écrasées.

Détail curieux et caractéristique : après la guérison, on s'aperçut de l'apparition aux deux tiers supérieurs de la face externe de l'avant-bras d'une excroissance cornée qui n'était autre que l'ongle du pouce dont la matrice s'était greffée dans les muscles et qui poussait là aussi régulièrement que s'il avait été au bout du doigt.

En 1879, lorsqu'à la mort d'Henri Castel nous allâmes à Roubaix lui adresser le suprême adieu, MM. Meillassoux tinrent à nous montrer le bras qui avait été conservé contre toute attente au jeune Vandevelle ; nous pûmes juger par l'état de la main mutilée des articulations en partie ankylosées, de la déformation complète de la musculature par suite des pertes considérables de substance subies, à quel point Henri Castel avait été hardi en tentant de sauver ces débris, pour laisser à cet ouvrier un membre pouvant encore l'aider à travailler.

Henri Castel pratiquait la méthode de notre vénéré père comme un apostolat. Il n'était qu'un modeste officier de santé, mais quand nous considérons les immenses services qu'il a rendus à l'humanité, combien il nous paraît grand auprès de vous, illustres docteurs, qui laissez mourir vos blessés, dans les conditions des Véry et des Hamonod !

.*.

Le choléra de 1892, qui a sévi avec intensité sur plusieurs points de l'Europe, notamment en Russie et dans la ville de Hambourg, s'est montré un peu partout en France, mais d'une façon relativement très modérée, bien que certains cas aient été aussi foudroyants qu'au cours des plus violentes épidémies.

Au point de vue de la science, il a mis en relief, ainsi que nous le constations en débutant, tout le désarroi dans lequel la doctrine microbienne a jeté le monde médical. On a vu des praticiens en arriver jusqu'à oublier les symptômes qui caractérisent le choléra et lui attribuer des affections qui ne présentaient pas un seul de ses caractères typiques; il suffisait qu'un individu fût atteint subitement d'un malaise et de troubles des voies digestives pour qu'immédiatement il fût déclaré cholérique et qu'on prît des mesures souvent draconiennes pour éteindre ce « foyer d'infection ».

Évidemment, dans beaucoup de villes, comme au Havre entre autres, on a eu affaire au véritable choléra, dont nous reparlerons dans un instant, mais, sur d'autres points, les choses ont été singulièrement exagérées par les médecins.

Dans un village du département de l'Oise, trois personnes de condition peu aisée, étant mortes, par une singulière coïncidence, successivement dans la même maison, nous avons vu le médecin attribuer sans hésitation ces décès au choléra. Sur sa déclaration, l'autorité fit brûler les meubles, la literie et les hardes de ces pauvres gens et procéder à la *désinfection* de la maison. Or, pas un de ces malades n'avait été victime en réalité du terrible mal.

Dans le premier cas, il s'agissait d'une femme de **74** ans, atteinte depuis longtemps d'une hernie et sujette aux accidents d'une invagination intestinale intermittente ; brusquement elle fut prise de vomissements, puis de déjections, succédant à une constipation de six jours ; elle succomba au bout de quelques heures, dans un effort violent qu'elle fit pour vomir.

Jusqu'à un certain point, le second cas eût pu permettre une erreur de diagnostic s'il n'avait été de notoriété publique que le malade était un homme délabré par les privations et la misère et atteint de longue date d'une entérite chronique, dont il avait des crises aiguës tous les ans à l'automne. Cette année, l'accès fut plus violent et l'emporta en quelques jours.

Le troisième cas concerne un jeune homme. Sa maladie eut certainement une double cause, d'abord une imprudence qui amena des désordres gastro-intestinaux, puis la peur exagérée qu'il éprouva en apprenant que la mort de ses deux voisins était attribuée au choléra.

Ce jeune homme, qui venait de faire presque en courant une course de quatre lieues, but une grande quantité d'eau froide étant en pleine transpiration ; il ne tarda pas à éprouver des coliques, suivies de diarrhée et de quelques vomissements ; il ne cessait de s'écrier qu'il avait le choléra, qu'il était perdu et manifestait la plus grande épouvante ; des crampes violentes le prirent, il accusait un étouffement de plus en plus grand et mourut en quelques jours, la bouche grande ouverte, comme s'il avait cherché une dernière bouffée de l'air qui lui manquait. Nous nous sommes demandé si cette mort bizarre ne provenait pas de l'absorption exagérée de l'éther qu'on lui faisait, paraît-il, prendre constamment.

Là, s'arrêta, dans la localité, la prétendue épidémie cholériforme. La population, en présence de l'affirmation du médecin, avait commencé par s'affoler, mais heureusement son bon sens prit le dessus et elle se rendit compte elle-même qu'il n'y avait absolument rien à attribuer au choléra dans ces trois décès. Ce qui n'empêcha pas le médecin et les autorités de rester convaincus du rôle sauveur qu'ils venaient de jouer en mettant largement en œuvre les moyens employés cette année pour éteindre tout foyer d'infection cholérique. Or, voici ce qui dispense de tout commentaire, sur la façon vraiment intelligente qui présidait à ces mesures préservatrices : la fille de la bonne vieille femme décédée la première, qui demeurait dans un autre quartier du village, avait emporté chez elle le linge, la literie et les vêtements qui se trouvaient dans la chambre mortuaire ; au bout d'UNE SEMAINE, on lui fit rapporter tous ces objets « contaminés » pour qu'il soit procédé à leur incinération !

Quand on assiste à ces chinoiseries médicales, on comprend jusqu'où la doctrine microbiatrique a porté le trouble dans les esprits. Pour le monde savant, asservi aujourd'hui aux idées pasteuriennes, le véritable auteur du choléra est le bacille virgule, découvert par le Prussien Koch dans les déjections des cholériques. C'est ce microbe, dont nous examinerons dans un instant la valeur, qui, prenant tout à coup son essor du fin fond de l'Asie, viendrait se reproduire avec une expansion vertigineuse dans les fleuves et jusque dans les nappes d'eau souterraines de l'Europe, provoquant simultanément sur des points souvent séparés par des distances considérables l'apparition du redoutable fléau. D'après cette théorie, on se demande comment cet atome peut entreprendre ces voyages au long cours à travers le monde et se montrer si capricieux sur le choix des pays qu'il vient mettre, de temps à autre, en coupe réglée, en laissant s'écouler des périodes de temps plus ou moins longues avant de réapparaître ?

On nous explique bien que le choléra, étant contagieux, se transmet par les voyageurs, les marchandises, par tous objets, en un mot, importés d'un centre où règne l'épidémie dans une localité saine. D'où, aux yeux des gouvernements inspirés par leurs savants officiels, la nécessité des cordons sanitaires, des quarantaines pour opposer une barrière à l'envahissement du fléau... que la garde qui veille à la porte des palais n'empêche pas d'entrer.

Du moment que le choléra est endémique sur les bords du Gange, il n'y a pas de raison pour que le fameux bacille, menace permanente, ne soit à tout instant importé. S'il n'en est pas ainsi, on est bien forcé d'admettre que le choléra ne se déclare que lorsqu'il existe des conditions particulièrement favorables à sa formation et à sa propagation.

Dans les prescriptions fournies à la presse par le Conseil d'hygiène, nous lisons en tête : *Le germe de la diarrhée cholériforme est contenu dans les déjections des malades. Il se transmet surtout par l'eau, le linge et les vêtements. Il ne se transmet pas par l'air.*

Il y a là autant d'erreurs que de phrases ; il nous sera facile de le démontrer à l'aide du simple raisonnement et en nous appuyant ensuite sur des expériences concluantes. Mais, auparavant, nous devons faire ressortir les étonnantes contradictions contenues dans ce résumé de la pathogénie du choléra, donné par le Conseil d'hygiène et accepté par le monde savant.

Si le germe du choléra, c'est-à-dire le bacille virgule, est contenu dans les déjections des malades, c'est évidemment de ces déjections qu'il se propage. Donc, pour qu'il fasse tout à coup son apparition dans une localité souvent éloignée de plusieurs centaines de lieues de tout foyer épidémique, il faut que ces déjections ou tout au moins des objets souillés par elles y aient été importés. Il n'est pas besoin de dire que la première hypothèse doit être écartée ; reste donc seule la possibilité du transport du linge pouvant contenir de la matière contagieuse, car, en ce qui concerne les vêtements, il faudrait en vérité des conditions bien exceptionnelles pour qu'ils fussent mis en contact avec ces matières. Or, celui qui quitte, qui fuit, un pays atteint par l'épidémie emporte uniquement son linge personnel, il n'a pu le souiller de matières cholériques, n'ayant pas été malade ; dans le plus grand nombre de cas, il n'a pas vu de cholériques, même de loin, et n'a donc pu prendre contact avec la source contagieuse. Alors, comment peut-il devenir le propagateur de la maladie, puisque le Conseil d'hygiène avance catégoriquement qu'elle n'est pas transmissible par l'air ?

Il est donc de toute nécessité que le germe soit ingéré pour que la contagion se produise. Si on demande par quel moyen, on vous répond naturellement que c'est par l'eau, qui est le principal véhicule du bacille, et pour expliquer sa présence dans l'eau, qui sert à l'alimentation, il faut ou croire qu'il possède la faculté de traverser les mers, de remonter les fleuves et les rivières, de gagner ensuite par les infiltrations les nappes superficielles et profondes qui alimentent les puits ; ou admettre qu'il y passe directement du linge de cholériques portant des traces de leurs déjections et qui aurait été transporté à grande distance, contrairement aux règles les plus élémentaires de la plus simple propreté.

Les deux hypothèses sont aussi invraisemblables l'une que l'autre, et nous ne nous attarderons pas plus longtemps à raisonner par l'absurde, motivé par l'absurdité même du sujet à réfuter.

Si nous arrivons maintenant à examiner de près le bacille virgule, nous découvrons qu'il doit descendre du redoutable piédestal que lui ont élevé les microbistes fervents, pour prendre rang parmi les microbes qu'on nous a donnés comme pathogènes, quand ils ne sont en réalité que pathologiques, c'est-à-dire de simples produits résultant de la maladie elle-même. Ils ne sont pas *cause*, mais uniquement *effet* ; ils ne possèdent pas, par conséquent, la propriété de reproduire la maladie qui leur a permis de naître ; ils ne sont que des transformations morbides de certains éléments organiques.

Le bacille virgule n'est donc pas la cause du choléra. On n'a pu, en effet, le découvrir ni dans le foie, ni dans les reins, ni dans le sang des cholériques, alors que tous ces organes présentaient les altérations pathologiques spéciales à la maladie. On ne le rencontre uniquement que sur la muqueuse de l'intestin et ce qui détermine d'une façon indiscutable son rôle passif dans la pathogénie du choléra, c'est qu'il a été démontré par l'autopsie que, dans les cas foudroyants, on ne découvre même pas trace de sa présence, tandis qu'il infecte l'intestin des cholériques qui ont succombé après plusieurs jours de maladie.

Mais ce qui est encore plus concluant, c'est l'héroïque expérience faite par le Dr Bochefontaine qui a avalé, sous forme de pilules, cinq centimètres cubes de la diarrhée d'une femme morte du choléra dans le service du professeur Vulpian. Cette quantité de matières contenait un nombre prodigieux des micro-organismes, parmi lesquels on avait parfaitement reconnu des bacilles virgule... et le Dr Bochefontaine n'a pas eu le choléra. La même expérience avait été déjà faite par Pettenkofer et ses disciples.

Que venez-vous donc nous dire, Messieurs du Conseil d'hygiène, que le germe de la maladie est contenu dans et se transmet par les déjections des cholériques ?

Jusqu'à présent nous avions admis l'existence de deux sortes de choléras : l'un, venant de l'Asie et, par cette raison même, laissant supposer qu'il avait pour auteur une cause animée ; l'autre, indigène et résultant d'une infection miasmatique. Aujourd'hui, que nous avons suivi attentivement la marche de l'épidémie de 1892, nous sommes amené à repousser la doctrine de la dualité cholérique. Le choléra asiatique et le choléra nostras ou sporadique ont incontestablement une commune origine. On a constaté, en effet, dans les mêmes localités des cas présentant tous les caractères de la forme indienne, simultanément avec des cas se rapportant à la forme sporadique, et, sous l'une comme sous l'autre de ces formes, la gravité fut identique, le mal fut tout aussi foudroyant.

Cette unité de la maladie, qui apparaît ainsi, n'est pas contredite par la différence que peuvent présenter les déjections : riziformes dans la maladie dite asiatique, bilieuses dans la maladie sporadique ; modifications, en somme, qui peuvent résulter soit de l'état sanitaire ou affaibli des sujets atteints, soit des milieux qui servent de véhicule au poison, préparé de longue date dans les centres où s'accumulent, par la malpropreté et l'insalubrité, des foyers de putréfaction. Empoisonnement miasmatique qui n'attend, ainsi que l'a démontré F.-V. Raspail, qu'une influence météorologique pour s'échapper de ses sources d'origine et commencer son œuvre funèbre. Tel a été le rôle de la sécheresse exceptionnelle de l'année 1892, qui nous avait fait prévoir l'apparition du fléau.

Nous concluons donc que le choléra naît sur place et n'est pas contagieux d'individu à individu.

Les médecins, qui considèrent toujours comme l'auteur du choléra ce « pauvre bacille virgule », ainsi que l'a qualifié le professeur Peter, ne sont pas plus avancés sur les moyens de combattre la maladie, qu'ils ne l'étaient il y a soixante ans. Elle n'est pas parvenue à faire descendre la mortalité au-dessous de 50 0/0, c'est-à-dire qu'elle sauve uniquement ceux qui n'ont pas absorbé le poison à une dose mortelle.

Elle a fait pourtant une découverte : la transfusion intra-veineuse d'un sérum artificiel, composé d'eau, de chlorure de sodium et de carbonate de soude ; c'est la dernière ressource, quand le sang épaissi, réduit à l'état de gelée, ne circule plus dans les veines. Or, nos lecteurs familiarisés avec la méthode de F.-V. Raspail reconnaîtront facilement dans ce moyen thérapeutique un pastiche bien affaibli et mal appliqué de notre eau sédative ; ils laisseront donc les médecins patauger dans leurs errements orthodoxes et s'en rapporteront, pour combattre le choléra avec efficacité, à une médication qui a fait ses preuves.

Dans des conditions souvent les plus défavorables, Henri Castel est arrivé, grâce à elle, lors de l'épidémie qui a été si meurtrière à Lille, en 1866, à réduire la mortalité à 15 0/0.

Que la médecine actuelle arrive à ce résultat, elle aura bien mérité de l'humanité.

XI

Manuel pour 1894.

Au moment où nous écrivons l'avertissement de cette 49ᵉ édition du *Manuel de la santé*, la ville de Carpentras vient de célébrer le centenaire de la naissance de F.-V. Raspail, né dans cette ville le 24 janvier 1794.

En cette circonstance, elle a tenu à rendre un suprême hommage à l'homme illustre qui, toute sa vie, a suivi la ligne de conduite qu'il a tracée dans cette dédicace placée en tête de notre exemplaire de l'*Histoire naturelle de la santé et de la maladie* et dont les principes sont si éloignés des aspirations égoïstes de plus en plus en cours dans notre société fin de siècle.

Elle est datée de l'exil.

> « A mon fils Xavier Raspail
> Stalle-sous-Uccle
> près Bruxelles, 31 août 1860.

« Ne rien tenir d'aucune faveur ; rester étranger à toute coterie ; « attendre tout de son travail, sa renommée comme son pain ; faire le « bien sans espoir de retour ; servir sa patrie en dépit d'elle-même ; « être indulgent sans être dupe, telle est la ligne des Raspail. »

L'homme qui a si bien mérité d'être appelé l'ami du peuple ne s'est-il pas dépeint là tout entier, n'est-ce pas le résumé lumineux de sa vie vouée sans limite à la science et à l'humanité, que lui importaient la misère, les persécutions sans cesse renaissantes qui venaient l'atteindre, comme homme politique et comme savant novateur, quand, en scrutant les profondeurs de sa conscience, il pouvait dire: j'ai accompli mon devoir d'honnête homme et de citoyen !

C'est à cette école que F.-V. Raspail a élevé ses cinq enfants, une fille et quatre fils. Leur enfance s'est écoulée, pour ainsi dire, sur le seuil des prisons, aux côtés d'une mère qui devait avant l'heure succomber à la tâche ; mère vraiment sublime, car elle connaissait toutes les tentatives faites auprès de son mari pour le gagner à une cause qu'il répudiait; elle savait que, d'un mot, il pouvait changer la misère en richesses, les persécutions en honneurs, et elle supporta les plus rudes épreuves, sans un instant de faiblesse, sans une heure de découragement.

Elle fut bien la femme vaillante du persécuté.

Comme la mère, la fille devait mourir, elle aussi, de la prison, dont les haines politiques et religieuses venaient encore de frapper son vieux père presque aux portes du tombeau, à l'âge de quatre-vingts ans ! D'une santé délicate, le coup qu'elle ressentit, en apprenant cette monstrueuse condamnation à deux années de prison, fut le point de départ d'une maladie qui ne pardonne pas et qui l'emporta bientôt.

L'extrême vieillesse ne supporte pas de telles douleurs. F.-V. Raspail suivit de près cette fille adorée, qu'il appelait l'ange gardien de ses vieux jours. Et il s'éteignit entouré de ses quatre fils, avec la consolante pensée qu'ils étaient dignes du grand nom qu'il leur léguait et que pas un d'entre eux ne dévierait de la ligne inflexible et droite qu'il leur avait tracée.

Deux sont déjà partis, Émile Raspail, en 1887, et récemment Camille Raspail, décédé à Paris le 24 mai 1893.

La nouvelle méthode fait en lui une perte irréparable.

Ce n'est pas d'hier qu'il la pratiquait, avec un dévouement et un désintéressement que tous ceux qui avaient recours à ses soins connaissaient bien. Ses malades devenaient ses amis.

Porté par goût vers les études médicales, l'épidémie cholérique de 1849 décida de sa vocation. Il se prodigue partout où il est appelé à appliquer les prescriptions du *Manuel*, et il sort de cette lutte avec le fléau, ayant pour récompense la satisfaction de lui avoir arraché quelques victimes. Bientôt des cures heureuses, là où la médecine scolastique avait renoncé à tout espoir de guérison, le font peu à peu connaître et, à défaut du père détenu à la citadelle de Doullens et mis dans l'impossibilité de continuer son œuvre humanitaire, on vient trouver le fils, qui s'annonce déjà comme son digne et éclairé disciple.

Mais, il ne suffit pas de faire le bien, il faut trouver les moyens de vivre. Les ressources de sa famille, encore très restreintes à cette époque, ne lui permettant pas de se consacrer exclusivement à ses études médicales, auxquelles il ne peut donner qu'une partie de son temps,

Camille Raspail arrive néanmoins, grâce à sa persévérance, à se faire recevoir médecin en 1856.

A côté de ses consultations payantes, dont le prix est abordable aux plus petites bourses, il fonde une clinique gratuite pour les travailleurs, dont la santé est toute la fortune. Riches ou pauvres, il n'y a pour lui que des malades qui l'intéressent et qu'il veut soulager ; les soins sont les mêmes ; pour tous, il se montre aussi bienveillant et empressé.

Certes, d'autres eussent fait fortune avec la vogue qu'avait déjà la nouvelle méthode répandue dans le monde entier par le *Manuel annuaire de la santé ;* lui n'y gagna que l'aisance. Et à ce sujet, il nous revient une anecdote qu'il nous rappelait souvent.

Parmi les jeunes gens qui faisaient leurs études médicales en même temps que Camille Raspail, se trouvait un garçon intelligent, ambitieux, mais peu travailleur. Il fréquentait à peine les cours et ne venait à l'école pratique que quelques instants pour faire acte de présence et plaisanter ses camarades sur leur assiduité au travail. « Moi, leur disait-il en manière de conclusion, j'en apprends tout juste ce qu'il faut pour passer tant bien que mal mes examens ; je serai reçu comme vous, peut-être moins brillamment, mais peu m'importe, j'aurai mon diplôme. Et tandis que vous irez à pied, mes chers puritains, moi, je passerai, vous éclaboussant du haut de ma voiture. »

Il tint parole.

Aussitôt reçu, il ouvrit une pharmacie dans un des grands quartiers de Paris et au-dessus il installa un cabinet de consultations, s'annonçant comme médecin spécialiste par une réclame à jet continu dans les journaux de Paris et des départements. Il fit ainsi affluer chez lui tous les pauvres diables attirés par l'alléchante promesse d'une prompte guérison ; les malheureux en sortaient après avoir laissé dans son officine le fond de leur bourse et, bientôt désillusionnés, n'avaient garde de revenir ; mais la réclame en amenait de nouveaux. X. fit fortune.

Un dimanche matin de l'année 1869, que nous attendions l'heure du départ dans une gare de Paris, un coupé de maître vint stopper devant nous ; un monsieur de grande allure en descendit et en apercevant notre petit groupe s'avança vivement, la main tendue, vers notre frère Camille ; les présentations nous apprirent que c'était le médecin spécialiste en question.

Il se trouvait que nous descendions à la même station. Là, notre compagnon de voyage monta dans un break de chasse, attelé de deux superbes chevaux qui l'emportèrent vers son château, tandis que nous prenions pédestrement le chemin du village où Camille Raspail louait un modeste pied-à-terre, pour venir, de temps à autre, se reposer quelques heures au grand air des bois.

Mais aussi, notre frère n'exerça pas la médecine comme elle se pratique ordinairement. Il ne se passait pas de jours où des malades de ses consultations payantes ne sortissent de son cabinet en oubliant d'y laisser le prix pourtant bien peu élevé de la consultation, et ce n'étaient pas toujours les moins fortunés qui exploitaient ainsi le fils, en invoquant l'exemple philanthropique du père. Eh bien, tout au plus Camille Raspail songeait-il à leur faire observer qu'ils auraient pu venir à ses consultations gratuites.

Il repoussa toutes les offres d'association que lui firent des pharmaciens, tentés par le nombre considérable de ses malades. Nous pourrions citer les chiffres élevés des remises qui lui furent vainement proposées et même, quand son frère Émile eut fondé sa maison de droguerie de la rue du Temple, il y envoya tous ses malades, assuré qu'ils y trouveraient des produits d'une qualité irréprochable, mais il n'accepta en échange que les médicaments nécessaires à son usage personnel. Avec la maison Charrière, il vint encore en aide aux malheureux, en leur faisant délivrer gratuitement des appareils orthopédiques, d'un prix trop élevé pour leurs ressources ; il les faisait bénéficier ainsi des 25 0/0 qui auraient dû lui revenir, selon l'usage, sur les nombreux appareils qu'il faisait fabriquer pour ses clients aisés.

Voilà quel a été le médecin.

Il nous reste à rappeler ce qu'a été le citoyen. Un mot le résume éloquemment : Camille Raspail n'a pas cessé d'être un soldat militant de la République et de la libre pensée.

S'étant consacré tout entier à ses malades, Camille Raspail ne se décida à entrer dans la politique active qu'en 1885. C'est le département du Var qui l'envoya siéger à la Chambre, aux côtés de son aîné, Benjamin Raspail, lui aussi un des vétérans les plus énergiques et les plus intègres parmi les défenseurs de la Démocratie.

En 1889, la ville de Toulon lui renouvela son mandat, qu'il a rempli en digne fils de F.-V. Raspail, restant indépendant et à l'écart de toute coterie. Aussi, le président de la Chambre, en prononçant son éloge funèbre, lui rendit-il un juste hommage en rappelant avec quelle âpre énergie il venait défendre à la tribune toutes les questions qui pouvaient apporter une amélioration au sort des travailleurs.

.˙.

Dans l'avertissement de l'année dernière, nous avons cité le cas d'un peintre en bâtiments qui avait été victime du procédé employé couramment aujourd'hui pour la *désinfection* des maisons. Un de nos journaux les plus répandus, portant la date du 9 septembre 1893, publie justement un entrefilet qui prouve qu'on n'ignore pas les dangers que courent tous ceux qui sont chargés d'employer les solutions réglementaires au sublimé corrosif.

Il mérite d'être cité :

« Un des services les plus utiles de Paris est celui des étuves de désinfection.

« Aucun métier n'est plus dur ni plus périlleux ; les hommes chargés de ce service ne risquent pas seulement de contracter les maladies contagieuses en désinfectant les locaux contaminés, ils s'exposent encore, en MANIPULANT LE SUBLIMÉ CORROSIF DONT LES EFFETS PERNICIEUX SONT CONNUS.

« Il est à souhaiter que le conseil municipal fasse quelque chose pour ces précieux auxiliaires de l'HYGIÈNE PUBLIQUE. »

Ainsi, voilà des gens qui « exposent leur santé » en maniant la solution au sublimé corrosif, sur ce point, nous avons la satisfaction de voir les médecins eux-mêmes forcés de le reconnaître et il est probable que d'autres exemples que le nôtre ont été constatés.

Cette solution pernicieuse est employée à laver les murs, les plafonds, les parquets, les meubles de tout local dans lequel a séjourné un malade, signalé comme atteint d'une maladie contagieuse ; puis, on porte aux étuves municipales le linge, les vêtements, les tentures dans des voitures passées souvent et largement au sublimé corrosif, pour éviter qu'elles ne deviennent autant de foyers ambulants des maladies dont on veut éviter le retour.

Quand les ouvriers ont fini cette double opération, ayant consciencieusement rempli leur rôle de PRÉCIEUX AUXILIAIRES DE L'HYGIÈNE PUBLIQUE, ils abandonnent l'appartement dans un état de détérioration lamentable et les objets soumis à l'étuve, qu'ils rapportent, sont absolument perdus. S'il n'y avait que cela, les personnes qui acceptent cette violation du domicile ne subiraient qu'une perte d'argent qui n'est pas mortelle, mais ces pratiques ont une autre conséquence bien plus grave, bien plus funeste, parce qu'elle intéresse directement l'avenir des générations.

En quittant l'appartement, nos microbicides y laissent tous les grammes de sublimé tenus en suspension dans le liquide employé et qui, après l'évaporation de celui-ci, seront déposés en poudre impalpable partout où ont été pratiqués les lavages hygiéniques. Les objets, retour des étuves, sont également imprégnés du terrible poison.

Il est entendu qu'on a fait là de l'hygiène publique et la logique médicale actuelle tend à ceci : le sublimé est un poison pour ceux qui le manipulent dans le but de désinfecter mais, pour ceux qu'il a charge de protéger contre les microbes, il devient hygiénique.

Un tel raisonnement dépasse les bornes de l'absurde et cependant, c'est bel et bien ce qui est mis en pratique.

Alors, comment concilier ces contradictions flagrantes ? On reconnaît que les ouvriers, qui manient la solution empoisonnée, sont menacés dans leur santé, ce qui n'est que trop réel, bien qu'ils ne peuvent absorber qu'une très faible dose de sublimé comparativement à la quantité employée pour la désinfection d'un local, mais on semble ignorer que le même danger menace les habitants de ces locaux.

Les personnes, obligées d'y vivre, absorberont, en effet, nuit et jour, par les voies respiratoires, le poison qui possède le plus d'affinité pour nos tissus et que la circulation, mais surtout le balayage et l'époussetage journaliers remettront constamment en suspension dans l'air ambiant. Il se produira ainsi une intoxication d'autant plus funeste que la cause persistera longtemps et d'une façon ininterrompue.

Par suite, ces personnes seront condamnées, dans des périodes de temps variables, selon le degré de résistance de leur constitution, à certains accidents organiques et phagédéniques, dont le mercure est seul responsable.

Nul ne nous contredira, lorsque nous dirons que l'absorption d'un poison par l'organisme n'est jamais si redoutable que lorsqu'elle se fait par petites doses fractionnées et continues. Ainsi, par exemple, le calomel (protochlorure de mercure), donné à la dose de 1 gramme et plus en une seule fois, ne fait que passer dans le tube digestif, en raison de son insolubilité, servant de purgatif et de vermifuge ; tandis que la même quantité, administrée par centigramme, n'agissant pas assez vite pour être expulsée, subit, par l'action de l'acide gastrique de l'estomac, une décomposition qui transforme en partie le calomel en bichlorure de mercure (sublimé). Ce dernier, par suite de sa solubilité, activée encore par les sels ammoniacaux de l'intestin, passe ensuite, des vaisseaux chylifères, dans la circulation et détermine alors le commencement d'une infection mercurielle.

Quant à ceux qui, en plus de la mercurialisation de l'appartement, continuent à porter le linge de corps pouvant encore être utilisé après la désinfection qu'on lui aura fait subir, ils seront revêtus d'une nouvelle tunique de Nessus, qui deviendra pour eux la cause déterminante de dermatoses rebelles, dont ils ne sauront à quoi attribuer l'origine.

Dans les *Annales de la polyclinique* de Toulouse, de 1893, nous trouvons un aveu précieux des méfaits du sublimé, que nous ne laisserons pas passer sous silence.

Un chirurgien, à la suite d'un accouchement laborieux, ordonna les injections de sublimé qui se font couramment et qui sont en quelque sorte imposées aux sages-femmes, en vue de prévenir la fièvre puerpérale. Au cours de ces injections, une céphalalgie intense se déclara, le chirurgien s'empressa de la faire cesser, mais les accidents n'en continuèrent pas moins et l'accouchée perdit tous ses cheveux et ses cils.

Le médecin, loin de s'en émouvoir, ne vit là qu'un cas intéressant d'où il conclut que cette femme « *présentait une susceptibilité particulière vis-à-vis du sublimé !* »

Pour notre part, nous avons à constater à chaque instant des accidents de ce genre, chez des personnes traitées par le sublimé et ayant, comme la malade précédente, la mauvaise grâce de posséder elles aussi une « susceptibilité particulière » à l'égard de ce bienheureux antiseptique. Tout dernièrement encore, une jeune femme vint nous consulter pour de violentes douleurs articulaires qu'elle éprouvait, depuis un accouchement qui remontait à quelques mois et à la suite duquel toutes ses dents s'étaient déchaussées et étaient tombées successivement ;

il ne lui en restait plus qu'une seule. Inutile d'ajouter qu'elle avait subi le traitement à la mode et qui s'intitule *l'hygiène des accouchées !*

Mais les conséquences du progrès ne s'arrêtent pas là ; les voies s'ouvrent de plus en plus larges aux BIENFAITS de la méthode antiseptique née de la doctrine microbiatrique.

C'est ainsi que tous les journaux du mois d'octobre 1893 ont été heureux d'annoncer, à leurs lecteurs, cette bonne nouvelle :

« Sur l'initiative des étudiants en médecine, MM. les coiffeurs du quartier Latin seront mis sur le pied de guerre contre les microbes. Dans plusieurs salons de coiffure de la rive gauche, l'antisepsie des rasoirs, ciseaux, tondeuses, peignes, etc., est mise en pratique au moyen du « bain de sublimé », à l'instar des salles d'opération des hôpitaux.

« Il est à souhaiter que cet HYGIÉNIQUE exemple soit imité sur la rive droite et partout. »

Cette intelligente application de l'antisepsie chez les coiffeurs a été surtout provoquée par une épidémie de pelade, qui a sévi ces dernières années à Paris. La pelade est une affection qui se manifeste par la chute des cheveux et des poils et qui, d'après la médecine microbienne, serait causée par un champignon. F.-V. Raspail lui attribue le plus souvent une origine mercurielle ; or il suffit de l'exemple que nous venons de citer d'une malheureuse femme, affligée de pelade complète, à la suite d'injections mercurielles, pour se convaincre que, là encore, il était dans le vrai.

De sorte que nos étudiants en médecine font, comme M. Jourdain faisait de la prose, de l'homéopathie sans le savoir, en voulant prévenir, par le sublimé, une maladie presque toujours causée par l'action désorganisatrice du mercure.

Au risque de paraître nous répéter, nous sommes revenu encore une fois sur le sublimé, et nous y reviendrons sans cesse à cause du danger terrible dont il menace l'humanité, lorsque, par suite de son emploi dans les désinfections répétées et généralisées, les injections données à toutes les accouchées, les opérations chirurgicales et l'antisepsie en général, on en arrivera à vivre dans une atmosphère saturée de mercure, nouvelle mine d'Almaden qui amènera fatalement la dégénérescence certaine, en attendant la décomposition complète de l'espèce humaine.

.*.

Plusieurs épidémies, choléra, variole, diphtérie, se sont montrées en France dans le courant de 1893, sans cependant prendre des proportions menaçantes.

En ce qui concerne le choléra, nous ne reviendrons pas sur ce que nous avons dit l'année dernière, nous signalerons seulement qu'il s'est déclaré particulièrement dans un certain nombre de localités de la Bretagne et, plus tard, sur deux autres points de la Russie, ce qui confirme nos précédentes conclusions que le choléra, même sous sa forme dite asiatique, naît sur place, par suite de la formation du même miasme qui le rend endémique sur les bords pestilentiels du Gange.

La variole, pendant ces dernières années, s'était tellement raréfiée qu'il s'est passé des mois sans qu'elle eût causé un seul décès à Paris, d'où le triomphe des vaccinateurs, qui se sont attribué naturellement cet heureux résultat.

En conséquence, on a procédé plus que jamais à la vaccination et surtout à la revaccination forcée dans les écoles, dans l'armée et dans les administrations, de sorte qu'à l'heure actuelle près des deux tiers de la population parisienne ont été revaccinés depuis moins de cinq ans.

D'après les théories officielles, on pouvait donc espérer que la variole avait vécu ou que, tout au moins, elle était en voie d'être bientôt rayée du nombre des maladies qui affligent l'humanité. Mais voilà que, par une ironie du sort, elle est réapparue en automne et a progressé vers la fin de l'année, prenant le caractère d'une sérieuse épidémie. Il s'ensuit que la revaccination n'a apporté aucune modification dans l'apparition et l'évolution de cette maladie, considérée comme si grave par les médecins et pourtant si facile à prévenir et à guérir, sans laisser de traces, par la méthode de F.-V. Raspail.

L'épidémie de 1893 s'est déclarée d'une façon tellement identique à celle de 1870, toutes proportions gardées bien entendu, en raison de l'insalubrité et de la perturbation causées par la guerre dans les populations, qu'il est intéressant de les mettre en parallèle et de remonter ainsi aux causes probables de son origine.

Les années 1870 et 1893 furent également marquées par une sécheresse exceptionnelle, qui persista pendant tout le printemps. Il en résulta, pour l'une comme pour l'autre, un manque complet de fourrages qui obligea, en 1870, les éleveurs de la Normandie et du Cotentin à se défaire à bas prix de leurs bestiaux, dans l'impossibilité où ils étaient de les nourirr ; en 1893, il s'en fallut de peu que les cultivateurs n'en fussent réduits à cette onéreuse extrémité, et ils ne purent l'éviter en partie que grâce à l'idée que l'on eut de faire servir à la nourriture des animaux les feuilles, les jeunes pousses et jusqu'aux branches des arbres de nos forêts. De plus, l'été et le commencement de l'automne de ces deux années furent à peu près semblables.

Ce rapprochement étant établi, il n'y a pas loin pour arriver, par l'analogie, à se demander si une maladie, apparaissant sous forme épidémique, à la même époque, dans deux années réunissant les mêmes conditions météorologiques, ne tirerait pas son origine et son extension de ces conditions météorologiques mêmes. Or ce n'est pas d'aujourd'hui que nous considérons la variole comme le produit d'un empoisonnement miasmatique spécial, ayant pour effet de provoquer une décomposition du sang qui se traduit par cette poussée purulente à la peau si repoussante, quand elle n'est pas modifiée par l'application si simple et si souveraine de notre méthode.

Quant à cette objection, que la variole étant une maladie permanente, il faudrait admettre également la permanence de la source délétère dont elle dérive, ce qui devrait la rendre égale dans ses manifestations, nous répondrons simplement qu'il en est pour elle ce qu'il en est pour toutes les affections similaires, le choléra en tête, c'est-à-dire que ce n'est qu'une question de plus ou de moins et que la sortie de terre des produits funestes pour la santé de l'homme, qui s'échappent de cette grande cucurbite où tout se combine, se transforme d'une façon incessante et à l'infini, est en rapport direct de l'action plus ou moins active des mouvements et des perturbations atmosphériques.

Ce sont là de grandes conceptions, qui feront sourire les médecins dans leur sainte ignorance de la cause génératrice de la variole ; ils continueront plus que jamais à jouer de la lancette jennérienne et à introduire dans le sang de leurs concitoyens un pus, dont ils ignorent la nature, mais qui n'en est pas moins du pus ; ils feront de plus en plus de la médecine empirique, en pratiquant un remède de charlatan, puisqu'ils sont dans l'impossibilité d'expliquer pourquoi ceci est en état de combattre cela.

En somme, cette nouvelle épidémie est venue donner plus d'activité à la campagne poursuivie avec acharnement en faveur de la revaccination obligatoire et à répétition déjà votée par la Chambre des députés.

Mais cela ne suffit pas, et, pour activer cette généralisation de la purulence vaccinale, on en a fait très adroitement une question de mode. Aujourd'hui, il est très *select*, paraît-il, d'inviter à un « thé de cinq heures », qui n'est que le prétexte, une nombreuse société, conviée en réalité à un petit jeu très amusant, dit le chroniqueur d'une de ces séances, qui consiste à se laisser piquer en commun, les hommes au bras, les femmes à la jambe: « c'est un fou rire général, note-t-il, les enfants s'amusent, les femmes poussent de petits cris ». Ce doit être charmant, en effet, nous n'en doutons nullement, pas plus que du succès qui attend cette inauguration des *Five o'clock prophylactiques*, bien dignes de notre curieuse fin de siècle.

Nous ne nous étendrons pas plus longuement sur la vaccine, dont nous avons démontré les dangers assurés et l'inefficacité certaine (¹), mais nous ne pouvons laisser passer, sans y répondre, deux affirmations émises par un savant docteur, dans un long article sur l'épidémie actuelle de variole.

« On objecte, dit-il, qu'en s'inoculant la vaccine, on s'inocule toutes sortes de maux. Les détracteurs seraient bien embarrassés de dire quels maux. »

Nous vous demandons pardon, docteur, nous ne sommes pas les seuls à les avoir cités; il en est un entre autres que la vaccination a généralisé sur la plus large échelle, c'est la scrofule. Mais ne vous mettez-vous pas immédiatement en contradiction avec vous-même, lorsque vous reconnaissez « qu'il y a eu des exemples terribles de transmission d'une maladie terrible (la syphilis) dans ses conséquences, par le vaccin pris à un enfant malsain ». Et êtes-vous bien assuré de votre affirmation quand vous ajoutez : « Mais, aujourd'hui, pareille chose n'est plus à craindre. Le vaccin d'enfant est à peu près complètement abandonné. On ne se sert plus que du vaccin de génisse, et la génisse ne peut donner que ce qu'elle a, c'est-à-dire la vaccine. »

Certes le vaccin, pris sur une génisse, est considérablement moins

----

1) *La vaccine, ses dangers et son inefficacité*. Paris, 1892.

dangereux que celui pris sur des enfants, qui, tout en ayant les apparences de la plus belle santé, peuvent se trouver, le plus souvent, sous l'influence de diathèses ne s'étant encore signalées par aucune manifestation extérieure.

Mais la génisse ne donne la vaccine que parce qu'on la lui a communiquée et non parce qu'elle l'a de nature, et quant à l'origine du virus vaccin ou cow-pox, que les médecins ignorent absolument, nous avons démontré qu'elle provient uniquement de la communication au pis de la vache d'une affection de nature syphilitique et mercurielle.

De plus, le vaccin de génisse peut devenir un agent de propagation de la tuberculose, si répandue dans la race bovine, qu'on estime que le dixième des bovidés en est atteint. Et la tuberculose est un fléau de la société moderne, bien plus terrible, dans ses conséquences, que toutes les épidémies de variole réunies.

Voilà ce que la génisse peut donner.

En résumé, l'épidémie de 1893 est revenue purement et simplement, sous l'influence des mêmes causes fermentescibles et atmosphériques qui avaient provoqué les précédentes épidémies varioliques et cela, en dépit du pus vaccinal semé à profusion dans l'économie humaine, dans le vain espoir de lui faire échec.

Il en sera toujours ainsi, parce que la variole provient d'une cause avec laquelle le vaccin n'a aucun rapport, les deux virus étant de nature différente, et qu'à ce titre, si le vaccin devait mettre l'homme à l'abri des atteintes de la variole, ce que nous contestons, ce serait uniquement pour cette raison, que sa constitution, étant déjà sous l'influence d'une diathèse virulente, est moins apte à se laisser envahir par une nouvelle infection.

* *

Nous terminerons cette courte revue, que nous faisons chaque année, des faits médicaux qui nous paraissent les plus importants à traiter pour les lecteurs du *Manuel*, en parlant de la diphtérie, dont on a relevé, en 1893, des cas assez fréquents sur certains points de la France.

La diphtérie, plus connue sous les dénominations d'angine couenneuse, lorsqu'elle se manifeste chez les grandes personnes, et de croup, lorsqu'elle atteint les enfants, est une affection à marche rapide, d'une gravité exceptionnelle pour la médecine scolastique qui, jusqu'à ce jour, n'a trouvé, pour retarder la mort, que la trachéotomie. Eh bien, nous pouvons affirmer que, même dans les cas nécessitant aux yeux du médecin cette opération *in extremis*, on peut sauver encore et toujours l'intéressant petit malade avec une telle promptitude qu'au bout de quelques heures, il se retrouve aussi bien portant que s'il sortait d'une simple indisposition.

Mais, avant de donner les résultats obtenus par notre traitement, résultats qui nous parurent merveilleux à nous-même dès la première application, nous devons rappeler que, dans le courant de mai de l'année dernière, toute la presse s'est occupée de la guérison du croup par les badigeonnages de la gorge, au moyen du pétrole, pratiqués par un médecin de la Seine-Inférieure, M. Flahaut. On avait enfin découvert le remède spécifique de la diphtérie, assurait-on ; quant à nous, nous n'avions aucune raison de douter du succès qu'on pouvait obtenir par cette méthode.

Le remède était des plus simples, mais encore fallait-il le trouver, et M. Flahaut aura rendu un bien grand service à l'humanité si, nous le répétons, il n'y a aucune exagération dans le nombre relativement considérable de malades qu'il aurait traités et sauvés, en 1892, dans la localité où il exerce. Nous ne savons si on a cherché l'explication de l'action thérapeutique du pétrole dans le cas de croup ou bien si, de même que pour beaucoup d'autres médicaments, on s'est contenté d'enregistrer les résultats obtenus.

Le pétrole employé pour l'éclairage est un bitume liquide purifié, tenant de la nature des goudrons ; il est d'une pénétration si extraordinaire qu'il suinte à l'extérieur des parois des vases qui le contiennent. Dès lors on peut s'expliquer par quel mécanisme il opère, lorsque les badigeonnages viennent le mettre en contact avec les fausses membranes, dont les végétations menacent d'amener l'obstruction complète du larynx. L'infiltration instantanée du pétrole dans l'épaisseur de ces fausses membranes en désagrège les couches, en annule le développement, les détache enfin des muqueuses et, en pénétrant dans celles-ci, joue le rôle d'un enduit protecteur.

Mais l'action du pétrole sur l'économie peut être des plus nuisibles, surtout qu'il est nécessaire pour aller vite, d'employer des pinceaux fortement imbibés. Le traitement qui nous a miraculeusement réussi, nous maintenons le mot, n'offre au contraire aucun danger à la suite de son application ; aussi le conseillons-nous avec toute l'autorité que donne la chose expérimentée et jugée.

Nous n'avons pu, il est vrai, comme M. Flahaut, appliquer notre traitement à de nombreux malades, car, dans une période de vingt-trois ans, nous n'avons eu à traiter que trois cas, mais, à un degré si grave, que leur guérison, obtenue en quelques heures, peut donner le brevet d'infaillibilité à notre méthode.

On pourra s'étonner que nous ayons eu aussi rarement à soigner des enfants atteints du croup, mais cela tient à ce que nous n'avons jamais fait de médecine que dans un but scientifique et humanitaire, donnant des consultations gratuites à tous ceux qui viennent réclamer de nous l'application de la méthode de notre père, sans nous rendre chez les malades, ce qui nous eût forcé à abandonner les occupations auxquelles nous nous sommes consacré. Nous n'avons donc affaire qu'aux personnes qui, après avoir essayé tous les traitements, viennent le plus souvent nous trouver en désespoir de cause. Et, malgré ces conditions défavorables, nous pouvons établir que le nombre est grand de ceux qui ont trouvé auprès de nous la guérison, après laquelle ils couraient inutilement depuis longtemps, souvent après avoir épuisé toutes leurs ressources.

Le premier cas de croup que nous avons eu à soigner remonte au mois de décembre 1870. Pendant une halte, que notre corps faisait dans un village de Normandie, le colonel nous fit prévenir qu'un habitant réclamait avec instance le médecin du régiment pour son enfant malade. Il s'agissait d'une petite fille de cinq ans, atteinte du croup à la période la plus avancée.

Les yeux injectés de sang, proéminents, hagards ; la face bouffie, horriblement congestionnée, le corps en proie à des soubresauts, l'inspiration sifflante, ne laissant plus arriver l'air dans les poumons que par des appels désespérés, tout montrait que cette pauvre enfant allait succomber à l'asphyxie. La trachéotomie était la suprême ressource pour retarder la mort ; mais, outre que nous n'étions pas partisan de cette opération, dont nous avions presque toujours constaté les résultats négatifs, nous ne pouvions y recourir faute d'avoir à notre disposition la canule nécessaire. Et pourtant chaque seconde de retard menaçait cette existence prête à s'éteindre. Que faire ? L'idée nous vint de tenter le moyen qui avait donné à notre frère Camille d'excellents résultats dans de nombreux cas d'angine couenneuse. Dans une telle extrémité, il n'y avait pas à hésiter.

Avec un mouchoir déchiré en lanières roulées au bout d'un long crayon, une sorte d'épais pinceau fut bientôt façonné. Après l'avoir trempé dans l'alcool camphré et tout ruisselant de ce liquide, nous l'enfonçâmes le plus avant possible dans la gorge de la malade, tamponnant en tous sens et y exprimant ainsi, par la pression, presque tout l'alcool. L'effet produit nous effraya tout d'abord, l'enfant se dressa comme mue par un ressort, agitée de violents mouvements spasmodiques, les yeux hors de la tête et, au moment où nous nous attendions à la voir retomber morte, un suprême haut-le-corps lui fit projeter, presque à notre visage, un bouchon de fausses membranes, dont l'alcool avait provoqué le détachement des muqueuses, et la petite malade, épuisée, mais respirant, se renversa sur l'oreiller.

Après lui avoir entouré le cou d'une forte compresse d'alcool camphré nous la laissâmes se reposer, la respiration se faisant déjà de plus en plus libre. Au bout d'un quart d'heure, le même badigeonnage fut renouvelé, malgré la résistance de l'enfant qui se reprenait à la vie et beaucoup de fausses membranes furent encore rejetées.

A ce moment, le clairon sonnait le départ. Nous recommandâmes aux parents de continuer les badigeonnages d'heure en heure et coûte que coûte et de lui faire prendre dans un peu de lait 35 centigrammes de scammonée, le seul purgatif à notre disposition.

Le lendemain matin, notre colonne ayant dû repasser dans ce village, notre première pensée fut d'aller, à tout hasard, prendre des nouvelles de la petite malade. La mère nous reçut souriante : venez, venez voir votre ressuscitée, et elle nous montra l'enfant assise dans son lit, la mine ne portant aucune trace de l'épouvantable crise de la veille et babillant tout en buvant une tasse de chocolat.

Nous ne pouvons exprimer le sentiment qui nous gonfla le cœur et nous fit monter les larmes aux yeux, à ce spectacle.

En 1873, à Cachan (Seine), une femme nous amena, vers neuf heures du matin, un petit garçon de quatre ans atteint du croup. Le *cri de coq* qu'il émettait à tout instant, comme un hoquet douloureux, indiquait le degré avancé du mal. Couché bien portant, il s'était réveillé brusquement dans la nuit, très agité, secoué par une toux fréquente, rauque et douloureuse ; la respiration était devenue de plus en plus difficile, sifflante, ne laissant pas un instant de repos au petit patient.

Les fausses membranes s'étendaient au voile du palais et sur la base de la langue. Il fallait agir vite. Après avoir appliqué une compresse d'alcool camphré autour du cou, nous fîmes un fort badigeonnage avec ce liquide, badigeonnage renouvelé dix minutes après. Chaque fois, les efforts pour vomir, très faibles, chez cet enfant, amenèrent cependant le rejet de nombreuses mucosités filantes, jaunâtres, qui se détachaient de tout le fond de la gorge ; mais le larynx ne se dégagea pas. Cinq centigrammes d'émétique furent alors administrés dans un demi-verre d'eau tiède, l'effet ne tarda pas à se produire : déjà attaquée par l'infiltration rapide de l'alcool camphré, la masse de fausses membranes qui obstruait le larynx fut rejetée au premier vomissement. Après un peu de repos donné au malade, nouveau badigeonnage, la respiration redevint ensuite complètement libre. A onze heures, l'opération fut encore renouvelée, et nous renvoyâmes la mère en lui recommandant de nous prévenir si la respiration redevenait gênée. A deux heures, elle revint, mais pour nous dire que l'enfant ne paraissait plus malade et qu'il demandait à manger.

Le dernier cas est plus récent.

Le 11 juillet dernier, à 7 heures du matin, un cultivateur, nommé Alaurent, vint nous dire que sa petite fille, âgée de huit ans, s'était réveillée, vers onze heures du soir, se plaignant de la gorge ; le mal avait fait de rapides progrès et, comme le médecin qu'on était allé chercher à plusieurs reprises, depuis cinq heures du matin, n'était pas encore arrivé, il nous demanda de nous amener immédiatement l'enfant, ne pouvant la laisser plus longtemps sans soins. Il revint bientôt, portant la petite malade enveloppée de couvertures, et, sous l'empire de la plus grande émotion, il nous raconta que le boulanger, qui avait perdu, quelques mois auparavant, une petite fille du même âge, à la suite du croup, ayant entendu, de la porte de la rue, le cri particulier poussé à tout instant par la malade, venait de lui dire : C'est la même chose que ma pauvre petite quand on lui a fait l'opération. Votre fille est perdue.

Cette enfant présentait en effet les symptômes les plus effrayants de la maladie, qu'aucun soin utile n'était venu enrayer. Après lui avoir appliqué, en toute hâte, le traitement qui nous avait si bien réussi précédemment, nous renvoyâmes le père avec recommandation de faire encore, coûte que coûte, plusieurs badigeonnages, d'administrer ensuite 5 centigrammes d'émétique, puis 25 grammes d'huile de ricin, dès que le mieux s'accentuerait. Les vomissements amenèrent une quantité considérable de fausses membranes, par paquets mélangés de mucosités filantes, et à onze heures l'enfant était calme.

Ainsi, moins de douze heures après le début de la maladie, le larynx était complètement débarrassé.

A trois heures, la petite Alaurent jouait dans son lit, le soir elle mangeait de bon appétit et, le lendemain, la mère, venant nous remercier, nous la ramenait gaie et bien portante, n'ayant plus qu'un peu d'embarras des bronches qui fut vite dissipé.

Ainsi donc, cette maladie, considérée comme si terrible, peut être réduite presque instantanément aux proportions d'une simple indisposition.

Cependant les fausses membranes rejetées renfermant un germe extrêmement contagieux, les plus grandes précautions sont nécessaires. Les enfants doivent être éloignés des malades ; les mucosités expectorées, les linges, les tampons souillés doivent être détruits par le feu, et les vases, qui ont pu les contenir, passés à l'eau bouillante ou à l'acide sulfurique étendu.

Et maintenant, mères de famille, nous vous disons : Reposez-vous en toute confiance sur les prescriptions contenues dans le *Manuel*. Par prudence, car le mal va vite, au lieu de perdre un temps précieux en attendant un médecin qui, le plus souvent, ne trouvera que son bistouri, pour vous conserver votre enfant quelques jours ou quelques heures de plus, ayez toujours en réserve, sous la main, un flacon d'alcool camphré, un pinceau de charpie tout préparé, une dose d'émétique et, dès lors, vous n'aurez plus rien à redouter du croup, regardé jusqu'ici, à juste titre, comme un des plus désespérants fléaux de l'enfance.

XII

Manuel pour 1895.

Le *Manuel annuaire de la santé* vient d'atteindre sa cinquantième année.

Comment pourrions-nous célébrer avec plus d'à-propos cet anniversaire qu'en racontant, en tête de cette nouvelle édition, l'origine de ce petit livre, dont l'auteur avait voulu faire le guide moral et sanitaire du citoyen, de l'époux et du père de famille.

C'est vers 1838 que F.-V. Raspail commença à publier dans les journaux de médecine les premiers principes de sa nouvelle méthode, qui ne devait pas tarder à battre si fortement en brèche la médecine officielle de l'époque.

La doctrine antiphlogistique de Broussais était alors dans toute sa puissance ; elle s'imposait comme l'expression la plus haute de la science médicale. La saignée, les sangsues, les vésicatoires, les ventouses, le moxa, avec le concours de la diète, puis de la gomme et de la guimauve en boisson, formaient à peu près tout l'arsenal à l'aide duquel on combattait les maladies qui, d'après Broussais, prenaient leur point de départ dans l'irritabilité et l'inflammation. Aussi combattait-on les phlegmasies en exténuant le malade et n'arrêtait-on souvent la médication que lorsque la tombe venait de s'ouvrir devant le malheureux jugulé, doublement jugulé et par le médecin inconscient et par les parasites, depuis les infiniment petits jusqu'aux vers intestinaux, trouvant leur compte dans un traitement qui les laissait pulluler en paix et envahir tout à leur aise les viscères des malheureux que ce traitement leur livrait en pâture ; car tout ce qui eût pu nuire aux parasites : les épices, les liqueurs, le sel, le poivre, les aromates, le vin lui-même, étaient rigoureusement proscrits, comme incendiaires. La gastrite, les maux d'estomac, avec la migraine qui en est souvent la conséquence, la diarrhée, la toux vermineuse étaient devenus les maladies courantes ; elles gagnaient, comme de véritables épidémies, toute la population des villes. Au théâtre, à l'église, on toussait à l'unisson, et souvent l'acteur ou l'officiant tenait sa partie dans ce concert fort peu mélodieux. Le médecin, désorienté devant cette ténacité que mettait la phlegmasie à ne pas désarmer, devenait inexorable dans ses prescriptions, dont se riait la cause animée, et, finalement, il empêchait le malade de mourir de la maladie, en le faisant tout simplement mourir d'inanition.

Dans ces conditions, on peut se rendre compte du succès qui vint couronner les premiers essais de F.-V. Raspail, pour combattre le plus grand nombre des affections dont son esprit d'investigations, qui l'avait déjà conduit à transformer complètement la chimie organique et la physiologie végétale, lui faisait rechercher la cause dans le parasitisme. Ce fut une véritable révolution, quand on vit avec quelle rapidité des malheureux, tenus si longtemps entre la vie et la mort par la docte faculté, revenaient à la santé comme par enchantement, grâce à des moyens aussi simples et rationnels que peu coûteux.

Du village de Montsouris, qu'habitait alors F.-V. Raspail, le bruit des guérisons qu'il obtenait et qui tenaient du merveilleux se répandit plus loin ; le nombre de ses malades augmenta en raison progressive ; il en arriva bientôt de toutes parts, et l'on put voir jusqu'à 150 affligés massés à la porte de sa modeste demeure. Donnant gratuitement ses soins aux fortunés comme aux déshérités qui venaient les réclamer et ne reculant pas devant les longues heures de fatigue qu'il devait y consacrer, il se déclarait heureux et récompensé d'avoir pu être utile à tant de malheureux affligés. Et, cependant, à cette époque, la fortune était loin de lui sourire.

Mais cette facilité de guérir, dans le plus grand nombre de cas, promptement et à peu de frais, des affections qui, comme la gastrite, constituaient de bonnes vaches à lait pour les praticiens, ne devait pas tarder à soulever de la part de ces derniers un *tolle* général contre l'audacieux réformateur. Dès lors, les journaux de médecine fermèrent leurs colonnes aux communications, dont F.-V. Raspail croyait devoir entretenir le monde médical, sur les résultats qu'il obtenait et qui l'amenaient, pas à pas, à fonder un nouveau système pour le traitement des maladies en général. C'est ainsi que l'ire des médecins, qui n'est pas la moindre des haines, *ira medicorum pessima*, vint prêter main-forte à la haine des partis. Les journaux politiques, qui lui étaient déjà peu favorables, à cause de l'intransigeance de ses opinions et de son inflexible droiture de caractère, qui ne lui faisait admettre aucune compromission, aucune concession sur le terrain des doctrines républicaines, se firent les complices de la conspiration du silence, qui s'organisa dès cette époque autour de son nom et de son système médical et qui se continua depuis.

F.-V. Raspail ne se découragea pas ; il mit encore plus d'ardeur à poursuivre son œuvre humanitaire. Il publia, en 1839, un tout petit opuscule de 32 pages, dans lequel il indiqua les moyens de guérir et de toujours soulager une foule de maux considérés comme incurables ou chroniques. Il terminait par cette déclaration qui est un pur reflet de sa grande âme : « Aux personnes qui se trouveront bien de cette méthode de traitement, je demande, pour mon salaire, de se mettre à propager une idée utile et morale et de faire, avant le coucher du soleil, non pas l'aumône qui est un grave abus, mais une de ces bonnes actions qui soulagent l'humanité souffrante, sans porter atteinte à sa dignité. »

Ce petit livre, si modeste dans sa forme, fit son chemin tout seul dans la faveur du public. A chaque édition, il prenait une extension plus grande, augmenté des vérités nouvelles qui venaient s'ajouter aux vérités de l'édition précédente, sorties victorieuses de la pratique. En 1843, il était devenu, sous le titre de *Médecine des familles*, un petit volume de 144 pages, précurseur du *Manuel annuaire de la santé*, qui devait paraître deux ans plus tard. C'est cette même année que F.-V. Raspail, parvenu à dégager les formules de son nouveau système médical et thérapeutique, publia la première édition de son grand ouvrage : *l'Histoire naturelle de la santé et de la maladie chez les végétaux et chez les animaux en général et en particulier chez l'homme.*

Mais le prix de cet ouvrage était inabordable au plus grand nombre ; aussi, de toutes parts, demandait-on à l'auteur de faire un livre à la portée de toutes les bourses, dans lequel chacun trouverait à se soigner et à préparer ses médicaments soi-même. F.-V. Raspail, découragé par tous les déboires qu'il avait éprouvés avec les libraires qui avaient édité ses ouvrages jusqu'alors, ne se décidait pas à tenter une nouvelle épreuve. « Si chacun savait, disait-il, ce que me coûte un livre, en tracasseries, en taquineries, en humiliations, en refus de paiements, on me traiterait de niais, dans ce siècle d'argent, de me voir écrire pour être utile aux uns, pour enrichir les autres et pour me ruiner moi-même. »

Il était encore dans ces dispositions d'esprit, lorsque, à la suite d'une terrible maladie qui le tint pendant quinze jours dans un état voisin de l'agonie, il alla passer sa longue convalescence chez un de ses bons amis, M. Nell de Bréauté, astronome correspondant de l'Institut, qui habitait avec son vénérable père, M. Suzanne de Bréauté, le château de La Chapelle, près de Dieppe. Là, il eut souvent à supporter les assauts pressants de ses aimables hôtes qui l'engageaient, puisqu'il ne voulait plus entendre parler de traiter avec les libraires, à se faire le propre éditeur de ce petit livre, attendu comme le complément nécessaire de son grand ouvrage. Ébranlé, mais non décidé, car il ne possédait pas les ressources pour suffire aux frais de cette publication et ne voulait pas s'engager dans les chances aléatoires des emprunts, il revint à Paris reprendre ce qu'il appelait « son collier de misère », sa santé lui paraissant suffisamment rétablie. Une lettre de M. Suzanne de Bréauté le suivit de près : « J'attends, lui écrivait-il, deux mille exemplaires de ce petit livre et je les paie à l'éditeur par anticipation ; je les placerai tous à ma manière. Cette étrenne portera bonheur à l'édition et mon exemple aura plus d'un imitateur. Croyez-m'en sur parole. »

Avec ces moyens de réalisation, avec les vœux et les encouragements que lui donnait la saine et bonne amitié, F.-V. Raspail ne pouvait hésiter plus longtemps ; il se mit à l'œuvre et, en janvier 1845, il faisait paraître la première édition du *Manuel annuaire de la santé*, avec cette dédicace : AUX RICHES, DANS L'INTÉRÊT DES PAUVRES ; A CEUX QUI SONT HEUREUX, DANS L'INTÉRÊT DE CEUX QUI SOUFFRENT.

La prophétie de M. Suzanne de Bréauté se réalisa ; le succès du *Manuel* dépassa toutes les prévisions et F.-V. Raspail, enfin sorti de la misère où l'avaient plongé pendant tant d'années la prison, les amendes, les persécutions incessantes, eut la joie de pouvoir donner à sa famille, qui l'avait si vaillamment soutenu pendant le cours de ses épreuves, un peu de bien-être, qu'elle n'avait jusqu'alors que bien rarement connu.

C'est donc avec un sentiment de respect et de vive reconnaissance que nous rappelons ici le nom de MM. de Bréauté, qui furent en quelque sorte les inspirateurs de ce livre, qui devait « diriger l'esprit vers tout ce qui est grand, le cœur vers tout ce qui est noble, et le corps vers tout ce qui est hygiénique et moral ».

Le *Manuel de la santé* devint bientôt populaire, en dépit de la conspiration du silence et du ridicule, que les intéressés ont essayé de tout

temps de jeter sur un système qui avait à leurs yeux le grand tort de
guérir trop vite et à trop bon marché. Il se répandit dans le monde
entier et cela sans l'appui de la presse, sans aucune réclame, par le seul
fait des succès obtenus par l'application de traitements, dont l'efficacité est toujours, à l'heure actuelle, d'une incontestable supériorité sur
les moyens dangereux et empiriques mis à la mode par la médecine
moderne.

F.-V. Raspail eut de nombreux disciples et de fervents propagateurs
de sa méthode hygiénique et curative et si, en France, nous voyons
les nouvelles générations, abusées par le mirage trompeur d'une mise
en scène savamment préparée, accepter avec enthousiasme les moyens
de traiter les maladies par les poisons et l'inoculation dans le sang de
produits putrescibles, si nous avons à constater de singuliers oublis et,
jusqu'autour de nous, des défaillances qui apparaissent comme une
monstrueuse apostasie, il nous vient d'au delà des mers des preuves
consolantes que le nom de F.-V. Raspail est toujours honoré et son
œuvre scientifique et humanitaire toujours appréciée à sa juste valeur.

C'est sous l'empire de ces impressions que nous reproduisons la
lettre suivante :

« Nouvelle-Orléans (Louisiane), le 27 novembre 1894.

« MONSIEUR,

« Je prends la liberté de vous adresser aujourd'hui les numéros des
14, 20 et 25 novembre 1894 du journal *The States* de la Nouvelle-Orléans.

« Le premier de ces journaux contient la traduction de cette partie de
votre préface au *Manuel* de 1894, où vous racontez d'une manière si
touchante votre découverte d'un remède infaillible contre la diphtérie ; puis, un très aimable article où les éditeurs distingués de ce journal
MM. H.-J. Hearsy et J.-C. Aby appellent l'attention du public américain sur votre découverte et rappellent le rang scientifique où s'est
élevé le géant des sciences et de philanthropie humanitaire dont vous
portez le nom immortel.

« Le second contient deux interviews que le journal a obtenues de
deux honorables médecins de notre ville, les Drs Halt et Shave ;
le premier exprime l'opinion que votre traitement, « bien qu'empi-

rique », est tout à fait dans la ligne de procédure scientifique ; le second, sans vouloir exprimer d'opinion sur votre traitement, dit qu'il croit posséder un remède préférable au vôtre, le peroxyde d'hydrogène légèrement alcalinisé.

« Ce numéro contient aussi une traduction que j'ai faite d'un admirable article sur le croup publié par votre père dans un *journal de Médecine et pharmacie domestiques*, du 15 août 1848. Nous avons pensé que la publication de ce fragment, où le grand homme donne, avec tant de lucidité, la théorie de sa nouvelle méthode, pouvait servir à arrêter l'attention du public américain et par le charme du style, et par l'intérêt nouveau qui s'attache de nos jours au nom de Napoléon[1]. D'ailleurs, on y voit défini au complet et avec une grande perfection la doctrine de l'infiniment petit « microbe » plus de trente ans avant que l'école ne l'eût rêvé !

« Le troisième numéro contient un second article — « éditorial » comme nous disons ici — où le « states » appelle encore et fort habilement l'attention du public sur votre découverte ; il y cite le cas de ma mère, guérie d'une diphtérie des mieux caractérisées par le traitement Raspail. Espérons, pour les chers enfants surtout, qu'il y aura écho.

« La diphtérie fait en ce moment des ravages considérables dans notre bonne ville. Beaucoup d'enfants en sont atteints et beaucoup en meurent. Aussi nos journaux sont remplis d'articles divers, où sont proclamés les grands succès qui ont accompagné à Paris, à Berlin, l'emploi du nouveau moyen prophylactique du Dr Behring, « les injections au sérum d'antitoxine ». Que devons-nous en penser ? En serait-il, par hasard, comme du fameux vaccin rabique ou comme les panacées Koch et Brown-Séquard ? Votre opinion, sur ce remède, serait pour nous d'un grand intérêt d'actualité.

« Maintenant, Monsieur, permettez-moi un mot de réminiscences, réminiscences personnelles, mais qui se rattachent entièrement au nouveau système. Mon père, P.-A. Saint-Martin, âgé aujourd'hui de quatre-vingt-sept ans, a soigné, depuis 1849, tout le personnel de sa plantation située à la paroisse Saint-Jean-Baptiste, « blancs et noirs » — comme il l'a publié en 1853 — lors de la plus terrible épidémie de

---

(1) F.-V. Raspail rappelle la mort par le croup de l'héritier adoptif de Napoléon Ier et que celui-ci avait proposé un grand prix à quiconque trouverait le remède à cette terrible affection.

fièvre jaune dont nous ayons jamais été affl'gés, par le système Raspail et, disons-le hautement, avec le plus grand succès. Tandis que le choléra, en 1849, 1854 et 1866, décimait presque toute la population noire de notre paroisse, chez mon père, il ne mourait personne ou presque personne de ceux qu'il soignait, dès le début de la maladie, et même, lorsqu'il était appelé pour des voisins à l'extrémité, il les sauvait le plus souvent, quand votre bonne méthode pouvait être appliquée vigoureusement par des gardes-malades compétents.

« Il en a été de même dans les épidémies de fièvre jaune de 1853, 1858, 1867 et 1878. Ce fléau me semble avoir cédé plus facilement encore que le choléra au traitement.

« Nous n'avons pas eu de mortalité par la fièvre typhoïde et le typho-malaria, pendant ce grand nombre d'années, bien que beaucoup de nos enfants aient été atteints de ces maladies si graves. Nous n'avons jamais eu à traiter la variole ; sans doute les résultats eussent été les mêmes avec ce fléau. Enfin, Monsieur, il me faudrait épuiser le cadre nosologique pour y trouver les maladies qui n'ont pas cédé, tout autour de nous, au système de traitement si simple et si bienfaisant de votre père.

« Permettez-moi une digression et je termine. La « pensée, l'idée » de la Révolution va-t-elle encore se lever dans votre beau pays de France ? Étouffée par le romantisme, morte presque sous la Restauration et sous Louis-Philippe, un instant réveillée par le souffle vigoureux de 1848, pour s'endormir encore et presque s'éteindre pendant la longue agonie du Second Empire, se soulèvera-t-elle enfin pour sauver le monde ? Et la France sera-t-elle la grande matrice qui, encore une fois, la produira, la couvera, la lancera sur les nations électrisées ! Je l'espère et le désire, Monsieur, de toutes les forces de mon âme.

« Mon pays, les États-Unis, semblaient destinés à ce rôle sublime et grandiose. Hélas ! je crains fort que, nous aussi, nous n'ayons perdu la « pensée, l'idée » pour ne la reconquérir de longtemps. Un insatiable besoin de jouissances et de voluptés nous a saisis et comme, avec l'argent seul, il nous semble possible d'assouvir des désirs qui ne peuvent jamais être assouvis, nos âmes, vendues au satan de l'or, se consument vainement en d'infructueux efforts. Le millionnarisme nous a envahis et se prépare à nous submerger bientôt !... Les dernières élections par lesquelles le peuple américain s'est de nouveau jeté dans les bras d'un parti voué à toutes les aberrations, à tous les égarements d'une protection outrée, parasite et voleuse, me sont l'indice, chez nous, d'une indifférence complète des choses de la justice et de la morale. Qu'en adviendra-t-il, et que faire ? Pleurer, attendre ! et, comme le dit bien votre père, « instruire et moraliser ! »... toujours.

« Pardonnez, Monsieur, je vous prie, la longueur de cette lettre. Les œuvres, les pensées de votre père, me sont si chères et si familières qu'il me semble l'avoir toujours connu, ainsi que sa famille, et je causerais avec vous tout un jour, si je ne me souvenais que je puis être importun.

« Soyez sûr que le nom de Raspail restera toujours gravé d'une manière indélébile dans le cœur de milliers de Louisianais, qu'il a instruits, qu'il a consolés, qu'il a soulagés et guéris.

« P.-E. Saint-Martin. »

Nous venions d'exprimer à M. P.-E. Saint-Martin les sentiments réconfortants que sa belle lettre nous avait fait éprouver, dans un moment où nous assistons à tant de turpitudes, lorsque nous reçûmes de lui, datée du 8 janvier, la triste nouvelle que son vénéré père venait de s'éteindre sous le poids des ans dans toute la plénitude de son intelligence. « Assis l'autre jour, nous écrit-il, au chevet de mon vieux « père mourant, je lui racontais les circonstances qui m'avaient con- « duit à vous écrire et lui disais la substance de ma lettre. « Rien de ce « que tu as écrit à Xavier Raspail, mon fils, n'est de trop, m'a-t-il dit. « F.-V. Raspail a été notre bienfaiteur et notre sauveur. Sans lui, sans « sa méthode admirable, nous aurions presque tous péri dans de ter- « ribles épidémies de fièvre jaune et de choléra. Si tu écris encore à son « fils, transmets-lui l'assurance de ma vive reconnaissance personnelle. « Dis-lui que, grâce à son père, et sans être médecin, j'ai pu, moi aussi, « soulager bien des souffrances, rendre l'espoir et souvent la vie à des « mourants, faire un peu de bien et que j'emporterai dans la tombe, « qui devra bientôt me recevoir, ces souvenirs du bien accompli, baume « salutaire et précieux qui, mieux que tous les remèdes, serviront à « donner de la sérénité à mes dernières heures. »

Quoi de plus sublime que cette scène où un vieillard, attendant la mort avec la sereine tranquillité du sage, rappelle à ses enfants, comme un suprême enseignement, les sentiments de haute humanité qui l'ont toujours guidé dans sa longue existence ! Saluons, de toute notre respectueuse admiration, la mémoire de cet homme de bien, qui eut au moins, en fermant les yeux, la consolante pensée de laisser un fils vraiment digne de lui. Hélas ! bien rares sont ceux qui, en cette fin de siècle, pourront emporter avec eux la même certitude.

P.-A. Saint-Martin était aimé et estimé de ses concitoyens ; tous les journaux de la Nouvelle-Orléans, entre autres le *Daily States*, le *Daily picayune*, l'*Abeille de la Nouvelle-Orléans* qui nous sont parvenus, lui ont consacré, dans un concert unanime de regrets, des articles nécrologiques dans lesquels ils ont rappelé les vertus du patriote et de l'homme bienfaisant que la Louisiane venait de perdre. Nous extrayons le passage suivant d'un des articles parus dans ces journaux, à la date du 9 janvier 1895 :

« C'est avec un sentiment de tristesse profonde que nous annonçons, à la population louisianaise et créole, la mort d'un de nos plus vieux et plus estimables concitoyens, M. Pierre-Auguste Saint-Martin, qui vient de s'éteindre à l'âge de quatre-vingt-six ans et dix mois, en la résidence de son gendre M. T. Perret, sur l'habitation Whitnez, paroisse Saint-Jean-Baptiste.

« M. Saint-Martin était de ces planteurs de la vieille souche, dont le nombre diminue rapidement parmi nous et que nous ne connaîtrons bientôt que par l'histoire ou par la tradition. Comme son beau-père, Charles Perret, dont le nom est passé en proverbe dans la basse Louisiane, pour son hospitalité et sa grande charité, M. Saint-Martin n'était jamais plus heureux que lorsqu'il pouvait secourir et encourager ses semblables moins fortunés que lui. Jusqu'à ce que la guerre l'eût ruiné, et tant qu'il posséda l'aisance, la porte de sa demeure fut ouverte à tous les déshérités.

« Après la guerre de Sécession, pauvre lui-même, il ne sortit plus de sa retraite, excepté aux grandes époques de l'épidémie et de l'épreuve, pour encourager, pour soigner et pour tâcher de guérir les malades et les mourants. Il avait beaucoup lu et beaucoup étudié, et frappé, dès 1849, des grandes vérités de la méthode Raspail, il avait adopté, pour lui et pour les siens, le mode de traitement si simple, enseigné par ce grand homme et au moyen duquel il réussit à soulager bien des souffrances, à sauver bien des vies menacées par les deux grandes pestes, le choléra et la fièvre jaune. »

En reproduisant cet hommage rendu à un digne disciple de notre illustre père, on nous pardonnera le légitime orgueil que nous éprouvons en constatant, une fois de plus, au moment même du cinquantenaire du *Manuel annuaire de la santé*, combien l'œuvre de F.-V. Raspail a été féconde et combien elle a laissé de profondes racines dans le cœur de tous ceux qui ont pu juger, sans parti pris, les services que ses principes d'hygiène et de haute moralité ont rendus à l'humanité.

*   *   *

L'emploi du sublimé corrosif est plus que jamais vulgarisé. A force d'en voir user et abuser, le commun des mortels est tenté de l'appeler le sublimé inoffensif et hausse les épaules, quand on lui en signale les dangers, jusqu'à ce qu'il en ait fait la triste expérience. Nous avons dit que, dans leur puérile frayeur du microbe, les bactériologues finiraient par en conseiller l'addition dans nos boissons; nous croyions plaisanter, nous avions tort : ils y arriveront.

On ne se contente plus d'infecter les accouchées avec cet effroyable agent désorganisateur, pour les prémunir contre la fièvre et la péritonite puerpérales, que les soins de propreté seuls suffisent à éviter, la sage-femme leur en conseille l'usage longtemps avant l'accouchement, comme un moyen hygiénique de le préparer favorablement. Elle-même, dans tous les soins qu'elle est appelée à donner aux femmes, se lave les mains avant et après avec cette *eau bienfaisante;* et si une cliente émet un doute sur l'innocuité de cette solution mercurielle, la sage-femme la rassure, le sourire aux lèvres, en lui montrant avec quelle confiance elle s'en sert pour elle-même. Eh oui, brave femme, vous le faites en toute innocence ; vous avez foi en vos maîtres ; vous êtes irresponsable.

Le chirurgien n'agit-il pas de même ? Pour la plus petite opération, il revêt un surtout imperméable soigneusement *désinfecté* au sublimé ; il se lave les mains dans la même solution ; il y passe tous ses instruments, pendant qu'à l'aide d'un vaporisateur on en sature l'air autour du malade ; on en lave également ce dernier, sinon sur tout le corps, tout au moins sur la partie où doit être pratiquée l'opération.

Ainsi, pour l'opérateur comme pour le patient, le résultat de toute cette mise en scène, qui serait grotesque si elle n'était lugubre par ses conséquences ultérieures, est l'absorption du sublimé corrosif par tous les pores et par les poumons.

L'opéré, s'il guérit, disparaît dans la foule et si, au bout d'un certain temps, il meurt, après avoir plus ou moins langui, nul ne songe à mettre en cause l'opération qu'il a subie et encore moins à y chercher l'origine de la maladie qui l'a emporté. Mais, pour l'opérateur, il n'en est pas de même ; ce qui le concerne ne passe pas aussi facilement inaperçu et nous voyons déjà la nosologie s'enrichir d'une nouvelle affection très suggestive : le TREMBLEMENT MERCURIEL PROFESSIONNEL, pour lequel on essaye un traitement palliatif, sinon curatif, au moyen de l'hyosciamine.

Ce n'est qu'un début et c'est le cas ou jamais d'appliquer cette sentence : qui sème le vent, récolte la tempête ! Malheureusement la tempête emportera également tous les pauvres diables qui auront été es victimes de ces aberrantes conceptions de la doctrine microbienne.

* *

L'année dernière, nous avons signalé à l'attention de nos lecteurs les résultats inespérés que nous avions obtenus, dans des cas de croup arrivés à leur période ultime, par les badigeonnages de la gorge avec l'alcool camphré. Convaincu qu'avec ce traitement si puissant, malgré sa simplicité, on ne devait plus considérer la diphtérie que comme une simple indisposition, dont on peut débarrasser l'enfant en moins de vingt-quatre heures, sans qu'il en reste trace, nous avions dit à tous : voici désormais le moyen assuré de sauver tous ces pauvres petits êtres de ce mal jusqu'ici considéré comme si mortel. Pratiquez-le en toute confiance, nous vous en garantissons l'efficacité. Vous, mères de famille, toujours si attentives au sommeil de votre enfant et qui êtes à même de vous apercevoir du moindre symptôme inquiétant, ne tremblez plus devant cette terrifiante crainte du croup, mais ayez toujours là, sous la main, tout ce qu'il faut pour faire face aux soins que réclamerait la maladie si, par hasard, elle prenait insidieusement tout son menaçant développement.

En portant ce traitement à la connaissance du public, au moment où la diphtérie continuait à faire ses ravages et où on ne connaissait pas encore de nouveau remède pour la combattre, nous n'avions en vue qu'un but de haute philanthropie; nous n'espérions évidemment en tirer aucun profit, puisque ce remède ne coûte pour ainsi dire rien, se trouve à la portée de tous et peut être appliqué par les parents eux-mêmes, sans le secours du médecin. Nous trouvions que notre récompense serait assez belle, si la mortalité par le croup disparaissait des statistiques.

Ce moyen, qu'à défaut d'autres, les médecins avaient le devoir d'expérimenter, fut dédaigné, ce qui n'a pas lieu d'étonner ceux qui connaissent les mobiles qui dirigent les hommes de nos jours. La presse, si prodigue des moindres communications de la médecine officielle, n'en fit aucune mention ; à l'exception cependant de deux journaux, l'*Avenir de Roubaix* (Nord) et l'*Écho du Luxembourg* d'Arlon qui, en Europe, le signalèrent à leurs lecteurs, sous l'inspiration de fervents partisans de la méthode de F.-V. Raspail.

Dans les premiers jours de septembre 1894, une nouvelle sensationnelle nous vint du Congrès international d'hygiène, tenu à Budapest. Le Dr Roux, chef de service de l'Institut Pasteur, venait d'y annoncer qu'il avait trouvé le remède spécifique de la diphtérie, par l'injection sous-cutanée d'une certaine quantité de sérum d'un cheval préalablement vacciné contre cette maladie.

Le mode opératoire est des plus simples ; il consiste à inoculer à tous les enfants atteints de diphtérie 20 centimètres cubes de sérum, en une seule injection, sous la peau du flanc. Les phénomènes consécutifs qui se déroulent pour aboutir à la guérison, suivie par exemple d'une assez longue convalescence, sont les suivants : abaissement immédiat de la température, puis les fausses membranes qui étouffent le petit malade cessent d'augmenter dans les vingt-quatre heures, elles se détachent après trente-six heures, après quoi le bacille diphtérique a disparu de la gorge.

Ces phénomènes, nous les avons vus se produire, par notre application dans l'arrière-gorge de tampons ruisselants d'alcool camphré, non pas au bout de trente-six heures, mais en quelques heures seulement, puisqu'une enfant, arrivée à la période d'asphyxie, que nous venions de secourir à huit heures du matin, était à onze heures débarrassée des fausses membranes qui obstruaient déjà l'orifice du larynx et qu'à trois heures de l'après-midi elle jouait dans son lit en demandant à manger.

Ainsi, avec l'aide de l'émétique, employé comme adjuvant pour expulser ces masses de fausses membranes, désagrégées et stérilisées par l'action si active de l'alcool camphré, avec une dose d'huile de ricin pour chasser du tube digestif les fausses membranes qui auraient pu s'y engager, cette petite fille avait repris dès le soir même toutes les apparences de la santé, que nous pûmes constater sur sa bonne figure joufflue, quand, à peine à vingt-quatre heures de distance, sa mère reconnaissante vint nous la ramener.

A l'appui de sa communication, le Dr Roux donna les deux statistiques suivantes : pendant les quatre années avant ses essais, 3.971 enfants, atteints du croup, étaient entrés à l'hôpital des Enfants-Malades, et 2.029 décès s'étaient produits ce qui porte la moyenne des morts à 52 0/0. Au contraire, depuis le 1er février jusqu'au 24 juillet 1894, date où s'arrête la statistique soumise au Congrès, le sérum est appliqué à tous les malades et, sur 448 enfants, il n'y a plus que 109 décès, ce qui établit une moyenne de 24 0/0.

C'était sans doute un beau résultat que cette diminution de plus de moitié de la mortalité ; mais pouvait-on considérer, dès lors, comme acquis le remède héroïque de la diphtérie, du moment qu'il laissait encore périr 24 0/0 des enfants à qui il avait été appliqué? Ce chiffre ne représente-t-il pas la mortalité qu'atteignent seules les maladies considérées à juste titre comme des fléaux pour l'espèce humaine ?

Comme au temps où M. Pasteur proclamait prématurément « que la prophylaxie de la rage après morsure était fondée », on vit reparaître l'enthousiasme officiel ainsi que ces articles dithyrambiques destinés à porter la bonne nouvelle jusque dans le plus petit hameau et surtout à disposer le public à un appel de fonds, pour permettre à l'Institut Pasteur la préparation en grand du sérum antidiphtérique. Comme échantillon de l'*emballement* qui s'empara des esprits, dès la première heure, nous reproduisons les lignes commençant un long article paru dans le *Petit Journal*, sous le titre : UN MONSTRE TERRASSÉ.

« Le remède de la diphtérie, qui est la cause de l'angine couenneuse
« et du croup, de l'horrible croup,

« Le croup, monstre hideux, épervier des ténèbres...
« Le remède est-il enfin trouvé ?
« A cette question, on peut dès aujourd'hui
« Répondre sans hésiter : OUI ! »

Cependant le monstre continuait encore à terrasser 24 0/0 des malheureux qu'il avait étreints à la gorge.

Si nous rappelons ici cet enthousiasme, en même temps que les honneurs décernés sans retard au Dr Roux, loin de nous la pensée de protester contre les justes récompenses accordées à ceux qui consacrent toute leur intelligence à la recherche des moyens capables de restreindre, dans la mesure du possible, les maux qui affligent l'homme ; mais nous ne pouvons nous empêcher de faire un parallèle instructif entre cet empressement à célébrer toutes les découvertes, quelles qu'elles soient, faites par l'école pasteurienne et le silence affecté avec lequel on a toujours laissé dans l'ombre, sans se préoccuper de la question humanitaire, les succès semblables obtenus par la méthode de F.-V. Raspail.

En voici un exemple éloquent : lorsqu'en 1865 et 1866 le choléra eut sévi si cruellement à Roubaix, le préfet du Nord nomma une commission chargée de faire un rapport sur la mortalité que cette épidémie avait causée dans la ville. Les statistiques suivantes, que nous prions nos lecteurs de rapprocher de celles fournies, pour le croup, par le Dr Roux, au Congrès de Budapest, résultèrent de cette enquête officielle :

Sur 4.520 cas traités par les médecins de la Faculté, il y eut 2.393 décès, soit 52 1/2 0/0 de mortalité ;

Sur 607 cas traités, à l'aide de la méthode de F.-V. Raspail, par le regretté H. Castel, il n'y eut que 93 décès, soit 19 1/2 0/0 ; et encore, dans ce nombre, la commission comprit-elle les décès de cholériques, auprès desquels notre ami avait été appelé trop tard pour tenter le moindre traitement.

Cet abaissement considérable de la mortalité, dû à l'application de la méthode Raspail et obtenu, par la même méthode, avec autant de succès à la Louisiane, ainsi qu'on en a vu plus haut le témoignage, n'excita aucun enthousiasme dans la presse, ni pour l'auteur, ni pour l'application d'un traitement qui venait de donner une preuve si éclatante de sa supériorité sur la médecine ordinaire et Henri Castel reçut pour toute récompense... une médaille de bronze !

Certes, il serait téméraire de notre part de supposer un instant que nous pourrons réagir contre l'engouement exalté qui vient de s'emparer du monde médical et du public pour la sérothérapie. Le microbe est à la mode, il règne en maître et c'est de lui que nous viennent tous les maux, en même temps que tous les bienfaits... selon la manière de s'en servir.

Notre intention n'est pas d'élever le moindre doute sur les résultats obtenus par les injections sous-cutanées du sérum de chevaux vaccinés avec la toxine diphtérique, nous les tenons pour exacts, tout en faisant des réserves sur les causes réelles qui les ont produits.

Mais, avant d'aborder l'étude du remède antidiphtérique, nous allons prouver très rapidement sur quel piédestal fragile a été élevée la doctrine pasteurienne, qui ne se préoccupe que du microbe comme agent envahisseur.

D'après les bactériologues, le choléra est causé par le bacille virgule ; or, dans les cas foudroyants, on n'en trouve pas trace à l'autopsie, tandis que, lorsque la maladie s'est prolongée quelque temps avant d'amener la mort, ce fameux bacille existe en quantité dans les déjections et dans l'intestin. Ne ressort-il pas de là, d'une façon éclatante, que ce microbe n'est qu'un produit particulier de décomposition résultant de l'empoisonnement miasmatique qui, pour nous, est seul cause du choléra ?

Si maintenant nous passons à la fièvre typhoïde, il est aujourd'hui admis qu'elle est produite par le bacille d'Eberth, qui se trouve dans les eaux, par le véhicule duquel il nous est directement transmis. Mais, étonnant phénomène, au printemps de 1894, au moment où sévissait à Paris une épidémie de fièvre typhoïde attribuée aux eaux de la Vanne, ces eaux ne contenaient, d'après un rapport officiel, que 1.215 bactéries par centimètre cube, alors qu'à la même époque, en 1893, et sans qu'il se fût produit la moindre recrudescence de fièvre typhoïde, les eaux de la Vanne contenaient 15.000 bactéries par centimètre cube. Les microbistes ne furent pas démontés pour si peu ; ils déclarèrent imperturbablement que, dans ce cas, la *qualité* avait dû suppléer à la *quantité !* Et qu'on ne croie pas à une plaisanterie de notre part, ceci est pris dans le rapport fait sur cette épidémie par le Dr de Lavarenne.

Ce qui caractérise l'incohérence de ces théories, qui ne s'appuient en réalité que sur des hypothèses, c'est qu'on retrouve dans la leucorrhée un bacille inoffensif, identique à celui du choléra ; c'est que le *bacillus typhosus*, la bactérie de la fièvre typhoïde, ne diffère pas d'une bactérie vulgaire du tube digestif, le *bacterium coli commune* ; c'est qu'on a constaté la présence, chez l'homme bien portant, de bactéries réputées éminemment nocives, comme celles de la suppuration, de la pneumonie et même du tétanos ; c'est qu'enfin, le *bacillus diphterius* ne saurait se différencier, d'après le Dr Roux lui-même, d'une autre bactérie inoffensive, la bactérie *pseudo-diphtérique* qui se rencontre aussi bien dans les fausses membranes du croup que sur la muqueuse pharyngienne des enfants en bonne santé.

Pour le choléra, on a déjà tenté de trouver, par de savantes cultures, le vaccin curatif ; on y a également songé pour la fièvre typhoïde ; on le cherche pour la tuberculose ; nul doute que le succès avec lequel a été accueilli le vaccin antidiphtérique n'engage les spécialistes à poursuivre, avec plus d'ardeur que jamais, la recherche de ces nouveaux moyens d'infecter notre organisme.

Mais alors, quelles seront les principes théoriques qui viendront appuyer ces remèdes *spécifiques ?*

Nous laissons à part la vaccine, bien que ce soit elle qui ait amené l'école pasteurienne à tenter le traitement des maladies par les inoculations préventives et curatives. Le vaccin de Jenner, en effet, qui n'est pas de même nature que le virus variolique, n'a aucun rapport avec le vaccin antirabique et le vaccin antidiphtérique, et ses plus acharnés partisans sont dans l'impossibilité absolue de dire son origine et d'expliquer comment il confère l'immunité. La vaccine ne constitue donc qu'un moyen purement empirique de combattre la variole, ainsi que nous l'avons démontré ailleurs. Mais nous examinerons les deux vaccins, dont jusqu'ici la science bactériologique nous a dotés et sur l'action desquels elle nous a donné deux théories absolument différentes.

Lorsque M. Pasteur appliqua à la rage la même méthode qu'il avait suivie pour le charbon, sa théorie était celle-ci : le poison des maladies contagieuses, atténué dans sa puissance et inoculé dans le sang de l'homme, sous forme de *virus atténué*, rendra cet homme réfractaire à un virus plus virulent et par conséquent l'empêchera de contracter la maladie.

Pour la sérothérapie antidiphtérique, dont la découverte appartient à un Allemand, le Dr Behring, et que le Dr Roux a perfectionnée, la théorie est tout autre : le sérum d'un animal, qu'on a rendu artificiellement réfractaire à la diphtérie, injecté sous la peau d'un homme atteint de cette maladie, combat et détruit les effets du poison diphtérique, s'oppose à l'empoisonnement de l'organisme par les produits toxiques du microbe et, par suite, amène la guérison.

Donc, pour la rage, il s'agissait de l'inoculation d'un virus atténué de même nature que le virus inoculé par la morsure du chien et dont la virulence était chaque jour graduellement augmentée jusqu'à sa plus grande intensité ; l'organisme se trouvait ainsi rendu réfractaire à l'action évolutive du virus rabique.

Dans la sérothérapie, au contraire, le sérum contient une antitoxine qui se forme à la suite de l'immunisation du cheval et qui est un corps chimique doué de la propriété de détruire la bactérie diphtérique.

Théories bien différentes et hypothétiques, nous le répétons, qui ne sont pas faites pour nous éclairer et nous rassurer sur une thérapeutique dont nous sommes menacés de voir généraliser l'application.

Examinons maintenant à l'aide de quelles manipulations ingénieuses on arrive à obtenir le sérum curatif du croup, en rappelant auparavant que, d'après les bactériologues, les microbes n'agissent que par des produits solubles qu'ils élaborent, par des toxines constituant des poisons analogues aux vaccins.

On a commencé par rechercher la toxine diphtérique, que l'on a obtenue en cultivant le bacille diphtérique dans du bouillon alcalin exposé à l'air humide, dans un vase à fond plat muni d'une tubulure latérale. Au bout d'un mois, la culture est assez riche en toxine ; on la filtre à l'aide d'une bougie Chamberland et le liquide est gardé à l'abri de la lumière. La toxine, ainsi préparée, va servir à immuniser le cheval, mais avec une méthodique prudence, car elle peut le tuer à une dose relativement faible. On lui injecte d'abord 1 centimètre cube tous les cinq jours, en augmentant jusqu'à 5 centimètres cubes. Puis, on rapproche les injections et on arrive à injecter des doses de toxine de plus en plus grandes, jusqu'à ce que le cheval en soit saturé. On pratique alors à la jugulaire une saignée ; on laisse reposer le sang dans un endroit frais et, au bout de quelques heures, on en retire à l'aide de pipettes le sérum qui surnage pour le mettre en flacons. Le sérum antitoxique est prêt à être employé à la dose de 20 centimètres cubes, plus de 20 grammes, ainsi que nous l'avons déjà dit, et cette quantité considérable peut être inoculée, à nouveau, le jour suivant, si la température et par suite le pouls continuent à monter.

Nous avons cru nécessaire d'entrer, en le faisant le plus succinctement possible, dans les détails des multiples opérations, par lesquelles on arrive à obtenir l'antitoxine désirée, pour bien faire comprendre qu'il n'y a de notre part aucun parti pris de dénigrement et que ce n'est pas sans raison que nous sommes amené à suspecter un produit tiré d'un bouillon, dans lequel on a semé une colonie de bactéries diphtériques et qui est abandonné ensuite, pendant un mois, au contact de l'air. Peut-on admettre que ce liquide, éminemment fermentescible, ne contiendra, au bout d'un mois d'une pourriture compliquée, que de la toxine diphtérique pure ? Et même, après l'avoir filtrée avec la bougie Chamberland, peut-on être assuré que cette toxine seule a passé et, qu'en même temps, sinon d'autres toxines, mais des corps inconnus, provenant des multiples bactéries développées dans un tel milieu, n'ont pu également être filtrées (¹) ?

Et maintenant, qu'est-ce qui peut prouver que cette toxine n'est pas un composé d'éléments pouvant s'isoler et se transformer, dans le sang du cheval, en des produits nouveaux, présentant pour l'économie humaine des dangers d'autant plus grands qu'ils resteraient inconnus ? La toxine, telle qu'elle est définie, est évidemment un produit chimique; or, en chimie, combien de corps simples ont été reconnus plus tard comme composés. A l'heure actuelle, n'en avons-nous pas un exemple bien inattendu ; il y a seulement quelques mois, l'examinateur n'aurait-il pas refusé impitoyablement l'audacieux élève qui lui aurait répondu cette monstrueuse hérésie, que l'air ne se composait pas uniquement d'oxygène et d'azote ? Et cependant deux savants anglais viennent d'y découvrir un troisième gaz, mettant à néant ce qui était considéré comme une vérité immuable depuis Lavoisier.

Devons-nous rappeler, en présence de cette quantité de 20 grammes

---

(1) Ces craintes que nous émettions en 1896 ne sont-elles pas justifiées par le Dr Roux constatant, en 1904, l'existence de *microbes invisibles ?*

de sérum, introduits d'emblée dans le corps d'un enfant, les conséquences désastreuses qui ont résulté et résultent toujours de la vaccination jennérienne. Ne suffit-il pas d'un atome de pus, pris dans la
pustule vaccinale, pour inoculer, en même temps que le vaccin, les
virus de toutes les maladies transmissibles, telles que la tuberculose, la
syphilis, la scrofule, le rachitisme et des dermatoses aux caractères
morphologiques si variables, qui placent désormais les malheureux
vaccinés sous l'influence de diathèses dont ils auront à subir les effets
pendant toute la durée de leur existence ?

Toutes ces raisons, qui abondent, auraient dû motiver un peu de
prudence de la part de ceux qui, s'appuyant si témérairement sur une
idée née d'hier, généralisent l'emploi d'un remède dont ils peuvent voir
les inconvénients immédiats, mais dont ils ignorent les effets posté-
rieurs sur l'organisme humain.

De l'aveu même des médecins qui ont employé le sérum antidiphtérique, il peut résulter immédiatement de son injection, du purpura, de
l'urticaire, de l'exanthème, des arthrites, de la fièvre, des accidents
comateux ou pseudo-méningitiques, une action nocive sur les reins.

Nous avons là, sous les yeux, deux observations suivies jour par
jour, concernant deux enfants, l'un de seize, l'autre de vingt-neuf
mois, traités par l'antitoxine, chez lesquels des éruptions érythéma-
teuses graves se sont manifestées à la suite des injections et se sont
reproduites, à plusieurs reprises, avec gonflement des membres et de la
face, jusqu'à vingt jours après la guérison de leur prétendu croup, qui,
d'après les détails donnés, n'était au début qu'une simple amygdalite.
Chez tous les deux, il s'était développé une sensibilité tellement excessive de tout le corps, que le moindre toucher leur faisait pousser des cris.

Pour nous, sans nous arrêter à la recherche de ce fameux bacille
diphtérique, dont on retrouve le sosie chez les enfants à l'état normal,
le véritable croup, celui que nous avons cherché à guérir et que nous
avons guéri, en effet, dans des cas arrivés à la dernière extrémité, est
une affection spontanée, toute locale, qui se développe avec une rapidité presque foudroyante, qui prend insidieusement l'enfant à son
coucher et qui, aux premières heures du matin, l'a conduit à l'asphyxie
presque complète quand elle n'en a pas fait déjà un cadavre.

Quant à toutes ces angines présentant des plaques blanches ou jaunâtres sur les muqueuses, qui résultent si souvent de manifestations

constitutionnelles, d'un appauvrissement du sang, d'une infection mercurielle et que les médecins assimilent à la diphtérie à cause de la présence du bacille de Lœffler ou d'un bacille similaire qu'ils prennent pour tel, il n'est pas nécessaire, pour les guérir, de recourir à notre traitement croupal ; dans le *Manuel* se trouvent, depuis 1845, les moyens simples de faire disparaître ces angines comme de bénignes indispositions.

D'ailleurs, les propriétés curatives du sérum ne sont pas certaines au point qu'on ait abandonné les anciens modes de traitement. On continue toujours à pratiquer le tubage et la trachéotomie au besoin et on a soin de ne pas négliger le traitement local qui consiste en lavages et badigeonnages divers de la gorge. Parmi ces derniers, le Dr Roux déclare avoir obtenu d'excellents résultats avec le menthol camphré, qui nous semble se rapprocher beaucoup de notre alcool camphré, sans en posséder la puissance et la rapidité d'action.

En résumé, jusqu'à présent, la méthode curative de la diphtérie, par les injections d'antitoxine, n'est parvenue qu'à abaisser la mortalité, sans qu'on puisse prévoir qu'elle pourra la faire disparaître. Mais, quand bien même ses auteurs arriveraient à la rendre infaillible, nous nous refuserions encore et toujours à y avoir recours pour les êtres qui nous sont chers, parce qu'elle provoque non seulement des accidents immédiats incontestés et une durée plus longue de la maladie, mais surtout parce que les médecins ne peuvent affirmer l'innocuité du sérum animal, que ses effets sur l'organisme sont inconnus, et qu'étant donnés les précédents de la vaccine jennérienne, ces effets nous apparaissent comme trop redoutables pour l'avenir.

Avec notre traitement, au contraire, nous avons la certitude de guérir le véritable croup en quelques heures, sans aucune complication et sans craindre de porter atteinte à la santé générale de l'enfant.

Nous ne nous dissimulons pas qu'en venant jeter une note discordante au milieu de l'enthousiasme actuel, nous allons soulever contre nous un *tolle* général, mais, quand on voit cette assurance des bactériologues à prendre le corps de l'homme comme champ d'expériences ; quand on les voit s'autoriser d'une doctrine naissante, qui est encore loin de reposer sur des bases assez solides pour qu'il soit impossible de l'ébranler ; quand on voit cette doctrine présenter une théorie nouvelle à chacun des pas qu'elle fait en avant ; quand on voit enfin l'organisme humain menacé dans ses principes constitutifs mêmes par des produits fermentescibles et putrescibles, dont les imprudents inoculateurs ne peuvent soupçonner les évolutions subséquentes, il est du devoir de tous ceux que n'aveuglent pas ces brillantes et retentissantes conceptions de dire les raisons qui les amènent à repousser des moyens qui tendent à se généraliser et, par suite, à constituer pour la santé publique, dans l'avenir, le plus effroyable danger qui l'ait jamais menacée.

XIII

Manuel pour 1896.

De tout temps, les médecins ont cherché à ridiculiser, quand ils ne le calomniaient pas, le nouveau système de médecine fondé par F.-V. Raspail.

On peut dire que leurs sarcasmes ne furent égalés que par leur ignorance des principes mêmes sur lesquels ce système était basé, et que l'auteur avait pourtant expliqués et développés avec une clarté telle que les esprits les moins exercés à la culture intellectuelle en comprenaient immédiatement la théorie et se trouvaient aptes à en faire une heureuse application. C'est ce qui lui permit de déclarer : « Comment pourrais-je me dire docteur, quand, à l'aide de ce petit livre et sans beaucoup de peine, chacun va se trouver en l'état de se dire, en fait de médecine, aussi docte que moi. »

Cependant, malgré cette hostilité qui n'a jamais désarmé, F.-V. Raspail ne fut pas trompé dans son espérance de trouver des disciples éclairés, dans tous ceux qui s'étaient mis à étudier le *Manuel* et à pratiquer les prescriptions qu'il renferme. Et pourtant le plus grand nombre de ses fervents partisans ne possédait qu'une instruction des plus élémentaires.

Il nous souvient d'un brave fermier qui se trouvait dans ce cas, malgré une intelligence qui aurait porté d'heureux fruits si, dans sa jeunesse, l'instruction avait pu lui être donnée, comme elle est souvent bien inutilement offerte à de plus favorisés de la fortune. Sa femme avait subi l'ablation d'un sein lorsque, quelque temps après, une tumeur se montra dans le second et, sous la menace d'une nouvelle opération, devenue obligatoire au dire des médecins consultés, M. Delaplace, qui exploitait à l'époque la ferme de Bordeaux près de Lagny (Seine-et-Marne), s'adressa à notre frère Camille, alors au début de sa pratique médicale, qui jugea la glande facilement guérissable à l'aide seule du traitement indiqué par notre père.

M. Delaplace voua, dès ce moment, à la méthode une reconnaissance qui ne se démentit pas et qu'il prouva en s'en faisant autour de lui le zélé propagateur. Il eut le don de s'attirer ainsi la railleuse animosité d'un docteur qui jouissait, dans cette petite ville, d'une réputation de praticien aussi habile que savant. Du reste, dans les campagnes, qui dit docteur, dit puits intarissable de science.

Or, le hasard ou plutôt la malicieuse intention d'un amphitryon mit en présence, dans un dîner réunissant une nombreuse société, M. Delaplace et le pétulant et autoritaire médecin, qui était loin de s'attendre à se voir donner une leçon par un simple campagnard dépourvu du plus minime titre universitaire. Et le plus drôle, c'est que ce fut le premier qui souleva la discussion, par une allusion directe au système Raspail, qu'il déclara péremptoirement d'une absurdité complète.

M. Delaplace ne laissa pas échapper l'occasion qui se présentait et, avec un esprit qui était chez lui un don naturel, il amena le docteur à avouer qu'il n'avait jamais pris la peine d'ouvrir le *Manuel* et qu'il jugeait cette médication comme la jugeaient du reste tous ses confrères, qui n'admettaient pas qu'un chimiste pût s'immiscer dans les questions médicales.

— Alors, lui répliqua M. Delaplace, vous faites en cela, comme pour votre art, une application pure et simple de ce que vous avez appris, mais sans vous préoccuper d'en raisonner et d'en apprécier les principes. Eh bien ! pourriez-vous me dire, étant donné l'étude que vous avez dû faire des sciences accessoires de la médecine, la chimie en première ligne, le rôle que Raspail a entendu faire jouer à l'eau sédative composée, si vous l'ignorez, d'ammoniaque, de sel et de camphre dans une quantité d'eau déterminée ?

— Votre eau sédative, s'écrie notre bouillant docteur, n'a que la valeur d'un réfrigérant, lorsque vous l'appliquez sur le crâne.

Dès ce moment, son interlocuteur avait la partie belle ; il refit la théorie qui apparaît dans sa simplicité comme une vérité lumineuse et, nous raconta un des assistants de cette joute d'un nouveau genre, « notre pauvre docteur sortit de cette discussion *collé à plat* ».

Ce petit fait, qui a dû se reproduire bien des fois, se passait il y a une trentaine d'années. Aujourd'hui, rien n'est changé ; les médecins, qui n'ont jamais daigné consacrer quelques heures à se rendre compte de cette méthode dont ils entendent parler autour d'eux, continuent à la proscrire et à l'accabler de leurs sarcasmes.

C'est ainsi que nous lisons dans un petit traité de médecine, portant le millésime de 1894 et signé du Dr O. Dubois, le passage suivant concernant justement l'eau sédative : « Remède populaire, préconisé par Raspail, pour combattre une foule de malaises et de maladies contre lesquelles il est en réalité sans aucune efficacité ; c'est simplement un révulsif, dont les propriétés sont les mêmes que celles des autres préparations ammoniacales. »

Révulsif et réfrigérant, ces deux appréciations absurdes et aussi opposées que l'eau et le feu, se valent pour tous ceux qui ont pris la peine de lire le *Manuel annuaire de la santé.*

Plus loin, nous relevons un autre passage, dans lequel l'auteur considère le système Raspail comme une simple méthode expectante. « La *méthode expectante*, dit le Dr O. Dubois, peut avoir sa raison d'être dans certains cas ; il est quelquefois sage de savoir s'abstenir et attendre, mais il ne faut pas cependant en faire une loi et déguiser une abstention à peu près complète sous les apparences d'un traitement qu'on veut faire passer pour efficace et dont les effets sont en réalité complètement nuls ; tel est le cas pour l'homéopathie et la méthode Raspail. Inspirer une sécurité trompeuse, quand la maladie peut guérir seule, ne tire pas à conséquence, mais traiter toutes les maladies, sans exception, par les méthodes que je viens de citer, c'est laisser mourir bien des malades que l'on pourrait sauver. »

Vous vous trompez, Docteur, en mettant sur le même rang l'homéopathie et la méthode Raspail basées, l'une et l'autre, sur des principes diamétralement opposés et sur des applications thérapeutiques qui n'ont aucun rapprochement possible entre elles. Vous vous trompez encore plus, ou peut-être votre erreur est-elle volontaire, en disant que la méthode Raspail ne peut sauver que les malades en état de guérir tout seuls. Nous pourrions prouver, documents en mains, sans aucune exagération, que plus de 90 0/0 des malades que nous voyons ne viennent à nous qu'en désespoir de cause, après avoir vu plusieurs médecins, depuis les plus modestes praticiens de campagne jusqu'aux plus hautes célébrités et avoir subi, ce qui est souvent plus grave pour eux que la maladie elle-même, les déplorables effets de la médication intoxicante.

Eh bien ! malgré ces circonstances aggravantes, l'action de la méthode Raspail est si peu nulle, Monsieur le Docteur, que nous guérissons là où vous avez lamentablement échoué, après avoir absorbé souvent les ressources des malheureux qui se trouvent, en échange, quelquefois plus hypothéqués en sortant de vos mains que si leur maladie avait été abandonnée à elle-même.

S'il n'en était pas ainsi, comment la méthode de notre père aurait-elle pu résister pendant plus de cinquante ans aux attaques violentes, aux pressions de toutes sortes, exercées par les bien pensants, qui ne se sont pas fait faute d'en poursuivre ses partisans ! N'est-ce pas tous ceux qui se considèrent comme miraculeusement guéris, qui sont cause que d'autres infortunés viennent toujours à nous, réclamant les mêmes bienfaits ?

Justement, nous venons de recevoir d'un naturaliste distingué, M. le comte de Tarragon, vénérable vieillard qui peut se flatter de lire encore sans lunettes à l'âge de quatre-vingt-trois ans, une lettre dont le passage incident suivant est une éloquente réponse à la thèse intéressée avancée par le Dr O. Dubois :

« Il y a cinquante ans, j'ai éprouvé une affection qui m'a duré deux ans et à laquelle les médecins n'ont pu apporter aucun soulagement, lorsque le célèbre Raspail, à la famille duquel vous appartenez sans doute, m'a guéri radicalement, je lui en ai toujours conservé une vive reconnaissance. »

Ce témoignage acquiert d'autant plus de valeur que M. de Tarragon ignorait qu'il s'adressait à un des fils mêmes de F.-V. Raspail.

Il y a encore peu d'années, un des principaux griefs des détracteurs intéressés de la méthode de notre père était qu'il attribuait uniquement l'origine des maladies aux vers intestinaux et aux infiniment petits, alors qu'il s'était bien gardé de tomber dans cette exagération, bien qu'il fût le premier à poser en principe que, dans le cadre des maux qui compromettent notre existence, l'action des causes animées et des parasites joue un rôle considérable. Aujourd'hui, cet argument ne peut plus être invoqué ; il s'est retourné contre ses auteurs, tombés dans le microbisme à outrance, qui leur fait découvrir des microbes nouveaux dans toutes les maladies, au point que nous ne désespérons pas de les voir rechercher quelque jour le microbe auteur responsable des fractures.

Souhaitons que leurs incessantes recherches les mettent enfin en possession du plus précieux de tous : le microbe du bon sens et qu'ils puissent en faire d'abondantes et fructueuses cultures.

Lorsque F.-V. Raspail, après avoir transformé la chimie organique au point d'en faire une science toute nouvelle, fut amené à porter ses études vers la médecine inféodée à la doctrine de Broussais, comme elle l'est aujourd'hui au pasteurisme, il fut bientôt convaincu qu'avec l'aide d'un petit nombre de substances ne présentant aucun danger pour l'organisme, il était facile de combattre la plupart des maladies avec la plus grande efficacité et le succès qu'il obtint donna à son système une popularité qui ne s'est pas démentie depuis.

Mais il faut reconnaître qu'aujourd'hui les conditions ne sont plus les mêmes qu'au début ; à la médecine antiphlogistique, qui, du moins, ne laissait aucune trace lorsque les malades parvenaient à guérir, a succédé la médecine des inoculations toxiques et virulentes les plus audacieuses, dont les conséquences déplorables se manifestent dans un temps plus ou moins long, auxquelles vient s'ajouter l'absorption de tous les poisons les plus violents et en particulier du mercure, dont il est fait à l'heure actuelle un si effroyable abus ; de sorte que, lorsque les malades nous arrivent, après avoir passé par les mains des médecins, la méthode n'a plus seulement à combattre la maladie primitive, mais encore l'action de cette médication intoxicante dont il faut avant tout neutraliser les effets. Puis, on a aussi à compter avec toutes les diathèses, à peu près inconnues autrefois, qui ont été si largement généralisées par la vaccine ; elles sont une cause de retard, dans l'amélioration si rapide des maladies qu'obtint la méthode à ses débuts.

Cependant, malgré toutes ces conditions défavorables, nous ramenons encore à la santé bien des malheureux que la docte faculté avait abandonnés et irrévocablement condamnés et nous, qui nous sommes efforcé de suivre l'exemple tout humanitaire de notre père, nous pouvons répéter ici ce qu'il a inscrit dans le *Manuel :* « Qu'on nous croie sur parole, car nous n'avons aucune raison et encore moins d'intérêt pour exagérer les faits et surprendre la religion de ceux qui souffrent. »

.[*].

L'homme est sujet à l'erreur, *cujus vis hominis est errare*, a dit Cicéron, et les médecins, comme les plus simples mortels, n'en sont pas à l'abri. Mais, ce qui peut paraître paradoxal, c'est que ce ne sont pas toujours les plus modestes praticiens qui sont sujets à commettre les plus grosses bévues dans leurs diagnostics ; les hommes de l'art, parvenus à la célébrité, acquise souvent, nous n'en disconvenons pas, à très juste titre, y puisent une tendance à l'infaillibilité d'où, une fois qu'ils ont magistralement formulé un diagnostic, leur entêtement à ne plus en démordre. Nous pouvons en citer un exemple tout récent et très typique qui aurait pu avoir les plus déplorables conséquences, sans la résistance des intéressés dans la question.

Il y a cinq ans, une jeune femme accoucha, pour la première fois, dans d'excellentes conditions. Tout marcha à souhait jusqu'au jour où, étant assez forte pour se lever, elle s'aperçut qu'il lui était impossible de se tenir debout ; les jambes, impuissantes à supporter le buste, semblaient lui rentrer dans le corps.

Le médecin de la famille, le Dr B..., praticien en vue, temporisa quelque temps, mettant d'abord sur le compte d'une faiblesse passagère cet état particulier que rien n'avait fait prévoir pendant la durée des couches, mais le temps s'écoulant sans qu'il se produisît de changement, le Dr B... prévint le mari que le cas était grave, qu'il s'agissait d'une affection des ovaires nécessitant leur enlèvement, faute de quoi la malade ne sortirait jamais de sa lamentable position. Du reste, ajoutait-il, je puis vous déclarer que désormais une nouvelle grossesse est impossible.

Sur la demande de la famille, une consultation eut lieu qui n'éclaira pas la situation et ne changea pas davantage l'opinion du Dr B... Au contraire, devant la résistance qu'il rencontrait à une opération aussi sérieuse, alors que, fait à noter, la malade n'avait jamais ressenti la plus légère souffrance, il finit par déclarer que désormais il ne reviendrait que si on l'appelait pour pratiquer l'opération.

Des mois s'écoulèrent ainsi, tristes et monotones pour cette jeune femme, dont l'existence se passait de son lit à une chaise longue ou à circuler en voiture, lorsqu'un beau jour, elle s'aperçut qu'elle était de nouveau enceinte, méchant tour que le malin esprit avait joué au Dr B... Cette grossesse suivit son cours normal et se termina par la naissance d'un bel enfant, bien constitué, ne paraissant pas avoir souffert de son lieu d'origine condamné si carrément à l'extirpation.

La première lettre de faire part fut, nous dit-on, pour le Dr B... C'était un peu méchant, mais bien pardonnable, on en conviendra, de la part du mari qui, du reste, eut bien envie d'ajouter sur l'adresse, à la suite du nom, le titre, facétieux en la circonstance, d'ovariotomiste.

Ainsi donc, dans ce cas, un médecin d'une notable réputation a pu commettre une erreur de diagnostic aussi colossale, alors que l'impossibilité de se tenir debout était le seul caractère à relever dans l'état de la jeune accouchée. En admettant que les ovaires fussent devenus malades, dans le cours de la grossesse, il en serait résulté une série de symptômes qui en sont la conséquence et qui seuls pouvaient faire songer à une affection ovarienne. Mais la possibilité d'une autre cause ne se présentant pas à l'esprit du Dr B..., il s'arrêta à cette idée bizarre, porta son diagnostic et s'entêta à le maintenir.

S'il avait été moins infatué de sa haute prescience et s'était donné la peine d'étudier *son sujet*, il aurait été amené à se rappeler la conformation du bassin, surtout chez la femme enceinte ; il aurait songé aux symphyses sacro-iliaques et pubienne qui sont douées d'une légère élasticité et qu'on a vues, dans certains cas, présenter même une véritable mobilité ; dès lors, il aurait certainement porté ses recherches de ce côté et il aurait pu diagnostiquer sans erreur que, chez la jeune et intéressante malade, il s'était produit un écartement entre les pièces osseuses et un relâchement exceptionnel des ligaments, donnant une mobilité telle aux os coxaux, qu'ils cédaient pour ainsi dire à la pression de la tête du fémur, lorsque le poids du corps pesait sur les jambes dans la station verticale.

C'est ce qu'un médecin plus modeste, mais observateur et sérieux à pratiquer son art, découvrit ; il fit confectionner une ceinture devant permettre, en même temps que le rapprochement des pièces osseuses, leur maintien en place ; et, dès ce moment, la malade put se tenir debout et faire les premiers pas. Seulement, la guérison complète de cette infirmité sera probablement longue à obtenir, étant données les cinq années écoulées depuis l'origine de l'accident.

La mésaventure du Dr B... nous fait souvenir d'une autre du même genre, arrivée à un maître de la médecine, comme on dit aujourd'hui, le Dr Lasègue, à l'époque où nous faisions une période de notre stage dans son service, à l'hôpital Necker.

Il s'agissait d'une malade, venue du Havre, sur la recommandation de médecins de cette ville qui n'avaient pu déterminer la nature de l'affection abdominale dont elle était atteinte et qui, par son développement progressif, semblait devoir exiger une prochaine intervention. Nous noterons ce détail que cette femme n'avait pas cessé d'être parfaitement réglée. Elle fut mise en sérieuse observation, et, au bout de quelques jours, le Dr Lasègue diagnostiqua un kyste de l'ovaire. Pendant ses visites, il s'arrêtait volontiers au lit de la malade et se complaisait à nous faire une leçon sur ce cas très intéressant, car, ajoutait-il, on aurait pu, ce qui du reste était arrivé à un modeste médecin du Havre, songer à une grossesse, que la persistance des menstrues n'aurait pas suffi à faire écarter. Mais il s'agissait d'un kyste parfaitement déterminé et dont il nous décrivait la forme biloculaire toute particulière, avec une assurance de vue vraiment remarquable.

L'arrêt rendu, la malade n'avait plus qu'à attendre le moment où le mode opératoire choisi lui serait appliqué, lorsqu'un matin, comme nous nous croisions dans l'escalier avec l'interne descendant au-devant du chef, il nous dit en riant : Il y a du nouveau depuis la nuit, le cas du 21 des femmes est radicalement résolu. Et, en effet, le fameux kyste biloculaire était bien résolu par la venue, dans des conditions normales, d'un enfant qui ne survécut pas à la vérité, mais qui était parvenu à son entier développement.

Aussi, lorsque nous trouvons, dans les journaux de médecine, de ces diagnostics savamment formulés, avec une sûreté qui ferait attribuer à leur auteur le don de seconde vue, nous ne pouvons nous empêcher de réserver notre admiration, de trop nombreux exemples semblables à ceux des Drs B... et Lasègue se présentant à notre esprit, et nous ne pouvons nous empêcher de songer à tous ces malheureux, qui ne se sont jamais doutés de l'erreur cruelle commise à leur égard, erreur qu'ils ont payée non seulement de leur argent, mais encore de toute leur reconnaissance.

.·.

Si on a pu accuser longtemps la médecine de rester en dehors de tout progrès et de s'enliser dans une doctrine surannée, qui faisait dériver les maladies des modifications humorales, résultant d'un état morbide du sang, de la bile et des nerfs, en revanche, en quelques mois à peine, elle s'est littéralement emballée dans la voie où elle s'est engagée sous l'égide de Pasteur, après avoir brûlé, jusqu'au dernier vestige, ce qu'elle avait jusqu'alors si ardemment adoré. Si à chaque jour suffit sa peine, on peut dire maintenant que chaque jour voit surgir un sérum nouveau ou un produit tiré des organes animaux, destiné à être injecté dans l'organisme.

De sorte que, du train où vont les chercheurs enthousiastes de ces tripotages de matières putrescibles et fermentescibles au premier chef, le temps est proche où la vieille pharmacopée aura vécu. L'antique pharmacie, si sévère dans son magistral agencement et que le flair agréablement impressionné du passant lui faisait pressentir à distance, la pharmacie classique sera devenue une répugnante boutique où se débiteront, d'une part, les sérums curateurs précieusement entretenus dans des étuves et, de l'autre, des corps thyroïdes, des capsules surrénales, du pancréas, etc., pendus à des crochets comme à un vulgaire étal de tripier.

La doctrine pasteurienne sera alors à son apothéose. Mais que sera devenu l'homme. l'intéressé dans la question, lorsque son organisme tout entier aura subi les assauts répétés des injections et des inoculations, depuis la vaccine jusqu'aux sérums présents et à venir ? Redoutable problème à résoudre !

Quand on compare la taille et la longévité humaine actuelles, dont la décroissance s'accentue de jour en jour, à celles de nos pères qui, eux, vivaient en bons termes avec les microbes, il y a lieu de se demander si l'action de la médecine des poisons et de la sérothérapie qui commence ne devront pas être rendues responsables un jour de la dégénérescence lamentable qui menace l'espèce humaine.

Le sérum antidiphtérique de Roux, que nous avons étudié précédemment et sur le compte duquel nous reviendrons dans un instant, a donné, par l'enthousiasme qui l'accueillit de confiance dans le monde entier, le plus vaste essor à la recherche des produits similaires applicables à la cure d'autres affections.

Examinons les plus fameux sérums antitoxiques qui ont vu le jour depuis moins d'un an.

Voici d'abord le sérum antitétanique qui, à la vérité, est reconnu impuissant à guérir le tétanos déclaré, mais que l'on n'abandonne pas pour cela et qu'on offre, à titre préventif, dans les cas où une plaie serait contuse, souillée de terre cultivée, de débris de fumier, infectée par des produits animaux ou reçue dans les expéditions exotiques. Certainement, ses fabricants y trouveraient un fructueux écoulement qui permettrait en même temps d'établir une brillante statistique en sa faveur.

Pendant l'année terrible, sur environ trois cents blessés que nous avons soignés, nous n'avons constaté qu'un seul cas de tétanos, qui frappa, d'une façon foudroyante et inattendue, un soldat d'infanterie de marine, atteint au talon par un petit éclat d'obus de la grosseur d'un pois ; ce fragment avait été extrait presque aussitôt de la plaie toute superficielle et qui était en voie de cicatrisation sans suppuration. Cette mort, survenue à la suite d'une blessure insignifiante, mais située dans un centre si riche en expansions nerveuses, nous avait d'autant plus fait admettre que le tétanos résultait d'une excitabilité particulière du système nerveux, ayant beaucoup d'analogie, toute proportion gardée, avec cette crampe, que tout le monde connaît et qui fait comprendre à celui qui l'a éprouvée les mortelles conséquences qu'elle présenterait si elle se généralisait et s'étendait à nos organes internes.

Eh bien ! si, à cette époque, le sérum préventif antitétanique avait été appliqué, comme on en manifeste le desideratum, on aurait triomphalement déclaré : voyez les bienfaits de ce sérum qui a préservé du tétanos 299 blessés sur 300 ! Et c'est ainsi que s'établissent les merveilleuses statistiques que l'on fait passer, sous les yeux du public, dans les journaux quotidiens.

Voici maintenant le sérum de Marmorek, dont il est mené grand bruit en ce moment et dont les vertus ont eu jusqu'aux honneurs d'une séance du Conseil municipal de Paris. Ce sérum a pour mission de détruire le streptocoque, microbe générateur du pus, et, à ce titre, de guérir l'érysipèle, le phlegmon, la fièvre puerpérale, puis d'aider aussi à la guérison de la diphtérie, lorsque le streptocoque est mêlé au microbe de Lœffler. Nous ne nous attarderons pas sur le cas du sérum antistreptococcique, parce que les lecteurs du *Manuel* savent avec quelle facilité les maladies auxquelles il est destiné cèdent et disparaissent, sous l'action de notre médication, même lorsque cette action est entravée et retardée par l'adjonction au *streptococcus* du mercure, ce puissant préparateur de la purulence et désorganisateur des tissus.

Mais la réprobation avec laquelle nous repoussons la sérothérapie s'arrête quand il s'agit d'une affection comme le cancer, devant laquelle nous nous déclarons désarmé, parce que, dans ce cas, faute d'autres moyens efficaces inoffensifs, on serait encore bien heureux d'avoir recours au seul remède capable de guérir le cancer, quelles que soient les conséquences ultérieures de ce traitement. Aussi, avons-nous attendu avec une anxieuse curiosité les résultats des expériences poursuivies par MM. Ch. Richet et J. Héricourt qui sont, soit dit en passant, les premiers ayant ouvert la voie aux recherches des sérums, dans leur application au traitement des maladies et les véritables auteurs de la méthode antidiphtérique que les Drs Berhing et Roux n'ont fait que perfectionner.

Mais, si, par ce nouveau mode de traitement du cancer, ils ont pu constater une diminution des douleurs, une amélioration passagère des ulcérations et un retard dans l'évolution de la maladie, malheureusement, ils ont dû reconnaître que cette amélioration ne va pas jusqu'à la guérison. Nous sommes les premiers à le regretter, car, en inscrivant les noms de Ch. Richet et J. Héricourt parmi les bienfaiteurs de l'humanité, nous aurions été les zélés applicateurs de la sérothérapie contre le cancer, cet horrible mal, qui a porté au plus haut point notre désespoir devant notre impuissance à le guérir.

Par exemple, dans la note que ces savants ont présentée à l'Académie des sciences à ce sujet, nous détachons le passage suivant : « Ces injections de sérum sont inoffensives. Elles produisent vers la troisième ou quatrième injection, rarement plus tôt, quelquefois plus tard, une éruption urticaire, érythémateuse, COMME EN PRODUISENT D'AILLEURS TOUS LES SÉRUMS. »

Oui, c'est parce que les sérums produisent ces manifestations cutanées, qui sont l'indication éloquente d'une infection du sang, variable selon la nature des sérums eux-mêmes, que, de toutes nos forces, nous réprouvons leur emploi à cause du danger redoutable qu'ils présentent pour l'avenir par leur évolution subséquente.

Nous avons l'absolue conviction que ces manifestations cutanées, malgré leur disparition plus ou moins rapide, sont l'indice irréfragable d'une infection irréparable de l'organisme, dont on peut se rendre compte par l'exemple du chancre induré qui, malgré sa cicatrisation, est le cachet indélébile de la prise de possession de l'organisme tout entier par la syphilis. Les injections des sérums, qualifiés imprudemment de curateurs dès la première heure, ne sauraient jamais être inoffensives et nous aurons à en citer un triste exemple relevé chez une fillette soumise, en février 1895, au traitement antidiphtérique du Dr Roux.

Dans l'avertissement précédent, écrit en janvier de l'année dernière, nous avons parlé longuement de ce traitement, qui, bien que mis au jour en septembre 1894, au Congrès de Budapest, avait en quelques mois franchi les limites que peut atteindre l'enthousiasme. Il ne s'agissait pourtant pas de la guérison assurée, infaillible du croup, mais d'amener une diminution dans la mortalité, qui descendait, par ce mode de traitement, de 50 à 24 0/0, dès le début de son emploi et qui, en janvier 1895, n'était plus dans les deux hôpitaux d'enfants de Paris, assurait-on, que de 12 à 8 0/0,

Puis, dès ce moment, on n'eut plus, pour suivre le progrès de l'application généralisée du sérum, que les statistiques hebdomadaires de la ville de Paris, n'établissant plus la proportion de la mortalité avec le nombre des cas constatés, mais seulement le chiffre des décès causés par telle ou telle maladie, comparé à celui fourni par la moyenne des années antérieures pendant la même période de temps.

Dans le cours de l'année 1895, on eut ainsi [chaque semaine les résultats de la mortalité causée par la diphtérie et dont voici quelques-uns des chiffres que nous avons notés: 6, 4, 3, 13, 7, etc., au lieu des moyennes correspondantes des années précédentes de 36, 21, 24, 30, 19. Il arriva même qu'il n'y eut aucun décès par la diphtérie, dans la dernière semaine d'août.

Pour nous, qui savons ce que de telles statistiques valent, surtout lorsqu'il s'agit de maladies zymotiques, que les conditions qui président à leur développement rendent capricieusement variables, quant à leur gravité ou à leur fréquence, il y avait lieu de rechercher si cette proportion ne provenait pas d'une heureuse coïncidence, résultant de la rareté et de la bénignité mêmes de la dipthérie, à certains moments et cette supposition était d'autant plus admissible, qu'en examinant la statistique hebdomadaire, on est frappé de l'infériorité que présente la mortalité des autres maladies dites infectieuses, par rapport à leur moyenne dans les années antérieures. En voici un exemple, entre vingt que nous pourrions citer, et qui, à ce point de vue, met éloquemment en parallèle la diphtérie et la fièvre typhoïde, pendant la troisième semaine de mai 1895 :

Diphtérie : 13 au lieu de la moyenne 30
Fièvre typhoïde : 1   —   —   9

Or, la fièvre typhoïde n'a pas encore bénéficié jusqu'ici d'un sérum curateur.

Eh bien ! malgré le sérum antidiphtérique, unanimement appliqué par les médecins avec la ferveur des croyants, même, ainsi que nous l'avons déjà dit ailleurs, à de simples angines, qui entrent en compte dans les cas de diphtérie, la statistique de la dernière semaine de décembre 1895 relève les constatations suivantes :

« Le fait le plus saillant est une brusque augmentation du nombre des décès par diphtérie, 25, CHIFFRE IDENTIQUE A LA MOYENNE DES CINQ ANNÉES PRÉCÉDENTES. Cependant le nombre des cas de maladies déclarés par les médecins traitants ne diffère pas sensiblement de ce qu'il était pendant les précédentes semaines. Il semble donc que la MALADIE NE SOIT PAS DEVENUE PLUS FRÉQUENTE, MAIS QUE SA NOCIVITÉ AIT AUGMENTÉ. »

Voilà donc les beaux résultats obtenus par la méthode Roux : si la maladie présente un certain degré de nocivité, cette méthode est impuissante et la mortalité est la même qu'avant sa retentissante découverte qui faisait dire, de confiance, dans la presse : Depuis qu'on ne meurt plus de la dipthérie !

Notre conviction est faite désormais, le sérum antidiphtérique ne guérit pas l'affection que nous appelons le croup, dont la marche rapide, foudroyante, sans l'annonce d'aucun prodrome, étrangle, en quelques heures, le pauvre petit être, sous les yeux affolés de la mère.

S'il peut amener la résolution des angines diphtériques ou autres qualifiées telles, par la constatation, dans les fausses membranes, du fameux bacille de Lœffler, ce n'est pas par l'action meurtrière, attribuée à l'antitoxine, sur le bacille des fausses membranes, mais probablement plutôt en apportant, par son introduction dans le sang, un trouble dans l'organisme, qui se traduit par une poussée à la peau formant dérivatif à la manifestation locale.

Dès lors, si chaque semaine, on enregistre, par exemple, comme pour celle de la fin de janvier, 11 décès par la diphtérie, c'est qu'il y a eu 11 cas de véritable croup, contre lesquels le sérum antidiphtérique est resté sans effet.

Quant à nous, ce croup, nous savons pouvoir le guérir, et, lorsqu'il y a deux ans, nous en avons indiqué le moyen tellement simple que la mère de famille elle-même peut l'appliquer, nous espérions qu'on nous mettrait en mesure de le prouver publiquement ou que quelque médecin consciencieux en ferait l'expérience. Mais, de Conrard, le silence prudent fut observé sur toute la ligne, car, malheureusement, la question d'humanité n'est pas toujours celle qui domine les actes des hommes.

Mais, si ce sérum n'est pas curateur du croup, en revanche, il n'est pas sans danger pour l'avenir, ainsi que l'affirment ses partisans, qui ne se préoccupent pas de savoir, par la suite, ce que deviennent les enfants qui ont subi les injections. Dès le début, nous avions pressenti les conséquences graves qui devaient en résulter ; nous ne devions par tarder à en avoir, sous les yeux, un triste exemple.

Dans le courant de juillet dernier, une dame P., de Pont-Sainte-Maxence, nous amena sa petite fille, âgée de trois ans, qu'un médecin de la localité venait de déclarer perdue. Il ne nous fallut pas un long examen pour adopter ce pronostic. Cette enfant était, en effet, arrivée à la dernière période d'une affection des poumons, présentant une analogie complète avec le processus que l'on observe dans la phtisie galopante.

Devant ce petit corps amaigri, secoué à tout instant par une toux pénible, quinteuse, la mère nous raconta sa triste odyssée. Son enfant était forte, d'une superbe carnation; sa santé n'avait jamais été atteinte, même par la plus légère indisposition, lorsqu'en février, elle fut prise d'un mal de gorge, que le médecin déclara être la diphtérie. En conséquence, deux injections de sérum lui furent faites. L'angine diminua rapidement et la mère vouait déjà une reconnaissance sans bornes à la grande découverte, quand, vers le cinquième jour, le corps entier de l'enfant se couvrit d'une éruption pustuleuse, bientôt purulente, avec ulcérations, qui la tint pendant six semaines gravement malade. La convalescence fut longue, mais le retour complet à la santé ne vint pas ; le dépérissement, contre lequel rien ne put réagir, ne fit que s'accentuer ; l'enfant se mit à tousser et gagna rapidement la triste étape qui allait la conduire au tombeau.

Et lorsque cette mère demanda, au médecin, si ce ne seraient pas les injections de sérum qui étaient la cause de l'épouvantable maladie qui allait lui enlever sa fille, celui-ci lui dit : « C'est bien possible, mais que voulez-vous, je ne pouvais pas faire autrement, car si votre enfant était morte et que je n'eusse pas eu recours au sérum, on serait allé jusqu'à m'accuser d'avoir été son assassin. » On en est là, l'emballement pour la méthode de Roux a été tel, dès la première heure, que ce médecin n'aurait pu se soustraire à l'obligation de l'appliquer, sous peine de soulever un *tolle* général et d'être rendu responsable de la mort par le croup de cette enfant, qui devait mourir en revanche de l'empoisonnement du sang dû au sérum curateur. Dans ce cas, l'avantage serait resté du côté du croup, qui, au moins, eût évité à cette pauvre mère le spectacle désespérant d'une agonie de plusieurs mois.

*   *
*

Avec la sérothérapie, prend rang dans la médecine fin de siècle la médication de certaines maladies par divers organes d'animaux, dont nous avons déjà parlé précédemment, entre autres la glande thyroïde du mouton qui a la vogue pour le moment et que l'on administre à l'intérieur sous forme d'un hachis mouillé de quelques cuillerées de bouillon chaud, ou en injections sous-cutanées après qu'elle a été préparée pour ce mode d'emploi. C'est surtout à la cure du goitre que ce remède est appliqué. Or, le goitre intéresse ou le thymus ou le corps thyroïde, d'où le cas ou jamais de proclamer : *similia similibus curantur*.

Les résultats sont paraît-il excellents, mais non obtenus sans danger. Voici textuellement ce que dit à ce sujet le Dr Marie dans une de ses cliniques à l'Hôtel-Dieu : « En général, les effets immédiats de la médication sont, à des degrés divers, la diurèse, la tachycardie, l'élévation de la température, l'insomnie, les fourmillements dans les membres, quelquefois aussi, des troubles gastriques, de la dyspnée, de l'albuminurie. Ces accidents peuvent même prendre, dans certains cas, une allure grave, et on a observé jusqu'ici trois cas de mort sous l'influence du traitement thyroïdien. »

Il faut convenir que, comme conséquence d'un seul remède, c'est assez joli ; et nous doutons que les habitants de certains villages du Valais, où le goitre est très bien porté, se décident jamais à y recourir pour tenter de se débarrasser des expansions considérables qu'ils portent devant le cou et avec lesquelles ils vivent de longues années en bonne intelligence. Mais, si, en somme, des gens peuvent vivre sans grand inconvénient avec un gros cou, un gongrone, c'est une infirmité fort disgracieuse, dont ils seraient enchantés de pouvoir se débarrasser.

Lorsque, chez les enfants, cette affection, plus souvent développée dans le thymus que sur le corps thyroïde, vient à se produire, on comprend que les parents s'en affligent et se préoccupent d'en chercher la guérison.

C'est dans ce but qu'une dame Langlois, d'Enghien, conduisait depuis un mois, chaque semaine, sa petite fille, âgée de dix ans et demi, à l'hôpital des Enfants-Malades, où il lui était fait une injection souscutanée. Le 27 janvier, amenée comme d'habitude, la petite fille, dont l'état fut trouvé très amélioré, reçut son injection, puis reprit, avec sa mère, l'omnibus qui devait les ramener à la gare du Nord, quand tout à coup, elle se roula sur la banquette, les lèvres enflées et le visage tuméfié ; on la descendit dans une pharmacie, puis on la transporta dans une chambre d'hôtel, où, malgré les soins d'un médecin appelé en toute hâte, elle rendit bientôt le dernier soupir.

Tous les journaux annoncèrent le fait sous ce titre : « Mort mystérieuse d'une enfant » et demandèrent qu'une enquête fût ouverte pour en rechercher les responsabilités. Le parquet s'en émut et fit transporter le corps à la morgue où l'autopsie fut pratiquée par le Dr Brouardel, médecin légiste, qui conclut à une mort par asphyxie consécutive du goitre, dont était atteinte l'enfant.

Nous nous contenterons de faire cette remarque, que le goitre n'est pas, par lui-même, une maladie mortelle, que son développement suit une marche assez lente et que, dans le cas présent, où il ne s'agissait que d'un commencement de cette affection, on avait déjà constaté une amélioration le jour même. Comment, dès lors, admettre que, dans l'espace d'une heure, ce goitre naissant ait pris tout à coup une expansion si considérable qu'il ait amené une asphyxie presque foudroyante chez cette enfant, s'il n'y avait pas eu une cause à ces complications inattendues.

Quant à nous, notre conviction est faite, il nous suffira de rapprocher les circonstances de cette mort des symptômes immédiats, souvent d'une gravité exceptionnelle, constatés après l'ingestion et l'injection de la glande thyroïde, par le Dr Marie, et que nous venons de citer pour que nos lecteurs concluent eux-mêmes à leur tour.

Mais, à côté de ces conceptions excentriques de la médecine moderne, dont l'excès même amènera forcément une réaction dans un temps plus ou moins éloigné, la science pure poursuit le cours de ses découvertes qui soulèvent dans le monde entier la plus vive admiration.

Tous les journaux parlent en ce moment de la merveilleuse découverte du professeur Rœntgen qui, à l'aide de rayons électriques, accumulés dans un tube dit tube de Crookes, est arrivé à photographier des objets à travers les corps opaques qui les enveloppaient.

Cette découverte, appliquée à la médecine et à la chirurgie, avec tous les perfectionnements qu'on ne manquera pas d'y apporter par la suite, est appelée à rendre les plus grands services. Grâce aux rayons de Rœntgen ayant la propriété de traverser les chairs, on est déjà arrivé à fixer, par la photographie, la position exacte ou la forme de corps étrangers introduits dans l'organisme, d'altération ou de malformation des os, de calculs hépatiques ou vésicaux, etc. Ces résultats nous permettent d'espérer que, par ce procédé, on arrivera à déterminer le point d'attache du véritable cancer qui se développe sur les surfaces osseuses, avec la même analogie que certaines fongosités se développent chez les végétaux ; la chirurgie pourra alors agir avec certitude et opérer des cures radicales en enlevant, toutes les fois que ce sera possible, la partie de l'os où se trouve l'empâtement générateur du cancer.

Grand et beau triomphe, qui prouvera une fois de plus que, contrairement aux assertions des partisans de l'obscurantisme, la science, la vraie science, n'est pas encore près de faire faillite.

XIV

Manuel pour 1897.

Nous avons raconté précédemment l'histoire d'une jeune femme qui, après des couches excellentes et sans aucun trouble dans son état général, s'était trouvée, au moment de se lever, dans l'impossibilité de se tenir debout. Une des célébrités médicales appelées diagnostiqua une affection des ovaires nécessitant leur ablation, alors qu'il ne s'agissait que de la persistance de l'écartement des symphyses sacro-iliaques et pubienne.

On ne pouvait voir là qu'une grossière erreur de diagnostic, qu'un entêtement dans une idée préconçue, dont les grands maîtres ne sont pas à l'abri, lorsque, dans le courant de l'année 1896, de stupéfiantes révélations se produisirent dans la presse sur les abus de la chirurgie et particulièrement sur une tendance criminelle à supprimer les organes générateurs de la femme, pour l'unique amour de l'art, quand ce n'est pas pour l'amour plus fin de siècle, de l'argent.

Nous connaissions bien plusieurs exemples de femmes auxquelles on avait enlevé les ovaires et même la matrice, mais nous étions en droit de penser, qu'atteintes dans ces organes d'affections incurables, les chirurgiens qui les avaient opérées ne s'y étaient décidés qu'à la dernière extrémité et dans le noble but de leur sauver l'existence.

Cependant un doute nous était venu en interrogeant une de ces malades qui, un an auparavant, pour des crises nerveuses accompagnées de violentes douleurs dans l'abdomen au moment de ses menstrues, avait subi, à son insu, une opération, alors qu'elle était persuadée qu'on l'avait endormie dans le seul but de procéder plus facilement à une exploration ; or, nous pûmes nous convaincre que cette malheureuse, dont l'état ne s'était pas amélioré, avait été soumise à l'hystérectomie. Le fait s'était passé dans un des hôpitaux de Paris, et nous ne tardâmes pas à apprendre qu'il était malheureusement trop fréquent dans la pratique courante.

Un jeune médecin, M. le Dr Canu, a courageusement dévoilé l'abominable usage qui est fait depuis quelques années de l'ovariotomie et de l'hystérectomie.

D'après ses investigations, il est arrivé à établir, que, depuis 1883, près de *quarante mille* femmes auraient subi, à Paris, cette terrible opération et qu'on peut estimer à *cinq cent mille* le chiffre des françaises que les chirurgiens auraient privées de la maternité.

A l'hôpital Saint-Louis, dans le seul service de M. Péan, **777** femmes ont été opérées en cinq ans ; à Broca, le nombre en est encore plus élevé ; dans presque tous les hôpitaux de l'Assistance publique, il en est à peu près de même ; de sorte que, chaque année, rien qu'à Paris, on peut estimer à trois mille le nombre des femmes condamnées par la chirurgie à la stérilité.

Et l'on s'occupe gravement, dans les sphères officielles, de rechercher les causes de la dépopulation et les moyens d'en arrêter les progrès!

Dans l'enquête faite par le Dr Canu, nous relevons que sur 102 femmes opérées dans un hôpital — déduction faite du chiffre important des décédées — presque toutes sont aujourd'hui plus malades qu'avant. Chez les unes, les crises nerveuses réapparaissent plus violentes ; chez les autres, la vue est éteinte. Presque toutes sont dans un état de faiblesse tel, qu'elles ne peuvent plus travailler.

« Les guérisons, poursuit le Dr Canu, se comptent sur les doigts. On n'en trouve pas plus de quatre ou cinq. Pour les autres malheureuses, l'opération n'a fait qu'accroître souvent les douleurs abdominales, en y ajoutant par surcroît de la sénilité prématurée, des maladies noires, de l'insomnie, des nausées, des palpitations de cœur, des troubles gastriques et mille maux plus terribles encore. »

Peut-on invoquer que, sans l'ablation des organes, il n'y aurait pas eu d'espoir de sauver ces malades ? Nullement, car beaucoup n'étaient que légèrement atteintes et pouvaient se rétablir sans la moindre opération. Des erreurs, comme celles dont faillit être victime notre jeune accouchée, se comptent par centaines.

Mais, ce qui révolte au plus haut point la conscience, c'est que, dans la majorité des cas, l'opération a été faite non seulement sans le consentement de la malade, mais même sans qu'elle s'en doutât, ainsi que nous en avons cité un exemple précédemment et dont voici de nouveaux témoignages.

Ma femme, dit un M. M..., a été opérée à Necker en 1891, par le

Dr X..., qui ne nous a informés, ni elle, ni moi, du genre d'opération qu'il s'était proposé de faire. Ce n'est que plus tard que nous l'avons appris. J'ai été trompé par le chef de clinique ; il m'a rendu ma femme dont l'inutilité est accablante dans mon ménage.

Un autre, M. G..., dont la femme a été opérée en 1894, déclare que l'opérateur avait dit simplement qu'une petite intervention chirurgicale était nécessaire. Cette femme, ayant demandé quelques jours après, à l'interne, ce qu'on lui avait fait, celui-ci se contenta de lui répondre qu'elle n'avait pas besoin de le savoir.

C'est maintenant une dame M... qui vient dire : J'ai été opérée à Broca, par le Dr X..., qui ne m'a pas fait connaître l'opération qu'il voulait pratiquer sur moi, ni ses conséquences. Je ne l'ai su que plus tard, lorsque j'ai demandé la signification du mot ovariotomie, écrite sur ma pancarte.

On m'a opérée à Beaujon, en 1894, déclare à son tour une demoiselle L..., malgré que j'avais formellement défendu qu'on me fît cette opération. C'est avec douleur que j'ai appris que j'avais été rendue stérile à mon insu et contre ma volonté. Je continue toujours à souffrir. Je ne peux plus songer au mariage ; je ne me considère plus comme une femme. Je trouve abominable l'intervention qui a eu lieu sur moi, sans m'avertir, ni prévenir ma famille, car on m'avait dit qu'on ne me ferait qu'une petite incision, qu'on ne me ferait pas autre chose, sans me demander mon avis.

Toutes ces malheureuses maudissent l'acte coupable commis sur elles par les médecins, qui ont ravi, du même coup de bistouri, aux jeunes filles, l'espoir radieux de la maternité, aux femmes mariées, souvent pour toujours, la paix et le bonheur dans leur ménage.

On se demandera quel intérêt pousse les médecins à pratiquer, dans les hôpitaux, des opérations aussi graves et aussi compliquées, puisqu'ils n'en sont pas rétribués ? Les faits répondent d'eux-mêmes : tout simplement pour se faire la main *in animâ vili* et acquérir une habileté qu'ils exploitent ensuite dans la clientèle payante.

Le Dr Canu ne s'en tient pas là et dénonce de véritables crimes commis journellement, à l'aide de l'hystérectomie, dans des cliniques particulières tenues par des misérables, qui font concurrence aux faiseuses d'anges, sans avoir l'excuse de la misère et de l'ignorance.

A l'appui de ces graves accusations, pour lesquelles il demande une enquête dans l'intérêt même du corps médical, le Dr Canu cite des faits, dont voici deux suffisamment concluants :

« Nous avons vu. dit-il, dans une clinique particulière, un misérable nous raconter qu'il avait persuadé à sa maîtresse qu'elle avait une tumeur, alors qu'il craignait une grossesse. On opéra la malheureuse, elle avait un embryon de deux mois. »

Au tour maintenant d'une toute jeune femme, soumise à la castration dans les conditions suivantes :

« Élevée par une vieille tante fort riche, elle commit, jeune fille, une faute qui provoqua l'arrivée d'un bébé, détesté d'abord, mais bientôt gâté. La jeune femme se maria néanmoins, mais la tante spécifia, dans son testament, que sa fortune irait aux enfants légitimes et illégitimes nés et à naître de sa nièce. Le petit bâtard mourut après le décès de sa bienfaitrice. Les clauses testamentaires n'en subsistaient pas moins ; un nouvel enfant rendait le mari simple usufruitier de la fortune acquise aux enfants de sa femme. La malheureuse était notoirement hystérique ; on l'opéra à son insu pour supprimer ses crises nerveuses ! »

Ces faits étaient divulgués dans le courant de juillet 1896 ; mais à peine l'opinion publique en était-elle saisie qu'ils étaient oubliés ou du moins passés sous silence, sans qu'une enquête eût été ouverte, comme la justice en avait le devoir.

Une scandaleuse affaire vint tout à coup, dans les premiers jours de décembre, remettre tout en lumière.

Les journaux annoncèrent la mort mystérieuse d'une jeune femme, Mlle Thomson, en même temps que le suicide d'un homme marié qui était son amant ; à la suite de l'enquête qui fut ouverte, on découvrit que Mlle Thomson avait succombé au cours d'une opération subie, dans une clinique spéciale, dans le but de faire disparaître un fœtus de deux mois, qu'elle portait.

Cas identique, comme on le voit, à celui cité par le Dr Canu.

C'est en voyant tout découvert que l'amant se suicida en demandant d'être mis dans la même tombe que la malheureuse victime. La justice ne pouvait hésiter et, en ce moment, deux docteurs attendent leur comparution en cour d'assises sous l'inculpation d'un abominable crime.

Certes, il y a des scélérats dans toutes les classes de la société, mais les honnêtes gens ne sauraient en être rendus solidaires, ils se contentent de rejeter hors de leur sein ces indignes et de les abandonner au sort qu'ils ont mérité. Lorsque le Dr de Lapommeraye eut commis son abominable forfait sur l'infortunée Mme de Paw, le corps médical n'en reçut aucune éclaboussure. Mais il en eût été autrement s'il avait cherché à disculper ce grand criminel en faisant passer pour une erreur scientifique l'empoisonnement longuement préparé qu'il avait mis à exécution.

Or, ce n'est pas sans éprouver une pénible surprise que nous avons vu, au lendemain même de l'arrestation des Drs B... et de L..., dans des conditions d'une culpabilité probante, toute une association de médecins dont faisait partie le Dr B... se réunir d'urgence et voter un ordre du jour, dans lequel elle déclare se refuser à croire à la culpabilité du prévenu, affirme hautement l'habileté chirurgicale du docteur et explique que celui-ci a été victime d'une erreur de diagnostic.

Nous dirons à cette collectivité de médecins imprudents, que nul ne peut répondre de ce qu'il y a au fond de l'âme d'un confrère et que, dans l'espèce, tout commandait une grande réserve au lendemain des faits scandaleux révélés par un honnête homme, le Dr Canu.

Nous n'insisterons pas davantage sur ce déplorable sujet, qui donne malheureusement une note inquiétante sur la dépression morale qui paraît de plus en plus envahir notre société fin de siècle.

Autrefois on avait les faiseuses d'anges, à qui des filles coupables, souvent de malheureuses trompées, venaient demander secours pour cacher une faute, dont la divulgation leur eût fermé à jamais l'avenir; elles sortaient des mains de ces matrones, sans être atteintes dans leur qualité de femme ; elles pouvaient espérer devenir, par la suite, d'honnêtes et bonnes mères de famille et racheter ainsi la coupable action que la nécessité leur avait fait commettre.

Aujourd'hui, il y a progrès ; à ces femmes qui pratiquaient l'avortement, c'est-à-dire un accouchement prématuré et criminel, se sont substitués les faiseurs d'anges. Ceux-ci sont des hommes instruits, ayant acquis un titre qui les entoure d'une considération sous le couvert de laquelle ils ouvrent des cliniques particulières, officines interlopes où ils mettent la science au service des plus vils intérêts. Sur les malheureuses qui leur sont amenées, ils pratiquent la castration enlevant du même coup le *contenu* qu'il fallait faire disparaître avec le *contenant* ; ruinant à jamais la santé de ces pauvres femmes, quand ils ne les tuent pas, comme Mlle Thomson, en un mot, s'employant à tarir la source des générations à venir.

Il n'est que temps de réagir par une répression inexorable contre un état de choses qui est une honte pour la civilisation. A ces praticiens, pour qui toute névralgie ovarienne devient une tumeur et toute tumeur un cancer et qui offraient la malade, en lui prédisant la mort prochaine si elle ne se décide pas à accepter l'intervention sanglante qui leur sera payée à beaux écus comptants ; à ces autres praticiens, tombés au métier de faiseurs d'anges et dont rien ne peut atténuer la criminalité, il faut appliquer une pénalité sans pitié : l'intérêt de la société le commande, l'honneur du corps médical l'exige.

Il est un autre progrès de la chirurgie qui consiste dans la facilité avec laquelle on ouvre le ventre, sous le moindre prétexte d'exploration, en vue de déterminer un diagnostic. Cela s'appelle pratiquer la laparotomie.

Nous n'envisagerons pas ici ce mode opératoire, sous le rapport des services qu'il rend dans les affections où le secours seul de la chirurgie peut donner l'espoir de guérir, là où toute médication serait impuissante, mais il est bon de citer un cas où il en est fait depuis quelque temps un véritable abus ; nous voulons parler de l'intervention du chirurgien, dès qu'une douleur un peu vive accusée dans la fosse iliaque droite lui fait craindre une appendicite.

L'appendicite est une maladie de date récente dans les connaissances médicales, du moins sous cette dénomination, car, anciennement, on mettait sur le compte d'une péritonite tuberculeuse aiguë, d'abcès iliaques, puis d'une typhlite ou d'une péri-typhlite, les manifestations morbides dont on accuse aujourd'hui l'appendice cœcal d'être l'auteur responsable par sa prédisposition à devenir le siège d'un état inflammatoire grave. En fait, cette conception ne remonte guère à plus d'une dizaine d'années, mais c'est seulement depuis quelques mois qu'elle a occupé tout spécialement le monde médical.

Ce qui a été dit et écrit sur l'appendicite, ces derniers temps, est inimaginable ; or, le côté curieux, c'est que la question, loin d'avoir été élucidée, est restée dans une inextricable confusion pour tous ceux qui ont suivi avec attention les explications théoriques fournies par les praticiens et basées, par eux, sur un chiffre considérable d'opérarations, nous allions dire *d'autopsies sur le vivant*, rééditant le mot employé, en cette circonstance, par un chirurgien allemand, le Dr Sonnenburg.

Pour bien se rendre compte du sujet que nous traitons, il est nécessaire de donner quelques détails sur la portion du canal intestinal qui occupe le côté droit du ventre ou plus exactement la fosse iliaque droite et dont fait partie l'appendice cœcal, nous nous bornerons bien entendu à des données très élémentaires.

L'intestin grêle s'insère sur le gros intestin à une certaine distance de l'extrémité de ce dernier ; cette extrémité se trouve par suite transformée en un espèce de cul-de-sac, d'où le nom de cœcum qui lui a été donné. Le cœcum est donc la première portion du gros intestion ; la seconde s'appelle le côlon ascendant et c'est sur la limite des deux que s'ouvre l'intestion grêle ; à ce niveau, se trouve, très développé, un bourrelet membraneux et mobile formé de deux feuillets, l'un supérieur et l'autre inférieur, qui s'appliquent l'un sur l'autre pour former la valvule iléo-cœcale. C'est une sorte de soupape, dont le rôle consiste à n'opposer aucun obstacle au passage des matières de l'intestin grêle dans le gros intestin, mais qui ne saurait permettre, dans les cas ordinaires, le retour des matières, du gros intestin dans l'intestin grêle.

L'appendice cœcal, appelé aussi appendice vermiculaire, parce qu'on l'a comparé à un ver lombric, naît près du fond du cœcum ; il a la forme d'un petit cordon creux, fermé à son extrémité inférieure ; son volume, en général, ne dépasse pas le calibre d'une plume d'oie, et sa longueur varie de 3 à 16 centimètres ; il constitue donc un long et étroit cul-de-sac formant comme une grosse ampoule qui est le cœcum.

L'action de l'appendice sur l'organisme est absolument ignoré ; on sait qu'il en est de même des amygdales, dont le rôle dans l'économie est resté fort problématique. Mais on ne saurait admettre que la nature ait fait la moindre chose sans raison et sans utilité ; s'il lui a plu d'ajouter l'appendice, si minuscule qu'il soit, au cœcum, c'est qu'il devait apporter son appoint à ce dernier, en aidant peut-être le mouvement péristaltique qui lui est nécessaire pour combattre la stagnation des matières fécales, que la position déclive aurait une tendance à favoriser dans cette partie du canal alimentaire, la plus volumineuse après l'estomac.

Toujours est-il que la cavité de l'appendice se termine inférieurement en cul-de-sac et que des matières fécales et des corps étrangers peuvent y pénétrer et y séjourner ; généralement elle contient peu de mucosités, souvent de petites boules de matières fécales durcies.

Ces explications nous permettent d'apprécier les causes auxquelles on attribue l'appendicite.

La théorie de la pathogénie de l'appendicite, qui a eu la vogue ces derniers temps, appartient au Dr Dieulafoy ; elle porte le nom de théorie du vase clos, et c'est peut-être à cette expression pittoresque qu'elle doit d'avoir fait son chemin : le mot prêtant souvent beaucoup à l'adoption de la chose. Mais elle a soulevé de nombreuses objections, en France aussi bien qu'en Angleterre et en Amérique. On a fait remarqur que si la théorie du vase clos était vraie, il faudrait voir, dans tous les cas soumis à la laparotomie, l'appendice fermé ; or, c'est le contraire qui a lieu ; il n'y a donc pas toujours appendicite primitive, mais souvent appendicite consécutive à une inflammation de voisinage, succédant par exemple à une typhlite.

Les partisans de la doctrine microbienne ont trouvé là une nouvelle occasion d'appuyer leur thèse favorite qui consiste à attribuer la genèse de toutes les maladies à l'action unique des microbes. En effet, d'après eux, si une cause quelconque vient fermer l'appendice, les microbes contenus dans cette cavité close ne peuvent manquer de s'exalter et d'acquérir un degré de virulence qui ne tarde pas à développer un foyer inflammatoire et purulent des plus graves.

Là encore, nous disons que c'est prendre les effets pour la cause. Du moment qu'on admet que ce sont les microbes qui provoquent un état inflammatoire dans une cavité accidentellement fermée, on est conduit à admettre qu'ils s'y trouvaient auparavant, mais comme d'inoffensifs habitants. Qui a donc pu changer leur rôle pour les transformer, de paisibles agneaux qu'ils étaient, en des loups enragés ? Tout simplement la fermentation des gaz et des matières qui ont cours dans le canal intestinal et qui, placés tout à coup dans des conditions particulières, se transforment en des corps nouveaux dont la présence dans l'organisme devient une source féconde de troubles subséquents. Il est incontestable que, sans cette fermentation, rien de semblable ne se serait produit ; c'est donc elle et non les microbes qui est la cause des désordres morbides attribués à ces derniers, que nous considérons comme les conséquences de cette fermentation même.

Nous en avons déjà donné un exemple caractéristique en rappelant que le fameux bacille virgule ne pouvait être l'auteur ni le propagateur du choléra asiatique, par cette raison qu'il n'existe pas dans les cas foudroyants et qu'il faut, pour qu'on le trouve dans les déjections des cholériques, que la maladie ait eu une évolution plus lente ; ce qui revient à dire que le bacille virgule naît grâce à la décomposition organique qui s'opère dans le corps humain, sous l'action d'un empoisonnement miasmatique que nous soupçonnerions bien d'être un cyanure d'hydrogène carburé.

Ce qui se passe pour les substances organiques végétales se passe également pour les substances organiques animales ; d'un côté comme de l'autre, la loi de transformation est la même.

Si on ramasse le chiendent qu'une herse vient de ramener à la surface du sol et qu'on le mette en tas, au bout d'un certain temps, on le trouvera réduit à l'état de terreau. Les matières végétales et l'eau qu'elles contiennent ont fermenté, en produisant une chaleur qui a activé le travail de transformation des substances organiques en des substances inorganiques utilisables à leur tour pour les végétaux.

Mais si, au cours de cette opération véritablement chimique, on avait ouvert ce tas de chiendent, on y aurait trouvé des plateaux couverts de filaments blanchâtres et feutrés qui constituent le *blanc de champignon*, en tout semblable à celui qui se développe dans le fumier ou dans les couches des jardiniers, mais plus estimé que ce dernier par les champignonnistes. Comment ce blanc de champignon, ce cryptogame, a-t-il pu naître là où il n'y avait que du chiendent, de l'eau et un peu de terre attachée aux racines? La génération spontanée ne saurait être invoquée ; ce sont donc des spores de l'*Agaricus edulis* qui, soit qu'ils fussent déjà déposés sur la plante, soit qu'ils y aient été amenés par le véhicule de l'air, ont trouvé dans ce chiendent, en train de se modifier par la fermentation, le milieu propice à leur développement.

Maintenant, si on transporte dans un autre milieu préparé à le recevoir ce blanc de champignon qui a la propriété de se revivifier, après avoir été conservé à sec pendant plusieurs années dans un grenier, il se développe de nouveau, prospère rapidement pour donner naissance à une forme plus parfaite qui est le champignon.

Eh bien, serait-il logique d'accuser les sporules cryptogamiques d'être les auteurs des phénomènes qui se sont déroulés dans cette masse de substances fermentescibles ? Évidemment non. Elles ne les ont pas fait naître, elles en ont profité en ajoutant à la vérité leur action éminemment modificatrice sur les éléments nécessaires à leur croissance ; en un mot, elles ont pu jouer un rôle secondaire dans la décomposition de cette masse de chiendent frappé de mortification, mais elles n'auraient eu aucun effet pour provoquer cette décomposition sur le chiendent non altéré par une fermentation.

Ce que nous venons de dire des sporules s'applique admirablement aux microbes en général qui peuvent être, non sans raison, rapprochés des corpuscules cryptogamiques. De même que pour eux, il leur faut, pour évoluer, rencontrer un terrain propice leur offrant les conditions nécessaires à leur entrée en scène dans les modifications que subissent les substances organiques atteintes dans leur vitalité.

Comment expliquer autrement la présence dans nos tissus, dans notre sang, d'une foule de microbes dits pathogènes, qui y séjournent sans inconvénient jusqu'au jour où une affection morbide venant à se déclarer, on leur en attribue bien à tort la paternité, par suite de la croissance rapide et abondante qu'elle leur a permis d'acquérir.

C'est ainsi que le *bacterium coli commune*, très inoffensif dans le tube digestif, devient le *bacillus typhosus* quand la fièvre typhoïde est déclarée ; que les bactéries auxquelles on attribue la suppuration, la pneumonie, voire même le tétanos, se rencontrent couramment chez l'homme bien portant ; qu'enfin, le fameux *bacillus diphtericus* erre innocemment sur la muqueuse pharyngienne des enfants en bonne santé.

Ceci démontre qu'on aurait tort d'admettre que les microbes, qui se trouvent dans le canal intestinal, pourraient devenir la cause directe de l'inflammation de l'appendice, par le fait que cet organe serait fermé.

En fait, les appendicites peuvent se produire soit par une cause locale : corps étrangers qui irritent les muqueuses de l'appendice et font stagner le mucus éminemment fermentescible, soit par les inflammations de voisinage

Or, dans la séance de la Société de chirurgie du 25 décembre 1896, le Dr Reclus a justement cité le cas très intéressant à relever pour nous d'une appendicite rentrant dans cette seconde catégorie.

Une jeune femme ayant des oxyures, on lui fit prendre un lavement au sublimé corrosif ! Nous avons dit ailleurs qu'on en arriverait à mêler à la boisson ce terrible toxique, nous ne pensions pas être si près de la vérité, puisqu'on l'administre déjà par le bas du tube digestif.

Nous laissons la parole au Dr Reclus.

« Immédiatement après, cette femme fut prise de coliques, de selles glaireuses. Puis, après quelques jours, les phénomènes intestinaux disparurent. Mais, au bout de quelque temps, survinrent des phénomènes d'appendicite et de péri-appendicite.

« Donc, dans ce cas, l'intoxication mercurielle a amené dans tout l'intestin une inflammation qui s'est éteinte dans le gros intestin assez rapidement, mais qui a persisté, au contraire, au niveau de l'appendice où elle a permis l'infection microbienne avec péri-appendicite ou péritonite. »

C'est-à-dire qu'en gagnant de proche en proche, l'infection mercurielle, que le Dr Reclus qualifie de microbienne, avait causé une appendicite accompagnée des plus graves complications. Voilà le fait reconnu par un praticien de la doctrine microbienne et qui, à ce titre, use et abuse certainement du sublimé corrosif dans sa pratique. Vraiment, nous ne pouvions espérer un appoint plus important pour confirmer la thèse que nous venons de soutenir sur l'action secondaire des microbes dans le développement des maladies.

Mais le côté piquant à retenir, c'est que le sublimé corrosif a produit directement une maladie accompagnée, comme elle a dû l'être dans l'espèce, d'une purulence plus ou moins exaltée ; c'est, en second lieu, que le sublimé corrosif, que nous ne cessons, depuis de longues années, de signaler comme le plus actif désorganisateur de nos tissus, est employé à profusion pour détruire les fameux microbes d'où nous viendraient tous les maux. Or, ce n'est pas nous qui l'inventons, dans le cas d'appendicite rapporté par le Dr Reclus, le sublimé corrosif, loin de tuer des microbes, leur a donné à vivre.

Ainsi que nous l'avons dit, il est fait un véritable abus de la laparotomie à propos de l'appendicite et des manifestations morbides qui surviennent dans le côté droit du ventre ; beaucoup trop de chirurgiens sont, en effet, de l'avis que le Dr Pozzi a émis dans la séance de l'Académie de médecine du 28 avril 1896 : « Je crois, a-t-il dit, qu'il faut opérer et qu'il faut opérer toujours, même à l'avance, même quand il n'y a pas d'accidents graves. »

C'est net et on voit que nous n'avons rien exagéré. Donc, dès qu'une douleur vive se montre dans la fosse iliaque droite, à un point qui correspond à l'emplacement de l'appendice cœcal, il faudrait procéder à la laparotomie sans attendre le processus des symptômes complémentaires, tels que sensation d'empâtements, de tumeur, accidents fébriles, vomissements bilieux et même stercoraux.

Mais, heureusement, tous les praticiens ne sont pas aussi expéditifs, et nous citerons le Dr Lucas-Championnière, avec lequel nous nous trouvons absolument d'accord sur plusieurs points. Dans une des dernières séances de la Société de chirurgie, cet éminent chirurgien s'est exprimé ainsi :

« Le diagnostic d'ailleurs d'appendicite n'est pas toujours facile à établir ; on peut confondre cette appendicite avec des ovaro-salpingites, un déplacement rénal aigu, une péritonite tuberculeuse aiguë, une rupture traumatique musculaire de l'abdomen.

« Il faut donc réagir contre l'état d'âme des chirurgiens actuels qui veulent toujours intervenir, dès que la moindre douleur dans le côté droit peut faire penser à l'appendicite ».

Plus loin, il ajoute :

« Comme traitement de ces accidents, le premier point à rechercher c'est l'évacuation de l'intestin ; les purgatifs sont en somme les meilleurs antiseptiques de l'intestin. »

C'est bien notre avis, mais nous ajouterons que les purgatifs sont également d'excellents vermifuges, et qu'à ce titre ils sont précieux pour combattre une appendicite qui aurait pour cause la présence irritante des vers intestinaux, surtout des oxyures (ascarides vermiculaires), qui forment quelquefois d'énormes pelotons capables d'opérer l'occlusion et la distension outre mesure du conduit appendiculaire.

Toujours est-il que, dès qu'une douleur vive se manifeste dans le côté droit du ventre, vers un point situé sur une ligne allant de l'ombilic à l'épine iliaque antérieure et supérieure droite, il faut sans retard se purger à l'huile de ricin; si tout ne rentre pas dans l'ordre, recourir aux cataplasmes de farine de lin, salins et vermifuges arrosés abondamment d'eau sédative, au moment de les appliquer aussi chauds qu'ils pourront être supportés.

En agissant ainsi, on sera assuré de ne pas connaître l'appendicite et surtout d'éviter l'intervention tranchante de MM. les chirurgiens.

.*.

On connaît notre appréciation sur le sérum antidiphtérique impuissant à guérir le véritable croup puisque, de l'avis de ses partisans, son action ne peut se produire qu'au bout de 24 heures ; or, nul n'ignore qu'il ne faut souvent que la durée d'une nuit pour faire un cadavre du pauvre petit être pris subitement à la gorge par cette terrible affection. C'est ce qui explique la mortalité toujours élevée qu'il cause, malgré la rareté que présentent depuis deux ans les maladies zymotiques.

Il est incontestable que la méthode Roux, grâce aux avantages de la statistique, bénéficie de cette rareté même.

Mais, quand on nous donne comme un résultat merveilleux le chiffre de 9 décès par la diphtérie, au lieu de la moyenne 17, pour les cinq années antérieures à l'application de la grande découverte, nous mettrons en parallèle la fièvre typhoïde qui, dans la même semaine, n'a causé que 3 décès au lieu de la moyenne 10. Nous rappellerons également que la mortalité par la diphtérie, dans la dernière semaine de décembre 1895, a été de 23, chiffre identique à la moyenne !

Il n'y a vraiment pas là de quoi demander aux mères de famille d'arroser des larmes de leur reconnaissance la mise en pratique de cette exploitation toute pasteurienne.

Quant aux cas d'angines couenneuses, améliorées à la suite des injections de sérum, nous attribuons cette amélioration à une autre cause toute différente de celle qui résulterait de la théorie sur laquelle est établie la sérumthérapie. Pour nous, l'introduction dans l'organisme d'une quantité importante d'un produit impur et fermentescible a pour conséquence immédiate d'y jeter un trouble général qui détourne de la partie malade l'excitabilité inflammatoire concentrée sur ce point. On voit alors, du moins nous l'assure-t-on, les fausses membranes se modifier, se flétrir et se détacher, laissant à la place qu'elles occupaient sur les muqueuses une cicatrisation commençante.

Eh bien, le sérum n'a été là qu'un dérivatif, analogue, mais sous une autre forme, aux pointes de feu pratiquées sur la peau pour atténuer les phlegmasies profondes. Il n'a servi à éteindre, sur un point, une manifestation infectieuse, qu'en infectant toute l'économie : le plus l'emportant sur le moins. Et ce qui le prouve, ce sont les accidents qui trop souvent suivent l'emploi du sérum et qui, dans nombre de cas, se manifestent par des éruptions cutanées souvent graves et persistantes. Nous en avons cité un exemple déplorable vu de nos yeux.

En voici un exemple typique que nous relevons dans le numéro du 26 décembre 1896 de *la Médecine moderne* et qui a été divulgué, dans la séance du 9 décembre, à la Société médicale de Berlin.

Le Dr Gensichen y rend compte de phénomènes qu'il a observés sur lui-même, à la suite d'une injection de sérum antidiphtérique qu'il s'était faite pour une diphtérie légère, au mois de novembre 1895. Huit jours plus tard, il est survenu de l'urticaire, trois semaines après a commencé à se développer une série d'abcès accompagnés d'une forte infiltration de la région abdominale inférieure gauche, dans laquelle l'injection avait été faite. Les abcès et les pustules, avec sécrétion sanguino-purulente, rappelaient beaucoup la morve chronique de la peau; ils s'étendirent à toute la moitié gauche du corps et atteignirent, six mois plus tard, le côté droit sur lequel on pouvait encore les constater.

Certes, le Dr Gensichen a chèrement payé sa confiance aveugle dans le sérum antidiphtérique, mais il faudrait lui voter de grands remerciements, si son exemple pouvait ouvrir les yeux sur les dangers d'une méthode qui consiste à introduire dans l'organisme, à doses massives, les produits putrides et par suite essentiellement fermentescibles.

En vérité, nous n'espérons pas de sitôt le retour aux saines doctrines de l'hygiène que F.-V. Raspail s'est efforcé de faire adopter depuis plus d'un demi-siècle, ni à une thérapeutique inoffensive, mais suffisante diriger les manifestations morbides vers une heureuse terminaison. L'exemple du Dr Gensichen n'amènera pas plus ce résultat que le cas de mort subite, survenue à la suite d'une inoculation de sérum à un enfant en parfaite santé, dans le but de lui conférer l'immunité contre la diphtérie. Cet accident, arrivé au mois d'avril 1896, fit cependant un bruit énorme dans le monde médical, en raison de la situation particulière du malheureux père.

Le Dr Langerhans, professeur de la Faculté de médecine de Berlin, grand partisan et admirateur enthousiaste de la découverte de Berhing, voulut prémunir son enfant, âgé de trois ans, contre le croup, parce que une bonne de la maison en était atteinte. Dans sa foi aveugle, il inocule le sérum antidiphtérique au pauvre petit, qui, une demi-heure après, meurt au milieu des plus vives souffrances. La désillusion est terrible pour le père, qui incrimine publiquement le sérum comme seule cause de cette mort ; dans les lettres de faire part, dans une note adressée aux journaux et reproduite dans le monde entier, il s'exprime ainsi : « Notre enfant est mort hier subitement en pleine santé, à la suite d'une inoculation de sérum de Berhing destinée à lui procurer l'immunité contre la diphtérie. »

L'émoi fut grand à la Faculté où le professeur est très estimé. Une commission chargée de faire l'autopsie et d'examiner les causes de la mort fut nommée. Le rapport de cette commission conclut à la mort par « introduction dans les voies aériennes de vomissements provenant de l'estomac ».

Que ne trouve-t-on pas pour les besoins d'une mauvaise cause. C'est ainsi que naguère le D⁣r Brouardel découvrit que la mort subite d'une petite fille de dix ans, survenue à la suite d'une injection sous-cutanée d'une préparation tirée de la glande thyroïde, était due à une asphyxie consécutive du goitre dont était atteinte la fillette !

Le professeur Langerhans persista à accuser le sérum de la mort de son enfant, il fit un contre-rapport où il détruisit point par point les allégations du D⁣r Strassmann, le rapporteur de la commission nommée pour atténuer le coup droit qui venait d'être porté au sérum antidiphtérique.

En fait, il résulte du sérum antidiphtérique, comme de tous les sérums, un danger sans compensation sérieuse. Pour le prouver, contentons-nous de citer, faute d'espace, l'opinion que le D⁣r Variot, médecin de l'hôpital Trousseau, a émise sur le sérum antistreptococcique du D⁣r Marmorek, préparé à l'Institut Pasteur.

« Mes essais, dit-il, n'ont porté que sur une vingtaine de jeunes enfants environ, mais je ne me suis pas cru le droit de pousser plus loin mes tentatives ; les accidents consécutifs aux injections étaient si douloureux et si graves, le bénéfice si aléatoire, que j'ai considéré qu'il serait inhumain d'imposer de cruelles souffrances à de pauvres enfants sans profit appréciable. »

Puis, après avoir décrit les plus déplorables de ces accidents et cité la mort d'un enfant à la suite d'une purulence abondante, le D⁣r Variot termine ainsi :

« J'ignore si le sérum de M. Marmorek a déjà été mis en vente par l'Institut Pasteur ; peut-être se propose-t-on, comme pour le sérum antidiphtérique, de faire d'abord une souscription nationale, puis d'annoncer plus tard la vente.

« Mais je crois devoir signaler à tous les médecins qui me font l'honneur de me lire, les dangers de ce remède, tel qu'il nous est fourni par M. Marmorek. »

Eh bien, malgré tout, la médecine, inféodée à la doctrine pasteurienne, cherche chaque jour un sérum nouveau destiné à infecter un peu plus l'espèce humaine ; pour poursuivre son œuvre, elle trouve tous les encouragements désirables, témoin cette proposition de loi, discutée à la Chambre des députés, le 11 juin 1896, tendant à accorder une allocation de 250.000 francs aux laboratoires des facultés de médecine, avec, bien entendu, le plus gros morceau du gâteau destiné à l'Institut Pasteur, sans quoi la loi n'eût pas eu de raison d'être.

C'est ce qu'est venu souligner M. le député Villejean :

« Comment ! s'est-il exclamé, voilà des laboratoires auxquels vous donnez 15.000 francs et vous attribuez 50.000 francs à l'Institut Pasteur que vous avez déjà doté largement, trop largement à mon avis, qui a recueilli plusieurs millions de souscriptions publiques, qui a non seulement les ressources que lui fournissent l'État et certaines villes, mais qui, de plus, tire un bénéfice énorme de la sérumthérapie, dont vous lui avez donné, ne l'oubliez pas, le monopole. »

Nous n'ajouterons rien de plus à ces paroles suffisamment concluantes.

.

En ce moment, un véritable affolement s'empare des gouvernements européens, au sujet d'une épidémie de peste qui sévit à Bombay et dans quelques autres localités de l'Indoustan.

La France, qui a vu naître la doctrine microbienne qui règne en souveraine sur la science médicale du monde entier, devait à sa gloire de prendre l'initiative d'une conférence internationale, à l'effet de rechercher les moyens d'opposer une barrière infranchissable au fléau indien, que rien cependant n'indique comme devant nous menacer à une si grande distance de son lieu de production. Cette conférence va s'ouvrir, le 10 février, à Venise.

Or, nous éprouvons les craintes les plus justifiées sur les moyens qui vont être adoptés par les conférenciers hantés du spectre microbien de la peste.

S'il n'y avait que l'établissement de quarantaines imposées aux navires provenant des pays contaminés, ce serait d'une sage prudence, quoique le commerce et bien d'autres intérêts auraient à en souffrir ; mais nous allons voir pratiquer sur la plus vaste échelle les odieuses désinfections au sublimé corrosif. On va trouver là une belle occasion de répandre à profusion le plus dangereux et le plus subtil des poisons pour le grand mal des malheureux qui, placés dans ces milieux infectés, l'absorberont ensuite à pleins poumons et par tous les pores de la peau.

La peste, désignée sous le nom de bouton d'Alep, de pustule maligne, de typhus d'Orient, est actuellement dénommée peste bubonique, ce qui ne change rien à son caractère. Elle est endémique et cause annuellement une mortalité assez importante dans les contrées de l'Orient où l'insalubrité de l'air et la malpropreté d'une population considérable et agglomérée constituent un foyer presque permanent d'infection pestilentielle. Quand ce n'est pas la peste qui règne, c'est le choléra qui y prospère.

Nous voyons de même, dans le golfe du Mexique, alterner, à des périodes variées, le choléra avec la fièvre jaune qui est une véritable peste ; tous deux résultent incontestablement des miasmes qui se préparent et se condensent sous un soleil torride, dans les vases formées de toutes les immondices que la mer rejette et amoncelle sur les côtes.

Ici, comme là, l'analogie des effets explique l'analogie des causes.

Notre typhus d'Europe est aussi une peste, qui se produit par suite de l'entassement d'un grand nombre d'hommes dans un espace étroit et où la salubrité fait totalement défaut. Il éclate dans les prisons, les hôpitaux, au milieu des camps, partout où peuvent s'accumuler des matières organiques en décomposition.

Toutes ces maladies proviennent d'un miasme introduit, par une voie quelconque, dans l'économie et qui trouble d'une façon déterminée la plupart des fonctions. Sous ce rapport, on peut les considérer comme formant une même famille. Elles se différencient, dans leurs effets, en raison même des émanations pestilentielles qui les engendrent et qui varient de nature et de propriétés, selon la composition géologique du sol, le climat, les matières putrides et les poisons que l'homme produit et accumule autour des grandes cités ; selon le temps que ces gaz méphitiques mettent à s'élaborer et à se condenser dans de véritables fosses souterraines ; selon, enfin, les influences météorologiques qui les dégagent tout à coup de ces foyers où la compression atmosphérique les tenait à l'état de combinaison et de dissolution.

Et ces émanations pestilentielles donnent d'autant plus facilement l'essor à de redoutables épidémies, qu'elles se produisent au milieu de populations malpropres, en proie à la misère, conditions qui y disposent le corps et préparent les organes à leur invasion en suspendant l'équilibre et le concours de leurs fonctions et en dénaturant les produits de leur élaboration spéciale.

De cette théorie, qui vaut bien celle basée sur la doctrine microbienne, il ressort que si une épidémie se montre successivement dans différents pays et souvent à de grandes distances, il en réfère, non pas qu'elle y a été importée, mais simplement que sur tous ces points existaient les mêmes foyers pestilentiels mis en action par les mêmes conditions météorologiques. Nous l'avons déjà démontré pour le choléra.

Pourquoi, dès lors, craindre pour l'Europe l'apparition de la peste qui, après avoir sévi dans quelques contrées de la Chine, est venue se déclarer à Bombay où elle a pris un caractère alarmant à partir du 1er décembre ? Eh ! c'est bien simple, n'a-t-on pas découvert le microbe de la peste contre lequel on nous annonce, à grand renfort de réclame, le sérum antipesteux. Dès lors, ce microbe ne serait pas le microbe des auteurs, s'il n'était pas de nature voyageuse, si traîtreusement il n'était pas capable de se glisser sur les navires, caché dans les vêtements et les malles des voyageurs, tapi dans les ballots de marchandises et se tenant coi jusqu'au moment où, arrivé au port destinataire, sans avoir décelé sa présence en route, il débarque pour commencer sa randonnée macabre.

On objectera que la peste peut bien revenir en Europe, puisqu'en 1720 elle a décimé la population de Marseille. Nous ferons observer que tous les cinquante ans, en effet, cette ville était la proie d'une épidémie pestilentielle, mais, née sur place, de l'épouvantable état d'insalubrité de cette cité, jusqu'au moment où elle fut définitivement assainie par l'établissement d'égouts qui emportèrent toutes les immondices en pleine mer.

Nous rappellerons également que, depuis, la peste a fait des apparitions dans le levant, en Syrie et jusque dans la Tripolitaine, et qu'elle n'a pas traversé la Méditerranée, malgré l'absence de toutes précautions sanitaires dans les ports de l'Europe.

Lorsqu'en 1799, Bonaparte, qui avait rêvé, après la conquête de l'Égypte, de fonder un empire d'Orient à son profit, voulut s'emparer de la Syrie, il emporta d'assaut Jaffa à ce moment ravagée par la peste ; l'armée française fut cruellement éprouvée par le fléau ; mais, quand elle quitta le foyer pestilentiel, elle ne l'entraîna pas à sa suite, et bien que des hommes, déjà atteints avant le départ, mourussent successivement en route, l'Europe n'en resta pas moins indemne. Bonaparte n'eut d'ailleurs aucune crainte à ce sujet et nous paraît avoir été convaincu que la peste n'est pas autre chose qu'un empoisonnement miasmatique, que, par conséquent, l'homme qui en est frappé ne saurait en être à son tour le propagateur.

C'est pourquoi on le vit, sans hésiter, circuler dans les rues de Jaffa, encombrées de cadavres répandant dans l'air des émanations infectes et, pour remonter le moral de ses soldats, toucher ostensiblement les corps des pestiférés. Du reste, il dut être encouragé dans cette opinion par le savant Desgenettes, médecin en chef de l'armée, qui s'inocula la peste pour démontrer qu'elle n'était pas contagieuse.

Mais, un côté curieux de cette croyance qui attribue la diffusion de la maladie à la propagation d'un microbe spécial, c'est le rôle actif que le rat jouerait en la circonstance et on s'appuie, pour nous en convaincre, sur la mortalité extraordinaire de rats à Bombay, avant que la peste éclatât, ce qui s'était également produit à Canton, lors de la dernière épidémie, où on ramassa, en quelques jours, plus de 22.000 cadavres de ces rongeurs. Il est vrai qu'on nous apprend également, qu'après les rats, ce furent les cochons, les chiens, les chacals, les poules, voire même les serpents qui furent frappés avant l'homme.

Comment ne pas voir là la preuve éclatante de l'effet d'un poison miasmatique se dégageant du sol avec lequel les rats, qui s'y ouvrent de profondes galeries, sont les premiers en contact et les premiers atteints ; viennent ensuite les animaux qui vivent le plus près du sol, dans les couches inférieures de l'air, qui se saturent des gaz méphitiques, avant d'arriver jusqu'aux voies respiratoires de l'homme.

Qu'importe qu'on constate dans les cadavres des rats la présence d'un microbe pesteux, ce microbe est, comme le bacille virgule, un produit et non une cause du fléau.

A la date du 28 janvier, un rapport officiel accuse 3.275 morts à l'actif de la peste, qui s'est déclarée au commencement de décembre à Bombay ; mais, tous les précédents donnent le droit d'espérer que cette épidémie va s'éteindre sous peu, dès que la source pestilentielle sera épuisée et qu'elle ne se reproduira pas de longtemps.

La peste ne visitera pas l'Europe ; aussi, est-il regrettable de voir les gouvernements être les premiers à jeter l'épouvante dans les populations, par le luxe de précautions préventives qu'ils s'apprêtent à multiplier.

Il serait préférable de mettre cet empressement excessif à la recherche des moyens d'enrayer les progrès de la phtisie qui, chaque année, enlève, rien qu'à Paris, plus de 10.000 individus.

Or, la phtisie n'est pas comme les pestes, elle s'acquiert d'homme à homme, par les expectorations que les malades répandent à profusion sur les voies publiques et dans les habitations.

.　*　.

L'espace nous manque pour citer d'autres événements médicaux survenus en 1896 et qu'il aurait été intéressant de relever au point de vue de leurs rapprochements avec la méthode Raspail, mais nous ne voulons pas terminer cet avertissement sans parler d'une œuvre philanthropique qui a été fondée en souvenir des bienfaits obtenus à l'aide des bains sédatifs. Nous n'avons pu le faire plus tôt, n'en ayant eu connaissance qu'après la publication du *Manuel* pour 1896.

Depuis deux ans, en effet, un service gratuit de ces bains fonctionne à Paris, dans un dispensaire pour enfants malades, établissement modèle du genre par son admirable organisation, la direction savante et le dévouement qu'y apporte le Dr Dubrisay. Cet établissement charitable, déclaré d'utilité publique en 1887, est dû à l'initiative privée, et ses ressources proviennent de nombreux souscripteurs.

Lorsqu'on pénètre dans le vaste local occupé par le dispensaire, 15, rue Jean-Lautier, on trouve une salle, au-dessus de la porte de laquelle on lit, sur une plaque de marbre blanc et gravée en lettres d'or, l'inscription suivante :

Fondation perpétuelle de bains gratuits (suivant la formule Raspail.) faite en souvenir des services rendus a l'humanité par F.-V. Raspail.

Là se trouvent installées des baignoires de grandeurs graduées pour enfants, depuis le premier âge jusqu'à l'adolescence. Par conséquent, les adultes ne peuvent bénéficier de ces bains dans le dispensaire, mais ils ne sont pas exclus d'après l'intention de la fondatrice, exprimée par les termes mêmes de l'inscription que nous venons de reproduire ; aussi reçoivent-ils, sur leur demande, un cachet qui leur donne droit à un bain complet selon la formule du *Manuel*, à prendre dans l'établissement bien connu de la Samaritaine.

Cette fondation est due à la généreuse pensée d'une femme distinguée par sa naissance et son instruction, Mlle Anna de Kattendyke, de mettre les malheureux à même d'éprouver les effets bienfaisants qu'elle avait retirés, elle-même, de l'emploi des bains sédatifs ; elle voulut qu'après sa mort sa fortune fût consacrée à les vulgariser.

Si la reconnaissance des malades est bien souvent un vain mot, de la part de Mlle de Kattendyke, elle fut complète.

Née en Hollande, vers 1830, et venue à Paris à l'époque où son père y représentait les Pays-Bas, si toutefois nos souvenirs ne nous font pas défaut, Mlle de Kattendyke y est morte il y a une dizaine d'années, instituant, pour son légataire universel, son neveu M. Adrien Dollfus, en le chargeant de créer cette fondation de bains gratuits.

Malgré ses nombreuses occupations, M. Adrien Dollfus, qui est un savant estimé et de plus directeur d'une importante publication scientifique, *La Feuille des jeunes naturalistes*, se mit sans retard à rechercher les moyens de remplir la mission que sa tante lui avait confiée avant de mourir. C'est en étudiant diverses combinaisons, rentrant dans la limite des ressources dont il disposait, qu'il trouva, dans le Dr Dubrisay, un homme sincèrement disposé à mettre en pratique l'idée humanitaire de Mlle de Kattendyke.

Le nombre des bains donnés, tant aux enfants dans le dispensaire qu'aux adultes à la Samaritaine, atteint déjà un chiffre important qui absorbe chaque année les revenus du capital que M. Dollfus a mis dans l'installation faite au dispensaire de la rue Jean-Lautier; car il s'occupe d'autres fondations, notamment en Hollande, dans les hôpitaux d'une ville où une partie de la fortune de Mlle de Kattendyke est engagée.

En unissant ici dans un même sentiment de gratitude les noms de la bienfaitrice et de ses dévoués collaborateurs posthumes, nous savons un gré particulier au Dr Dubrisay de n'avoir pas hésité à accueillir, dans son dispensaire, un nom jusqu'ici proscrit par le corps médical.

A lui, qui s'est dévoué aux enfants pauvres et qui a déjà constaté les bons effets des bains sédatifs, nous demanderons d'expérimenter le traitement qui nous a si admirablement réussi dans les cas de croup les plus graves ; traitement qui joint, à la facilité et à l'innocuité de son application, une action curative aussi rapide que sûre.

Essayez-le, Docteur, c'est une question d'humanité.

XV

Manuel pour 1898.

Parmi les événements médicaux les plus récents que nous commentons chaque année, en nous plaçant au point de vue de leur antagonisme ou de leurs rapports avec les principes de la méthode de F.-V. Raspail, nous avons à parler, cette fois, de quelques nouveautés qu'il serait regrettable de ne pas mettre en lumière.

D'abord, nous donnerons le pas aux injections de sérum artificiel, lequel n'est ni plus ni moins que de l'eau salée (7 à 9 grammes de chlorure de sodium pour 1.000 d'eau). Les chirurgiens l'ont employée au début en l'injectant, à la température de 38°, directement dans les veines à doses très élevées, souvent après avoir fait une saignée, par exemple de 500 grammes, remplacée par 1.200 grammes d'eau salée.

Cela s'appelle faire le lavage du sang.

Mais, cette introduction brutale, dans les veines, d'un liquide non préparé à une assimilation immédiate, sans compter la possibilité de l'introduction d'une bulle d'air, n'était pas sans danger pour les malades, que parfois l'injection tuait net. On paraît donc être revenu à l'injection sous-cutanée, certainement moins sujette à déterminer des accidents mortels.

Grâce à cette méthode, on cite un certain nombre de guérisons obtenues dans des cas très graves et dont voici quelques exemples :

Une jeune femme, entrée à l'hôpital Beaujon dans un état typhoïde alarmant, en stupeur, subictérique et présentant, au niveau des membres, plusieurs abcès et des plaques de lymphangite, reçut, pendant cinq jours, des injections de sérum artificiel ; l'état général s'améliora assez vite et la malade finit par guérir.

Un homme, entré à l'hôpital, pour une arthrite suppurée du genou droit, présentait un état fébrile intense, il était en proie à un délire presque continu. Malgré le traitement appliqué au genou, l'état général s'aggrava, l'anurie était presque complète ; on le soumit alors, pendant quatre jours, aux injections sous-cutanées de la solution saline et la guérison fut obtenue rapidement.

Voici maintenant le cas d'un homme de trente-cinq ans qui, dans la convalescence d'une fièvre typhoïde, fut pris brusquement d'une fièvre intense symptomatique d'une collection purulente dans l'un des genoux ; bientôt, se formèrent de vastes collections de pus en diverses régions du corps malgré les incisions et le traitement employé par la médecine en pareil cas, l'état du malade devint désespéré. C'est alors qu'on recourut aux injections hypodermiques d'eau salée ; l'état du malade alla en s'améliorant à partir de ce moment et, au bout d'une vingtaine de jours, survint une convalescence régulière.

Nous pourrions reproduire de même des cas de tétanos, d'état infectieux, de péritonites graves, guéris par les injections d'eau salée, mais qui nous prendraient trop de place.

Disons donc tout de suite, et nos lecteurs le savent aussi bien que nous, que toutes ces maladies eussent cédé encore plus facilement à l'action de l'eau sédative et des bains sédatifs, dont le sérum artificiel, dit physiologique, n'est qu'un succédané, mais non sans danger, par son mode d'application.

Et, pour en faire une éclatante démonstration, il nous suffira de reproduire ce que F.-V. Raspail publiait dans le *Manuel*, dès 1845 :

« Le sang, ce liquide essentiellement vital que la circulation distribue à l'élaboration de nos divers organes, le sang perd ses propriétés organisatrices, selon qu'il devient trop ou trop peu liquide, c'est-à-dire selon que l'albumine qui en forme la base abonde ou manque de menstrue qui la tient en grande partie en dissolution. Ce menstrue, c'est l'eau plus certains sels, parmi lesquels l'hydrochlorate d'ammoniaque (sel ammoniac) et le chlorure de sodium (sel marin, sel de cuisine) jouent le principal rôle. »

Ceci posé, on comprend que le moindre trouble morbide, qui survient dans l'économie, a pour conséquence de modifier les qualités vitales du sang et, par suite, devient le point de départ de désordres successifs capables, si rien ne venait en arrêter le développement, de compromettre, à bref délai, l'existence.

La découverte de cette théorie, que plus de cinquante ans après les médecins paraissent seulement entrevoir, mit F.-V. Raspail sur la voie de celle de la médication pratique. L'eau sédative était trouvée. Par cette combinaison d'eau, de chlorure de sodium et d'ammoniaque, l'auteur avait découvert le véritable sérum artificiel physiologique donnant des résultats merveilleux, dans les cas les plus graves, mais dont le mode d'emploi, par exemple, ne peut présenter le moindre danger.

« L'eau sédative, explique F.-V. Raspail, appliquée sur la peau, transmet par absorption, par endosmose, aux vaisseaux superficiels l'ammoniaque et le chlorure de sodium, ces deux dissolvants énergiques des coagulations, en même temps que puissants réparateurs des altérations sanguines et les vaisseaux superficiels transmettent de proche en proche, et jusque dans les tissus les plus profonds, le bienfait de ces menstrues.

« D'un autre côté, cette eau joint à son action éminemment sédative une action accessoirement antiseptique et antihelminthique, en portant par le véhicule du torrent circulatoire l'arome du camphre, dont elle est imprégnée, partout où il peut exister un foyer purulent ou une incubation parasitaire. »

Cette définition, donnée par F.-V. Raspail, est des plus simples et à la portée de toutes les intelligences ; nos lecteurs trouveront bien inutile que nous insistions davantage sur ce sujet. Mais combien apparaissent ignorants ou de mauvaise foi, ces médecins qui traitent l'eau sédative de révulsif ou de réfrigérant, qui ridiculisent ceux qui ont recours à son emploi, alors qu'ils pratiquent les injections, souvent mortelles, d'eau salée, dans un but analogue à celui si facilement, nous devons dire si scientifiquement obtenu, sans aucun danger, depuis plus d'un demi-siècle, par F.-V. Raspail !

Toujours par le même principe, le chlorure de sodium est largement mis à contribution dans la méthode que nous continuerons de qualifier de nouvelle, puisque la médecine officielle en est toujours à l'ignorer ou du moins à la proscrire. Le sel marin sert pour les gargarismes, il entre pour une large part dans la composition de l'eau quadruple, il est ajouté en quantité notable aux cataplasmes pour augmenter l'action de l'eau sédative dont ils sont arrosés, il entre dans les différentes formules de lavements du *Manuel* à la dose de 10 grammes pour 1.000 d'eau, enfin, il fait de nos bains, de véritables bains de mer à domicile, surtout si on se sert de sel marin.

Eh bien ! voici qu'on préconise, en citant de nombreux succès obtenus, les lavements salés employés à la place des injections de sérum artificiel, dans le but de réagir contre l'insomnie, l'angoisse, la stupeur, la syncope, voire même le coma mortel qui suivent les hémorragies abondantes, surtout les hémoptysies. Et ce traitement est basé sur l'absorption maintenant bien démontrée, nous dit-on gravement, des liquides médicamenteux par la muqueuse du rectum.

Lors de l'épidémie de choléra de 1892, les injections intra-veineuses de sérum artificiel avaient déjà été employées à la place de la transfusion du sang, à laquelle on avait songé à recourir pour ramener la circulation chez les cholériques ; ceux-ci meurent, en effet, rapidement, par suite de l'épaississement du sang, qui ne circule plus, d'où refroidissement, absence de pouls et prostration de plus en plus grande.

Ce sérum était composé alors d'eau stérilisée à 100° et d'une faible quantité de chlorure de sodium et de carbonate ou de sulfate de soude, l'un ou l'autre de ces deux derniers sels jouant le rôle de l'ammoniaque de l'eau sédative. Le mode opératoire consistait à ouvrir la veine, à y introduire une canule et avec un appareil spécial à injecter jusqu'à un litre du liquide porté à 38° et qui, en se mêlant au sang épaissi, donnait presque instantanément un excellent résultat : le malade se ranimait, reprenait connaissance, son pouls se relevait et l'amélioration devenait souvent durable et définitive.

Aussi un chroniqueur médical de l'époque, en signalant la bienfaisante action de ces injections salines dans le traitement du choléra, s'écriait : « Il est vraiment rassurant pour le public de savoir que la thérapeutique a fait de semblables progrès dans une maladie qu'on considérait autrefois comme au-dessus des ressources de l'art. »

Progrès bien tardifs, en vérité, quand on songe qu'il y a déjà plus de cinquante ans que F.-V. Raspail a publié le traitement curatif du choléra, basé justement sur la puissance régénératrice de l'eau sédative employée à l'intérieur dans l'infusion de bourrache et à l'extérieur en larges affusions sur tout le corps, alternant avec les applications de cataplasmes salins également arrosés de la même eau. C'est grâce à l'action bienfaisante de l'eau sédative, aidée de la liqueur anticholérique administrée au début, de l'huile de ricin et des lavements salins que Camille Raspail et Hartel, de Bercy, sauvèrent, en 1849, tous les cholériques que leurs forces leur permirent de secourir ; c'est avec cette médication vraiment héroïque qu'en 1865 et 1866, H. Gastel obtenait, à Roubaix, 514 guérisons sur 607 cas traités par lui seul, alors que les autres médecins de la ville perdaient 2.393 malades sur 4.520 cas traités, soit plus de la moitié !

Peut-on attribuer cette ignorance de la médecine scolastique à une publicité tellement restreinte qu'elle aurait pu échapper à l'attention des praticiens ? Certes non, car le *Manuel annuaire de la santé* s'est répandu jusque dans les plus petits hameaux de France ; il a franchi les mers, et c'est lui qui a fait connaître dans les cinq parties du monde le nom de F.-V. Raspail. A la Nouvelle-Orléans, la méthode Raspail devint populaire, pour ainsi dire dès son apparition ; des hommes comme le regretté P.-A. Saint-Martin s'y firent les zélés applicateurs de ce système qui leur permit de sauver, de la fièvre jaune et du choléra, tous ceux auxquels ils l'appliquèrent.

Les injections d'eau salée et les lavements salés sont désormais entrés dans la pratique médicale pour combattre avec efficacité une foule de maladies. Mais, alors que F.-V. Raspail recommandait de prendre le sel marin, l'ancien sel gris de cuisine, qui contient, avec le chlorure de sodium, des quantités appréciables de bromures et d'iodures, ce qui fait du tout un véritable médicament dépuratif et régénérateur, le sérum artificiel n'est formé qu'avec le chlorure de sodium tiré du sel gemme.

Or, des expériences faites par M. Quinton et communiquées récemment à la Société de biologie viennent de démontrer que l'eau de mer — par conséquent toute dissolution de sel marin — a sur l'organisme une action autrement active que l'eau tenant en suspension du chlorure de sodium seul, qui constitue le sérum artificiel.

M. Quinton, amené par une intuition géniale à comprendre, autrement qu'on ne l'avait admis jusqu'ici, le mode de développement des organismes élevés, est parti de cette base théorique que la vie étant apparue dans un milieu aquatique, chaud et marin, la vie devait continuer à se développer dans un milieu également marin ; d'où l'idée d'employer ce milieu tel qu'il existe : l'eau de mer. Passant de la théorie à la pratique, il saigna à blanc un chien, puis lui remplaça le sang par une dilution de 85 parties d'eau de mer pour 190 d'eau distillée, injectée dans la veine. L'animal, qui était tombé en syncope, revint à la vie comme si le sang circulait dans les vaisseaux et, huit jours après, il avait repris toutes les apparences de la santé. Cette conception hardie était donc pleinement confirmée par une expérience d'une haute portée scientifique, car elle démontrait qu'une simple dilution d'eau de mer peut ramener à la vie un animal à organisme élevé rendu exsangue, jouer le rôle du sang dans la circulation normale, tout en favorisant la reconstitution rapide de ce dernier.

Par suite M. Quinton fut conduit à prouver, par des expériences comparatives faites sur des chiens de tous âges, adultes et non adultes, l'avantage qu'il y aurait à remplacer le sérum artificiel par les injections d'eau de mer ; les résultats qu'il a obtenus ont été d'un sens unique : le fonctionnement rénal a toujours été supérieur, comme quantité et qualité, sous l'influence de l'eau de mer.

Ainsi, là encore, le génie de Raspail avait découvert, bien longtemps avant les expériences concluantes de M. Quinton et l'emploi du sérum artificiel, dit physiologique, tout le bénéfice que l'on pouvait tirer au point de vue thérapeutique du sel marin, dont la dissolution reproduit exactement l'eau de mer.

Passons maintenant à notre alcool, que le Dr Blondel est venu proclamer, à la Société de thérapeutique, le meilleur antiseptique à employer dans les opérations, surtout pour désinfecter les points de suture. Il est vrai qu'il s'agit de l'alcool pur à 90°, sans l'adjonction du camphre, cet antiputride par excellence ; mais si on avait employé l'alcool camphré, autant eût valu avouer la supériorité du pansement de la méthode Raspail, ce qui n'était pas à faire. Toujours est-il que, même privé de son puissant auxiliaire, l'alcool est déclaré supérieur à tous les antiseptiques plus ou moins dangereux, plus ou moins fétides, dont on abuse d'une façon déplorable depuis quelques années. Malgré les précautions antiseptiques les plus minutieuses, nous dit le Dr Blondel, tous les chirurgiens ont vu leurs points de suture parfois suppurer, couper la peau ; parfois même la désunion de la surface d'affrontement se produire. La cause en serait naturellement due aux inévitables microbes, tels que staphylocoques et streptocoques, hôtes habituels des culs-de-sac glandulaires de la peau, qui, dans leurs cachettes, se rient des microbicides en faveur, même du sublimé corrosif qui, manquant le but pour lequel il est employé, ne manque pas, par contre, de s'amalgamer avec les tissus de l'organisme où il prépare pour l'avenir l'éclosion des plus déplorables manifestations morbides. Rien de tout cela avec l'alcool, qui donne les plus beaux résultats pour les sutures, et le Dr Blondel ajoute qu'Ahlfeld a montré que c'est seulement en se lavant les mains dans l'alcool que le chirurgien arrive à avoir des mains aseptiques.

A-t-il une opération à faire, le Dr Blondel procède ainsi : préparation du champ opératoire successivement à l'aide de lotions alcalines, de l'éther et enfin de l'alcool ; comme matériel de suture, le crin de Florence conservé dans l'alcool ; lavages de la plaie à l'alcool à 90° avant et après avoir pratiqué la suture qui tous les deux jours est également lavée à l'alcool.

Voilà donc un premier pas fait dans la reconnaissance de la supériorité de l'alcool pour le traitement des plaies traumatiques ; en voici un second, que nous relevons sous la rubrique : PANSEMENT A L'ALCOOL, dans le numéro du 5 janvier 1898 de *la Médecine moderne*. Les expérimentations de ce pansement ont été faites en Allemagne, et c'est justement ce qui leur donne une importance toute particulière, quand on considère que, là plus qu'ailleurs, la science médicale, inféodée à la doctrine microbienne, pratique avec enthousiasme les cultures de pourriture plus ou moins infectieuses, pour en saturer l'organisme humain.

Dans le service de chirurgie de l'hôpital municipal de Cologne, le Dr Lœw a soumis 124 malades au pansement à l'alcool proposé par Zalzwedel ; chez tous, l'affection présentait une tendance à la propagation ; 25 avaient de la lymphangite ; 24 des plaies phlegmoneuses ; 23 des phlegmons ; 12 des furoncles ; 7 des érysipèles ; 18 des ongles incarnés ; 4 étaient atteints de phlegmons, par suite de la présence de corps étrangers, etc. Le pansement, généralement assez large pour dépasser la région malade, consistait dans l'application d'une bande de gaze imbibée d'alcool, recouverte d'abord d'une couche de ouate stérilisée et ensuite d'une étoffe à jour imperméable (en somme, l'équivalent des SURTOUTS EN MOUSSELINE EMPESÉE indiqués dans le *Manuel annuaire de la santé*, pour le recouvrement des compresses d'alcool).

Lœw, confirmant pleinement les affirmations de Zalzwedel, résume ainsi les résultats obtenus : « Sous l'influence du pansement alcoolique, l'inflammation ne se propage pas ; la rougeur, la tuméfaction et la douleur diminuent, et si l'inflammation n'avorte pas, l'abcès qui se développe n'est que limité. Ainsi, dans l'ongle incarné, par exemple, lorsque le doigt était énormément gonflé, que la rougeur et la tuméfaction s'étendaient très loin, l'application du pansement, pendant 24 à 48 heures, suffisait pour diminuer d'une façon tout à fait considérable la tuméfaction qui se limitait à la phalangette. Dans aucun des 23 phlegmons traités par l'alcool l'inflammation ne s'est propagée ; toujours on pouvait constater une tendance à la régression du processus inflammatoire. Les mêmes effets favorables ont été observés dans les plaies infectées ; au bout de 24 à 48 heures, la rougeur et la tuméfaction disparaissent. Dans 4 cas de corps étrangers avec inflammation, non seulement celle-ci disparaît, mais encore, après quelques jours de pansements, on peut énucléer facilement le corps étranger et cela sans instrument tranchant. »

Eh bien! tous ces résultats, obtenus grâce à l'alcool, en 1897, ont été obtenus également sur la plus large échelle, depuis 1845, par la méthode de F.-V. Raspail. Mais, ici encore, les médecins ne donnent aucune explication de l'action de l'alcool dans les cas morbides cités par le D[r] Lœw ; ils ne font, en réalité, que de l'empirisme, c'est-à-dire qu'ils prennent une substance, dont l'idée leur vient de l'appliquer à telle ou telle maladie ; ils relèvent avec les détails les plus minutieux les bons ou les mauvais effets qu'ils en retirent et c'est tout : le pourquoi leur échappe.

En ouvrant le *Manuel*, nous allons trouver l'explication des excellents succès relatés par le D[r] Lœw :

« Il est des cas fréquents, dit F.-V. Raspail, où l'alcool joue un rôle principal, et, sous le rapport thérapeutique, égal à celui du camphre. En effet, l'alcool a la propriété de coaguler l'albumine, celle du sang, comme celle du pus ; or, il est des cas où cette propriété seule suffit pour hâter la guérison et pour sauver la vie.

« Supposons la formation d'une plaie gangréneuse, d'un foyer de pus de mauvaise nature ; dans ce cas, la vie est en danger et la mort a lieu par infection dès que le produit empoisonné d'une telle décomposition a trouvé le moyen de s'infiltrer dans le torrent de la circulation, par le canal des veines superficielles ; l'infection veineuse deviendra impossible, s'il existe un moyen de supprimer, tout autour de la plaie, toute communication avec le système sanguin. Or, l'alcool, avec sa propriété coagulatrice qui se transmet à une assez grande profondeur, produit cet effet presque instantanément, car, en coagulant l'albumine des vaisseaux, il forme autant de bouchons solides qui interceptent toute communication entre la portion infectée et la portion saine, par une espèce de cordon sanitaire et préservateur. »

Et voilà pourquoi les D⁽ʳˢ⁾ Zalzwedel et Lœw ont constaté, avec le pansement à l'alcool, sans en comprendre la raison, la régression du processus inflammatoire dans les plaies infectées, la diminution rapide de la rougeur et de la tuméfaction, qui s'étendaient très loin, dans les cas de phlegmons et d'ongles incarnés.

.

L'ouverture, qui vient d'avoir lieu au Panthéon, des tombeaux de Voltaire et de J.-J. Rousseau, constitue un événement qui eût vivement passionné F.-V. Raspail ; c'est cette pensée qui nous amène à en parler ici, parce que nous sommes convaincu que notre conclusion sera celle qu'il aurait formulée lui-même, en s'appuyant sur les mêmes documents qui prouvent que J.-J. Rousseau n'est pas mort d'une apoplexie séreuse.

Jusqu'à ce jour, l'opinion presque universelle voulait que les tombeaux des deux immortels précurseurs de la Révolution de 89 fussent vides et on accusait la réaction cléricale, triomphante en 1814, d'avoir nuitamment soustrait leurs restes pour aller les enfouir à Ivry, sur les bords de la Seine.

Mais un doute avait souvent été émis, né des protestations qu'élevait le parti intéressé, contre l'accusation d'une telle profanation.

Aussi, M. Ernest Hamel, l'éminent historien, auteur de l'histoire de Robespierre, qui avait déjà publié un ouvrage important sur la vie de Jean-Jacques, prit l'initiative d'une mesure qui seule pouvait éclairer définitivement ce point d'histoire. Sur ses instances, le ministre de l'Instruction publique nomma une commission chargée de procéder à l'ouverture des deux tombeaux du Panthéon où Voltaire et J.-J. Rousseau, morts tous deux à quelques semaines d'intervalle en 1778, avaient été déposés, le premier en 1791, le second en 1794.

Une délégation se rendit préalablement à Ermenonville, où elle constata, ce dont du reste on était parfaitement convaincu, que le tombeau dans lequel Jean-Jacques Rousseau avait été inhumé aussitôt après sa mort ne contenait plus de cercueil. Puis, le 18 décembre 1897, la Commission, accompagnée de notoriétés politiques, scientifiques et littéraires, se réunit dans les caveaux du Panthéon et procéda d'abord à l'ouverture du sarcophage de Voltaire. La bière cerclée de fer ouverte, une voix crie : « Messieurs, Voltaire est présent. » M. Berthelot, l'ancien ministre, réunit les pièces osseuses du crâne, et les assistants ont, paraît-il, une vision saisissante du masque bien connu du philosophe ; à tous la ressemblance apparaît frappante avec le Voltaire de Pigalle.

Que les restes de Voltaire aient été respectés sous la Restauration, rien qui puisse beaucoup nous étonner ; malgré son rôle prépondérant dans l'évolution sociale qui éclaira la seconde moitié du xviiie siècle, sa mémoire avait pour égide le prestige de l'amitié que lui avaient vouée des têtes couronnées ; elle était encore respectée par la grande majorité de la noblesse d'alors.

Tel n'était pas le cas de J.-J. Rousseau, le simple plébéien, qui n'eut pour s'imposer à l'attention des masses et s'attirer l'amitié de quelques nobles philosophes que l'action de son puissant génie ; persécuté jusque dans sa vieillesse au point de recourir, dans l'espoir de finir ses jours en paix, à l'hospitalité généreusement offerte par un homme de bien ému de ses malheurs, sa mort ne devait pas désarmer ses ennemis implacables dont les manœuvres ténébreuses ne pouvaient manquer de le poursuivre jusque dans la tombe.

Toutes les avanies, toutes les humiliations qu'il recueillait partout où il allait se réfugier, sont dénoncées à la postérité dans une lettre qu'il écrivait au comte Duprat le 31 décembre 1777, quelques mois avant sa mort : « J'étais trop fait pour aimer les hommes pour pouvoir supporter le spectacle de leur haine. Ce douloureux aspect me déchire le cœur tous les jours. » On a cherché à représenter J.-J. Rousseau comme un maniaque, en proie dans sa vieillesse à la folie de la persécution, rien n'est plus faux ; il suffit pour le prouver de rappeler que le comte Duprat lui ayant offert l'hospitalité dans sa propriété, aux environs de Lyon, quelques mois avant M. de Girardin, avait mis comme condition dans la crainte d'être lui-même mis à l'index : que J.-J. Rousseau DEVRAIT ALLER A LA MESSE ET CHANGER DE NOM !

Nous ne nous occuperons donc ici que de la constatation faite par la Commission au sujet des restes de Jean-Jacques. Son sarcophage ouvert, après celui de Voltaire, est apparu un cercueil en plomb portant, gravée dans l'épaisseur du métal, cette inscription :

Hic jacent ossa Joannhis Jacobi Rousseau, 1778.

Ce premier cercueil en contenait un second en chêne, sur le plat duquel se trouvaient deux plaques de plomb répétant l'inscription ci-dessus en latin et en français ; enfin ce second cercueil en renfermait un troisième en plomb « où reposait le squelette de J.-J. Rousseau en parfait état de conservation, les bras croisés sur la poitrine, la tête légèrement inclinée à gauche comme un homme endormi. LE CRANE ÉTAIT INTACT, SANS AUCUNE TRACE DE PERFORATION NI DE FRACTURE ».

Nous avons mis entre guillemets le passage même copié dans le rapport de la Commission. Dans un compte rendu plus complet communiqué à la presse, nous trouvons également cette constatation : « Le grand homme est là, son squelette est absolument intact : rien n'y manque. Le crâne scié en deux comme celui de Voltaire est ATTENTIVEMENT EXAMINÉ ; IL NE PORTE AUCUNE TRACE DE BLESSURE. Ainsi se trouve anéantie la légende d'après laquelle J.-J. Rousseau se serait suicidé d'un coup de pistolet. »

M. E. Hamel, que la mort est venue si malheureusement surprendre quinze jours après la cérémonie du Panthéon, dont il avait été le promoteur, résuma ainsi les résultats obtenus par l'enquête qui venait d'être faite :

« On a dit que les ossements de Voltaire n'avaient jamais été apportés au Panthéon : c'était une erreur. On a dit que ceux de Rousseau étaient demeurés à Ermenonville : c'était une erreur. On a dit que Rousseau s'était tué d'un coup de pistolet : c'est une troisième erreur. Nous sommes maintenant fixés sur ces trois points. »

Et sur cette sommaire constatation, la Commission fit refermer et sceller les cercueils.

Eh bien, pour nous, rien n'est élucidé en ce qui concerne J.-J. Rousseau et, par des faits qui se corroborent les uns les autres, nous sommes convaincu que le squelette trouvé au Panthéon ne peut pas être celui de Jean-Jacques.

M. Hamy, professeur d'anthropologie au Muséum, en signalant l'existence dans les galeries du Jardin des Plantes d'un masque qui aurait été fait par Houdon, le lendemain de la mort de J.-J. Rousseau — masque dont nous aurons à parler plus loin — ne semble pas aussi convaincu que M. Hamel et ses collègues.

« Ce masque aurait permis, dit-il, — si la Commission avait jugé utile de s'entourer de tous les documents qu'on possède sur Rousseau — d'authentifier par comparaison le squelette trouvé au Panthéon. Ce squelette est-il bien celui de Rousseau ? Je le crois, mais si c'était un squelette quelconque enfermé dans le cercueil sous la Restauration, on pourrait du moins le savoir de façon certaine. »

Nous allons chercher dans ces documents, comme on cherche dans un dossier, à dégager la vérité, mais auparavant nous retracerons rapidement les

DERNIERS JOURS DE J.-J. ROUSSEAU

Nous avons fait allusion précédemment aux conditions que le comte Duprat avait cru devoir mettre à l'hospitalité qu'il offrait à Jean-Jacques, pour le soustraire aux tracasseries dont il le savait assailli. Jean-Jacques était résigné à accepter, lorsque, sur le refus formel de sa femme d'aller se fixer si loin de Paris, il dut renoncer à ce projet et en fit part au comte Duprat par une lettre datée du 15 mars 1778.

C'est quelques semaines plus tard, que J.-J. Rousseau reçut du marquis de Girardin l'offre franche et sans restriction de venir habiter chez lui à Ermenonville, en qualité de précepteur de son fils et de sa jeune fille. Jean-Jacques accueillit cette proposition avec reconnaissance, et cette fois Thérèse, l'indigne femme qu'il avait si malheureusement associée à sa vie, accepta avec joie. Ici « apparaît, dit F.-V. Raspail dans une étude sur le genre de mort de J.-J. Rousseau, publiée dans l'*Almanach et calendrier météorologique pour 1870*, comme dans le lointain, une ombre malheureuse, qui a pu, en dépit de son rang inférieur, avoir servi d'intermédiaire entre l'offre du seigneur et l'acceptation du philosophe ».

Vers le milieu de mai 1778, J.-J. Rousseau, reçu comme un ami par le seigneur d'Ermenonville, vint s'installer non pas au château même, mais dans une petite maisonnette située un peu à l'écart, dans la propriété, et que M. et Mme de Girardin lui avaient aménagée pensant répondre ainsi à ses goûts bien connus pour la solitude et l'indépendance.

« Jean-Jacques, dit F.-V. Raspail, était heureux pour la première fois de sa vie : il trouvait la paix du cœur et la liberté au sein d'une petite famille à élever d'après ses principes ; il avait chaque jour à son service des sites solitaires d'une sublime âpreté pour satisfaire sa passion pour la botanique ; des sites pour ses méditations et des leçons à donner de littérature et de musique, au milieu de gens humains et dévoués à ses principes. »

Cette paix, qu'il commençait à goûter au couchant de la vie, dans un milieu bien fait pour lui faire oublier toutes les souffrances du passé, allait brutalement s'évanouir sous le coup terrible qui vint le frapper dans ses plus chères croyances. Il découvrit tout à coup que sa Thérèse, chez laquelle il s'était fait l'illusion de voir le « cœur d'un ange » dans sa jeunesse et le dévouement d'un ami dans sa vieillesse, « prostituait sa gloire d'épouse dans les bras du cocher de son protecteur ». Adultère d'autant plus monstrueux que la femme avait cinquante-sept ans, plus du double de l'âge de l'amant, qui ne devait pas jouer ce rôle entraîné par la passion. Thérèse Le Vasseur, qui, dans sa jeunesse, n'avait jamais eu que la beauté du diable, si on en juge d'après le pastel de Latour conservé au musée de Saint-Quentin, avec celui de Rousseau, ne devait pas avoir conservé, à l'entrée de la vieillesse, des charmes suffisants pour captiver un jeune homme. Le ménage étant pauvre, ce n'était pas non plus un intérêt pécuniaire qui le faisait agir ; il devait avoir un autre but, et nous spécifierons mieux notre pensée en disant, une autre mission. Si, dès lors, on s'explique l'empressement de Thérèse à accepter l'hospitalité du châtelain d'Ermenonville, où elle pensait pouvoir continuer avec plus de facilité ses coupables et honteuses relations, l'ombre malheureuse à laquelle F.-V. Raspail a fait allusion s'éclaire et laisse entrevoir une machination savamment ourdie qui devait se terminer par la mort du philosophe.

C'est le 2 juillet 1778 que le scandale éclate, c'est le même jour que

Jean-Jacques meurt âgé de soixante-six ans, six semaines après son arrivée à Ermenonville.

Frappé comme d'un coup de foudre, par la découverte de l'indignité de sa femme, l'infortuné dut songer non au suicide qui aurait été un acte de faiblesse contraire à son caractère, mais à faire œuvre de justicier, en chassant cette femme loin de lui, comme un objet d'horreur.

Mme de Girardin a raconté, qu'effrayée de la situation de Rousseau, elle était accourue dans l'espoir d'amoindrir les conséquences de la scène terrible qui allait se passer entre le grand homme outragé et l'épouse déchue. Mais Rousseau l'empêche d'entrer : « Oh ! Madame, s'écrie-t-il, vous si dévouée dans un pareil colloque ! de grâce, allez-vous-en ! » Et il ferma la porte.

Que se passa-t-il alors dans le cours d'une discussion où Thérèse Le Vasseur démasquée, n'ayant plus aucune retenue à garder, mordue au cœur à la pensée de voir interrompre ses séniles amours, ne pouvait plus éprouver qu'une colère aveugle contre l'homme même dont elle déshonorait le nom, où enfin rien n'empêche de supposer la présence calculée de l'amant ? Nul ne l'a jamais su, mais tout est admissible en pareil cas et chaque jour nous apporte des exemples de ces drames intimes. Le fait indéniable, c'est que J.-J. Rousseau y a trouvé la mort et une mort dans des conditions telles que M. de Girardin, accouru sur les craintes manifestées par sa femme, a jugé en son âme et conscience préférable de les cacher à la postérité. Mais, malgré ses efforts et son influence, il ne put parvenir à fixer l'opinion publique, qui crut à un suicide, en dépit de l'autopsie faite par plusieurs médecins qui conclurent à une apoplexie séreuse.

Eh bien ! il n'y eut pas plus suicide qu'apoplexie séreuse : J.-J. Rousseau portait au front une large et profonde blessure qui ne pouvait avoir été faite qu'avec un instrument contondant, sous le choc duquel l'os avait cédé. Blessure foudroyante, analogue à celle qui a dû atteindre à la nuque, dans un crime récent, le garçon de recettes Lamarre.

Ici se place, comme un aveu inconscient au milieu des mensonges échafaudés sur le procès-verbal d'autopsie, le passage d'une lettre que, vingt ans après, Thérèse faisait écrire à Corancez, l'ami intime et le compatriote de J.-J. Rousseau :

« Mon mari mort, oubliant tout ce qu'il m'avait dit, je me jetai dans les bras de l'homme qui s'était prosterné devant moi. JE LUI REMIS TOUT L'ARGENT QUI ÉTAIT DANS LA MAISON ; JE L'AI LAISSÉ S'EMPARER DES MANUSCRITS, DE L'HERBIER, DE LA MUSIQUE ET DE TOUS LES OBJETS QUI COMPOSAIENT NOTRE AVOIR. »

Cet aveu n'apparaît-il pas comme une reconnaissance implicite du crime commis ?

Toujours est-il que Thérèse, certaine de l'impunité par le soin que M. de Girardin avait mis à cacher le secret qu'il avait surpris, se retira au Plessis-Belleville, distant d'une lieue d'Ermenonville, où elle épousa son complice. Ils étaient rivés l'un à l'autre, en dépit de la monstrueuse disproportion de leur âge, par l'énormité même de leur forfait.

Nous arrivons aux preuves du

GENRE DE MORT DE J.-J. ROUSSEAU

Quel est le mobile qui dirigea M. de Girardin en ne divulguant pas la vérité ? Évidemment, il faut le chercher dans un sentiment des plus louables ; il pensa que rien ne pouvant réparer le fait accompli, la satisfaction de faire punir les coupables en les livrant à la justice ne compenserait pas les hontes imméritées que son amitié lui faisait craindre de voir accompagner dans la postérité la mémoire de Jean-Jacques. Cette décision prise dans le for de sa conscience, il devait mettre tout en œuvre pour lui donner une sanction, il y réussit officiellement.

Le 3 juillet 1778, le lieutenant du bailliage d'Ermenonville, assisté de son greffier et accompagné des deux chirurgiens Chenu et Rouvet, vint constater le décès, et tous signèrent un procès-verbal déclarant que Rousseau était mort d'une attaque d'apoplexie séreuse. Le même jour eut lieu l'autopsie ; elle fut pratiquée par un chirurgien de Senlis, en présence des deux chirurgiens précédents et de deux médecins dont l'un, Lebègue de Presles, venu de Paris, était lié avec M. de Girardin. Le procès-verbal, signé par les cinq médecins, attribue la mort à une grande quantité de sérosité trouvée entre la substance du cerveau et les membranes qui le recouvrent, ou à la substance du système nerveux tout entier (?) ; il mentionne, sans y attacher d'importance, UNE LÉGÈRE DÉCHIRURE au front occasionnée par la chute du défunt sur le carreau de la chambre, au moment où il fut frappé de mort.

Notre opinion sur la valeur de ces deux procès-verbaux est exactement celle que le Dr Roussel a formulée dans son étude : *Rousseau, son état pathologique, sa mort, ses enfants* [1] : « Les deux chirurgiens du bailliage d'Ermenonville, dit-il, et ceux qui leur ont succédé, opérant, pour ainsi dire, sous les yeux et par ordre de M. de Girardin, paraissent avoir eu pour première préoccupation de complaire au grand seigneur qui payait leurs honoraires. »

Il est à supposer que les médecins, pas plus que les magistrats, ne se trompèrent sur l'origine du grand trou perforant l'os frontal et qu'ils cédèrent au désir manifesté par le seigneur, tout-puissant dans la contrée, de cacher la vérité.

Eh bien, ce trou au front, que la chute d'un homme tombant de sa hauteur la face contre le sol ne saurait produire en aucun cas, surtout lorsque cette chute a lieu sous le coup de l'apoplexie, ce trou, que le procès-verbal d'autopsie ramène à une simple déchirure de la peau, est attesté à Corancez, accouru pour assister aux obsèques de son ami, par le sculpteur Houdon qui avait moulé la tête de J.-J. Rousseau. « Ce trou était si profond, dit Corancez dans la *Relation de la mort de J.-J. Rousseau*, publiée en 1798 dans le *Journal de Paris*, que M. Houdon m'a dit a moi avoir été embarrassé pour en remplir le vide avec du coton. »

Si cette affirmation publiée dans le *Journal de Paris* par Corancez avait été contraire à la vérité, Houdon n'eût pas manqué de protester.

Le sculpteur aurait-il été embarrassé pour une simple déchirure de la peau qui ne pouvait gêner en rien son opération ? Évidemment non. Il s'agissait donc bien d'une cavité qui nécessitait d'être remplie pour éviter que le plâtre ne fît hernie dans la partie fracturée et par suite ne rendît impossible l'enlèvement de la partie correspondante du moulage.

Ce fait capital, révélé à Corancez par Houdon et auquel les historiens n'ont attaché aucune importance, qu'ils ont mis au rang de toutes les contradictions qu'ils relevaient dans les récits concernant les circonstances mystérieuses qui entourèrent la mort de J.-J. Rousseau, ce fait, qui à lui seul aurait dû éveiller les soupçons et mettre sur la voie de la vérité, est confirmé par un témoin qui ne saurait être récusé : par le moulage même de Houdon.

[1] Ce travail a été inséré dans l'ouvrage de John Grand-Carteret : *Jean-Jacques Rousseau jugé par les Français d'aujourd'hui*, Paris, 1890.

Ce masque, devenu en 1867 la propriété de F.-V. Raspail, porte l'empreinte en plein front de ce trou large et profond que Houdon déclare avoir été embarrassé pour en combler le vide. On y voit nettement les deux rides horizontales interrompues au niveau de l'axe vertical par les contours de la blessure qui, malgré qu'elle ait été rebouchée avec soin, a laissé prendre au plâtre le déchiquetage et les éraillures des bords. Ce n'est pas là l'effet d'une balle qui eût produit un trou rond tirée à faible distance, ou l'éclatement du crâne si le canon du pistolet y avait été appliqué.

Si, en présence de ce front troué, il n'était pas plus possible à Houdon d'admettre l'apoplexie séreuse que le suicide, en soupçonna-t-il en revanche la cause réelle ou accepta-t-il la possibilité d'une telle blessure par suite d'une chute sur le carreau de la chambre? C'est là un secret qu'il paraît avoir emporté dans la tombe. Mais il a laissé des éléments suffisants pour permettre de soulever le voile qui jusqu'ici a recouvert la mort de Jean-Jacques, en dégager la vérité, et c'est par eux que F.-V. Raspail a été le premier, en 1870, à voir dans cette mort le résultat non pas d'un suicide, mais d'un de ces crimes si communs qu'on pourrait les qualifier de classiques.

Houdon conserva précieusement jusqu'à sa mort le masque de J.-J. Rousseau.

A la vente qui eut lieu après le décès du sculpteur, il devint la propriété de l'avocat Gossuin, fut racheté par sa veuve et enfin, à la mort de cette dernière, acquis, à l'hôtel Drouot, pour le compte de F.-V. Raspail par un de ses fils, avec toutes les pièces authentiques à l'appui. A ces documents F.-V. Raspail put ajouter, quelques années plus tard, une lithographie représentant ce masque de profil et de face et que M. Gossuin avait fait dessiner par Marin-Lavigne et imprimer par C. Motte.

Ce masque fut, sinon le seul, du moins le premier tiré du moule, ainsi que l'attestent quelques poils des sourcils que le plâtre avait détachés et qui y sont restés adhérents.

Les deux rides du front ne sont pas indiquées sur la gravure, mais on y distingue parfaitement les contours de la blessure s'étendant vers la tempe droite. En examinant cette figure couronnée par le vaste front du penseur, on se représente bien Jean-Jacques vieillard, tel qu'il devait être sur son lit de mort. L'expression est si nette, les traits si bien conservés que le moulage n'a pu être pris que pendant la rigidité cadavérique, et la preuve en réside dans les paupières restées ouvertes, dans les ailes du nez et les joues qui ne se sont pas affaissées sous le plâtre, ainsi que cela aurait eu lieu si la décomposition avait déjà commencé.

L'origine de ce masque est donc d'une authenticité incontestable. C'est bien là celui qui a été pris, sur le cadavre de J.-J. Rousseau, avec la marque révélatrice du crime commis, et que Houdon a conservé précieusement sous verre, dans son cabinet, jusqu'à sa mort.

Dès lors, comment considérer le masque qui se trouve dans les galeries d'anthropologie du Muséum de Paris et qui fut acheté par l'État, avec les collections de Gall mort en 1828 justement la même année que Houdon? Il est admis comme celui que le grand sculpteur aurait moulé sur Rousseau, le lendemain de sa mort, alors que déjà les traits étaient ravagés par la décomposition. Mais, pour que cela fût vrai, il faudrait que Houdon, ayant déjà un masque pris à temps et aussi parfait que possible, ait eu la singulière idée de recommencer le lendemain la même opération qui ne pouvait plus lui donner qu'un déplorable résultat? Cela n'est guère admissible.

M. le professeur Hamy, qui nous permettra de lui exprimer ici toute notre reconnaissance, nous ayant fourni avec la plus gracieuse obligeance le moyen de comparer le masque du Muséum avec le nôtre, nous sommes arrivé, à la suite d'un examen attentif, à douter que le moulage provenant de Gall ait été pris sur le crâne de J.-J. Rousseau.

Ce masque est affreux et accuse une décomposition déjà avancée. Le nez est extrêmement aminci, rejeté à droite, la narine gauche complètement aplatie et les téguments affaissés, au point de laisser voir toute la configuration osseuse.

Mais, sans nous arrêter à cette déformation complète des traits, il est un caractère que la mort et la décomposition n'ont pu ni modifier, ni transformer, c'est la forme du crâne.

Alors que Rousseau possédait un front exceptionnellement vaste et élevé, ainsi que l'attestent le pastel de Latour, le buste du Louvre, la statue de la place du Panthéon par Berthet et la figure de notre masque, le front du masque du Muséum est bas, étroit et fuyant. Devant ce crâne, il nous est impossible de croire que le grand génie de

Rousseau a jamais pu résider sous cette enveloppe étriquée et misérable.

D'autre part, Rousseau, étant mort subitement en pleine santé, même en tenant compte des ravages de la décomposition, on ne s'explique pas le décharnement de la tête, qui supposerait chez le vivant une maigreur arrivée à un degré que seule peut produire une longue maladie. Sur ces différents points, notre conviction ne nous semble pas pouvoir être ébranlée.

Pour en revenir à l'existence de la fracture de l'os frontal, qui est la base de la thèse que nous soutenons, nous la trouvons confirmée par la

LÉGENDE DU SUICIDE

Cette légende, en effet, a pris naissance justement à cause de cette blessure. Malgré toutes ses précautions, M. de Girardin n'a pu éviter que certains de ses gens, que des voisins mêmes, n'aient vu le mort, constaté ce trou à la tête et répété ce qu'ils avaient constaté. De là à y voir le résultat d'un coup de pistolet, il n'y avait qu'un pas, et ce bruit prit une telle consistance, se répandit si rapidement dans les environs que Corancez, arrivant pour assister aux obsèques, apprit par le maître de poste de Louvres que Rousseau s'était tué d'un coup de pistolet. Corancez, tout ému, en parla immédiatement à M. de Girardin qui protesta, mais de façon à laisser subsister dans l'esprit de son interlocuteur un doute qui servait son dessein de cacher la cause réelle de la mort du grand philosophe.

M. de Girardin fit publier quelque temps après, par le médecin Lebègue de Presles, un récit des derniers moments de J.-J. Rousseau avec le procès-verbal d'autopsie. Mais, en dépit de cette publication, la croyance au suicide persista quand même, au point que Mme de Staël, plus à même que toute autre, par ses relations, de connaître l'opinion la plus accréditée, en resta convaincue et que Musset-Pathay, dans son *Histoire de la vie et des ouvrages de J.-J. Rousseau*, publiée en 1827, l'affirma également.

Si la rumeur publique a attribué la mort à un coup de pistolet, c'est qu'il y avait au front non pas une légère déchirure de la peau, comme l'ont mentionné, en passant et par ordre, les chirurgiens dans le procès-verbal d'autopsie, mais bien un trou profond, perforant l'os frontal.

D'un autre côté, Corancez déclare que « M. de Girardin, Mme Rousseau et M. Houdon, sculpteur, qui a moulé la tête après la mort, attestent tous un trou au front ». Enfin nous retrouvons la trace de ce trou sur le masque de Houdon.

Nous concluons donc que si la Commission, qui a procédé à l'ouverture des tombeaux du Panthéon, s'était entourée de tous les documents qu'elle pouvait recueillir, ainsi que l'a si judicieusement fait observer M. le professeur Hamy, pour authentifier le squelette trouvé dans le cercueil de Rousseau, elle aurait moins hâtivement certifié que le grand homme est bien au Panthéon.

Pour nous, le crâne du squelette qui repose dans le triple cercueil ne portant aucune trace de blessure ni de fracture, ce squelette ne peut être celui de J.-J. Rousseau.

XVI

Manuel pour 1899.

Nous avons déjà étudié la valeur du sérum antidiphtérique et, plus que jamais, nous le considérons comme un dangereux agent d'infection du sang pouvant être le point de départ d'accidents consécutifs plus ou moins graves, souvent mortels.

Jusqu'ici, nous n'avions pas eu connaissance d'une récidive de la diphtérie, survenant quelques semaines seulement après une première attaque, comme l'exemple rapporté par la *Médecine moderne*, dans son numéro du 14 janvier 1899.

Un enfant de deux ans entre à l'hôpital où l'on reconnaît chez lui une diphtérie d'allure assez bénigne, on lui fait une injection d'antitoxine et, au bout de huit jours, tous les phénomènes morbides disparaissent. Les fameuses cultures démontrent la stérilisation du bacille de Lœffler ; l'enfant est déclaré guéri et on décide de le renvoyer chez ses parents, lorsque, brusquement, sa température monte à 39°,7 et les fausses membranes reparaissent ; on recourt de nouveau aux cultures qui montrent cette fois le bacille de Lœffler associé au streptocoque. On fait en conséquence deux injections d'antitoxine, chacune plus forte que la première fois et, malgré tout, le petit malade succombe rapidement à cette seconde attaque, qui s'était produite dix-huit jours après la première injection de sérum.

Ainsi, dans ce cas malheureux, le sérum antidiphtérique n'a pas été plus curatif qu'il ne s'est montré préventif et, ce qui en aggrave la signification, c'est cette récidive même survenant à quelques jours de distance ; elle constitue un fait peut-être unique dans les annales médicales et que, par conséquent, on serait en droit de mettre sur le compte de cette méthode que nous déclarons hautement pernicieuse, nous qui avons donné à tous le moyen de guérir le croup même dans les cas les plus désespérés, sans avoir à se préoccuper de rechercher si l'affection est due à un bacille unique ou associé.

Qu'importe, en effet, de savoir si ces fausses membranes, qui se développent et envahissent le pharynx et le larynx, contiennent bien le bacille de Lœffler, s'il y est seul ou associé, quand on a le moyen infaillible de les désagréger instantanément, de les frapper de mort avec une rapidité qui tient du merveilleux et d'amener une guérison en quelques heures, sans qu'il en reste, par la suite, chez le malade, autre chose que le souvenir d'une éphémère indisposition.

A ceux qui croient encore que les hommes de nos jours n'ont d'autres guides de leur conscience que l'intérêt de l'humanité, nous nous voyons forcé d'enlever cette généreuse illusion.

Lorsque nous avons été assuré de pouvoir guérir le croup, quel que soit son degré de gravité, c'est avec une joie bien profonde que nous l'avons publié, disant à tous : appliquez ce moyen, pratiquez-le en toute assurance, vous sauverez ces pauvres petits êtres, qui meurent toujours jugulés par le mal, en dépit des injections de sérum antidiphtérique ; nous avons tenté d'attirer l'attention de la presse, si prodigue en général de ses louanges exaltées en faveur des pratiques pasteuriennes, nous avons fait intervenir des amis communs auprès de praticiens placés à la tête de services médicaux pour enfants et se trouvant, par le fait, dans les meilleures conditions pour en expérimenter l'action. S'ils n'ont pas confiance dans notre traitement, insistions-nous, qu'ils ne l'appliquent qu'aux cas qu'ils jugeront désespérés ; ils n'auront rien à se reprocher, dans de telles conditions, et là encore nous leur garantissons le succès.

Vains efforts, notre voix est restée sans écho.

Qui pourra mettre en lumière les mobiles de cet obscurantisme manifeste ? C'est donc un parti pris, ne put s'empêcher de s'écrier récemment une personne pourtant, par sa position, plutôt disposée à adopter les idées qui ont cours dans le monde médical. Comment ne pas le croire.

Vraiment, si, au lieu de rendre public le moyen de guérir le croup et de dissiper les angines diphtériques, comme par enchantement, nous en avions fait une spéculation, si nous avions offert le remède héroïque — le mot est juste et nous le revendiquons hautement — en petits tubes tarifés, à un prix des plus lucratifs, dans ce cas, on s'expliquerait une suspicion légitime, habitué que l'on est de voir les plus effrontées réclames s'étaler au grand jour de la publicité pour exploiter la crédulité humaine.

Mais non, nous nous sommes contenté de dire aux mères de famille : chassez bien vite de votre esprit cette hantise d'un mal jadis si effrayant pour vous et qu'aujourd'hui nous réduisons à la valeur d'une simple indisposition de courte durée ; le remède, qui ne peut tromper votre attente, vous pouvez l'avoir toujours sous la main et l'appliquer vous-mêmes promptement en toute sécurité ; si votre enfant doit jamais vous être enlevé, ce ne sera pas du moins du fait du croup, contre lequel vous êtes désormais armées, pour le terrasser dès son apparition.

Voici quatre ans que nous avons publié tout cela dans le *Manuel de la santé* en donnant, avec des exemples de guérison surprenants pour nous-même, l'explication du rôle que joue l'alcool camphré, pour amener la désorganisation des fausses membranes et produire une rapide cicatrisation des surfaces excoriées des muqueuses et la mort continue à jeter le deuil dans les familles.

Pour la première semaine de janvier 1899, nous trouvons dans la statistique de la ville de Paris que la diphtérie a fait encore treize victimes. Treize pauvres enfants qui seraient aujourd'hui pleins de sève pour pousser, grandir, devenir des hommes, si on leur avait appliqué notre traitement ! N'est-ce donc pas un crime envers l'humanité que de laisser mourir ses semblables, alors qu'il existe un moyen infaillible de les sauver ?

En revanche, si notre traitement est resté lettre morte pour la médecine officielle, il a été compris et mis en pratique dans beaucoup de familles. Nous avons été avisé, même d'Amérique, de nombreuses cures obtenues, le *Manuel* en mains, non seulement dès les premiers symptômes du mal, mais encore quand les médecins, impuissants à en enrayer les progrès, pronostiquaient une terminaison fatale.

Mais, disons-le tout de suite : à part quelques très rares exceptions, la plupart de ces cures ont été obtenues en cachette du médecin. Cela peut paraître une monstrueuse ingratitude et c'est pourtant ainsi. En voici un exemple :

Une brave femme de Creil, dont nous avions déjà guéri, il y a plusieurs années, un jeune garçon atteint d'une bronchite chronique infantile, qui n'est en réalité qu'une tuberculose d'origine peut-être héréditaire, vint nous consulter tout récemment pour elle.

« Nous avons failli, le mois dernier, nous dit-elle tout d'abord, perdre notre garçon que vous nous aviez conservé. Il a eu une diphtérie, déclarée des plus graves par le médecin que nous avions fait venir en toute hâte ; il lui a fait deux injections de sérum, sans arrêter les progrès du mal et, le soir du troisième jour, il nous a prévenus que notre enfant était perdu, qu'il n'y avait plus rien à tenter et qu'il reviendrait le lendemain matin, certainement pour signer l'acte de décès. Jugez de mon affolement ! Que faire ? Je me rappelai qu'une voisine venait de se procurer un de vos manuels, je courus le lui emprunter et, ayant trouvé le traitement que vous indiquez, mon mari et moi nous nous mîmes à l'appliquer avec énergie. Aussitôt, un mieux se manifesta qui nous rendit l'espoir, dans le milieu de la nuit, notre enfant condamné était bel et bien sauvé, cela ne pouvait plus faire le moindre doute pour nous, et quand, dans la matinée, le docteur vint à passer, il tomba de surprise en le constatant lui-même. — C'est vraiment merveilleux, s'écria-t-il, cette action du sérum, étant donné l'état désespéré dans lequel j'avais laissé votre enfant hier soir. »

Et cette mère, toute émue encore au souvenir des transes cruelles par lesquelles elle avait passé, ajouta avec une candeur naïve :

« Vous savez, nous nous sommes bien gardés de le détromper et de lui dire ce que nous avions fait. »

Tant d'inconsciente ingratitude n'est-elle pas faite pour désarmer l'indignation !

Ainsi la diphtérie continuera toujours à faire de nombreuses victimes, car il serait chimérique d'espérer que le monde médical, plus imbu que jamais de la doctrine pasteurienne, se rendra à l'évidence et mettra en pratique le simple moyen que nous préconisons comme tout-puissant contre cette maladie. On fera plus que jamais les injections de sérum, de ce produit infectieux par excellence de l'organisme ; on pratiquera de savantes cultures pour découvrir si le bacille de Lœffler est seul ou associé, car la science médicale ne saurait déroger à ses principes, et les parents des malheureux enfants, qu'elle laisse mourir, auraient vraiment mauvaise grâce de s'en plaindre, puisqu'ils sont les premiers à encourager les médecins dans cette voie, par la lâcheté de leur silence.

.*.

L'idéal de la médecine actuelle consiste à trouver non pas seulement le sérum curatif d'une maladie, mais le moyen de le faire adopter à titre préventif. Superbe résultat à obtenir, pécuniairement parlant bien entendu.

De sorte que, pour posséder la prétendue immunité contre toutes les maladies que nous pouvons acquérir un jour ou l'autre, il faudrait se laisser introduire dans le sang toute une collection de produits de nature putrescible, puisqu'ils sont la quintessence des ferments développés dans les fameux bouillons de cultures.

Comme nous sommes loin des préoccupations de F.-V. Raspail, qui voulait que l'homme fût avant tout sain de corps, pour se conserver sain d'esprit !

Jusqu'ici les sérums qui ont résisté triomphalement aux insuccès qui suivent leur application ou aux accidents qui en sont les conséquences sont le sérum antirabique et le sérum antidiphtérique, celui dont nous venons de parler précédemment.

Le sérum destiné à combattre la tuberculose, que le Dr Koch fabriqua après avoir découvert le bacille qui porte son nom, n'eut qu'une durée éphémère, il fut presque aussitôt abandonné, comme agent curatif de cette maladie qui décime l'espèce humaine, son action ne servant qu'à en accélérer la marche vers le dénouement fatal. Aujourd'hui, sous le nom de tuberculine, on l'utilise comme pierre de touche pour reconnaître, chez les bovidés, la présence de tuberculoses demeurées à l'état latent.

Un autre sérum, celui de Marmorek, fut ensuite lancé, nous allions commettre l'inconvenance de dire, dans le commerce. La spécialité de celui-ci est de détruire le streptocoque, le microbe auquel on attribue la formation du pus, d'où son application tout indiquée pour guérir l'érysipèle, le phlegmon, les infections puerpérales.

Il fut le premier dont on tenta de conseiller les injections à titre préventif, pour mettre les femmes en couches à l'abri de la fièvre puerpérale. Pour l'érysipèle et le phlegmon, c'eût été trop demander que de le recommander en cette qualité, car ces maladies ne sont pas assez fréquentes pour qu'on accepte de se prémunir de cette façon contre les affections qu'on a beaucoup de chances d'éviter dans le cours de son existence, tandis que les femmes enceintes sont toujours plus ou moins sujettes à des accidents puerpéraux et, étant donné leur nombre assez élevé chaque année, on pouvait prévoir de ce côté un débouché des plus avantageux.

Malheureusement les résultats obtenus ne furent pas des plus favorables, et le sérum de Marmorek ou anti-streptococcique fut assez sévèrement jugé par le Dr Variot, médecin des hôpitaux, qui l'avait expérimenté dans son service. Néanmoins, ce sérum n'eut pas le sort de celui de Koch, il continue à être employé par les croyants et les pratiquants quand même de la sérothérapie et nous le trouvons de nouveau mentionné dans le compte rendu du Congrès de gynécologie et d'obstétrique tenu à Marseille, du 8 au 12 décembre 1898.

Mais ce n'est pas à son avantage que les praticiens en ont parlé. Le Dr Eustache, rendant compte de nombreuses recherches personnelles, déclare que le sérum de Marmorek joue un rôle fort discutable dans les infections puerpérales ; pour celles de moyenne intensité, les résultats qu'il donne ne valent pas ceux qu'on obtient par les moyens ordinaires ; dans les cas graves, il ne fournit aucun résultat. Puis, il ajoute que, depuis qu'on s'occupe d'antisepsie, c'est un NON-SENS que de conseiller l'emploi du sérum à titre préventif, ce qui revient à dire très clairement que, pour conférer l'immunité à une femme en bonne santé contre une atteinte aléatoire de la maladie, il serait par trop absurde de lui infecter inutilement le sang.

Les résultats du sérum antipesteux ne paraissent pas devoir être plus brillants, on en a eu un exemple bien inattendu en Europe même dans le courant d'octobre 1898, à Vienne, où tout à coup se déclara un foyer de peste, par l'imprudence d'enragés tripoteurs de toutes ces pourritures de laboratoires. Ils s'empoisonnèrent, eux et les personnes de leur entourage, dans les mêmes conditions qu'ils eussent été empoisonnés sur le lieu même de la production naturelle du miasme infectieux.

On s'empressa de détruire les cultures et les animaux inoculés, et tout danger de propagation disparut, mais il y eut plusieurs victimes, et il fut reconnu que l'état des malades ne s'améliorait pas, en dépit des injections répétées de sérum antipesteux envoyé immédiatement par l'Institut Pasteur.

Déjà, il nous était venu de l'Inde un écho qui n'était pas plus favorable à ce sérum et, malgré cela, tout récemment, dans un journal à grand tirage, qui a la spécialité de ces réclames intéressées, s'étalait, en première page, un long article de fond s'efforçant de présenter le sérum de Yersin comme la sauvegarde infaillible contre les atteintes de la peste et donnant l'assurance qu'en cas de menace de débarquement du fléau dans un de nos ports, la fabrication du sérum suffirait pour inoculer, à titre préventif, toute la population menacée.

Qu'on se rassure donc, qu'on se le dise ; qu'est le coût du petit tube sauveur en comparaison du service rendu ! Nul ne saurait après cela hésiter à se laisser infecter, pour se préserver d'une infection, à l'instar de Gribouille qui se jette à l'eau par crainte de la pluie.

Nous terminerons cette courte revue des sérums les plus en vogue par le dernier mis en circulation par l'Institut Pasteur : le sérum antiténanique.

Nous nous étendrons un peu plus longuement sur son compte, justement parce qu'on recommande chaudement de l'employer préventivement chez nos soldats, aux colonies, où ils sont presque toujours à guerroyer sur un point ou sur un autre. Les malheureux ont pourtant déjà assez de causes de viciation du sang avec les revaccinations à jet continu qui leur sont imposées de force, alors que la vaccine n'est pas rendue obligatoire par la loi. Il y a là une violation de la liberté individuelle, du libre arbitre de chacun, qui n'est pas un des moins scandaleux abus de notre époque et que, pour notre part, nous n'aurions jamais accepté, quelles qu'auraient pu être les conséquences de notre révolte.

Le tétanos est considéré, par l'école pasteurienne, comme l'effet du développement, dans l'organisme, d'un microbe spécial, qui se trouverait surtout dans les terres fumées. Mais son habitat s'étendrait à d'autres milieux, puisque le *tétanos traumatique* ne survient pas seulement à la suite d'une blessure qui aurait pu se trouver en contact avec une terre souillée, mais aussi bien à la suite de plaies avec déchirement de tissus riches en expansions nerveuses, de morsures, de brûlures et surtout d'opérations chirurgicales.

Par contre, comment expliquer le *tétanos spontané*, qui se manifeste, sous l'influence obscure de causes prédisposantes ou occasionnelles, comme des agitations violentes du système nerveux, des émotions vives, l'influence du froid, de la chaleur. Cette forme tétanique ne peut être attribuée au microbe introduit dans l'économie par une voie ouverte extérieurement dans les tissus ; il faudrait donc admettre qu'il se trouve déjà à l'intérieur où il séjournerait sans déceler sa présence, bien sage dans son petit coin, attendant son heure pour s'annoncer par une foudroyante évolution. Mais alors, que devient sa nocivité même, son rôle pathogénique, s'il peut séjourner dans nos organes sans inconvénient ? Il ne serait donc pas la cause de la maladie, mais l'œuvre d'un parasite trouvant dans certains milieux morbides les conditions nécessaires à son développement.

Nous considérons le tétanos comme la résultante d'une excitabilité particulière des centres nerveux. Il se caractérise par la tension convulsive d'un plus ou moins grand nombre de muscles, et quelquefois de tous les muscles soumis à l'empire de la volonté ; dans ce dernier cas, si on ne parvient pas rapidement à en atténuer les effets, la mort n'est qu'une question d'heures.

Mais, à côté de ces manifestations graves, qui surviennent surtout à la suite d'un traumatisme, il en est d'autres plus fréquentes, qui constituent le *tétanos imparfait* dont le torticolis offre un exemple typique et, par analogie, nous ne voyons rien qui puisse empêcher de considérer la simple crampe, dont guère de personnes ignorent la désagréable sensation, comme une attaque de tétanos, localisée dans un seul muscle. Les effets en moins sont exactement les mêmes que les effets en plus.

Donc, si c'est un microbe spécial qui provoque le tétanos généralisé, dont l'action est de neutraliser, de proche en proche, les fonctions organiques les plus essentielles à la vie, c'est le même qui serait l'auteur du torticolis ou même d'une simple crampe d'une durée qui ne dépasse pas quelques minutes.

Dès lors, comment s'expliquer, dans ce cas, une manifestation aussi éphémère de sa part, puis sa disparition sans autre conséquence ? Le tétanos, sous toutes formes, se montre toujours à l'état aigu, brutal dans son apparition, mais son action étant exaltée ou d'une bénignité complète, cette différence, dans son évolution pathogénique, démontrerait qu'introduit dans notre organisme, il ne posséderait pas cette faculté prolifique attribuée aux microbes en général.

Toujours est-il que le tétanos traumatique, qui se généralise dans tous les muscles, constitue un état d'une gravité extrême ; la mort survient, à de rares exceptions près, malgré tous les efforts tentés jusqu'ici par la médecine officielle. Dans ces conditions, on ne pouvait manquer de faire appel au concours de la sérothérapie et, à l'Institut Pasteur, on prépara un sérum préventif et curatif, dont l'injection devait se faire dans le cerveau même, par une ouverture pratiquée préalablement dans la boîte cranienne.

S'il faut s'en rapporter aux déclarations faites par un certain nombre de praticiens, à la Société de chirurgie, dans la séance du 16 novembre 1898, les résultats qu'ils ont obtenus ne sont guère encourageants.

Le Dr Hue, de Rouen, commence par rapporter une observation d'échec d'injection intra-cérébrale de sérum antitétanique. Il s'agissait d'un enfant de onze ans, atteint de tétanos à la suite d'une plaie de l'avant-bras souillée de terre. Une injection de 12 centimètres cubes de sérum antitétanique fut faite et le petit malade succomba le lendemain, AU MILIEU D'UNE CRISE TÉTANIQUE VIOLENTE.

Le Dr Quénu a pratiqué deux fois l'injection de sérum antitétanique. Dans le premier cas, le tétanos s'améliora à la vérité, mais le malade mourut de pneumonie. Dans le second, le tétanos ne s'amenda pas après l'injection, les CONVULSIONS AUGMENTÈRENT même et le malade mourut.

Le Dr Lucas-Championnière déclare qu'on a fait, dans son service, deux fois cette injection intra-cérébrale contre le tétanos.

Dans le premier cas, on fit l'injection antitétanique moins de vingt-quatre heures après l'invasion du tétanos. Or, cette injection n'eut aucune espèce d'influence sur la marche du tétanos, le malade mourut en trente-six heures. Le mal était survenu à la suite d'une opération abdominale.

Dans le deuxième cas, il s'agissait d'un tétanos remontant à huit jours. On fit l'injection et le malade est actuellement en voie de guérison. Mais, fait remarquer l'éminent chirurgien, on avait affaire à un cas de tétanos chronique qui guérit souvent.

Le Dr Reclus cite, à son tour, un exemple d'injection faite vingt-quatre heures après le début du tétanos ; malgré cela, le malade est mort très rapidement. Il croit de son devoir d'ajouter que son malade avait reçu une injection préventive.

Le Dr Chaput a eu, dans son service, un homme atteint de tétanos datant de vingt-quatre heures. Il lui a fait immédiatement une injection intra-cérébrale de sérum. Le lendemain, la température augmenta, le pouls s'accéléra, il survint des troubles graves de la déglutition ; le malade mourut rapidement.

Le Dr Richelot a observé aussi un fait négatif, dans un cas de tétanos abdominal. L'injection fut faite vingt-quatre heures après le début de l'attaque ; le malade mourut dans la nuit.

Enfin, le Dr Hartmann rapporte l'exemple d'un malade atteint depuis quarante-huit heures de tétanos. L'injection fut pratiquée par MM. Roux et Borel, de l'Institut Pasteur. Le malade mourut dans les trente-six heures.

Nous n'irons pas plus loin dans cette revue macabre des résultats obtenus avec les injections intra-cérébrales de sérum antitétanique, ils nous paraissent d'ores et déjà des plus concluants.

Mais la preuve que le tétanos n'est pas le produit d'un microbe introduit accidentellement dans l'organisme ressort éclatante de l'une des observations présentées à ses collègues par le Dr Lucas-Championnière:

« Le tétanos, dit-il, était survenu à la suite d'une opération abdominale. »

Il ne s'agissait donc pas d'une plaie ayant pu être souillée de terre ou par d'autres matières recélant le microbe, mais d'une ouverture des tissus opérée avec tout le luxe des pratiques antiseptiques en usage constant. Asepsie préalable de la peau sur la partie à inciser ; asepsie des instruments, des mains de l'opérateur par la solution au sublimé corrosif ; asepsie de l'air ambiant par des pulvérisations de la même solution. Comment expliquer, dans cette circonstance, l'apparition et

l'évolution rapide du microbe, puisqu'il n'avait pu être introduit du
dehors, à moins d'admettre qu'il se trouvait en bonne compagnie avec
le sublimé corrosif. On peut répondre à cela qu'il était déjà dans l'organisme. Soit, mais alors, il serait bien peu dangereux, puisque, sans
l'opération qui a été la cause initiale de la réaction tétanique, il aurait
continué à se montrer un hôte des plus inoffensifs.

Personnellement, nous devons reconnaître que l'occasion ne nous a
pas été offerte de traiter une attaque grave de tétanos, mais il est vrai
que, depuis que F.-V. Raspail a publié son système médical, et cela
remonte à plus d'un demi-siècle, jamais aucun cas de tétanos ne s'est
produit parmi les blessés et les opérés soumis à notre médication si
puissante, en dépit du ridicule que les intéressés ont cherché de tout
temps à déverser sur elle, à cause de sa simplicité.

Si nous nous trouvions un jour en face d'une attaque de tétanos
venant atteindre un des nôtres, ce n'est certes pas au sérum antitétanique que nous aurions recours ; nous appliquerions le plus rapidement
possible le traitement indiqué dans le *Manuel* et c'est avec une entière
confiance que nous en attendrions le bienfaisant effet, qui ne saurait
tromper notre attente.

.˙.

Nos lecteurs se rappellent que nous avons conclu, à la suite d'un
exposé sommaire des événements qui précédèrent et suivirent la mort
de J.-J. Rousseau, que le squelette trouvé dans son cercueil, lors de
l'ouverture qui venait d'en être faite au Panthéon, devant la Commission nommée à cet effet, ne pouvait pas être celui de l'immortel philosophe.

Nous avions appuyé notre conviction de ce fait révélateur, que le
crâne découvert ne portait à l'os frontal aucune trace du coup violent
qui avait déterminé la mort et qui devait être le témoin posthume du
crime commis. Nous en avions pour preuve le masque même de
J.-J. Rousseau, fait par Houdon pendant l'état de rigidité du cadavre
et sur lequel existe l'empreinte aux contours nettement dessinés du
trou plus large qu'une pièce de 5 francs que le sculpteur dut remplir de
coton avant de procéder à l'opération du moulage. Le plus simple
examen permet de reconnaître ce remplissage de coton qui a cédé légè-

rement sous le poids du plâtre dans lequel se sont imprimées les sinuosités des petits bourrelets formés en long et en large.

Voilà ce qu'à notre profonde stupéfaction n'ont pas découvert des hommes lettrés, d'une intelligence hors de pair, qui déclarent avoir examiné ce moulage quand il fut exposé, en 1882, au pavillon de la ville de Paris, lors de l'exposition organisée en l'honneur de J.-J. Rousseau. Ils n'ont voulu voir, quand même, dans cette terrible blessure, faite par l'instrument meurtrier en perforant l'os frontal, que la légère déchirure mentionnée, par ordre, dans le procès-verbal d'autopsie et attribuée à la chute du corps sur le sol, à la suite d'une attaque d'apoplexie foudroyante.

Or, s'il fallait accepter les dires de Thérèse, la femme coupable, Rousseau ne serait pas tombé de toute sa hauteur sur le sol, mais étant assis, position qui rendait une chute dangereuse impossible et, en admettant qu'elle eût été la conséquence d'un soubresaut violent qui aurait projeté le corps en avant, cette chute se serait produite dans des conditions telles que la tête n'aurait pu frapper le carrelage de la chambre, puisqu'elle aurait rencontré auparavant le corps et les vêtements de Thérèse, c'est elle-même qui le déclare, dans sa lettre à Corancez, du 27 prairial an VI, en un récit d'une telle incohérence qu'on ne saurait y voir autre chose qu'un mensonge maladroitement combiné, à l'aide duquel elle cherchait à masquer son crime.

Qu'on en juge.

« Je lui proposai un lavement, dit-elle, il le REFUSA ; j'insistai, il CONTINUA à le prendre ; je le lui donnai le mieux que je pus ; mais, pour le rendre, il descendit lui-même, sans mon aide, du lit et alla se placer sur la garde-robe. J'allai à lui, EN LUI TENANT LES MAINS ; il rendit le remède, et, au moment où je le croyais bien soulagé, il tomba le visage CONTRE TERRE avec une telle force qu'il ME RENVERSA ; je me relevai, je jetai des cris perçants ; j'étais couverte de sang qui coulait du front de mon mari. »

Ainsi, Rousseau est sur la garde-robe, il tombe brusquement la tête en avant, forcément sur Thérèse, puisqu'elle se trouve debout devant lui et lui tient les mains ; elle est renversée, mais dans cette situation même, elle met obstacle à ce que le front de son mari frappe directement le sol ; alors, d'où provenait cette blessure par laquelle le sang coule et inonde Thérèse ? Elle existait donc avant la chute, car, autre-

ment, il faudrait admettre que Thérèse se serait trouvée sous le corps
de Rousseau, après qu'il se fût brisé le crâne sur le carreau.

Toute supposition contraire est impossible, si on veut tenir pour
acceptable la version donnée par Thérèse de la mort de J.-J. Rousseau.

Pour nous, nous n'hésitons pas à lire entre les lignes de ce récit mensonger et la réalité nous apparaît dans toute son horreur ; nous voyons
Rousseau assommé, peut-être par l'amant surpris, il s'abat de tout son
poids sur l'épouse doublement criminelle qui lui paralyse les bras, la
renverse et la couvre du sang qui s'échappe en abondance de son front
ouvert.

Oui, voilà ce qui a dû se passer, lorsque J.-J. Rousseau, apprenant
l'inconduite de sa femme, se décide à la chasser ; elle appelle à son aide
l'homme qui lui a fait croire à un amour honteux en raison de la disproportion de leur âge et, l'assassinat accompli, elle lui donne l'argent,
tout ce qu'il y avait de précieux dans la maison ; c'est elle-même qui le
révèle dans un entraînement de vanité sénile. N'est-ce pas un aveu
formel.

Ainsi, après examen du masque, on a la preuve que le front de
J.-J. Rousseau portait un trou profond, ayant nécessité pour le moulage d'être rempli de coton. Et, sans savoir que ce moulage, fait par
Houdon, en avait pris l'empreinte comme un cachet indélébile, le
journaliste Corancez, l'ami et le compatriote de J.-J. Rousseau, en fait
la révélation dans un article publié en 1798 dans le *Journal de Paris* et
intitulé : *Relation de la mort de J.-J. Rousseau.*

« Ce trou était si profond, dit-il, que M. Houdon m'a dit, à moi, avoir
été embarrassé pour en remplir le vide avec du coton. »

Rien ne permet d'infirmer la bonne foi de Corancez, qui était connu
comme un parfait honnête homme. Pourquoi aurait-il fait parler faussement Houdon, dans quel but ? Pour appuyer, dit-on, sa croyance à
un suicide. Mais c'est justement sur la connaissance qu'il eut, en arrivant à Ermenonville, d'une plaie au front de J.-J. Rousseau, c'est après
renseignement pris auprès du sculpteur à ce sujet, qu'il accepta l'idée
de ce suicide.

Lorsqu'en 1798 Corancez en parla dans le *Journal de Paris*, le plus lu
à cette époque, où, du reste, les journaux étaient peu nombreux,
aurait-il osé mentir avec cette audace, alors qu'il ne pouvait douter
que Houdon en aurait immédiatement connaissance, soit par lui-même,

soit par ses relations mondaines ? Or ce propos, contre lequel Houdon ne protesta pas, alors qu'il était dans la force de l'âge, il serait venu le démentir vingt et un ans plus tard ! Mais dans quelles conditions ! Dans une lettre qu'il n'a pas écrite lui-même et qu'on lui a fait seulement signer pour les besoins de la cause. Il avait alors soixante-dix-huit ans, et, en allant jusqu'à admettre qu'il ait réellement dicté le sens de cette lettre, que lui demandait Petitain, éditeur des œuvres de Rousseau, il donnait en tout cas la preuve évidente que, s'il possédait encore sa raison, il avait totalement perdu la mémoire.

« Il résulte de l'examen que je viens de faire de nouveau, dit-il, du masque de J.-J. Rousseau que la contusion qui existe au front PARAIT bien la suite d'un coup violent et non l'effet d'un trou. Je CROIS bien que la peau a pu être endommagée. »

Ne croit-on pas lire l'impression du premier venu, à qui on demanderait ce qu'il pense de la marque incrustée dans le plâtre de ce masque, plutôt que le témoignage de l'homme qui avait vu la blessure sur le cadavre encore chaud, qui avait été plus à même que quiconque d'en apprécier l'importance et la cause, et qui, si ses facultés intellectuelles n'avaient pas baissé, n'aurait pu perdre le souvenir d'un événement de cette importance, devant marquer dans l'existence d'un homme ayant été appelé à y jouer un rôle.

Ce démenti *in extremis* ne tient pas debout ; il n'a aucune valeur et la déclaration de Corancez reste tout entière.

D'ailleurs, le masque est là avec toutes les garanties de son authenticité, c'est le témoin irrécusable, et nous défions qu'à la suite de son examen et d'une discussion contradictoire, on puisse nous réfuter scientifiquement. Nous attendons sur ce terrain nos contradicteurs.

L'année dernière, de l'examen seul de ce masque, dont nous reproduisions la photographie portant la marque du large trou ayant fracturé l'os frontal, nous avons déclaré que J.-J. Rousseau n'était pas au Panthéon.

Il y en avait une autre preuve et celle-là tellement évidente que nous avons été déconcerté qu'aucun des assistants n'en ait été frappé au moment même de l'ouverture du cercueil. Nous allons la donner puisque, jusqu'ici, personne n'y a songé.

Elle sera notre réponse à un écrivain que nous ne connaissions pas et qui, dans un journal de l'Oise, nous prit aigrement à partie à la suite de notre étude sur le genre de mort de J.-J. Rousseau. M. Aug. Castellant a, paraît-il, figuré parmi les membres de la Commission, il a même touché le crâne du squelette découvert dans le cercueil de Rousseau ; nous lui en donnons acte. Mais cela ne l'autorisait pas à dire que les Raspail, père et fils, par un parti pris absolu et aveugle, mettaient en suspicion les recherches et les constatations faites et rééditaient des légendes si bien réduites à néant.

Nous avions montré l'indignité et la culpabilité de l'épouse du grand homme ; M. Castellant répond « que tout prouve jusqu'à l'évidence que non seulement Thérèse était incapable du crime qui lui était attribué, mais encore qu'elle a toujours entouré Rousseau de ses soins dévoués et, de plus, qu'elle a été profondément affligée de sa mort ».

Libre à M. Castellant de se livrer à la fantaisie de décerner un brevet de vertu à la misérable femme de l'immortel philosophe ; c'est affaire à lui. Nous conservons notre conviction et nous opposons à la Thérèse vertueuse de M. Castellant, Thérèse jugée par elle-même :

« Mon mari mort, écrit-elle, je me jetai dans les bras de l'homme qui s'était prosterné devant moi, je lui remis tout l'argent comptant qui était dans la maison ; je l'ai laissé s'emparer des manuscrits, de l'herbier, de la musique et de tous les objets qui composaient notre avoir. »

Pouvait-elle aller plus loin dans la divulgation de son infamie !

M. Castellant dit plus loin : « Messieurs Raspail ont affirmé et affirment qu'elle s'est remariée après la mort du philosophe. C'est une erreur que nous pouvons démontrer. » Mais il n'en donne pas la preuve. Quant à nous, s'il est vrai que nous n'avons pu être, et pour cause, témoin du mariage, du moins nous n'en avons parlé que sur la foi des historiens, et entre autres de Bachaumont qui, dans ses mémoires, à la date du 27 novembre 1779, annonce l'union accomplie au Plessis-Belleville entre la veuve de J.-J. Rousseau et un palefrenier de M. de Girardin. Si le fait est faux, que M. Castellant s'en réfère à Bachaumont.

Mais qu'importe que Thérèse ait échangé le grand nom qu'elle était indigne de porter contre celui d'un palefrenier, ou qu'elle l'ait conservé, elle ne l'en avait pas moins honteusement outragé du vivant même de son mari dans les bras de l'homme qui, suivant son expression, s'était prosterné devant elle ; c'est elle-même qui, dans son inconscient cynisme, a pris soin de « l'attester à la postérité ».

Eh bien ! admettons un instant que J.-J. Rousseau est mort d'apoplexie et que sa blessure au front, toute superficielle, n'a laissé aucune trace sur l'os, il n'en existe pas moins, ainsi que nous l'avons avancé tout à l'heure, une preuve matérielle irréfutable que le squelette qui repose au Panthéon n'est pas celui de Rousseau.

Cette preuve, qui aurait dû sauter aux yeux des membres de la Commission et qui leur a échappé, sous l'influence de la satisfaction qu'ils éprouvaient de trouver les corps des grands hommes là où ils étaient venus avec l'idée préconçue qu'ils ne rencontreraient que le vide, cette preuve, disons-nous, c'est la position du squelette dans le cercueil.

Si nous devons en effet nous en tenir aux termes du rapport de cette Commission, les ossements de Voltaire furent trouvés pêle-mêle en tas dans le fond du cercueil, tandis que le squelette de J.-J. Rousseau apparut absolument intact, « LES BRAS CROISÉS SUR LA POITRINE, LA TÊTE LÉGÈREMENT PENCHÉE A GAUCHE, COMME UN HOMME ENDORMI ».

Comment les assistants n'ont-ils pas été frappés de ce contraste !

Voltaire et Rousseau, morts tous deux en 1778, à quelques semaines de distance, furent transportés au Panthéon, l'un en 1791 et l'autre en 1794 ; il est donc de toute évidence que leurs cercueils, ayant eu à supporter les mêmes déplacements, les mêmes cahots, au cours des voyages de Ferney et d'Ermenonville à Paris, leurs ossements devaient avoir également subi le même bouleversement.

Il n'est pas besoin de profondes réflexions pour comprendre qu'un corps, placé dans un cercueil aussi lourd, aussi difficile à manier que celui de J.-J. Rousseau, n'a pu être exhumé, puis transporté en voiture par les mauvaises routes de l'époque et enfin descendu dans les caveaux du Panthéon où il fut encore plusieurs fois déplacé, sans se ressentir des secousses, des inclinaisons en tous sens inévitables en pareil cas, et il est matériellement impossible que, dans ces conditions, le squelette soit resté intact, dans la position qu'on lui avait donnée lors de l'inhumation à Ermenonville.

Donc, le crâne découvert dans le cercueil de J.-J. Rousseau ne portant aucune trace de fracture et le squelette se trouvant dans une position qu'il lui eût été matériellement impossible de conserver, après son transport d'Ermenonville à Paris, nous concluons doublement :

LES RESTES DE J.-J. ROUSSEAU NE REPOSENT PAS AU PANTHÉON.

XVII

Manuel pour 1900.

On sait que, dans le monde médical, le nom de F.-V. Raspail a toujours été systématiquement proscrit et que cette conspiration du silence ne laissait percer de temps à autre que quelques plaisanteries qui visaient à être spirituelles ou des assertions aussi fausses que fantaisistes, dans le but de ridiculiser le savant ou de jeter le discrédit sur son système de médecine.

Généralement, nous méprisons les unes et les autres et ne leur faisons pas l'honneur de les relever, laissant à l'avenir le soin d'en faire justice. C'est ce qui est déjà arrivé pour le professeur Trousseau qui, avant les travaux de Pasteur, fut une des grandes autorités de la Faculté de médecine. Dans son traité de thérapeutique et de matière médicale, son article sur le camphre se terminait par une acerbe diatribe contre F.-V. Raspail, en raison de la théorie pathogénique de notre père, consistant à attribuer, à la plupart de nos maladies, une origine parasitaire. « Notre but sera atteint, dit-il dédaigneusement, si l'exposition de tant de leurres et de tant de sottises peut préserver le lecteur des séductions d'un empirisme dangereux et inexplicable, si l'amour seul de la vérité l'inspire. »

Les temps sont bien changés, la doctrine parasitaire ou microbienne a maintenant force de loi et le génie de F.-V. Raspail, qui l'avait énoncée le premier, plane au-dessus de la sottise présomptueuse de son contradicteur.

Aujourd'hui, nous sortons de notre silencieux dédain, parce qu'en même temps que notre père est mis en cause un vieil ami, dont la mémoire nous est chère ; nous voulons parler du Dr Dupré, qu'il faut avoir connu dans l'intimité pour pouvoir apprécier les qualités de son caractère élevé et généreux. Sous une écorce un peu rude, Dupré cachait des sentiments d'une délicatesse exquise, qu'il laissait s'épanouir dans quelques-unes de ses poésies, car il était poète dans l'âme, improvisant ses vers sans les coucher sur le papier, de sorte que même ses plus intimes amis ne les ont jamais possédés par écrit.

Toutes ses chansons, dont certaines pouvaient aller de pair avec celles de Béranger, telles que *Jacques Bonhomme* et son *Prométhée*, étaient classées dans sa tête et sont aujourd'hui perdues. Il en composait lui-même la musique, sans recourir à aucun instrument et sans en faire la notation, et certes un compositeur de profession n'aurait pas mieux su adapter l'air aux paroles, ni lui donner plus d'originalité. C'est au fameux Caveau, dont il était membre, qu'il aimait surtout à les faire entendre.

Dupré fut un professeur d'anatomie hors ligne, mais un simple professeur libre à l'école pratique, car il ne put parvenir à l'agrégation. Lorsqu'il concourut, deux de ses examinateurs étaient ses anciens élèves et, à la fin de la leçon qu'il avait eue à improviser sur le sujet du concours, les applaudissements de tous les assistants saluèrent le maître venant de parler à ses élèves. Dupré avait la parole facile, imagée, une fougue éloquente qui captivait son auditoire ; il y joignait une ironie spirituelle, souvent mordante, sans jamais tomber dans l'exagération du langage.

Pour tous, il était nommé, son concurrent ayant fait pâle figure à côté de ce puissant jouteur de la parole ; il n'en fut rien. On donna comme excuse qu'il n'aurait pas été possible de laisser entrer, dans le sanctuaire de la faculté, un professeur aussi familier avec ses élèves, à qui il disait volontiers ses chansons ou ses pièces de vers à la fin de son cours ; mais la véritable cause de son échec, c'était que, lorsqu'il avait concouru, il avait osé, dans une envolée chaleureuse, revendiquer pour F.-V. Raspail la découverte de la théorie cellulaire, dont il était de bon ton, dans le monde médical officiel d'alors, d'attribuer la paternité au Prussien Virchow.

Dans *la Chronique médicale*, le Dr Michaut, ayant parlé du Dr Dupré et posé quelques questions à son sujet, reçut d'un de ses confrères, le Dr Blanchon, des renseignements, parmi lesquels nous trouvons deux assertions concernant F.-V. Raspail, dont il s'est fait l'éditeur responsable, en les reproduisant, avec une intention certes rien moins que bienveillante.

« Dupré et Veyne étaient les amis personnels de F.-V. Raspail, qui daignait sourire lorsque Dupré l'appelait le *Père Camphre*.

« Les journaux du temps ont assez glosé sur le traitement de F.-V. Raspail, à l'époque où il faillit mourir d'une broncho-pneumonie. Traitement : boissons chaudes, coucher le malade entre deux sinapismes, obturer les deux mamelons... »

Nous dirons au Dr Blanchon : non seulement Dupré avait trop d'esprit pour se servir d'une expression aussi inepte et dénuée de sens, que celle de « père Camphre », mais il ne se serait jamais laissé aller à manquer de convenances envers celui qu'il appelait « le Maître », dont il avait adopté toutes les idées, aussi bien médicales que philosophiques, politiques et religieuses.

Nous citerons ici, pour prouver la fausseté de ce racontar plus bête que méchant, les vers suivants que Dupré a justement placés en tête de son exposé *des Doctrines de F.-V. Raspail sur l'infection de l'organisme par les parasites, les ferments et les miasmes :*

> « Quand j'ai peint la science en sa grande harmonie,
> Debout, sous mes regards, se dressait un génie,
> Un sublime vieillard, au front majestueux,
> Indépendant et fier, mais non présomptueux.
> Autrefois j'avais vu cette figure austère,
> De l'homme, sur ses traits, jugé le caractère ;
> Et dans mon souvenir, ils sont encor tracés,
> Jamais ils ne se sont de mon cœur effacés.
> En ce temps-là, j'étais élève en médecine,
> Je puisais la science en la grande officine
> Que l'on nomme Paris ; lui, maître, professait
> En libre professeur : son nom retentissait
> Déjà chez les savants ; son verbe clair, facile,
> Retenait enchaîné l'auditoire docile.
> Mais l'homme tout entier fascinait l'auditeur ;
> Aux yeux apparaissait comme un révélateur
> Des secrets recélés au sein de la nature.
> Il était imposant dans sa haute stature,
> Tout reflétait en lui le savant inspiré. »

Passons à la seconde assertion éditée par le Dr Blanchon. Les journaux du temps ont-ils glosé, comme il le prétend, sur le traitement qui aurait été appliqué à F.-V. Raspail, au cours de la pneumonie double qu'il avait contractée en 1869, alors qu'il remplissait son mandat de député de Lyon? Nous n'en avons pas eu connaissance, mais le fait est fort possible, de la part de quelques feuilles médicales de l'époque qui, en ce cas, auraient glosé bien gratuitement.

Ce n'est pas quand l'auteur du *Manuel de la santé* avait supprimé les sinapismes depuis 1845, qu'il les aurait employés pour lui-même, à l'effet de combattre une terrible affection à laquelle, avec la médecine ordinaire, un vieillard de soixante-seize ans n'aurait eu aucune chance de survivre. Ces sinapismes auraient eu autant d'action, sur la marche de la maladie, qu'un cautère sur une jambe de bois.

Pour ce qui est des boissons chaudes, la critique est assez singulière, on en conviendra, de la part de médecins qui se contentaient alors de traiter la pneumonie par les tisanes pectorales, auxquelles ils adjoignaient la saignée et le tartre stibié.

A la fin de décembre 1869, F.-V. Raspail qui, sans être véritablement souffrant, accusait, depuis quelques jours, une toux sèche revenant assez souvent par quintes, voulut, malgré les instances de ses enfants, se rendre à une conférence que devait faire Lissagaray et dont il avait accepté la présidence. Il faisait, ce jour-là, une de ces abominables journées d'hiver pluvieuses et glaciales, toujours si pernicieuses pour les voies respiratoires ; de plus notre père dut rester la tête découverte dans une vaste salle traversée de courants d'air, au milieu desquels se trouvait justement l'estrade. Les conséquences de cette imprudence ne tardèrent pas à se produire ; à peine rentré dans sa propriété de Cachan, F.-V. Raspail dut s'aliter et, dans la nuit, il ne fut plus possible de conserver le moindre doute sur l'extrême gravité de la pneumonie qui venait de se déclarer ; l'auscultation dévoilait l'étendue des surfaces qu'occupait la phlegmasie dans les deux poumons et dans des conditions presque toujours mortelles chez l'adulte, à plus forte raison chez le vieillard.

Le traitement, tel qu'on le trouve dans le *Manuel,* fut appliqué sans parvenir à enrayer une aggravation constante, rapide, qui nous fit bientôt perdre tout espoir. Le malade, ne respirant plus qu'avec une très grande difficulté, s'affaiblissait d'heure en heure ; par instants, le délire survenait, auquel succédait un sommeil comateux ; enfin, la perte de tout sentiment, le pouls de plus en plus petit, la face livide et presque terreuse n'indiquaient que trop l'approche d'un dénouement fatal.

C'est à ce moment que les Drs Dupré et Veyne vinrent à Cachan, mais à titre d'amis seulement ; ils sortirent de la chambre du malade convaincus qu'il n'y avait plus rien à faire, que ce n'était plus qu'une question d'heures.

Malgré tout, les quatre fils et la vaillante fille de F.-V. Raspail ne se découragèrent pas, ne voulurent pas abandonner la lutte, tant qu'il y aurait un souffle de vie ; il leur semblait impossible que la méthode fût impuissante, même dans ce cas désespéré. Ils redoublèrent leurs soins et, profitant de l'immobilité de ce corps inerte, n'ayant plus à compter avec la résistance du malade, pour qui les déplacements sont toujours si pénibles, ils firent se succéder, de demi-heure en demi-heure, alternativement sur la poitrine et entre les deux épaules, de larges cataplasmes de farine de lin, arrosés d'eau sédative, bien autrement actifs que les injections de sérum artificiel ou autres, pratiquant, après l'enlèvement, des frictions à la pommade camphrée, que les pores de la peau, ouverts par la chaleur des cataplasmes, absorbaient et faisaient pénétrer dans le torrent circulatoire. Leur foi ardente ne fut pas trompée, leurs efforts furent couronnés du plus éclatant succès ; au bout de vingt-quatre heures, un mieux sensible s'annonça tout à coup, notre père reprit peu à peu connaissance, comme s'il sortait d'un rêve, en même temps que les expectorations devenaient plus aérées et de moins en moins sanguinolentes.

F.-V. Raspail était sauvé par la toute-puissance de sa propre médication.

Quant à ce détail de l'obturation des deux mamelons, dont on se demande en vain la signification, un souvenir nous revient qui pourrait peut-être nous mettre sur la voie de l'origine de la supposition de ce procédé thérapeutique, aussi absurde que bizarre, qui aurait eu le don de mettre en verve la glose des bien pensants.

Pendant tout le cours de la maladie, aucun étranger, sauf les Drs Dupré et Veyne, n'approcha de la chambre de notre père ; aussi, pour que la connaissance du traitement employé soit parvenue au dehors, il a fallu que l'un des deux en parlât, ce qui était tout naturel, et il n'aurait encouru aucun reproche s'il avait dit la vérité, bien au contraire.

Nous devons tout d'abord mettre hors de cause le Dr Dupré, par cette raison qu'il pratiquait depuis longtemps la méthode dans sa clientèle et qu'il connaissait par conséquent la médication prescrite pour la pneumonie ; sur ce point, il ne peut y avoir le moindre doute.

Reste donc le Dr Veyne. Ce dernier fut toujours considéré, par nous, comme un excellent ami ; nos relations avec lui remontaient à 1841, lorsque notre frère aîné Benjamin Raspail dut subir l'amputation d'une jambe ; il avait été amené, croyons-nous, par le chirurgien Lisfranc, dans le service duquel il était externe, pour veiller l'opéré pendant la première nuit. Veyne, très ardent républicain, se déclara, dès cette époque, le disciple des doctrines politiques et sociales de F.-V. Raspail et y resta fidèle jusqu'à sa mort (1). Mais, chose curieuse, étant donnée cette vieille amitié, il ne connaissait pas le premier mot de la méthode, il en ignorait absolument les principes et, chose non moins curieuse, jamais entre notre père, de même qu'entre nous et lui, il n'en fut question une seule fois. Tout au plus, si on se souvenait qu'il était médecin, lorsqu'on l'entendait appeler Docteur par des tiers. Nous savions que toute sa thérapeutique se limitait à l'emploi de la saignée, des sangsues, des vésicatoires, des cautères, en un mot de toutes les prescriptions de la vieille routine de la médecine hippocratique et qu'il s'y entêterait, aussi jamais aucun de nous ne songea à le combattre sur ce terrain, ni à tenter de le convertir aux principes si rationnels du système médical de notre illustre père. De son côté il ne souleva jamais non plus cette question et, en 1869, il vint à Cachan sans demander la moindre explication sur le traitement employé.

Mais, s'il n'y fit aucune allusion, il dut y réfléchir, en voyant notre père si miraculeusement sauvé, et c'est probablement lui qui, sans mauvaise intention, travestit ainsi ce qu'il n'avait su ni voir, ni comprendre.

De là vient certainement la légende de l'obturation des mamelons ; Veyne, en effet, pendant une de ses visites, dut assister à l'application des cataplasmes et nous vit, sans doute, poser préalablement sur les mamelons de petits papiers assez épais, enduits de pommade camphrée, destinés à éviter les excoriations, qui n'auraient pas manqué de se

(1) Le Dr Veyne est mort à Bellevue en 1875, d'une péricardite, quelques mois après la sortie de F.-V. Raspail de la maison de santé de cette localité où il avait fait son année d'emprisonnement. On se rappelle qu'en 1874, malgré ses quatre-vingts ans, F.-V. Raspail avait été condamné pour un prétendu délit de presse, sur le verdict rendu sans circonstances atténuantes par le jury de la Seine, qui s'était fait l'exécuteur des basses œuvres de la réaction cléricale.

produire sous l'action corrosive de l'eau sédative. Il prit pour une médication ce qui n'était qu'une simple précaution, sans laquelle on aurait dû cesser les cataplasmes qui seuls pouvaient amener la guérison.

Une anecdote, qui nous revient en mémoire, prouvera, du reste, que Veyne ne s'était pas rendu compte du mode de traitement employé contre la pneumonie.

Notre père était complètement rétabli et, un jour que nous étions tous réunis, nos amis nous félicitaient de cet heureux dénouement qu'ils attribuaient avec raison à la méthode, lorsque Veyne hocha la tête d'un air de doute et affirma que c'était plutôt la robuste constitution du malade qui avait triomphé du mal. Comme nous ne comprenions pas sur quoi il basait son opinion, il nous déclara que, frappé du résultat obtenu et croyant, lui aussi, qu'il était dû au traitement, il avait voulu l'employer pour une de ses clientes, atteinte d'une pneumonie très grave et que, non seulement, il ne s'était produit aucune modification favorable, mais que la malade était morte.

— Comment, nous écriâmes-nous, vous avez employé les cataplasmes du *Manuel* ?

— Mais oui, comme celui que je vous ai vu préparer, arrosé d'huile de ricin !

A ces mots, malgré la gravité de la circonstance, nous partîmes d'un éclat de rire.

Veyne était arrivé, un jour, pendant la convalescence de notre père, au moment où on se préparait à mettre sur le ventre un cataplasme arrosé d'huile de ricin, pour combattre la constipation résultant du séjour au lit et, sans autre information, il en avait conclu que c'étaient les mêmes que nous appliquions sur la poitrine et entre les deux épaules.

Le Dr Blanchon pourrait donc invoquer qu'il était de bonne foi ; mais, avant d'avancer des faits contraires au bon sens, on doit d'abord s'assurer de leur véracité et remonter à leur source.

Il ne lui eût pas été difficile de voir dans le *Manuel* qu'il n'y est question à l'article : Pneumonie, ni de sinapismes, ni d'obturation des mamelons.

.*.

Un assassinat médical — quel autre terme employer pour qualifier l'acte monstrueux que nous allons relater — s'est accompli, au mois d'octobre dernier, à l'arrivée, dans un de nos ports, d'un paquebot venant des colonies.

Le simple exposé des faits suffira à montrer toute l'horreur de ce drame, en même temps qu'il fera voir comment, sous l'influence des doctrines pasteuriennes, la hantise du microbe infectieux voyageur a pu transformer, en un inexorable et féroce bourreau, un médecin, dont la mission est de soulager les maux de ses semblables.

Dans les derniers jours de septembre 1899, M. B..., gendre de M. M..., architecte d'une de nos grandes villes du Midi, revenait en France avec sa femme. Le paquebot sur lequel ils s'étaient embarqués arriva à P..., le 4 octobre, pour passer la visite sanitaire. Mme B..., qui se trouvait dans un état de grossesse avancée, avait été fort éprouvée, pendant le voyage, par le mal de mer, qui lui avait causé des vomissements assez violents pour lui faire rendre du sang à plusieurs reprises. C'est un fait qui n'est pas contestable, que beaucoup de femmes, dans la situation de Mme B..., sont sujettes, en mer, à de véritables vomissements incoercibles. Le médecin du service de la santé, monté à bord, s'en émut cependant et, s'imaginant que la passagère était atteinte d'une maladie contagieuse, imposa, malgré les protestations du médecin du bord, le Dr G..., une quarantaine de quatre jours au paquebot.

Le lendemain, 5 octobre, il revint dans la matinée et ses réflexions depuis la veille lui ayant fait estimer que Mme B... était atteinte de la fièvre jaune, il ordonna son transport immédiat au lazaret. Rien ne put le faire revenir sur cette barbare décision, ni les supplications du mari, ni la terreur que manifestait la jeune femme sous le coup de la plus cruelle émotion ; la malade, dont l'état exigeait le repos absolu et le plus grand calme de l'esprit, perdit connaissance au moment où les infirmiers l'emportèrent et ne reprit ses sens que dans l'après-midi, en même temps que les douleurs de l'enfantement se faisaient sentir très violentes.

M. B..., qui avait pu accompagner sa femme, demanda alors au médecin de la santé de la secourir au plus vite, mais celui-ci lui répondit qu'il n'avait pas les instruments nécessaires et que d'ailleurs tout était inutile, qu'il n'y avait plus qu'à veiller la malheureuse ainsi sacrifiée. Quelques instants plus tard, elle tombait en syncope et plusieurs heures après rendait le dernier soupir ou, du moins, son immobilité lui donnait toutes les apparences de la mort.

Le 6 octobre, à onze heures du matin, le corps fut placé dans une bière, entre deux couches de sulfate de cuivre, après avoir été enveloppé dans un drap ruisselant d'eau, malgré que la femme de chambre, qui avait pu assister à l'ensevelissement de sa maîtresse, eût fait remarquer au médecin de la santé que LE CORPS ÉTAIT ENCORE CHAUD ET QU'ELLE AVAIT CONSTATÉ DES TRESSAILLEMENTS INTÉRIEURS, et M. B... fut seul autorisé à suivre la dépouille de sa femme jusqu'à la fosse creusée dans le cimetière du lazaret.

En apprenant dans quelles conditions cruelles sa fille était morte, M. M... porta plainte au procureur de la République, demandant que l'autopsie fût pratiquée par un médecin légiste.

A cette fin, le cercueil ayant été ouvert le 13 novembre, un affreux spectacle s'offrit aux yeux des personnes présentes : le pauvre bébé était né dans le cercueil et le petit cadavre était en décomposition. Quant à l'autopsie de Mme B..., elle révéla que jamais la victime de cette aberration médicale n'avait été atteinte de la fièvre jaune, ni d'aucune autre maladie épidémique.

Si on songe que le corps, après toute une nuit et une partie de la matinée, était encore chaud, il y a de fortes présomptions pour que cette pauvre femme, à la veille d'être mère, ait été ensevelie vivante dans son lit de sulfate de cuivre, mais il ne saurait y avoir le moindre doute que l'enfant était alors vivant et bien vivant. C'est horrible !

Une instruction fut ouverte, paraît-il, nous en ignorons le résultat, mais nous serions bien étonné si elle ne concluait pas à une ordonnance de non-lieu en faveur de ce médecin, à qui un excès de zèle a fait commettre un acte de barbarie impardonnable, dénotant, de sa part, une ignorance absolue des symptômes de la fièvre jaune et, ajouterons-nous, des causes qui engendrent cette maladie.

La fièvre jaune, en effet, qui est propre à certaines contrées des tropiques et particulièrement au littoral du golfe du Mexique, a une origine analogue à celle du choléra asiatique ; c'est-à-dire que ces deux fléaux résultent d'un empoisonnement miasmatique provenant de fermentations qui se produisent dans le sol, mais ne sauraient se propager dans les localités où l'air est pur et non encore envahi par le poison volatilisé, et l'homme qui en est atteint ne peut servir de véhicule pour propager le mal.

Nous n'avons cessé, depuis longtemps, de dire et de prouver, par des faits probants, que le choléra n'est pas plus contagieux, d'homme à homme, que ne peut l'être une intoxication arsenicale, par exemple. Nous ne croyons pas que les plus fervents partisans des théories pasteuriennes puissent avancer que l'individu, qui, en respirant l'air méphitique des marais, a gagné une fièvre paludéenne, est en état de devenir, dans une autre localité exempte des mêmes sources pestilentielles, un foyer d'infection. Nul ne saurait le soutenir. Eh bien ! il en est ainsi de la fièvre jaune et de tant d'autres affections, qui ont leur origine dans des foyers putrides, mis en activité sous l'influence de conditions atmosphériques particulières.

Ce qui surpasse l'imagination, c'est qu'un médecin, à qui on a donné une autorité devant laquelle tout doit s'incliner, en vertu du vieil adage : *salus populi suprema lex esto*, ait pu croire Mme B... atteinte de la fièvre jaune ; c'est qu'il n'ait tenu aucun compte de l'affirmation contraire de son confrère, le médecin du bord, son égal scientifique de par le diplôme, qui n'avait pas perdu la malade de vue un instant depuis son embarquement, c'est que ce dernier enfin ait laissé s'accomplir, sous ses yeux, ce brutal enlèvement d'une femme sur le point d'accoucher, mesure plus qu'inhumaine qui, en la frappant d'épouvante, devait la tuer.

La fièvre jaune, de même que le choléra, évolue rapidement ; si elle n'entraîne pas la mort en quelques jours, le malade ne tarde pas à entrer en convalescence. Elle débute par des douleurs de tête, une fièvre croissante, des étourdissements, auxquels succèdent de la prostration, de l'hébétude, des défaillances, enfin des vomissements d'abord bilieux, puis de matières noirâtres qui en sont le caractère spécifique. De là le nom de *vomito negro*, sous lequel la fièvre jaune est désignée dans les pays où elle est endémique.

En admettant que Mme B... eût été atteinte de la fièvre jaune, lors de son embarquement, elle aurait déjà été en convalescence à son arrivée à P..., elle n'aurait plus présenté les symptômes de la première heure, ni été en état de grossesse, car l'action de la maladie eût certainement provoqué un accouchement prématuré.

Quant aux vomissements de sang, qui pouvaient résulter des violents efforts causés par une excitabilité nerveuse entretenue par le mal de mer, ils ne pouvaient être confondus avec les vomissements particuliers au *vomito negro*.

L'erreur grossière commise par le médecin de la santé est sans excuse ; sur sa conscience pèsera éternellement la responsabilité de la mort de cette malheureuse jeune femme qui, revenant dans sa famille pour accoucher, fut, en arrivant au seuil de sa patrie, jetée dans un trou peut-être encore vivante et, sous le prétexte d'une contagion imaginaire, traitée comme un véritable chien enragé (¹).

*
* *

On annonce une nouvelle conquête de la sérothérapie. Il s'agit d'un vaccin antityphoïdique et, comme tout vaccin qui voit le jour, son infaillibilité ne peut faire l'ombre d'un doute, c'est bien entendu ; aussi la première annonce qui en a été faite se termine-t-elle par cette déclaration : « La fièvre typhoïde paraît bien à la veille d'être définitivement et scientifiquement vaincue. »

C'est donc un vaccin préventif de la fièvre typhoïde qu'un médecin militaire anglais, le professeur Wright, a découvert ; naturellement il en aurait obtenu les plus heureux résultats dans les Indes.

Et comme à tout sérum, il faut une statistique pour être présenté convenablement, le professeur Wright ne manque pas de nous donner la suivante avec de gros chiffres pour frapper l'imagination.

Sur 2.835 officiers et soldats qu'il a vaccinés, 27 ont contracté la maladie qui régnait, paraît-il, avec une extrême violence, et 5 seulement y succombèrent ; tandis que, sur 8.460 hommes non vaccinés, 213 ont contracté la fièvre typhoïde et 23 en sont morts.

Nous savons ce que valent, en général, les statistiques, cependant nous accepterons, comme vraie, celle que nous donne le professeur Wright pour démontrer l'excellence de son vaccin. Nous ne soulèverons pas davantage cette question, qui a pourtant son importance, à savoir si les vaccinés et les non-vaccinés étaient placés dans des conditions identiques de salubrité et si tous se trouvaient en contact avec le même foyer d'infection. Évidemment ces 13.000 hommes n'étaient pas logés dans un unique casernement, et on sait que la fièvre typhoïde se montre souvent à l'état épidémique dans une caserne, alors que d'autres casernes de la même ville en sont indemnes.

---

(1) Chose incroyable, mais qui ne nous étonne pas, le médecin qui avait commis un véritable assassinat médical fut décoré l'année suivante !

Certes, pour le nombre d'hommes qui ont contracté la fièvre typhoïde, la proportion est en faveur des vaccinés, puisqu'elle est de 1 pour 105, tandis que, du côté des non-vaccinés, elle s'élève à 1 pour 40 ; mais, si nous examinons le point intéressant, le point capital, c'est-à-dire la mortalité, la question change de face, et nous trouvons que cette mortalité est presque doublée chez les vaccinés, étant de 18,5 pour 100 pour ces derniers et de 10 pour 100 seulement pour les non-vaccinés. Il n'y a pas là de quoi chanter victoire et proclamer d'ores et déjà que la fièvre typhoïde est scientifiquement vaincue.

Pour arriver à ce résultat d'avoir moins de chances de gagner la maladie, mais en revanche d'en avoir beaucoup plus d'en mourir, quand il y a bien des probabilités pour qu'on n'en soit jamais atteint, ce n'est vraiment pas la peine de se faire préventivement introduire dans le sang des produits putrescibles.

Ce sérum du professeur Wright serait formé de bacilles de la typhoïde en suspension dans un bouillon de culture ordinaire, en un mot, d'un véritable tripotage de pourritures. Va-t-on le mettre à l'épreuve, nous ne le souhaitons pas, mais c'est bien probable, à moins qu'il ne soit mis à l'index, en raison de son origine étrangère.

En attendant, la balnéation continue à être le traitement à la mode du jour pour combattre la fièvre typhoïde.

Mais déjà on ne paraît plus s'entendre sur l'emploi des bains ; alors que les uns conservent toute leur confiance aux bains froids, auxquels ils ont recours pour combattre la température élevée des typhiques, en même temps que la sécheresse de la peau, d'autres trouvent que les bains tièdes donnent des résultats plus satisfaisants et enfin quelques-uns font une évolution complète et se déclarent pour les bains chauds. Ils trouvent que les typhiques perdent déjà beaucoup trop de calorique par le rayonnement seul, pour qu'on vienne encore leur en soustraire par les bains froids, et ils font cette remarque judicieuse que ces malades ne se nourrissant pas ne peuvent combler, par les aliments, leurs pertes énormes en chaleur et sont obligés de le faire aux dépens de la graisse et des albuminoïdes de l'organisme.

Ce désaccord, qui se retrouve à propos de toutes les maladies en général, démontre le peu de confiance que les médecins ont dans les agents thérapeutiques qu'ils emploient, et c'est ce qui explique cette multitude de médicaments nouveaux, qui se succèdent, se remplacent

sans aucun bénéfice pour les malades et laissent, la mémoire fourbue,
le praticien qui veut se tenir au courant des progrès de la science médicale.

Quant à nous, notre traitement de la fièvre typhoïde est immuable
dans ses prescriptions, parce qu'en 1845, comme en 1900, il n'a jamais
manqué à ce qu'on attendait de lui, c'est-à-dire la guérison assurée.

*
* *

Depuis que la peste a fait son apparition à Oporto, port du Portugal,
qui laisse, paraît-il, beaucoup à désirer au point de vue de la salubrité
et qui constitue un milieu des plus favorables à la formation de miasmes
putrides, on en parle comme d'un fléau qui décimait jadis les populations et qui semble vouloir renaître, menaçant les pays où il était resté
jusqu'ici inconnu. Or, comme à certaines plantes vénéneuses, il faut
à la peste les pays chauds ou tout au moins le climat du Midi de
l'Europe ; aussi paraît-elle ne s'être jamais montrée dans les ports
d'Angleterre, de Hollande, de Hambourg où cependant la circulation
des navires est plus active que partout ailleurs, de même qu'on ne l'a
jamais signalée vers le Nord, au delà de Marseille.

Sur les bords du Gange, ce foyer par excellence de toutes les pesti-
lences, elle est endémique comme le choléra et, de temps à autre, tous
les deux prennent une envolée et y deviennent épidémiques. Mais
c'est une maladie qui a toujours existé et si, dans les siècles passés, elle
s'est montrée si meurtrière, c'est qu'on abandonnait ceux qui en
étaient atteints à leur malheureux sort, sans les plus élémentaires soins
d'hygiène et de propreté et, à plus forte raison, sans le secours d'aucun
traitement.

Elle fit périr Périclès 431 ans avant notre ère ; dans les temps
modernes, elle visita l'Europe, et l'on cite l'épidémie de Florence au
xve siècle, ainsi que celle de Marseille en 1720. En Égypte, ses apparitions sont fréquentes, puisque, de 1783 à 1844, elle y sévit vingt et
une fois, et c'est lors d'une de ces épidémies que l'armée de Bonaparte
fut si éprouvée à Jaffa. Nous nous sommes longuement étendu sur ce
sujet dans l'avertissement de 1898, nous n'y reviendrons pas ici.

Mais, ce dont nous voulons parler, c'est de la singulière explication qu'on donne maintenant de la transmission et de la propagation de la peste.

Le rat en serait le commis voyageur et la puce la distributrice à l'homme.

Cette conception, très simple et très ingénieuse, ne pouvait manquer, par son originalité, de séduire les esprits ; à l'heure actuelle, elle a la force d'une vérité démontrée et est désormais aussi enracinée dans la science que tant de légendes qui subsistent encore dans les sciences naturelles, envers et contre toutes les observations qui en prouvent l'absurdité. Tous les jours on peut trouver, dans la presse, des entre-filets où il est question de ce rôle attribué au rat et dont on va chercher la preuve qui dans les monuments égyptiens, qui dans les légendes chinoises ou japonaises.

Auparavant, il était bien question du rat dans les épidémies de peste, mais le rôle qu'il y jouait était celui de victime. C'était par la quantité de ces rongeurs, que l'on trouvait morts, que les populations étaient averties de l'apparition de la terrible maladie et l'explication était des plus rationnelles, attendu que le rat, vivant souterrainement de préférence dans les charniers, les égouts, partout en un mot où se distillent et se dégagent les miasmes délétères, devait être le premier frappé.

Aujourd'hui, tout cela est changé. Voici, en effet, comment le Dr Calmette, directeur de l'Institut Pasteur de Lille, envoyé comme délégué à Oporto, pour y faire une enquête sur l'apparition de ce foyer pesteux en Europe, en explique l'origine :

« Je pense, dit-il, que la peste a été apportée, peut-être deux, trois mois avant que l'éclosion de l'épidémie se fît, probablement sur le quai, par des ballots de coton ou des grains venant de pays contaminés. Dans ces ballots de coton, qui contiennent toujours des graines en quantité, il y avait des rats pesteux qui sont allés mourir dans les égouts du quartier de Fonte-Taurina (probablement le quartier où s'est déclaré le premier cas); les puces de ces rats sont allées sur les rats indigènes dans les égouts, puis dans les maisons, les ont infectés ; puis les puces ont transmis la maladie à l'homme ; c'est alors qu'elle a éclaté et s'est ensuite propagée à toute la ville. »

Et voilà pourquoi votre fille est muette ! Car enfin, tout est supposition de la part du Dr Calmette : où est la preuve qu'il y avait des rats dans les ballots débarqués sur le quai, qu'ils étaient pesteux et que, de là, ils sont allés mourir dans les égouts, pour permettre à leurs puces de sauter sur les rats indigènes ; ne serait-il pas intéressant, au point de vue biologique, de savoir si les puces de ces derniers ont bien accueilli la visite de leurs congénères exotiques. En vérité, pour le naturaliste, qui ne peut admettre que ce qui lui est démontré par l'observation, tout cela prête à rire.

A l'Académie de médecine, on n'en rit pas cependant, et c'est ainsi qu'en juin 1899, comme le Dr Proust venait d'annoncer l'apparition de la peste à Alexandrie, le Dr Gautier demanda comment on faisait la destruction des rats à Alexandrie et quels moyens on employait à Marseille pour empêcher les rats des navires provenant d'Alexandrie de venir à terre.

Voici donc officiellement admis que, pour se garantir de la peste, il faut se garer du rat.

Cependant, tous les médecins à même d'étudier la peste et son développement dans certains foyers ne sont pas d'accord sur sa transmission exclusivement dévolue au rat. Nous trouvons, en effet, dans un rapport très étudié, à la suite de la plus consciencieuse enquête faite sur l'épidémie de Djeddah (Syrie) en 1899, par le Dr Ferid bey Ibrahim, médecin de la quarantaine à Beyrouth, la constatation suivante :

« Contrairement à ce qui a été noté antérieurement, cette fois-ci, il n'y a pas eu d'épidémie pesteuse parmi les rats. Sur notre promesse de deux piastres, pour chaque rat mort ou malade, on nous a apporté quelques rats morts qui, de même que ceux que nous avons pu nous procurer nous-même dans les rues, ont toujours donné, à l'autopsie, un résultat négatif.

« Nous ne pouvons non plus attribuer aux puces un rôle dans la transmission de la maladie, rôle que M. Yersin admet, dans son travail sur l'épidémie de Natrang, étant donné que ces insectes sont relativement peu nombreux à Djeddah. »

Cette observation a pour nous autrement de valeur que les pures suppositions du professeur Calmette, suppositions qu'il a fondées sur l'idée aventurée par le Dr Yersin et qui est désormais admise comme une conquête de la science.

Parmi les mesures que préconise le Dr Calmette, qui va jusqu'à demander qu'on incendie toute maison où un cas de peste aura été constaté, nous trouvons toujours, en première ligne, la question de la destruction du rat :

« Détruire méthodiquement les rats et les souris dans les magasins, dans les appartements et dans les égouts, en se gardant toutefois de toucher aucun cadavre de ces animaux avec les mains. On les ramassera autant que possible avec une pince métallique (il serait beaucoup plus simple de dire : des pincettes), et on en pratiquera l'incinération ou l'immersion dans l'acide sulfurique. »

Toutes ces précautions sont à seule fin d'éviter la terrible puce qui doit introduire dans notre sang, à l'aide de son appareil de succion, le bacille pesteux.

Attendons-nous à voir se produire, soit au Conseil municipal, soit au Parlement, une interpellation à l'effet de mettre l'administration en demeure de prendre les mesures les plus énergiques pour la destruction des rats dans la bonne ville de Paris. Personne ne s'en plaindra, mais à un tout autre point de vue, bien qu'à force d'en entendre parler, tout le monde finira par considérer le rat comme la peste elle-même.

Donc, le professeur Calmette, en s'appuyant sur l'opinion du Dr Yersin, est convaincu que l'épidémie d'Oporto provient du fait des puces de rats infectés, qui seraient passées sur l'homme pour lui communiquer la maladie. Il semble admettre ou qu'il n'existe qu'une espèce de puce commune à tous les animaux, ou que toutes les espèces de puces, particulières à chacun d'eux, s'attaquent à l'homme, ce qui est une bien grosse erreur.

Certes, si on ne connaît pas encore toutes les espèces de puces, du moins en a-t-on déjà déterminé un certain nombre.

A tout seigneur tout honneur, c'est la puce de l'homme (*Pulex irritans*) qui tient la tête du genre. Eh ! bien, les puces ne quittent pas de bonne volonté l'espèce animale sur laquelle elles vivent habituellement, et lorsque, très accidentellement, elles s'égarent sur l'homme, elles se hâtent de le fuir sans tenter de goûter si son sang est de meilleure qualité que celui de leur hôte préféré. Jamais nous n'avons vu la puce du chien (*Pulex serraticeps*) rester sur l'homme, et il est extrêmement rare qu'elle s'attaque à son épiderme. De même, et beaucoup de chasseurs ont pu s'en rendre compte, la puce du lapin (*Pulex goniocephalus*), qui est commune au lièvre, fuit l'homme et ne reste pas un instant même dans ses vêtements ; à certaines époques, les lapins de

garenne en sont couverts et quand on les ramasse, après le coup de
fusil, on voit souvent leurs oreilles recouvertes d'une véritable couche
de ces puces, qui fuient l'animal mort ; on les fait tomber en glissant
l'oreille entre deux doigts, mais il nous est arrivé cent fois de négliger
cette précaution, pressé par le temps, et de mettre, telle quelle, notre
victime dans la poche-carnier de notre veston ; or, jamais nous n'avons
retrouvé aucune de ces puces sur nous ou sur nos vêtements.

Nous citerons également, pour en avoir fait personnellement l'expérience, la puce du hérisson (*Pulex erinacei*), qui est dans le même cas.

Donc, nous ne saurions admettre que la puce du rat agisse autrement
et nous dirons que si, par exception, une de ces puces arrivait à faire
une piqûre à la peau humaine, ce serait un cas tellement accidentel
que, par le fait, il serait la confirmation de la règle. Par suite, la puce du
rat ne peut être le grand facteur de la transmission de la peste à
l'homme, d'autant plus que ce dernier se trouve très rarement en contact direct avec ce répugnant animal.

Nous terminerons ces lignes en nous rangeant à l'opinion émise par
le Dr Ferid bey Ibrahim : « Notre expérience de trois mois, dit-il, nous
a démontré que la peste est une maladie bien moins contagieuse qu'on
ne le pense (nous ajouterons : vu qu'on a peut-être intérêt à le faire
croire). Elle est relativement bénigne, au point de vue de l'épidémicité,
témoin l'épidémie de Tananarive, de Djeddah, d'Alexandrie et enfin
d'Oporto. »

XVIII

Manuel pour 1901.

Lorsqu'en 1824, F.-V. Raspail se présenta à l'Académie des sciences
avec son premier mémoire d'organographie sur la *Formation de l'embryon végétal*, il ne tarda pas à perdre ses illusions ; là où il s'attendait
à recueillir des encouragements, dans la voie nouvelle qu'il ouvrait
à la science, il ne rencontra d'abord qu'une indifférence dédaigneuse.

— Quel est le sujet de ce travail, lui demanda Desfontaines, professeur de botanique au Muséum, alors que, timidement, il avait

abordé le vieil académicien dans la cour de l'Institut, pour lui demander de lui en faciliter la lecture ?

— De la botanique.

— De la botanique ? Sont-ce des espèces nouvelles et exotiques ?

— Non, Monsieur, ce sont des organes nouveaux et des analogies nouvelles.

A ces mots, le professeur Desfontaines lui tourna le dos, sans daigner lui répondre.

F.-V. Raspail n'était pas homme à renouveler ses sollicitations auprès d'autres académiciens, et il serait resté dans les anxiétés qu'éprouve le jeune savant en présence de la difficulté de faire connaître ses découvertes, si on ne lui avait appris que, pour obtenir une lecture devant la docte assemblée, il suffisait de s'inscrire, ce qu'il se contenta de faire, et, trois mois après, le 2 novembre 1824, son nom fut appelé. Il sortit de la séance, avec l'impression de ne pas avoir été compris, sauf peut-être par Dupetit-Thouars, le frère du capitaine de vaisseau, mort si glorieusement à Aboukir en 1798, qui parut prendre un certain intérêt à cette démonstration nouvelle de la formation de l'embryon, venant ouvrir, à l'étude de la physiologie, une ère de progrès jusqu'alors inconnue.

Toutefois, Dupetit-Thouars ne fut pas le seul à entrevoir, dans ces premières recherches de F.-V. Raspail, « l'avenir d'idées nouvelles si heureusement inspiratrices d'idées subséquentes », ainsi que l'écrivait plus tard, en 1833, le président même de l'Académie des sciences, l'illustre Geoffroy Saint-Hilaire ; un vieillard, qui assistait à la séance, rejoignit F.-V. Raspail et lui frappant sur l'épaule :

— Ne vous découragez pas, jeune homme, lui dit-il, poursuivez vos recherches ; vous les devancez de cinquante ans !

Combien ce modeste savant, qui ne faisait pas partie de l'Académie, avait prophétisé juste.

Mais ce n'est pas seulement, en physiologie, en chimie et, quelques années plus tard, en médecine, avec la théorie des infiniment petits comme générateurs d'un grand nombre de maladies, que F.-V. Raspail devançait ses contemporains ; c'est aussi dans les sciences économiques et politiques que son esprit, si puissamment organisé, lui faisait jeter les jalons des futures réformes sociales. Il n'est pas un seul des progrès accomplis si péniblement, dans la seconde moitié du XIXᵉ siècle, dont F.-V. Raspail n'ait émis, le premier, l'idée, dans *le Réformateur* (1834-1835), dans *l'Ami du peuple* (1848) et dans la plupart de ses ouvrages.

Le suffrage universel, pour lequel il s'attira, en 1835, les plus acerbes critiques des républicains les plus avancés de l'époque, triompha en 1848 et a fini par s'imposer même aux gouvernements despotiques de l'Europe.

L'instruction gratuite et obligatoire est en pleine prospérité, en dépit des efforts que lui ont opposés et que lui opposent encore toutes les réactions coalisées, pour ramener et maintenir les populations sous le joug de l'obscurantisme.

La décentralisation, pour les intérêts locaux, est en partie réalisée par la loi municipale du 5 avril 1884, surtout par l'adoption presque littérale de l'article 3 du projet de loi, présenté par F.-V. Raspail à la Chambre des députés, dans la séance du 9 décembre 1869 et ainsi conçu : « La commune élit un conseil municipal par le suffrage universel, et le conseil choisit un de ses membres comme maire de la commune. »

D'autre part, l'arbitrage tend de plus en plus à devenir la loi des parties, pour le règlement des différends entre patrons et ouvriers, aussi bien qu'entre les puissances antagonistes, en attendant qu'il remplace, pour les particuliers, toute la procédure si ruineuse, autant pour le gagnant que pour le perdant.

Tout récemment encore, le grand principe de la clémence a été introduit dans le code ; c'est là un premier pas vers la réforme pénale et surtout pénitentiaire, que F.-V. Raspail n'a cessé de réclamer, depuis 1834, dans l'intérêt de la morale et de l'humanité. Dans le numéro du *Réformateur*, du 1er février 1835, il montra « que le hasard d'une première faute a plus fait de coupables que l'inclination ; que la sentence des juges a toujours perverti le condamné et n'a jamais amélioré personne ; que la prison est un lieu de corruption et non de correction ; qu'ainsi, la loi, qui punit pour une première faute, est une loi qui flétrit ; que la loi implacable, qui impose tant d'années d'incarcération, impose autant d'années d'apprentissage à l'école de tous les penchants désordonnés et de tous les projets de vengeance ; que la loi, qui ouvre ensuite la porte à des êtres qu'elle s'est plu à corrompre, est la chose la plus hostile aux intérêts de la société, que le délire des procéduriers ait jamais pu faire naître. »

Eh bien ! c'est de ces principes que s'est inspiré l'auteur de la loi de sursis, M. le sénateur Bérenger.

Lorsqu'il prononce une première condamnation, le juge a la facilité de décider que cette condamnation ne sera pas subie et qu'elle sera définitivement effacée si, dans un délai de cinq ans, le bénéficiaire de cette loi de pardon n'est pas ramené, par un second délit, devant le tribunal.

Mais, pour l'adoption de quelques-unes des réformes, préconisées par F.-V. Raspail depuis plus de cinquante ans, combien d'autres sont encore à l'état d'utopies et ne seront réalisées — car elles le seront comme tout ce qui est juste et humanitaire — que bien avant dans le siècle qui commence. Tel est l'impôt unique et progressif que F.-V. Raspail a préconisé, il y a déjà près de soixante-dix ans, comme le seul équitable. Avec le système actuel, tout est arbitraire et souvent inique, car l'impôt pèse lourdement sur le nécessaire et effleure à peine le superflu ; il atteint injustement les contribuables, exemple la cote mobilière, qui est basée sur les apparences, alors que celles-ci sont bien souvent trompeuses.

Nous avons connu un ancien avoué, retiré avec deux millions de fortune, qui se contentait d'un modeste pavillon qu'il louait à la campagne ; sa fortune était en portefeuille, de sorte qu'au taux actuel, avec 60.000 francs de revenu, il ne payait que sa cote personnelle et sa cote mobilière, tout au plus une cinquantaine de francs. C'est encore un vieux garçon, quasi-millionnaire, qui n'a pas modifié avec l'âge sa vie de jeune homme et qui se trouve heureux, quand il ne voyage pas, de se nourrir au restaurant et d'habiter une simple chambre. Celui-là ne paie rien. Ce sont des exceptions, dira-t-on, c'est possible, mais le fait qu'elles peuvent exister ne montre-t-il pas le défaut, pour ne pas dire le vice, du mode de perception actuel de nos impôts multiples et abusifs ?

Et si on cherchait dans les campagnes, où le paysan avare ajoute religieusement les intérêts au capital, qui grossit, d'année en année, sans la moindre augmentation dans ses dépenses, combien trouverait-on de fortunes, relativement importantes, qui ne sont pas atteintes dans les proportions qu'elles comportent ! Nous n'avons que l'embarras du choix pour citer des exemples, dont un seul suffira, parce qu'il permet en même temps d'établir un éloquent parallèle. Il s'agit de ce campagnard, gros bonnet de la localité, riche de plus de cinq cent mille francs, qui continue à habiter, tel qu'il l'a trouvé en naissant, le vieux logement, dans la vieille ferme que lui a léguée son père ; il paie, comme contribution mobilière, 40 francs, alors que, dans la même commune, un modeste journalier, chargé de famille, gagnant péniblement 1.100 francs par an, paie pour cette contribution 17 francs! De tels rapprochements dispensent de tout commentaire.

Bien souvent, dans cet avertissement, nous avons cité quelques-unes des idées de F.-V. Raspail, adoptées et mises en pratique... sous le nom d'un autre, car son œuvre est une mine féconde où n'ont cessé et ne cessent de puiser ses nombreux plagiaires. Nous retenons, cette fois, un écho qui nous vient de l'Exposition universelle de 1900 ; il s'agit de l'hygiène de l'habitation.

Un journal à grand tirage publiait, à la fin d'octobre dernier, un premier Paris intitulé « La maison de l'avenir », dont nous extrayons le passage suivant :

« Il y a actuellement, au pavillon de l'hygiène, à l'Exposition universelle, une chambre modèle, construite sur les plans et d'après les indications d'un architecte distingué, M. G. Rivès. Les dernières prescriptions scientifiques y ont été observées. Or, la première chose qui frappe, c'est l'absence de papiers et semblablement l'absence de toute tenture en étoffe.

« Faudra-t-il donc supprimer le papier peint et la tenture d'étoffe des maisons de l'avenir ? Pas complètement. Les murs, tout au moins, pourront recevoir du papier peint, mais alors on le prendra glacé de manière à ce qu'on puisse le laver. Évidemment il serait préférable de ne pas avoir de papier du tout, parce que, entre le mur et le papier, les insectes de toutes sortes, grands et petits, trouvent toujours facilement à se loger. L'idéal, ici encore, ce sont les murs peints soit à la chaux, soit à des couleurs spéciales faciles à laver ou à reblanchir... Bien entendu, le lit sera en fer ; si les matelas subsistent, c'est pure concession et sous réserve qu'on les refasse et désinfecte fréquemment...

« La maison de l'avenir sera munie de fenêtres aussi grandes et aussi hautes que possible. La cheminée sera également fort large ; c'est qu'elle joue, elle aussi, un rôle important dans la ventilation des pièces. Complétons enfin toutes ces dispositions par une orientation heureuse des pièces principales de la maison, laquelle, autant que possible, sera exposée au soleil qui est, avec l'air naturel, le principal agent de l'assainissement des habitations. »

Reportons-nous à cinquante-cinq ans en arrière, en ouvrant le *Manuel annuaire de la santé* de 1845, la première édition publiée par F.-V. Raspail, et nous lirons, au chapitre II, ces conseils hygiéniques, pour nous préserver des effets pernicieux de la privation ou de l'altération des éléments de l'air respirable :

« Que les murs tout nus de nos chambres n'aient d'autres décorations qu'une bonne peinture à l'huile ou un papier glacé. Point de tableaux, ni tapisseries, vrais foyers de miasmes et d'insectes ; un lit en fer, une table de nuit et de toilette, deux fauteuils et deux chaises, ameublement indispensable et suffisant.

« Le lit doit être fréquemment lavé dans toutes les jointures avec de l'alcool à l'aide d'un pinceau et d'une barbe de plume. Il arrivera un temps où l'hygiène bien entendue remplacera ces montagnes de sommiers et de matelas, encaissés dans une grande barque incrustée d'acajou, par le hamac ; innovation qui ne sera qu'un retour vers la nature ; sacrifice d'une sotte et ruineuse vanité, au bon goût et à la santé.

« N'habitez que les pièces à cheminée, à plafond élevé et à larges croisées percées au levant, au midi ou au moins au couchant. Faites choix d'une habitation exposée au soleil, à l'abri des émanations des marais, des fleurs et de celles des usines et exploitations insalubres. »

Il serait superflu de faire ressortir la similitude que présente le texte de ces deux citations ; la même idée y est développée presque dans les mêmes termes, et cette idée appartient à F.-V. Raspail, dont le nom, comme toujours, est passé sous silence. En somme, cette maison de l'avenir a figuré à l'Exposition de 1900, cinquante-cinq ans après que F.-V. Raspail l'avait préconisée.

Pour ceci, comme pour cela, le vieil assistant à la séance de l'Académie des sciences du 2 novembre 1824 ne s'était pas montré trop mauvais prophète.

.˙.

La variole vient de faire une réapparition à Paris et dans les com‑
munes suburbaines. La mortalité, sans être considérable, a été assez
sérieuse pour en faire craindre un retour offensif, comme l'épidémie de
1870. Aussi, la campagne, poursuivie de longue date, non plus seule‑
ment pour la vaccine, mais pour la revaccination obligatoire, a-t-elle été
reprise avec plus d'ardeur que jamais et, en attendant cette bienheu‑
reuse loi, qui tarde tant à venir au gré des médecins, on n'en a pas
moins procédé partout à une nouvelle distribution, dans l'économie
humaine, d'un produit purulent et par conséquent infectieux, dont
personne ne peut prévoir l'action ultérieure qui pourra en découler
pour les générations à venir.

Nous ne reviendrons pas sur toutes les raisons que nous avons déjà
données pour expliquer comment, de fervent adepte de la pratique
jennérienne, nous en sommes devenu l'acharné adversaire, lorsque nous
sommes arrivé à cette conviction que la vaccine était aussi inutile que
dangereuse.

Aujourd'hui, nous constaterons qu'à force de répandre à tort et à
travers le virus vaccin, à toutes les occasions qui se présentent, on
arrive à ce résultat que ce virus perd de jour en jour de son efficacité,
qu'il se montre de plus en plus stérile, c'est-à-dire qu'après avoir été
inoculé il ne produit pas même une misérable pustule sur le bras du
vacciné. Chez l'adulte, depuis deux ou trois ans, on n'a relevé souvent
que 2 et 3 pour 100 de succès. Aussi, désarroi dans le camp des croyants
aux bienfaits et à l'innocuité des inoculations vaccinales ; les uns vont
jusqu'à conclure à la faillite de la revaccination, devant les maigres
résultats obtenus par cette opération, soit que l'immunité persiste très
longtemps, soit que la lymphe ait perdu de sa virulence ; les autres, par
contre, protestent avec énergie et déclarent que cette lymphe est tou‑
jours la même comme action et comme effet et invoquent que sa prépa‑
ration est plus que jamais faite dans les meilleures conditions pour être
livrée pure et efficace. Mais alors comment expliquer le faible pour‑
centage des revaccinations qui produisent les belles pustules désirées ?

Au fond, nous n'en avons cure, et cette question si inquiétante pour
les vaccinateurs, nous laisserait parfaitement indifférent, si, alors

même que le virus vaccin ne produit aucune manifestation, qu'il reste stérile, son introduction répétée dans le sang ne présentait, à nos yeux, de menaçantes complications pour les futures générations.

Quand le chercheur, armé de la plus puissante lentille, reste, devant la vésicule germinative, impuissant à découvrir le moindre des éléments constitutifs de l'animal qui en sortira ; qu'il songe qu'en elle existent les principes générateurs de ces couleurs si éclatantes, si variées de la plume des oiseaux ; qu'il s'y trouve ce qui donne à l'animal les mêmes mœurs, le même caractère que possédaient ses ancêtres, comment ne pas protester contre l'insouciance coupable de ces partisans des vaccins qui introduisent ainsi dans l'organisme humain des éléments perturbateurs et peut-être générateurs d'ordre inconnu. Nul de ceux qui distribuent si généreusement la lymphe vaccinale dans ce sang, que F.-V. Raspail ne songeait qu'à purifier de tout ce qui n'est pas ses éléments naturels, nul de ces fanatiques ne saurait vous en dire la nature et encore moins vous expliquer comment elle donne l'immunité contre la variole, plutôt que contre telle ou telle autre maladie zymotique. Ils ne font, dans leur ignorance, qu'appliquer, comme un dogme, une pratique que Jenner est allé prendre à des montagnards quasi sauvages de l'Écosse.

Des discussions que soulève en ce moment cette faillite de la revaccination, il ressort un aveu qui viendrait, si cela était possible, augmenter notre réprobation contre la vaccine. Nous avons dit que la lancette, en transportant sous l'épiderme du bras d'un enfant sain la gouttelette de pus, prise dans la pustule d'un enfant vacciné, communiquait au premier, en même temps que la lymphe vaccinale, l'élément de la diathèse constitutionnelle que pouvait posséder le second ; or, il y aurait bien autre chose dans cette lymphe vaccinale ; tous les auteurs s'accordent, paraît-il, à reconnaître que la présence de germes animés d'espèces diverses semble inhérente à la nature même du vaccin ; on y trouverait des staphylocoques, des micrococoques, des bacilles, etc., tous ces éléments en quantité variable, mais la flore vaccinale, en somme, ne serait jamais inanimée.

Aussi, pour expliquer cette stérilité du vaccin qui se manifeste depuis quelque temps, accuse-t-on les praticiens qui fabriquent la lymphe vaccinale de s'être plus préoccupés de fournir un produit inoffensif, plutôt qu'un produit virulent et par conséquent efficace. Et, à ce sujet, nous trouvons, dans un récent article d'un journal de médecine, sous la signature d'un médecin connu, cette stupéfiante exclamation : « Faut-il donc tout sacrifier à l'innocuité de la lymphe vaccinale? » Oui, vraiment par trop stupéfiante, cette insouciance à introduire, dans le sang, cette petite collection de microbes, alors que, pour la moindre opération chirurgicale, nous voyons faire, à ces mêmes microbes, une guerre acharnée, par la plus rigoureuse asepsie des mains, des instruments, des vêtements de l'opérateur et des assistants, de l'air même et surtout de la peau du patient, que l'on récure au point d'y provoquer des phlegmasies, et tout cela avec une mise en scène souvent si exagérée qu'elle arrive à en être grotesque.

N'y a-t-il pas là, de la part de ces fanatiques adeptes d'une méthode empirique par excellence, une contradiction qui suffirait à prouver la complète inconscience qu'ils ont de leurs actes ?

Après cela, combien saurait peu nous toucher cette excommunication majeure que nous lisons dans une toute récente chronique médicale :

« On rencontre encore à présent des gens assez mal équilibrés pour ne pas comprendre l'utilité de la vaccine, pour oser en nier les immenses résultats, pour ne pas se soumettre à cette opération, quelque bénigne qu'elle soit. »

Eh bien ! aimable docteur, nous nous rangeons parmi ces « mal équilibrés », parce que nous maudissons la vaccine pour tout le mal qu'elle a causé dans le passé, en faisant d'enfants qui étaient florissants de santé, des hommes martyrs des plus désespérantes diathèses ; parce que nous la réprouvons pour tout le mal qu'elle peut faire en semant à profusion, dans le sang humain, outre la flore animée qu'elle véhicule, ainsi que vous le reconnaissez vous-même, le principe inconnu de vous, qui constitue le vaccin, et nous ajouterons, car rien ne peut infirmer cette hypothèse, des éléments diathésiques pouvant appartenir en propre à l'espèce bovine.

Opération bénigne, déclarez-vous ! Cette affirmation est assez téméraire, car chacun est à même de connaître des exemples qui sont loin de démontrer la bénignité de la lymphe vaccinale. Nous pourrions couvrir des pages de l'énumération d'accidents parfois mortels survenus à la suite de la vaccine et surtout de la revaccination ; nous n'en citerons que deux, parce qu'ils sont d'hier et qu'ils ont l'intérêt de l'actualité. Une institutrice à qui nous demandions si elle avait dû subir la revaccination : « Ah ! mais non, s'écria-t-elle, et moins que jamais, après l'exemple de deux de mes collègues qui se sont empressées de courir se faire inoculer dans leur épouvante de contracter la variole ; l'une a encore un bras énorme, dont elle souffre horriblement ; l'autre est couverte, de la tête aux pieds, d'une éruption qui a commencé par se montrer autour des piqûres. »

Après cela, il faut être vraiment bien mal équilibré pour refuser de se soumettre à cette opération d'une telle bénignité !

Quant à l'immunité qu'elle conférerait, nous avons montré ailleurs que le virus variolique peut évoluer chez le même individu de concert avec le virus vaccin, l'un et l'autre étant de nature différente ; que, d'autre part, on a constaté nombre de cas où l'évolution du virus vaccin amène une dépression des forces, mettant le sujet, en temps d'épidémie, dans un état de réceptivité plus grande de la maladie contre laquelle on voulait justement le rendre réfractaire. En voici une nouvelle preuve toute récente, dont nous sommes à même de garantir l'authenticité :

Un jeune homme qui était entré à l'hospice Dubois pour y subir une opération y est mort de la variole, après avoir été revacciné, à son entrée, en raison de cas existant dans l'établissement et bien que le vaccin, chez lui, eût produit les pustules exigées pour la garantie de l'immunité.

Mais qu'importe, il n'est de pires sourds que ceux qui ont intérêt à ne pas entendre ; aussi plus que jamais les vaccinateurs réclament que cette proposition des vaccinations obligatoires soit cette fois adoptée et insérée dans la loi sanitaire que le Sénat discute actuellement. Et lorsque nous invoquons la liberté individuelle, la moins contestée jusqu'à ce jour, qui était jadis garantie par la charte, on nous répond :

« L'homme qui vit en société n'est plus libre, bien qu'il le clame sur tous les tons, ou du moins sa liberté s'arrête là où elle commence à compromettre celle des autres. »

Soit, cette thèse, en effet, est soutenable, bien qu'il soit difficile d'admettre que la liberté que nous revendiquons, de nous soustraire à la vaccine, puisse mettre obstacle à la liberté pour les autres de se faire revacciner ; mais nous comprenons ce que l'auteur de ces lignes a entendu dire, et nous nous inclinerions devant l'intérêt de tous, primant l'intérêt particulier, s'il nous était démontré scientifiquement ce qu'est le vaccin, son rôle dans l'organisme et sa parfaite innocuité, chose que les applications de la pratique de Jenner sont dans l'impossibilité de faire.

.·.

Passer de la variole et de la vaccine à la diphtérie et à son sérum, c'est peu changer de sujet ; nous n'en parlerons toutefois que pour ajouter quelques mots, qui seront l'épilogue de ce que nous avons dit précédemment du traitement de la diphtérie.

Des accidents de toute gravité viennent de survenir en Lombardie, par suite de l'emploi de sérum antidiphtérique provenant de l'Institut sérothérapique de Milan, le plus considérable des établissements de ce genre existant en Italie ; ces accidents ont été si lamentables que le Gouvernement italien n'a pas hésité à fermer provisoirement cet établissement et à interdire la vente du sérum sur toute l'étendue de la péninsule. Une telle annonce ne pouvait manquer d'avoir un retentissement considérable dans le monde où l'on exploite ces produits et nous n'avons pas été étonné de lire aujourd'hui, 17 janvier 1901, un article destiné à rassurer les populations sur la pureté du sérum émanant de l'Institut Pasteur de Paris, qu'il ne faut pas confondre avec la maison du coin. Une exposition très détaillée est donnée de la fabrication de ce sérum antidiphtérique pour démontrer qu'il ne saurait être contaminé et causer des accidents promptement mortels, comme celui de Milan ; mais il n'en est pas moins coutumier d'accidents consécutifs à son emploi et qui se traduisent par de la paralysie, de l'aphasie et surtout par des manifestations cutanées souvent sérieuses et de longue durée ; enfin, même quand ces effets variables, selon l'état diathésique des sujets, ne se produisent pas après l'emploi du sérum antidiphtérique, la convalescence est généralement plus lente que lorsque la maladie guérissait par les traitements ordinaires.

Nous avons raconté précédemment l'histoire de cette brave femme de Creil qui, grâce au traitement indiqué dans le *Manuel*, avait sauvé son jeune garçon irrémédiablement condamné par le médecin après deux infructueuses inoculations de sérum et qui s'était bien gardée de lui dire ce qu'elle avait fait.

Un de nos correspondants nous a envoyé, il y a quelques mois, des détails sur la cure merveilleuse, suivant sa propre expression, obtenue également chez un enfant auquel on appliqua notre traitement, lorsque le médecin, ayant constaté l'insuccès du sérum sauveur, eut annoncé une prompte et fatale terminaison de la maladie.

Il terminait sa lettre par cette exclamation : « Comment est-il possible qu'à notre époque on puisse voir de pareilles choses : d'une part, un engouement universel pour un produit qui se montre souvent impuissant dans les cas graves et n'est pas toujours sans produire de sérieux accidents, alors même qu'il paraît réussir à enrayer la diphtérie ; de l'autre, un silence absolu sur un moyen aussi simple que facile à appliquer, annulant, en quelques heures, cette maladie tant redoutée, sans laisser à sa suite l'ombre d'une manifestation morbide. Il faut que les médecins n'en aient pas le moindre soupçon, car ce serait à douter de l'humanité si, par suite d'un parti pris coupable, ils laissaient disparaître tant d'existences qui serainet sauvées par votre médication. Ne pensez-vous pas qu'il faudrait réagir contre cette situation ; il n'est pas possible que les médecins se refusent à essayer votre traitement au moins, comme vous le leur recommandiez, dans les cas désespérés. »

Tout ceci est très juste et ces pensées sont les nôtres. Nous nous sommes dit bien souvent que les praticiens de la médecine officielle, avec le dédain qu'ils professent pour le système Raspail, dont ils ignorent le premier mot, ne sauraient condescendre à ouvrir un *Manuel*, l'eussent-ils sous la main; que, d'autre part, les exemples de guérison de croup, là où le sérum avait échoué, auraient pu les éclairer et les faire revenir sur leur ostracisme, s'ils ne leur avaient pas été cachés comme celui de Creil et peut-être celui cité par notre correspondant ; car, de nos jours, c'est une monnaie courante que l'ingratitude alliée à la lâcheté, dont font preuve des gens qui ne se doutent pas de la mauvaise action qu'ils commettent en trompant la bonne foi de leur médecin, en lui laissant croire que c'est grâce à ses prescriptions que le malade a guéri et en lui faisant ainsi employer plus que jamais le remède en toute confiance.

Aussi nous n'avions pas attendu le conseil de notre correspondant pour tenter d'attirer l'attention du monde médical sur un moyen presque infaillible de guérir la diphtérie. Un journal de Creil, *la Semaine de l'Oise*, ayant reproduit, dans son numéro du 30 avril 1899, sous le titre « Un nouveau traitement du croup », notre article de l'avertissement, nous nous en sommes procuré un certain nombre d'exemplaires, que nous avons envoyés aux sommités médicales et chirurgicales des hôpitaux de Paris, par conséquent aux praticiens se trouvant dans les meilleures conditions pour faire l'expérimentation de notre traitement concurremment avec le sérum antidiphtérique, le fameux sérum qui, au lendemain de sa découverte, faisait qu'un journaliste enthousiaste s'écriait : « Désormais on ne mourra plus de la diphtérie ! »

Nous citerons les noms de MM. les Drs Lannelongue, Lucas-Championnière, Variot, Sevestre, Richardière, Tillaux, Proust, Potain, Bouchard, Hayem, Marie, Chauffard, Le Dentu, Gilles de la Tourette, Delpeuch, Guyon, Méry, Quenu, Reclus, Chaput, Richelot, Brun, Hartmann, d'Hailly, Comby, Moizard, Dubrisay, Descroizilles, etc.

L'effet produit, hélas, a été celui d'un coup d'épée dans l'eau. Rien n'a été changé. Chaque semaine, il meurt de la diphtérie tout autant de malheureux qu'auparavant. Pour la dernière semaine de 1900, le chiffre était de 10, se rapprochant, comme on a soin de le faire remarquer dans la statistique municipale, sensiblement de la moyenne.

Que nous reste-t-il à faire ?

Notre rôle est bien simple : nous avons donné le moyen de guérir aussi rapidement qu'une simple indisposition une maladie qui, quoique n'étant pas une des plus meurtrières, n'en est pas moins pour les familles un sujet d'épouvante par la rapidité avec laquelle elle les plonge dans la douleur ; nous l'avons fait avec la joie qu'éprouve tout homme ayant conscience de rendre service à ses semblables, sans aucun intérêt personnel, puisque le remède à employer ne pouvait être monopolisé à notre profit ; nous ne pouvons que nous désintéresser désormais de la question, en ce qui concerne la médecine officielle et restreindre notre moyen d'action aux seuls partisans du système de F.-V. Raspail, lesquels, plus heureux que les autres, seront toujours assurés de préserver et de guérir leurs enfants du terrible croup.

.˙.

Le sel, le modeste sel gris de cuisine, si apprécié jadis des cuisinières et généralement remplacé aujourd'hui par le sel gemme, est en passe de prendre une place prépondérante dans la thérapeutique. Les vertus qu'on lui découvre à l'heure actuelle tendraient à laisser loin en arrière les propriétés prophylactiques et curatives attribuées à ces innombrables produits pharmaceutiques éphémères, qui se succèdent avec plus de rapidité que les variations de la mode dans la toilette féminine.

C'est de l'Amérique que, dans ce cas, nous vient encore la lumière. Deux médecins, les professeurs Loeb et Lingle, de Chicago, ont lancé une communication de laquelle il ressortirait la possibilité de prolonger la vie humaine par l'emploi du sel de cuisine. Cette communication a soulevé, dans les milieux médicaux des deux mondes, une vive émotion; mais, en même temps, des protestations se sont élevées en vue d'établir que les professeurs Loeb et Lingle n'ont rien trouvé de nouveau, qu'ils n'ont fait qu'appliquer, sur des bases nouvelles, des découvertes déjà connues. Et, à ce sujet, après avoir cité les brochures de Claude Bernard, on rappelle que le Dr Metchnikoff, qui occupe, à l'Institut Pasteur, une place prépondérante, a émis l'hypothèse de la longévité par la régénération des organes et que, lui aussi, considère le sel marin comme un agent régénérateur de premier ordre.

On avance même que depuis longtemps — ce dont nous ne nous étions jamais douté — la plupart des praticiens en France ont reconnu que le sel est un tonique et un antidéperditeur puissant, un stimulant très sérieux des forces humaines, en même temps qu'un agent prophylactique d'une efficacité très grande ; autant dire tout de suite qu'il constitue à lui seul une véritable panacée. Cela nous vengerait, si nous nous en étions jamais formalisé, des sourires de dédain, quand ce ne sont pas des sarcasmes, avec lesquels les pharmaciens accueillent, nous rapporte-t-on souvent, l'indication, sur nos ordonnances, du sel gris de cuisine.

Nous avons déjà parlé des injections d'eau salée, *alias* de sérum artificiel, dont le Dr Collomb a été le premier à donner la formule. A ce sujet nous avons cité la belle expérience faite par M. Quinton, laquelle démontre que l'animal exsangue est ramené à la vie par l'injection dans la veine, en quantité égale à celle du sang soutiré, d'une dilution de 86 parties d'eau de mer pour 100 d'eau distillée.

Il a été employé jusqu'ici à des doses variant de 50 à 350 grammes par jour injectées soit directement dans une veine, lorsqu'un malade, venant de subir une grande perte de sang, il importe au plus vite de tonifier son système veineux, en élevant artificiellement la pression artérielle ; soit simplement sous la peau, pour faire ce qu'on appelle le lavage du sang, en donnant une plus grande activité aux fonctions rénales.

Mais déjà le champ d'action thérapeutique de cette solution saline est élargi ; on annonce, en effet, une cure remarquable obtenue à l'aide des injections sous-cutanées d'eau salée, dans un cas de pneumonie jugé désespéré par les traitements ordinaires.

Cette guérison d'une pneumonie par les injections salines seules, puisqu'elles ne furent employées qu'alors que tous les autres moyens avaient échoué, explique pourquoi la méthode de F.-V. Raspail ne s'est jamais départie des succès constants qu'elle a toujours obtenus, toutes les fois qu'elle a été appelée à combattre cette maladie. Le plus remarquable exemple à citer est justement celui de F.-V. Raspail lui-même qui, dans sa soixante-seizième année, a été sauvé d'une pneumonie double, grâce à la toute-puissance que possède l'eau sédative pour combattre les phlegmasies, surtout celles qui se manifestent dans les poumons, fussent-elles d'ordre infectieux le plus caractérisé.

Aussi, lorsque, depuis un demi-siècle, les médecins répètent sur tous les tons que F.-V. Raspail a établi son système médical uniquement sur le camphre, font-ils preuve d'une ignorance absolue et du système et du principe sur lequel il a été fondé, car les propriétés que l'on reconnaît à l'heure présente au sel marin, F.-V. Raspail les avait découvertes et déterminées il y a soixante ans.

L'eau sédative en contient 30 grammes, et l'auteur a soin d'ajouter que, porté à une dose double, le sel rend cette eau encore plus active ; c'est à la dose de 15 grammes qu'il entre dans la composition de l'eau quadruple, de 2 kilos dans les bains sédatifs ; de 60 grammes dans les cataplasmes ; de 10 grammes dans les lavements; de plus il sert encore pour les gargarismes et les injections nasales ; en solution (30 grammes pour un litre d'eau), elle est conseillée à prendre, matin et soir, par quart ou demi-verre ; il sert également à confectionner des sachets pour combattre avantageusement l'œdème, principalement des parties sexuelles. Enfin, le sel constitue une véritable pierre de touche pour les constitutions mercurialisées. Lorsqu'une personne manifeste une répugnance pour les aliments, même modérément salés, sous prétexte que le sel lui brûle l'estomac, on peut diagnostiquer à coup sûr qu'elle a absorbé du mercure, à doses élevées, à une époque quelconque de son

existence, et il est rare que ce diagnostic ne soit pas confirmé par les
faits.

Comme on le voit, le sel marin joue dans la nouvelle méthode un
rôle plus important que le camphre, et là encore notre illustre père
a devancé de plus d'un demi-siècle les savants du jour.

XIX

Manuel pour 1902.

Plus que tout autre, nous pensons que la science n'a pas de patrie,
que les frontières doivent disparaître devant elle ; aussi les Congrès
qui rassemblent les savants venus de toutes les parties du monde,
nous sont-ils toujours apparus comme des réunions d'une famille unie
par les mêmes aspirations d'enrichir le domaine scientifique, de nouvelles conquêtes et de reculer de plus en plus les limites des connaissances humaines. Néanmoins, nous ne pouvons nous défendre d'un
sentiment bien légitime, celui de conserver à nos propres savants la
priorité de leurs découvertes, qui font partie du patrimoine national.

Parmi les savants français qui ont été les plus spoliés, nous revendiquons hautement la première place pour F.-V. Raspail, notre illustre
père. Son œuvre a été considérable, et cependant, bien peu la connaissent à l'heure actuelle, grâce à la conspiration du silence.

Si, dans le domaine de la science, les vérités profitent le plus souvent
à ceux qui les découvrent, cela est loin d'être vrai pour F.-V. Raspail.
Ses découvertes n'ont été acceptées dans la science officielle que lorsqu'elles pouvaient y entrer sous le nom de quelque plagiaire.

On professe encore aujourd'hui, dans nos livres classiques et dans les
chaires des facultés, que c'est Coste, professeur du collège de France,
qui a trouvé le premier la vraie nature de la membrane dont l'œuf est
enveloppé pendant la gestation. Or, c'est plus de dix ans après que
F.-V. Raspail eut fait cette découverte repoussée, comme les autres, de
parti pris par l'Académie d'alors, que Coste publia un travail sur le
même sujet, en rééditant les mêmes preuves que F.-V. Raspail avait
produites.

L'idée mère de la microbiologie ne lui appartient-elle pas, ainsi que le démontre, certes plus éloquemment que nous ne saurions jamais le faire, le Dr Paradon, dans *la Médecine nouvelle* du 25 mai 1901 :

« Il ne faut pas oublier, dit-il, que c'est à Raspail qu'on a emprunté l'idée première des microbes. Le grand chimiste, qui était en même temps un physiologiste éminent, les nommait *les infiniment petits*. Ils éclosaient, disait-il, dans les cloaques, au sein de la malpropreté ou dans des milieux insuffisamment salubres.

« Il leur faisait la guerre avec son camphre, son eau sédative. Ce qu'il a rendu de services est incalculable. Mais, à ce moment, comme aujourd'hui d'ailleurs, tout ce qui voulait s'occuper de sciences médicales, en dehors du clan officiel, était conspué et vilipendé par ce clan.

« Raspail fut poursuivi, honni et traité de charlatan. Il était pourtant, lui aussi, un officiel à sa façon, puisqu'il appartenait à l'enseignement supérieur en qualité de chimiste.

« Seulement, dès qu'il fut mort, on sauta sur son idée des *infiniment petits*, qu'on nomma les microbes, et la microbiologie fut créée de toutes pièces.

« Il arriva ensuite ce qui devait arriver fatalement : le but fut dépassé et les pires idioties prirent naissance dans cette nouvelle science. Tout fut au microbe. On a même dit que le corps humain possédait les bons et les mauvais microbes en même temps ; que ces deux sortes se faisaient la guerre, comme celle qui existe entre le *bien* et le *mal* : l'ange et le démon.

« Certains auteurs nouveaux, plus ou moins palmés, allèrent jusqu'à prétendre que les déjections de ces mauvais microbes étaient susceptibles d'empoisonner ces derniers. En sorte qu'on recueillit les déjections de ces mauvais *anges de microbes*, pour les injecter aux malades...

« Il y aurait de quoi rire vraiment pendant des journées entières, s'il ne s'agissait pas de choses aussi sérieuses que des maladies décimant l'humanité. »

Il n'est pas possible de formuler un jugement plus juste sur l'emballement qui a entraîné, en quelques années à peine, la médecine scolastique dans la voie du parasitisme des maladies. Le corps médical, à part de rares exceptions, ne rêve plus que de bactéries, mais il se garde bien de rappeler que c'est F.-V. Raspail qui, il y a soixante ans, a indiqué le premier, comme cause d'un grand nombre d'affections morbides, l'action puissante des *infiniment petits*, auxquels on a donné le nom de microbes, dont la signification est identiquement la même. On en a glorifié le bonapartiste et religieux Pasteur, on laisse dans l'ombre le républicain et libre penseur Raspail.

Ah ! combien peu ce dernier se préoccupait de tous ces plagiats.

Un jour que le Dr Naquet, professeur agrégé de la Faculté de médecine, était allé le voir dans son exil à Bruxelles et lui parlait de tout ce dont on l'avait déjà spolié pour le présenter sous d'autres noms : « Tant mieux, lui répondit-il, si l'on s'approprie mes idées, au moins, elles pénètrent ainsi dans la science et y fructifient. »

Et le Dr Naquet, en rapportant ces paroles, ajoutait : « Paroles sincères d'un grand et noble cœur ! Qu'il pouvait prononcer, lui, le dépouillé, lui, le sacrifié, mais que nous ne saurions répéter après lui. Il était assez grand, il avait assez donné pour qu'il ne regardât pas à ce qu'on lui prenait. Notre devoir à nous est de lui restituer la gloire de son œuvre tout entière : à chacun son bien ! »

C'est un devoir auquel nous, le fils, nous n'avons jamais failli, du moins dans la mesure que nous permet le champ d'action laissé à notre disposition par la même conspiration du silence, toujours vivace, malgré que le dépouillé, le sacrifié, sous tous les régimes, soit mort depuis vingt-deux ans.

A un sentiment d'indignation, s'est joint une impression de honte pour notre patrie, lorsque, dans le courant d'octobre 1901, nous avons lu le compte rendu de la célébration, à Berlin, du quatre-vingtième anniversaire du professeur Virchow, compte rendu dans lequel nous copions ces lignes :

« M. Cornil a pris la parole AU NOM DE LA FRANCE. Au milieu de nombreux applaudissements, il a rappelé la création par M. Virchow de la théorie cellulaire. Des applaudissements enthousiastes ont accueilli son discours. »

Ah ! certes, l'enthousiasme ne pouvait manquer d'être grand de l'autre côté du Rhin, devant ce triste spectacle d'un Français dépouillant un Français de cette belle conception au profit d'un Allemand !

Nous n'avons pas à juger ici la valeur du savant Virchow, en ce qui concerne les travaux scientifiques qui lui sont propres et qui lui ont valu les légitimes hommages du monde savant, mais nous avons le droit de lui enlever un titre à la gloire qu'il n'a acquis que par un plagiat.

Virchow avait sept ans, lorsque, en 1827, dans un *mémoire sur les tissus organiques*, Raspail démontra que la cellule est l'élément primordial de tout système organique. Et, pour donner toute sa portée à cette découverte, qui devait ouvrir des horizons si nouveaux et si lumineux à la physiologie, il s'écriait : « Donnez-moi une cellule douée de sa vitalité et je vous reconstituerai le monde organisé. »

F.-V. Raspail avait jeté les premières bases de la théorie cellulaire, dans le mémoire qu'il présenta, en 1824, à l'Académie des sciences, sur la *formation de l'embryon dans les graminées* et, l'année suivante, dans son beau travail sur la *constitution de la fécule*.

Il n'est pas possible que M. le sénateur Cornil, en sa qualité de professeur de la Faculté de médecine de Paris, ait ignoré que deux hommes de justice, deux savants illustres, les professeurs Robin et Broca, ont proclamé, dans leurs ouvrages, que la priorité de la théorie cellulaire doit être restituée à F.-V. Raspail.

Déjà, avant eux, en 1854, en pleine Faculté, dans un concours d'agrégation, le Dr Dupré, professeur libre d'anatomie descriptive et médecine opératoire, avait fait justice de cette flagrante spoliation, en s'écriant avec la fougue oratoire qui lui était propre : « La cellule, Messieurs, est française, toute française, elle appartient à Raspail. »

Donc ici se place ce dilemme : ou M. le professeur Cornil, parlant au nom de la France, a péché par ignorance, ou il savait et alors, il a commis sciemment une mauvaise action, doublée d'une affirmation humiliante pour sa patrie.

Mais qu'importe, l'avenir saura faire justice de ces vilenies et rendre à chacun ce qui lui appartient.

Déjà, tous ceux qui ont assisté à l'inauguration de la statue de F.-V. Raspail, le 7 juillet 1889, n'ont pu oublier l'ovation enthousiaste qui fut faite à Clovis Hugues, l'admirable poète, lorsqu'il arriva à cette strophe vengeresse :

> Ne crains point qu'un orage emporte
> Le bronze où nous t'avons dressé ;
> L'admiration est plus forte
> Que le dédain n'est insensé.
> La nuit tremblerait pour ses voiles,
> Tu t'en irais jusqu'aux étoiles,
> Si les savants, blêmes d'effroi,
> Te rendaient en morceaux de gloire,
> Après l'insulte dérisoire,
> Tout ce qu'ils ont volé chez toi !

*
* *

Si la médecine, en se jetant dans la pratique de la sérothérapie, a fait fausse route, comme elle l'avait fait précédemment, en adoptant la doctrine antiphlogistique de Broussais, par contre, la chirurgie, en faisant de l'asepsie, c'est-à-dire de la propreté, a réalisé un immense progrès. Elle a pu entreprendre des opérations considérées jusque-là comme impossibles et étonner le monde par la hardiesse avec laquelle elle porte, avec succès, le bistouri dans des régions qui paraissaient jusqu'alors ne devoir permettre aucune intervention sanglante.

Malheureusement, sous la hantise du microbe mis à la mode, elle est tombée dans une exagération qui devait dépasser le but et devenir funeste pour les opérés eux-mêmes. Au lieu de se borner à faire de la propreté hygiénique, elle fait de l'asepsie empoisonnée par le sublimé corrosif, de sorte que si la blessure du bistouri se cicatrise et guérit, là où autrefois la malpropreté engendrait souvent des complications, en revanche, la santé du malade en sort presque toujours compromise pour l'avenir.

Certes, la mortalité était grande jadis chez les opérés, surtout lorsqu'ils étaient soumis aux pansements sales, chers au Dr Després, mais cependant tous ne mouraient pas, et ceux dont la saine et forte constitution résistait à l'infection purulente ou gangréneuse jouissaient par la suite d'une santé plus robuste qu'auparavant. Le dégorgement abondant des plaies, activé par le bourgeonnement charnu qu'il fallait souvent modérer à l'aide du crayon de nitrate d'argent, servait d'exutoire par lequel les principes viciés du sang, les tares héréditaires trouvaient une large voie d'élimination.

Que voyons-nous, aujourd'hui, chez les malheureux auxquels le sublimé corrosif a été libéralement appliqué ? Tout le contraire des apparences de la santé, et beaucoup traînent misérablement leur existence après l'opération, quand ils ne meurent pas quelques années après, comme cela arrive si fréquemment chez les femmes qui ont subi des opérations graves.

Le grand triomphe obtenu, dès le début, dans les opérations, par la méthode de F.-V. Raspail, provenait non pas tant de la propreté — ce mot nous suffit — que de son pansement antiseptique si puissant pour activer le travail réparateur des tissus vers la cicatrisation. Quel contraste entre ces plaies vives traitées ainsi et les plaies blafardes, à l'aspect mortifié, qui s'éternisent lorsqu'elles sont pansées avec l'eau phéniquée ou avec le sublimé corrosif !

Comme progrès de la chirurgie, acquis par l'asepsie, on met en avant la réunion par première intention des deux lèvres de la plaie après l'opération ; par notre méthode, nous avons toujours obtenu ce résultat en recouvrant de poudre de camphre les parties rapprochées par les ligatures et en arrosant le pansement d'alcool camphré.

Grâce à ce pansement, qui ne laisse jamais percevoir l'ombre d'une mauvaise odeur, une opération, fût-elle faite dans les plus déplorables conditions, au point de vue de la propreté, le résultat n'en serait pas moins le même, car il empêche la formation de toute suppuration de mauvaise nature.

Combien de fois n'avons-nous pas été appelé à sauver des malheureux blessés ou opérés, déjà, sous les effets de l'infection purulente, infection que les pansements, alors en usage dans la médecine scolastique, ne faisaient qu'activer au lieu de la prévenir. En moins de vingt-quatre heures, avec les lavages à l'eau quadruple, dont l'action antiseptique est incomparable, le recouvrement de la plaie de poudre de camphre, ensuite de coussinets de charpie enduits de pommade camphrée et l'imbibition du pansement avec l'alcool camphré, tout changeait d'aspect comme par miracle : la plaie se dépouillait des tissus mortifiés, redevenait rose et marchait rapidement vers la cicatrisation.

Et la preuve que le sublimé corrosif, dont les effets sont si pernicieux sur l'organisme, n'est pas indispensable pour faire de la bonne asepsie, c'est que déjà plusieurs chirurgiens en ont abandonné l'emploi et ont tout lieu de s'en applaudir. Ils se bornent à aseptiser leurs instruments dans l'eau bouillante et le champ opératoire avec de l'eau bouillie.

La propreté, la simple propreté qu'on ne connaissait pas, il y a quelque vingt ans, en chirurgie, suffit à tout et rend inutiles tous ces procédés compliqués et dangereux, à l'aide desquels on fait à l'heure actuelle de l'asepsie et dont la mise en scène arrive à transformer les chirurgiens et leurs aides en véritables grotesques.

Si, à une époque encore peu éloignée, on négligeait les règles les plus élémentaires de la propreté dans les opérations chirurgicales, aujourd'hui, on pèche par le défaut contraire ; et, entre les deux méthodes, se place celle de F.-V. Raspail toujours immuable dans son action souveraine, comme il y a soixante ans. Lorsque la raison fera place à la haineuse hostilité encore active contre le grand savant et le libre penseur que fut F.-V. Raspail, c'est cette méthode qui sera adoptée par la chirurgie de l'avenir ; celle-ci, nous pouvons le garantir, connaîtra alors des triomphes encore plus éclatants et surtout plus durables que ceux qu'elle obtient aujourd'hui.

En réalité, la mortalité des opérés, plus élevée autrefois que de nos jours, ne provenait pas uniquement de l'absence absolue des principes de l'asepsie, mais certainement du mode de pansement déplorable alors en usage.

Prenons comme exemple une amputation de la cuisse. Les artères liées, les chairs saignantes épongées légèrement avec des boulettes de charpie, les caillots de sang restés dans le fond ou les cavités de la plaie enlevées, on rapprochait les lambeaux à l'aide de points de sutures ou de bandelettes agglutinatives de diachylon ; puis on recouvrait le moignon d'un linge fenestré et cératé, d'une couche de charpie, le tout maintenu par des compresses et un bandage approprié. Ce n'était, en général, que vers le troisième et même quelquefois le cinquième jour, que ce premier pansement était enlevé ; on attendait pour cela que la suppuration eût supprimé toute adhérence entre les pièces et la solution de continuité ; et c'était la quantité de pus qui perçait les compresses et les bandes, surtout l'odeur fétide qui s'exhalait de l'appareil, qui guidaient le chirurgien pour l'enlèvement de ce dernier. Généralement on ne faisait aucune ablution pour nettoyer la plaie du pus qui la recouvrait ; on se contentait, si ce pus était en trop grande quantité, de l'éponger légèrement avec de la charpie bien molle. Quant à la peau environnante, si elle était souillée de pus ou de sang, on se bornait à la laver avec une éponge mouillée.

Pour le second pansement, on procédait exactement comme pour le premier, en proportionnant la quantité de charpie à l'abondance de la suppuration ; et, si la plaie se comportait bien, on ne le renouvelait que toutes les vingt-quatre heures. Mais il était loin d'en être toujours ainsi ; les complications étaient fréquentes et nombreuses : l'œdème, l'inflammation, l'érysipèle, des fusées purulentes, la fonte ulcéreuse des tissus, des phlébites, la carie et la nécrose de l'os ; puis, comme résultante, le tétanos ou la pyohémie qui emportait rapidement le patient. Contre l'inflammation et l'érysipèle, on appliquait des cataplasmes émollients qui prédisposaient encore plus la plaie à la pourriture d'hôpital ; pour la ramener en bonne voie, on la badigeonnait avec du jus de citron, de l'eau chlorurée ; plus tard, on se servit du vin aromatique, de l'alcool camphré étendu d'eau ; moyens insuffisants ou employés trop tard pour réagir contre une infection purulente dont tout avait favorisé la production.

La charpie grossière, de provenance suspecte comme tout ce qui est livré par certaines industries et qu'on appliquait à même les chairs mises à vif par le bistouri, était puisée dans une corbeille qui restait à demeure sur une table au centre de la salle du service chirurgical ainsi que les compresses, les bandes et les flacons contenant les préparations médicinales d'un usage courant. De sorte que les poussières contaminées par les corpuscules infectieux, en suspension dans l'air totalement vicié par la réunion, dans cette salle, de 35 à 40 malades dont la plupart portaient des plaies à suppuration abondante, se déposaient lentement, jour et nuit, sur cette charpie entièrement à découvert.

Voilà pour les pansements, tels que nous-même nous avons été obligé de les faire pendant les années que nous avons passées en chirurgie.

Quant aux opérations elles-mêmes, il est assez suggestif de rappeler maintenant comment il y était procédé dans les hôpitaux. Elles avaient toujours lieu après la visite du matin, passée ce jour-là plus rapidement dans la salle des hommes et dans celle des femmes. Le chirurgien, après s'être lavé sommairement les mains dans un bassin que lui présentait un infirmier, se rendait avec ses aides — qui eux ne se lavaient pas les leurs — dans la salle d'opération ; tous conservaient le tablier à bavette qu'ils avaient mis en arrivant et qui ne leur était changé que deux fois par semaine. Ce tablier, destiné à garantir les vêtements, était utilisé aussi dans une large mesure pour l'essuyage des mains et surtout des instruments ayant servi pour le pansement, avant de les réintégrer dans la trousse.

Le patient était amené ; tout était prêt : les cuvettes, les éponges, les compresses, la charpie sur une table, sur une autre, à portée de la main de l'opérateur, des instruments, dont il allait se servir, tels qu'on venait de les prendre dans la vitrine et tels que l'infirmier, chargé de les nettoyer après la précédente opération, les y avait remis à leur place.

Dès que le chloroforme avait mis à point le malade, le chirurgien portait le bistouri ou le couteau dans les tissus, sans que préalablement le champ opératoire eût subi le plus élémentaire des nettoyages.

Nous n'insistons pas, et il nous paraît superflu de faire un parallèle entre ce temps passé et le temps présent.

Et cependant, nous le répétons, malgré tout, la chirurgie d'alors n'était pas sans avoir elle aussi de beaux succès ; elle pouvait présenter des amputés des deux cuisses qui se portaient bien et ce mutilé, resté classique, qui avait résisté à la désarticulation coxo-fémorale.

Néanmoins, comme nous le disions précédemment, les complications les plus graves se produisaient dans une large proportion, tandis 'que F.-V. Raspail, dès 1840, avait démontré qu'avec sa méthode, la mortalité, chez les opérés et les blessés, devait être réduite à un pourcentage pour ainsi dire insignifiant ; et il déclarait, dans son *Manuel* de 1845, en l'écrivant en lettres majuscules :

« Avec mon mode de pansement, on n'a à redouter aucun accident consécutif d'une opération chirurgicale, quelle qu'en soit l'importance : ni fièvre traumatique, ni tétanos, ni gangrène, ni érysipèle, ni pus de mauvaise nature et le travail de la cicatrisation commence dans les vingt-quatre heures. »

Les années passèrent sans que les vieux errements de la chirurgie fussent abandonnés. F.-V. Raspail pourtant ne se lassait pas d'écrire :

« On ne saurait trop observer la propreté pour procéder à une opération. Les chirurgiens doivent surtout avoir soin de laver leurs instruments, avant et après l'opération, avec de l'ammoniaque et de les essuyer ensuite avec de l'alcool. Ils se mettront ainsi à l'abri du plus grand nombre de leurs accidents ordinaires. »

Il a fallu plus de trente ans pour que ces préceptes fussent enfin adoptés avec enthousiasme, non pas sous son nom, mais sous celui de l'anglais Lister.

Ici encore on ne peut nier que F.-V. Raspail n'ait été le promoteur de l'asepsie.

.*.

Lorsque Pasteur lança sa méthode des injections antirabiques, destinées, non à guérir l'hydrophobie déclarée, mais à la prévenir, chez les individus mordus par des animaux enragés, il orienta du même coup la médecine officielle vers la recherche de sérums comme moyen curatif des maladies.

Nul ne songea à la possibilité de faire fausse route, en adoptant cette nouvelle doctrine médicale et chacun s'adonna avec ardeur à la recherche d'un sérum miraculeux devant le couvrir de gloire et d'honneurs.

Dès qu'un microbe spécifique ou prétendu tel est découvert, on en fait de savantes cultures, puis, après en avoir injecté le produit dans la circulation d'un animal, du cheval de préférence, on se sert ensuite du sérum de ce dernier, c'est-à-dire de la partie aqueuse de son sang, pour l'injecter sous le derme du malade, à titre soit prophylactique, soit curatif.

D'après la théorie échafaudée sur cette pratique plus empirique que scientifique, ce n'est plus comme dans la méthode antirabique, le principe morbide atténué, destiné à neutraliser l'incubation du virus exalté introduit dans le sang, par la dent de l'animal enragé, qu'on injecte au malade, mais l'antidote du microbe, antidote né de lui-même, c'est-à-dire que, par sa culture, ce microbe produit son propre poison, sa *toxine*, pour employer le terme même dont se servent les pronateurs de ces trompeuses conceptions, dont l'emploi, bien que passager, nous voulons encore l'espérer, n'en aura pas moins été si funeste à la race humaine.

Le premier sérum, fabriqué sur ces principes plus ou moins discutables en tant qu'expériences de laboratoire, a été le sérum antidiphtérique. On n'a pas oublié l'enthousiasme qui l'accueillit, avant même qu'il eût fait ses preuves ; une réclame retentissante et bien nourrie, dès la première heure, convainquit le bon public que le remède héroïque du croup, cette terreur des mères de famille, était conquis, et lui fit accepter comme paroles d'évangile cette audacieuse déclaration : « Désormais, on ne mourra plus de la diphtérie. »

Aujourd'hui, le désenchantement apparaît et ce que nous avons été le premier à dire, d'autres commencent à le murmurer, au point que l'écho en pénètre jusque dans les journaux mêmes qui avaient le plus prôné ces détestables moyens de guérir les maladies, en introduisant dans l'économie humaine, sans en connaître les conséquences ultérieures, des produits de nature essentiellement putride.

L'évolution a été vraiment rapide et nous avons été surpris de voir le scepticisme remplacer l'enthousiasme d'hier.

Il y a à peine deux mois, les journaux annonçaient encore sous la rubrique : UNE GRANDE DÉCOUVERTE, un nouveau sérum miraculeux destiné à guérir la fièvre typhoïde.

Son action, proclamait-on, rappelle celle du sérum antidiphtérique « qui a fait ses preuves » ; de même que ce dernier terrasse la diphtérie, le sérum antityphique fait disparaître la fièvre typhoïde, comme par enchantement. Mais la foi de la première heure est ébranlée ; nous relevons, en effet, à la date du 6 janvier 1902, dans un journal à grand tirage de Paris, sous le titre : A TRAVERS LA SCIENCE, ces suggestives appréciations.

Après avoir d'abord rappelé le sérum antistreptococcique attribué à la guérison de l'érysipèle, de la fièvre puerpérale, de toutes les affections à développement purulent ; le sérum antitétanique, le sérum antipesteux, le sérum antituberculeux, etc., l'auteur s'exprime ainsi :

« Tout dernièrement encore, nous annoncions à nos lecteurs la découverte d'un sérum antityphique. Tous ces sérums ont été essayés sur des animaux, expérimentés dans les cliniques et les hôpitaux ; aucun d'eux n'a jamais donné de résultats bien appréciables et presque tous ont été abandonnés au bout de quelque temps. L'expérience est donc faite :

contre un sérum qui guérit — sérum Roux — nous en avons dix qui n'ont aucune action sur les maladies qu'ils sont réputés guérir. »

C'est clair et on peut lire entre les lignes, car, en dépit de cette croyance affectée à l'efficacité du sérum antidiphtérique, l'opinion émise contre les autres sérums, cependant uniquement composés d'après les mêmes principes et par les mêmes procédés, coïncide trop avec la mortalité élevée par la diphtérie, pendant l'année 1901, pour qu'elle n'y ait pas pris sa source même, et nous sommes tenté de croire que l'auteur de l'article A TRAVERS LA SCIENCE pense, sur le sérum anti-diphtérique, tout le contraire de ce que sa plume a tracé.

D'autre part, sous la signature d'un médecin connu, a paru, tout récemment, dans un grand journal de Paris, une étude — que nous regrettons de n'avoir pu nous procurer — dans laquelle, paraît-il, le sérum antidiphtérique est accusé d'avoir eu l'heureuse chance de pro-fiter d'une période de décroissance de la diphtérie, l'année 1901 com-mençant la courbe ascendante déjà indiquée par une mortalité qui dépasse, de plus du double, la moyenne des années précédentes.

C'est exactement ce que nous avons déjà écrit et ce que nous allons démontrer en nous appuyant sur des chiffres officiels concernant la mortalité par la diphtérie à Paris.

Mais auparavant nous devons constater que les statistiques, à l'aide desquelles on veut prouver l'efficacité du sérum antidiphtérique, par la mortalité en regard du nombre de cas reconnus par l'examen bacté-riologique, sont faussées par ce fait que le bacille diphtérique est trouvé dans des angines bénignes, qu'on guérissait facilement autrefois sans que personne songeât à la diphtérie : d'où succès faciles pour le sérum.

Dans cet ordre d'idées, nous citerons le professeur Kanowitz, de Vienne (*Contribution à l'histoire de la vogue de la sérothérapie*) :

« Je ne suis pas le seul, écrit-il, à avoir dit que la diminution relative de la mortalité ne prouve absolument rien, parce que le diagnostic clinique de la diphtérie a été remplacé par le diagnostic bactériolo-gique, dont la valeur est tout autre. Les défenseurs de la sérothérapie ne sont pas plus émus quand nous avons fait remarquer que, même dans les villes où le chiffre relatif de la mortalité diphtérique a diminué, le chiffre absolu est resté stationnaire ou a même augmenté ; c'est ainsi qu'à Saint-Pétersbourg, en 1892 et 1893, on observait 333 et 378 décès dus à la diphtérie, tandis qu'en 1897, alors que la sérothérapie était à son apogée, on enregistrait le chiffre épouvantable de 1.949 décès. La même chose a eu lieu à Londres : là aussi l'établissement de la sérothérapie a coïncidé non seulement avec la diminution de la mortalité relative, mais aussi avec l'augmentation de la mortalité absolue. Les statistiques de Cobbett ont en effet montré que, dans cette ville, le nombre des décès dus à la diphtérie a été beaucoup plus considérable, de 1895 à 1897, que dans aucune des années qui ont précédé 1893 ».

Rappelons ici que c'est en 1894 — l'année mémorable, ainsi que la qualifie le rédacteur de la statistique municipale de Paris — que le sérum antidiphtérique a été mis en pratique.

Il est incontestable qu'il s'est produit, à partir de 1894, une diminution de la mortalité par la diphtérie, et nous avons été des premiers à en attribuer le bénéfice au sérum. Nous n'en condamnions pas moins son application, parce que nous avions eu sous les yeux des exemples déplorables de l'action pernicieuse qu'il produisait sur l'organisme, et, qu'en second lieu, nous possédions un remède autrement puissant de guérir le croup, dans ses attaques les plus graves, et alors que le sérum avait déjà échoué.

Nous émettions, à la vérité, l'opinion que ce n'est pas, ainsi qu'on le proclame, parce qu'elles sont influencées par une toxine née de la culture du microbe diphtérique, que les fausses membranes s'arrêtent dans leur développement et se mortifient, mais par suite d'une action réflexe résultant de l'introduction directe, dans la circulation, d'une infection nouvelle.

Ne sait-on pas qu'une maladie se modifie, souvent au point de disparaître, par l'apparition d'une autre affection qui vient en quelque sorte supplanter la première.

N'est-ce pas du reste, pour cette raison, qu'on applique, par exemple, des pointes de feu sur les surfaces cutanées uniquement dans le but de provoquer, par ces brûlures superficielles, une dérivation à une phlegmasie siégeant dans les tissus internes. En partant de ce même principe, n'a-t-on pas été jusqu'à cette étrange conception de proposer d'ino-

culer certaines maladies pour en guérir d'autres, comme tout dernièrement encore, on examinait la question d'inoculer les fièvres palu-
déennes pour éviter le cancer.

Mais alors que nous nous étions formé cette opinion sur le mode
d'action du sérum antidiphtérique, nous déclarions que, par le fait
même, il ne pouvait évoluer assez à temps pour réagir contre la forme
intensive de la diphtérie, c'est-à-dire contre le véritable croup.

Eh bien ! les événements sont venus nous donner raison. Si, en
dépit des complications dangereuses qu'il est en état de causer, le
sérum peut agir contre les angines plus ou moins diphtériques, à
marche lente, que l'on guérissait autrefois très facilement à l'aide
d'une médication presque anodine, par contre il est complètement
impuissant dans les cas graves. Toute la valeur qu'on lui attribue
paraît être due uniquement à ce qu'il a eu l'heur d'arriver au moment
d'une période de décroissance de la diphtérie, comme il s'en produit
pour les autres maladies dites zymotiques, qui, toutes, présentent des
fluctuations, quelquefois considérables dans leur augmentation ou leur
diminution ; fluctuations qui découlent certainement de l'action des
conditions atmosphériques sur les constitutions prédisposées à subir
les mêmes influences morbides.

Pour en faire mieux la démonstration, nous prendrons comme terme
de comparaison la rougeole, maladie de l'enfance, dont la mortalité
annuelle se rapproche beaucoup de celle de la diphtérie.

Par le tableau qui suit et qui comprend six années, dont trois antérieures à « l'année mémorable » 1894, on se rendra compte que la mortalité, par la rougeole, de même que celle par la diphtérie, a suivi, avec
des fluctuations diverses, une marche décroissante, bien qu'on ne lui
ait opposé heureusement jusqu'ici aucun sérum sauveur :

ANNÉES	DIPHTÉRIE	ROUGEOLE
1885	1681 décès	1526 décès
1891	1578 —	1149 —
1893	1264 —	680 —
1895	428	710 —
1899	312 —	737 —
1901	718 —	535 —

Si donc, en réalité, la mortalité par la diphtérie, qui était en 1885 de

1.681, est descendue en 1899 à 312, nous constatons également que la mortalité, par la rougeole, de 1.526 en 1885, est tombée, en 1901, à 535.

Ces chiffres viennent suffisamment à l'appui de ce que nous disions précédemment sur les variations des maladies zymotiques.

On fit grand bruit, lorsqu'en 1895 on annonça que pendant la trente-cinquième semaine il n'y avait pas eu un seul décès par la diphtérie à Paris. Naturellement, on attribua au sérum le bénéfice de ce fait qui, déclarait-on, ne s'était jamais produit. Mais on se garda de mettre également en évidence les semaines où la mortalité par la rougeole fut indiquée par 0 ; or nous pouvons citer la dernière semaine de 1894, les 40e, 42e et 50e de 1898 et la 40e de 1900 où il n'y eut aucun décès par cette maladie.

Pour expliquer cette mortalité ascendante, qui s'est produite en 1901, on met en avant une nocivité plus grande de la diphtérie ; mais c'est justement lorsqu'une maladie se manifeste dans sa forme la plus virulente, qu'on peut juger de la valeur du remède qui lui est opposé. Il y a là l'aveu implicite de l'impuissance du sérum, toutes les fois qu'il a à combattre la diphtérie intensive et la confirmation qu'il [ne peut guérir là où nous obtenons, avec notre méthode, un plein succès.

Le 19 août 1901, après avoir donné le compte rendu d'une communication faite au Conseil général du Nord, par le directeur de l'Institut Pasteur de Lille, sur l'efficacité du sérum antidiphtérique, le rédacteur du *Progrès du Nord* s'écriait dans un accès de lyrisme :

« Y eut-il jamais plus beau triomphe de la science? Et quelle gratitude infinie doit remplir le cœur des mères de famille, pour les savants qui ont éloigné de la tête chérie des enfants le croup affreux, autrefois incurable ! »

Dans le même journal, à la date du 12 janvier 1902, moins de cinq mois après, nous lisons l'information suivante :

« Une épidémie de croup s'est déclarée dans le village d'Épinay et, malgré les soins empressés apportés par le personnel médical de la région, plusieurs enfants ont été victimes du terrible mal, QU'ON POUVAIT CROIRE GUÉRISSABLE DEPUIS LA DÉCOUVERTE DU SÉRUM ANTIDIPHTÉRIQUE. »

Décidément la foi s'en va et l'enthousiasme est bien en voie de faire place au scepticisme.

XX

Manuel pour 1903.

Nous ne saurions mieux commencer cette nouvelle édition qu'en reproduisant le passage suivant d'un article intitulé L'ARSENIC, paru dans *Le Journal* du 24 novembre 1902 et signé du nom d'un chroniqueur scientifique, M. Émile Gautier.

Cette fois, ce n'est plus le fils ayant à cœur de revendiquer pour son illustre père « tout ce qu'on a volé chez lui », c'est un écrivain faisant autorité dans la presse, que l'impartialité amène à rompre cette conspiration du silence, pesant encore si lourdement sur l'œuvre de F.-V. Raspail.

« On a rappelé plus d'une fois, dit M. Émile Gautier, au cours de l'émouvante campagne entreprise en faveur du pharmacien Danval, le fameux mot, dont la légende s'est emparée, de l'un des chimistes appelés, lors d'un procès célèbre, à donner leur avis sur la culpabilité présumée de Marie Lafarge :

« — On a trouvé de l'arsenic dans le corps de la victime. Je n'en disconviens pas ! Mais, qu'est-ce que cela prouve ? Il y a de l'arsenic un peu partout, dans les corps vivants (ou qui le furent), aussi bien que dans les matières inorganiques, et, pour ma part, je me fais fort d'en extraire une appréciable quantité du fauteuil occupé par le président de la Cour d'assises.

« Le propos fit tapage, comme bien on pense, et Orfila, qui, après analyse des viscères suspects, s'obstinait à soutenir l'accusation, en demeura quinaud. En général, cependant, on n'y voulut voir qu'une de ces boutades familières à F.-V. Raspail — car c'était lui — à qui on se plaisait à attribuer une humeur frondeuse et paradoxale.

« C'était mal juger le précurseur de haute allure auquel nous devons, après la découvetre de la cellule, les premiers balbutiements de la doctrine microbienne et de l'antisepsie. La vérité est que Raspail fut un « voyant », un génie, ce qui s'appelle « un grand bonhomme », et si l'histoire ne lui a pas fait la place, ni rendu la justice dont il était digne, c'est peut-être parce qu'elle a eu le tort de regarder cette figure complexe à travers l'oculaire déformant de la passion politique.

« Cette fois encore, l'intuition divinatoire de Raspail ne l'avait pas trompé. En s'y prenant bien, il aurait pu trouver de l'arsenic, non seulement dans le siège du président des assises, mais plus haut encore et jusque dans le peau de cet honorable magistrat. Il pouvait d'avance en répondre, par cette simple mais souveraine raison que l'arsenic entre *normalement,* à doses faibles peut-être, mais pourtant pondérables, dans la composition du corps humain comme, au surplus, du corps de tous les animaux généralement quelconques. »

A l'appui de cette affirmation sensationnelle, M. Émile Gautier rappelle les expériences qui ont conduit son homonyme, M. le professeur Armand Gautier, à conclure que l'arsenic est répandu dans l'organisme, en des combinaisons qui le tiennent dans un état latent et dépouillé de toute action vénéneuse, comme le phosphore y existe déjà en quantité bien autrement considérable, puisque c'est des os mêmes qu'on retire ce poison tout aussi terrible que l'arsenic.

M. Armand Gautier a constaté la présence de l'arsenic, non seulement dans la glande thyroïde, mais également dans le cerveau, les poils ainsi que dans la peau et tout récemment un chimiste, M. G. Bertrand, a démontré devant l'Académie des sciences que, par une méthode permettant de déceler la présence d'un *demi-millième de milligramme* d'arsenic et en opérant sur des sujets mis à l'abri de toute cause extérieure d'intoxication, on pouvait découvrir ce toxique dans les organes de tous les animaux, depuis les zoophytes spongiaires jusqu'aux mammifères supérieurs, presque au même titre que le carbone, le soufre et le phosphore.

Ainsi, si on remonte soixante ans en arrière, on a la preuve, une fois de plus, que F.-V. Raspail a été le précurseur d'une des plus récentes conquêtes de la science et l'on ne peut songer sans épouvante à tous les innocents dont la tête est tombée sur l'échafaud ou qui sont morts au bagne, par suite de l'ignorance des savants officiels de l'époque. Il suffisait que l'appareil de Marsh donnât, sur la porcelaine d'une assiette, une seule tache arsénicale, pour convaincre de culpabilité l'innocent accusé.

Sous ce rapport, Orfila était passé maître, c'était pour lui une question d'amour-propre de prouver la présence de l'arsenic dans des viscères qu'avant lui, d'autres experts chimistes avaient trouvés indemnes. Cet homme néfaste était alors dans toute sa puissance, certains présidents de cour d'assises, en l'invitant à venir à la barre des témoins, le proclamaient le prince de la science et l'on peut juger de l'effet produit sur l'esprit des jurés, lorsqu'ils voyaient s'avancer, dans une attitude altière, ce prétendu prince de la science et qu'ils l'entendaient déclarer invariablement en débutant : « X... est mort empoisonné, je vais le démontrer ! »

Mais Orfila trouva, en F.-V. Raspail, un redoutable adversaire ; les journaux de l'époque, en rendant compte des débats d'un procès qui se déroula devant la Cour d'assises de Dijon en 1839, constatèrent que le premier était sorti écrasé d'une discussion scientifique, sans précédent dans les fastes judiciaires. Il s'agissait de deux vieillards, les époux Mercier, accusés d'avoir empoisonné leur fils, pauvre idiot totalement gâteux, qui leur était à charge.

Voici, extraite du compte rendu de l'audience du 29 novembre 1839, la péroraison, qui restera comme une page historique, par laquelle F.-V. Raspail termina ce long débat qui s'était déroulé devant un grand nombre de chimistes et de savants attirés par la notoriété d'Orfila, alors doyen de la Faculté de médecine de Paris :

« Vous m'avez porté un défi, s'écria Raspail ; vous avez même déposé un enjeu sur la table : cet enjeu je l'ai à la main. Vous avez promis de déchirer votre rapport qui, depuis six mois, tient ces accusés dans les fers ; de le déchirer dans cette audience, si je parviens à vous signaler une substance ou un mélange de substances qui serait dans le cas de donner les trois réactions par lesquelles vous avez établi que les taches de cette assiette sont de l'arsenic. Permettez-moi de me recueillir... J'accepte le défi. (*Sensation dans toute la salle.*)

« Supposons un mélange de phosphate ammoniacal (sel si abondant dans les tissus animaux) et, pour ne pas trop le compliquer, d'une huile essentielle colorée. Ce mélange volatil, en passant par le centre de la flamme de l'hydrogène, se colorera davantage et, si on le recueille sur une assiette de porcelaine, il pourra s'étaler en taches ayant l'aspect métallique que l'acide phosphorique prête à toute substance à demi carbonisée. Voilà pour l'aspect de la tache. Cette tache, vous ne le nierez pas, sera volatile à la flamme de l'hydrogène, elle sera soluble dans l'acide nitrique, qui colorera le résidu en jaune. Le phosphate précipiterait le nitrate d'argent en jaune, s'il était pur, il le précipitera en rouge brique, grâce à la réaction de l'acide nitrique sur certaines substances organiques. Il ne vous en faut pas davantage d'après votre rapport... (*M. Orfila, qui s'était d'abord levé, se rassied ; la salle est dans l'agitation.*) Allons, Monsieur, tenez parole... N'hésitez pas, il n'est pas trop tard pour cette réparation solennelle... à moi les enjeux ! Déchirez votre rapport et rendez-moi ces deux têtes. (*Explosion dans l'auditoire.*) »

La femme Mercier fut acquittée et le mari condamné avec admission de circonstances atténuantes ; mais les jurés eurent soin de faire déclarer dans les journaux de la localité, qu'écartant entièrement la question chimique, ils n'avaient fondé leur verdict de condamnation, à l'égard de Mercier père, que sur les preuves morales.

Nous ne nous étendrons pas plus longuement sur ces souvenirs évoqués par le nom d'Orfila, venu sous la plume de M. Émile Gautier, en parlant de F.-V. Raspail et nous n'ajouterons qu'un mot de reconnaissance pour l'écrivain qui n'a pas hésité à rendre à la science française la découverte de la théorie cellulaire, en proclamant hautement le nom de son auteur.

Dans un article consacré aux empoisonnements industriels et publié tout récemment par un de nos grands journaux quotidiens, l'auteur cite les nombreuses industries qui se servent spécialement du mercure pour la préparation de leurs produits, puis il indique les dangers que ce poison fait courir aux ouvriers et souvent aussi aux consommateurs, grâce à toutes les formes sous lesquelles il peut pénétrer dans notre organisme. Mais, imbu des théories qui ont cours dans la médecine officielle et qui, présentées comme dérivant des progrès de la science, ne sont en réalité que la perpétuation pure et simple des vieux errements de la médecine des temps les plus reculés, il n'envisage le mercure que

dans ses manifestations immédiates et nettement apparentes aux yeux
du praticien ; il croit, ce qui se professe dans les facultés, que le malade,
une fois guéri, est bien guéri, qu'il n'a plus à redouter aucune suite de
l'intoxication mercurielle qu'il a précédemment subie, par la raison que
le poison a été éliminé par les émonctoires naturels. Et si, quelques
années plus tard, survient tout à coup, chez l'ex-malade, une affection,
sur l'origine de laquelle on se perd en conjonctures, nul ne songe à en
incriminer le mercure ; à l'heure actuelle, c'est généralement un microbe
quelconque qui en est déclaré l'auteur responsable.

Un savant disait à F.-V. Raspail, à l'époque où ce dernier présentait
à l'Académie des sciences les premiers travaux qui devaient le conduire
à fonder la théorie cellulaire : « Ne vous découragez pas, jeune homme,
vous les devancez de cinquante ans ! » En ce qui concerne les effets si
terribles du mercure sur l'économie humaine, on peut se demander s'il
ne faudra pas plus d'un siècle à la science médicale, pour découvrir
enfin ce que F.-V. Raspail a démontré depuis 1843, à savoir que le plus
grand nombre des maladies les plus affligeantes n'ont d'autre origine
que l'action évolutive ou désorganisatrice du mercure sur les tissus
organiques.

Il serait hors de notre cadre de reproduire ici la théorie que
F.-V. Raspail a donnée, dans son grand ouvrage *l'Histoire naturelle de
la santé et de la maladie*, pour montrer l'atome mercuriel, fixé sur un
centre quelconque de l'organisme, pouvant y devenir le point de départ, soit d'un développement anormal et parasitaire (tumeurs osseuses,
fibreuses, fongueuses, etc.), soit, au contraire, d'une désorganisation
des tissus (abcès, ulcères rongeants).

Mais, puisque l'occasion s'en présente, nous répondrons à une objection qui nous a été souvent faite, lorsque nous affirmions, en nous
basant sur l'autorité de notre père et sur nos propres observations,
recueillies pendant une pratique de trente années, que certaines maladies, améliorées ou guéries par le mercure, n'en sont pas moins des
maladies essentiellement mercurielles. Ceci peut sembler un paradoxe,
et, cependant, en voici la démonstration :

« Supposons, dit F.-V. Raspail, qu'on ait à traiter une plaie sanieuse,
causée par la corrosion d'un sel mercuriel ; l'application d'un onguent
ou emplâtre mercuriel, simple mélange de graisse et de mercure mé-

tallique, arrêtera les progrès de l'ulcère, en transformant le sel soluble, par excès d'acide, en sel mercuriel insoluble, par addition et
excès de métal liquide.

« Admettons la formation d'une induration, espèce d'organe de
superfétation, parasite d'un autre organe, éclos de l'incubation d'un
globule mercuriel ; l'application d'un sel corrosif de mercure semblera
le faire fondre en rongeant ces tissus anormaux et en transformant en
sel le globule métallique qui, de sa nature, jouait, dans sa vacuole, le
rôle d'agent fécondateur.

« Le mercure, comme on le voit, aura l'air, dans ces cas qui peuvent
se modifier à l'infini, d'être l'antidote d'un virus caché que nous déclarons être le produit de l'action du mercure et la contradiction apparente tombe ainsi devant l'idée d'une simple permutation et d'un
simple changement de front, si je puis m'exprimer ainsi. »

Comme exemple, nous prendrons la syphilis, que nous avons montrée
comme étant actuellement une affection essentiellement d'origine mercurielle et n'ayant plus rien de commun avec la syphilis primitive du
XVᵉ siècle. Nous avons dit que tous les syphilitiques, traités par notre
méthode, n'avaient jamais présenté, par la suite, aucun des [accidents
secondaires ou tertiaires qui sont l'apanage des malheureux auxquels
on applique le traitement mercuriel dit spécifique.

Par la théorie que nous venons de reproduire, il est facile de s'en
expliquer les raisons : si, en effet, avec notre méthode, nous parvenons
à purifier les tissus des atteintes du virus syphilitique, à ramener chez
le patient un état de santé florissant, la médecine scolastique, avec
l'emploi intensif du mercure, tout en palliant momentanément le mal,
transforme l'axe morbide de la syphilis en une infection mercurielle
constitutionnelle devant provoquer, à des périodes souvent très
distantes les unes des autres, des manifestations aussi répugnantes
que redoutables.

Il y a quelques années, les journaux médicaux citèrent un fait qui
aurait dû être un trait de lumière pour les esprits qui raisonnent et qui
cherchent, dans l'analogie des effets, à découvrir la similitude des
causes.

Il s'agissait du chien d'un artiste peintre qui avait pris l'habitude de
lécher, sur la palette de son maître, le *vermillon* (sulfure de mercure

rouge). Le chien ne tarda pas à mourir en présentant des désordres morbides tels qu'un médecin eut l'idée d'en faire l'autopsie ; or, il trouva, sur les os de cet animal, les mêmes altérations que celles qu'on constate sur les os de l'homme syphilitique, dans la période tertiaire. Nous avons vu ainsi, chez des vieillards portant les stigmates d'une syphilis remontant à plus de cinquante ans, se produire progressivement, avec l'âge, ces altérations osseuses au point d'amener une déformation de la cage thoracique et du bassin.

Mais le mercure n'a pas seulement une grande affinité pour le tissu osseux, avec lequel il s'amalgame pour ainsi dire, il se porte également sur les centres riches en papilles nerveuses et c'est ce qui explique qu'une simple friction à l'onguent gris ou napolitain, sur la jambe, suffit, chez certaines constitutions lymphatiques, pour déterminer une stomatite mercurielle.

Cette préférence du mercure à se fixer sur les groupes de papilles nerveuses ou les extrémités des rameaux nerveux explique son action sur les organes des sens et trop souvent, hélas, sur celui de la vision, qu'il frappe de mille maux divers, selon les parties où la circulation l'apporte et le fait s'arrêter.

Nous venons justement d'avoir, presque en même temps, différents exemples qui sont en quelque sorte la démonstration de ce qui précède. Nous citerons d'abord deux cas d'infection mercurielle, résultant de l'abus que les sages-femmes inconscientes font des injections au sublimé corrosif chez les nouvelles accouchées.

Une jeune femme de 23 ans, accouchée depuis un mois, vint |nous trouver pour des élancements violents qu'elle éprouvait depuis quelques jours dans l'extrémité de l'index de la main droite et qui lui enlevaient tout repos la nuit. La pulpe était dure, tendue sans toutefois présenter l'aspect du développement du panaris ordinaire ; l'enflure, du reste, ne dépassait pas l'articulation. L'application de cataplasmes, arrosés d'eau sédative, n'ayant amené ni le ramollissement que nous espérions, ni aucun soulagement, nous fîmes, au centre de la pulpe, une incision profonde qui ne fournit pas de pus, mais laissa voir, dans le fond de la plaie, un bourbillon déjà formé. Les souffrances cessèrent complètement et, deux fois par jour, nous appliquâmes le pansement à la pommade camphrée, arrosée d'alcool camphré, après avoir, au préalable, fait baigner le doigt dans l'eau quadruple.

Dans le cours de ce traitement, qui ne tarda pas à amener la guérison, sans laisser aucune cicatrice, malgré l'extraction d'un énorme bourbillon, se produisirent plusieurs manifestations qui attirèrent notre attention sur l'origine du mal. D'abord, les mêmes élancements violents se produisirent à l'extrémité du médius de la main gauche et, sur ce point, une nouvelle mortification des tissus profonds ne fut évitée que par l'application ininterrompue d'alcool camphré. Puis, concurremment, survinrent une inflammation des creux axillaires suivie d'ulcérations sanieuses, un furoncle énorme à la vulve et une petite ulcération à la lèvre inférieure. Cette jeune femme, qui avait déjà une superbe petite fille de deux ans et qui était restée florissante de santé à la suite de ses premières couches, nous avoua, qu'à la naissance de son dernier enfant, la sage-femme lui avait fait quatre injections au sublimé corrosif, alors que, la première fois, on s'était uniquement servi d'eau boriquée. L'infection mercurielle était indiscutable, d'autant plus que la jeune mère avait éprouvé, nous dit-elle, « du mal dans la bouche » après ces injections, c'est-à-dire de la stomatite mercurielle.

Le second cas nous a été fourni par une femme âgée de 38 ans, mère de plusieurs enfants et accouchée depuis deux mois, quand elle vint nous consulter dans le courant de novembre 1902 pour une plaie au sein qui, disait-elle, s'était très rapidement développée. Elle avait eu affaire à la même sage-femme que la jeune mère de l'observation précédente et qui, selon sa déplorable habitude, n'avait pas manqué de lui faire des injections au sublimé. Après examen de cette plaie, notre première impression fut qu'il s'agissait d'un cancroïde formant déjà une ulcération à bords irréguliers en partie taillés à pic, mesurant 6 centimètres sur 5 et ce qui nous confirma dans cette opinion, ce fut la présence sur le bord inférieur d'une espèce de verrue semblable, au dire de la malade, au gros bouton primitif qui s'était crevassé, puis ouvert pour finir par produire cette large ulcération.

Toutefois, en raison de l'infection mercurielle que cette malheureuse avait subie et qui s'était manifestée chez elle également par de la salivation et de l'inflammation des gencives, avant de nous prononcer, nous prescrivîmes le traitement suivant : trois fois par jour, application, pendant dix minutes, sur l'ulcère, d'un tampon de coton hydrophile imbibé d'eau quadruple alcoolisée, ensuite pansement avec un coussinet de charpie enduit de pommade camphrée ; tisane de **salsepareille** iodurée.

Le résultat ne tarda pas à montrer qu'il s'agissait en réalité d'un ulcère mercuriel ; au bout d'une semaine, la plaie était déjà réduite à 3^{cm},5 sur 2^{cm},5 et, en quinze jours, elle était complètement cicatrisée, laissant, comme témoin de son origine mercurielle, cette coloration rouge lie de vin qui marque d'un cachet indélébile les jambes des syphilitico-mercurialisés atteints, à l'âge mûr, d'ulcères dits variqueux. Mais, ce qui confirma la preuve d'une infection mercurielle chez cette femme, fut l'apparition, quelques jours après, sur l'autre sein et presque à la même place, d'un énorme bouton, en tout semblable à celui qui avait précédé l'ulcération et que le traitement empêcha d'évoluer de la même manière.

Voici maintenant un exemple de la façon dont les médecins des hôpitaux traitent les plaies ulcéreuses.

Le 23 décembre 1902, nous reçûmes de M. J. B..., demeurant à Vincennes, une lettre dont nous extrayons le passage suivant :

« Je désirerais vous consulter pour ma fille âgée de 17 ans, atteinte de *dermalose chronique*. C'est ainsi qu'un médecin de l'hôpital Saint-Louis, à Paris, a défini le mal de cette enfant. Ce mal consiste en deux ulcérations, l'une presque contre l'autre, à la partie antérieure de la jambe gauche. Cela a commencé par un petit bouton que ma fille a écorché, en se grattant, et voilà trois mois que cela dure. Il y a environ sept semaines que je la fais soigner par les médecins de Saint-Louis ; ils en sont au troisième traitement, savoir : pilules de Dupuytren (pilules au sublimé corrosif opiacées) ; emplâtre de Vigo (au mercure métallique).

« En raison de l'insuccès du traitement de l'hôpital Saint-Louis, je voudrais essayer de la guérir avec la méthode Raspail, et je viens vous demander de m'indiquer le traitement à lui faire suivre. »

Nous prescrivîmes le traitement indiqué dans le *Manuel* à l'article Ulcères variqueux, qui ne nous a jamais trompé pendant notre longue pratique. Aussi nous ne fûmes pas surpris de recevoir, le 6 janvier 1903, de M. J. B..., une seconde lettre, à laquelle nous empruntons les lignes suivantes :

« Voilà neuf jours que je soigne ma fille de la façon que prescrivent votre ordonnance et le *Manuel de la santé*. Ma fille s'en trouve très bien, car son mal est en bonne voie de guérison. Des deux ulcérations, l'une est complètement fermée, l'autre l'est presque. »

Qu'ajouter à des faits qui se passent de tout commentaire, si ce n'est ce simple parallèle : Pendant sept semaines, les médecins officiels ont mercurialisé cette jeune fille, compromettant peut-être à jamais sa santé, sans obtenir la moindre amélioration dans l'état des ulcérations ; en neuf jours, notre méthode a fermé l'une et à moitié guéri l'autre !

Tous ceux qui possèdent les ouvrages de F.-V. Raspail savent qu'il n'a cessé de signaler, depuis 1845, l'action funeste que peuvent exercer sur les yeux les médicaments mercuriels, qu'ils y soient appliqués directement, pris à l'intérieur ou absorbés par la peau. Il avait pour cela cette prescience quasi divinatoire, qui lui avait fait découvrir le rôle insidieux et perfide que joue dans l'organisme l'atome mercuriel mis en contact avec la cellule, élément primordial de tous nos tissus ; il avait les affligeants exemples, qu'il rencontrait chaque jour, des victimes des oculistes d'alors, pour qui le mercure était la panacée des maladies des yeux ; il n'avait eu que trop sous les yeux des cas comme celui de cette belle jeune fille, que nous avons vue privée à jamais de la lumière par le fait d'un de ces empoisonneurs diplômés, qui lui avait amené la fonte des yeux en la saturant de mercure, sous prétexte de faire disparaître une simple petite taie survenue sur la cornée.

Eh bien ! à l'heure actuelle, en fait de progrès, nos oculistes modernes appliquent le même traitement mercuriel que leurs devanciers de plus d'un siècle ; ils en sont encore à la remorque d'un Sichel, à qui tant de pauvres gens durent d'être plongés dans les ténèbres.

Tout récemment, nous avons eu à examiner une fillette de huit ans atteinte d'une tare originelle qui s'annonça chez elle par le développement de la lèvre supérieure, de l'otorrhée avec écoulement fétide abondant et des manifestations oculaires, le plus souvent sous la forme de conjonctivite phlycténulaire. L'état constitutionnel de cette enfant exigeait, avant tout, un traitement dépuratif et régénérateur et simplement, pour les manifestations locales, l'application de légers palliatifs, l'amélioration de l'état général devant seule en favoriser la résolution et en empêcher le retour. Or, les parents, ne se préoccupant que des yeux, où de temps à autre apparaissait une taie sur la cornée ou une phlyctène, accompagnée d'un réseau vasculaire sur la conjonctive, avaient mis la petite affligée entre les mains d'un oculiste qui, à chacune de ces apparitions de phlyctènes,lui faisait une injection sous-cutanée de sublimé corrosif ; de plus, il avait prescrit des instillations, dans les yeux, de quelques gouttes d'une solution au cyanure de mercure suivies de l'application, sur la paupière, d'une pommade à l'oxyde jaune de mercure. De sorte que là où il fallait épurer l'organisme d'un vice héréditaire qui, pour nous, était d'origine mercurielle, ce spécialiste ne faisait chaque jour qu'y introduire un appoint nouveau.

Nos exemples, destinés à montrer l'abus qui se fait plus que jamais du mercure en médecine et surtout en oculistique, sont choisis parmi les plus récents, ils datent d'hier, car, s'il fallait reproduire les cas de tous les malheureux traités par le mercure que nous avons vus, un volume n'y suffirait pas.

Nous citerons cependant encore un lieutenant d'infanterie, qui vient de nous demander nos conseils pour une affection des yeux remontant à trois ans et que les spécialistes ont dénommée rétino-choroïdite. Là encore, le traitement appliqué a été mercuriel et le résultat obtenu, après trois années, a été une aggravation [progressive, faisant craindre à l'intéressé la perte de la vue. Nous pensons qu'il est encore temps d'éviter cette terrible éventualité, dont la responsabilité incomberait à cette infection mercurielle systématique et que la méthode arrivera, avec le temps, à amener la guérison.

Mais,enfin, on peut admettre que la plupart des médecins mercuria-lisateurs sont de bonne foi, puisqu'ils se conforment, dans la pratique, à ce qu'ils ont appris au cours de leurs études et, qu'à ce titre, s'ils font du mal à leurs semblables, ils le font inconsciemment. Tandis que les médecins, dont nous allons stigmatiser les louches agissements, ne sauraient avoir la même excuse.

Dans le courant de l'année dernière, une dame de Senlis nous amena sa petite fille, âgée de six ans, qu'elle faisait soigner pour les yeux |par un médecin attaché à un cabinet médical de Paris, s'annonçant comme pratiquant la méthode de F.-V. Raspail. Elle s'était décidée à venir nous trouver, n'ayant pas confiance dans les médicaments ordonnés qu'on lui faisait, du reste, payer très cher et qui, loin d'améliorer les yeux de son enfant, y produisaient de l'inflammation et un trouble dans la vision. Il nous suffit de lire les ordonnances qu'elle nous remit pour ne pas être étonné du résultat obtenu ; nous y relevâmes, entre autres, ces édifiantes prescriptions : « Laver fréquemment les yeux avec la solution au cyanure d'hydrargyre » ; puis « introduire le soir, dans chaque œil, un peu de pommade jaune Raspail ».

Que pouvait être cette pommade ainsi qualifiée et qui devait faire croire aux malades qu'ils étaient bien soignés, dans cette officine, d'après la méthode de F.-V. Raspail ? Nous découvrîmes qu'elle n'était autre que la pommade classique à l'oxyde jaune de mercure hydratée, employée de temps immémorial par les oculistes !

Maintes fois on a pu dire, non sans raison, que rien n'est nouveau sous le soleil ; nous en trouvons ici la confirmation dans le fait suivant relaté en 1857, par F.-V. Raspail, dans le tome IV de la *Revue complémentaire*, à la page 109 ; c'est à croire que ces lignes sont écrites d'hier, tellement elles s'appliquent aux turpitudes que nous dénonçons aux partisans de la méthode, pour les mettre en garde contre des procédés condamnables au premier chef :

« On a signalé à Lille, dit F.-V. Raspail, une femme colportant de maison en maison, surtout chez les pauvres gens atteints d'ophtalmies, des petits pots de pommade, qu'elle disait tenir de M. Raspail par l'intermédiaire de M. Leclerc, lithographe, un des aveugles dont la guérison a fait le plus de bruit dans la ville et qui s'en montre le plus reconnaissant, en soignant ceux qui souffrent. Or, cette pommade n'était autre que la pommade mercurielle. On a découvert la colporteuse en question, qui a soutenu avoir reçu cette pommade d'un monsieur qu'elle ne sait plus retrouver.

« J'ai souvent eu l'occasion de signaler une pareille tromperie de la part des prétendus adeptes de mon système, qui en affichent l'annonce sur leur boutique et sur leurs ordonnances, et qui, sous prétexte d'appliquer le système antimercuriel, ont la malice infernale de gorger de mercure les pauvres malades qui se reposent sur la bonne foi de l'enseigne. J'ai sous les yeux l'ordonnance d'un de ces médicastres de la sacro-sainte société, à qui un banquier s'était adressé pour être traité sans mercure. L'esculape lui avait juré ses grands dieux qu'il était partisan du système Raspail et qu'il se gardait bien d'administrer rien de ce qui est défendu par ce système. Or, cette ordonnance portait : protoiodure d'hydrargyre, bichlorure d'hydrargyre ! »

Ainsi, en 1903, nous voyons mis en œuvre les mêmes procédés qu'en 1857, et de tels actes sont bien faits pour confondre l'imagination.

Attirer, par une réclame mensongère, les malades qui veulent recourir à la méthode Raspail, après avoir essayé en vain de recouvrer la santé entre les mains des médecins officiels et leur appliquer les mêmes traitements que ces derniers leur faisaient subir, cela constitue déjà un abus de confiance ; mais aller plus loin encore en accolant, à une abominable pommade mercurielle, le nom de l'homme qui, toute sa vie, a condamné l'emploi du mercure en médecine, cela atteint les proportions d'une véritable infamie. Tous les honnêtes gens, quelle que soit leur opinion sur les doctrines médicales, ne pourront que flétrir de telles pratiques. Les signaler, c'est en faire justice.

.*.

Il y eut des médecins, dont nous rappellerons un jour les noms, qui, uniquement guidés par leurs sentiments humanitaires, essayèrent d'abord, puis adoptèrent avec enthousiasme une thérapeutique qui, dans sa simplicité raisonnée et scientifique, leur donna des résultats dont ils furent les premiers étonnés.

C'est ainsi que le Dr Lainé, médecin à Saint-Laurent-Médoc (Gironde), écrivait, en 1847, à F.-V. Raspail :

« Il paraît qu'à Paris, *Ira medicorum pessima* est à son comble contre vous. Peut-on éprouver tant de difficultés à faire le bien, alors que tant d'autres éprouvent tant de facilités à faire le mal ? Quant à moi, je le dis tout haut, je crois avoir plus guéri de malades depuis quatre ans que j'ai adopté la médication Raspail, que le plus vieux praticien de France suivant la médication ancienne et je suis prêt à vous transmettre les cas de guérisons surprenantes obtenues par cette méthode. »

Malheureusement, les générations suivantes virent disparaître, un à un, ces honnêtes et consciencieux praticiens et, de nos jours, ceux qui prétendent appliquer le nouveau système — qui mérite toujours cette désignation, bien qu'il ait soixante ans d'existence — ne s'en servent, le plus souvent, que comme tremplin pour attirer la clientèle et sortir de l'obscurité où ils auraient végété. Non seulement ils ne se donnent pas la peine de l'étudier et encore moins de la comprendre, mais ils ne paraissent pas se rendre compte de la mauvaise action qu'ils commettent, en trompant sciemment les malades qui viennent à eux pour se faire traiter par la méthode Raspail et auxquels ils appliquent traîtreusement tout l'arsenal de la médecine des poisons, tels qu'ils en ont appris les formules sur les bancs de l'école.

Il y avait pourtant une belle place à prendre, même pour ceux uniquement guidés par une question de lucre, au milieu de l'incohérence dans laquelle flotte la médecine scolastique, dévoyée par une conception encore mal définie de la théorie microbienne.

Nous savons que certains de ces médicastres disent que la méthode de notre père est surannée, qu'elle aurait besoin d'être mise au courant des idées médicales de l'heure présente et, en tenant ce langage, ils ne songent pas qu'ils ont recours, à tout instant, à des moyens, ceux-là bien autrement surannés et qu'on était en droit de croire disparus depuis longtemps, grâce au bon sens public.

Et pourquoi la méthode Raspail aurait-elle besoin d'être « rajeunie », selon leur expression, lorsqu'on la voit donner aujourd'hui les mêmes résultats qu'à ses débuts, lorsqu'elle se montre immuable dans son action contre les maladies qui, elles-mêmes, restent immuables dans leur reproduction ?

Ainsi, par exemple, si une épidémie survenait, qu'aurions-nous à changer à notre traitement du choléra qui a donné des résultats comme ceux obtenus, en 1866, à Roubaix, par notre regretté ami H. Castel ?

Sans remonter si loin, nous avons journellement des exemples de la supériorité de notre médication sur tous les traitements nouveaux qui se succèdent dans la médecine moderne. La liste serait trop longue à publier ici, de toutes les guérisons qui nous sont annoncées par les zélés applicateurs de notre méthode ; nous mentionnerons toutefois deux lettres qui nous sont parvenues, dans le courant de 1902, des États-Unis d'Amérique.

L'une nous est adressée par M. Boivin de Saint-Charles, État du Michigan. « J'ai tenu à vous écrire, nous dit-il, pour vous faire connaître les guérisons que j'ai obtenues avec le système Raspail. » Et après avoir cité un certain nombre de cas, il termine : « Je n'ai pas besoin d'ajouter que je suis fort mal vu des docteurs, mais je ne m'en préoccupe pas et je continue à donner mes soins, le *Manuel* à la main, à qui me le demande. »

A la suite de cette lettre, une malade reconnaissante a ajouté ces simples mots : « Mme Herbin certifie que M. Boivin ne dit pas le quart des guérisons qu'il a faites ! »

La seconde lettre, datée du 9 décembre 1902, nous est arrivée de Tarrytown (von Hudson) ; son signataire, M. Adolphe Cureau, nous manifeste tout d'abord le culte qu'il a voué à F.-V. Raspail :

« Je ne veux pas terminer ma carrière, nous écrit-il, sans réaliser un ardent désir, que j'ai nourri depuis nombre d'années, celui d'écrire à votre digne père, quand il existait et, à vous, depuis qu'il n'est plus ; si j'ai tant tardé à remplir un devoir qui m'est si cher, une des principales causes a été que, dans notre langue, je n'ai pu trouver d'expression assez profonde pour témoigner le respect, la reconnaissance que j'ai toujours éprouvés et que tous devraient partager à l'égard de votre illustre père, dont le nom devrait briller en tête de la liste des bienfaiteurs de l'humanité . »

Après nous avoir cité de nombreux cas de guérisons de malades abandonnés par les médecins, notamment, celui d'un jeune garçon de trois ans atteint de diphtérie et condamné par le Dr Sinson, M. Cureau nous parle du cas qui lui est personnel et qui nous paraît des plus intéressants à publier, parce qu'il montre l'hérédité de l'apoplexie :

« Mon grand-père, dit-il, né en 1780, a été frappé d'apoplexie foudroyante en 1832 ; mon père, né en 1803, est tombé frappé d'apoplexie en plaisantant, en 1855 ; ma tante, sœur de mon père, née en 1812, est décédée des suites d'une attaque d'apoplexie, en 1861 ; enfin, deux oncles de mon père sont morts subitement, selon l'expression de l'époque. Voilà donc cinq membres de ma famille, tous du côté paternel, qui ont été victimes du même mal ; ce que voyant, j'ai cherché à me prémunir moi-même. Je me suis armé du *Manuel Raspail* et, grâce à notre bienfaiteur, si bien nommé le père du peuple, aujourd'hui je suis dans ma soixante-seizième année, d'une santé robuste, ayant conservé toutes mes facultés, à tel point que personne ne veut croire à mon âge et je dis à tous : faites comme moi, suivez le système Raspail et vous obtiendrez le même résultat. »

Eh bien ! quand on voit de braves gens, ne possédant aucune connaissance en médecine et n'ayant d'autre guide, pour reconnaître les maladies et les traiter, que leur bon sens et les médications du *Manuel*, arriver à guérir, là où les sommités médicales ont échoué, on peut juger le parti que pourraient tirer de la méthode Raspail, avec leurs connaissances techniques, les médecins peu scrupuleux auxquels nous venons de faire allusion, s'ils voulaient la pratiquer avec loyauté.

Dans tous les cas, s'ils ne s'aperçoivent pas qu'en trompant la confiance des malades ils vont à l'encontre de leurs propres intérêts, du moins devraient-ils comprendre que ce serait beaucoup plus honnête de leur part de s'en tenir purement et simplement à la médecine officielle, s'ils ne se jugent pas capables de faire ce que font des profanes comme Boivin et Cureau. A moins que leurs actes n'aient un mobile qui ne s'avoue pas.

XXI

Manuel pour 1904.

Le Dr Raphaël Blanchard, professeur à la Faculté de médecine de Paris, membre de l'Académie de médecine, vient de publier dans les *Archives de Parasitologie*, qui paraissent depuis quelques années sous sa direction, une notice biographique, dans laquelle il retrace la vie de F.-V. Raspail. Les savants de la génération actuelle ne pourront plus ignorer cette grande figure, dont ils ne connaissaient tout au plus jusqu'ici que quelques traits trop souvent dénaturés par la mauvaise foi.

Ne pouvant, faute d'espace, reproduire cette notice tout entière, nous en citerons néanmoins les premières pages, qui servent d'avant-propos ; elles montreront aux lecteurs avec quel esprit de justice et quel souci de la vérité cette biographie a été écrite.

« Deux hommes s'incarnent dans Raspail, dit le professeur Blan-
« chard, le savant et l'homme politique ! L'homme politique est bien
« connu : le rôle capital qu'il a joué au cours du XIXe siècle, dans les
« aspirations populaires, dont il fut le principal instigateur, a été retracé
« par plus d'un historien. On connaît aussi l'auteur de ces livres de
« médecine populaire, dont les nombreuses éditions ont contribué si

« puissamment à propager, dans toutes les classes de la société, de
« saines notions d'hygiène pratique. Mais, à l'heure présente, combien
« d'hommes de science ont lu les écrits scientifiques de Raspail et
« pourraient dire la part qui lui revient dans le progrès de nos connais-
« sances? Par une singulière injustice, le savant est méconnu ou ignoré,
« au détriment du politicien que, suivant leurs tendances, les uns
« exaltent et les autres dénigrent.

« L'œuvre scientifique de Raspail m'est depuis longtemps connue et
« je professe pour elle, je dois le dire dès cette première page, la plus
« sincère admiration ; j'ai eu déjà plus d'une fois l'occasion de lui
« rendre hommage. Aussi, quand j'entrepris de publier dans les
« *Archives de Parasitologie* des *Notices biographiques* concernant les
« principaux parasitologues, le nom de F.-V. Raspail est-il venu s'ins-
« crire un des premiers sur la liste des savants qui me semblaient dignes
« d'une telle célébration.

« C'est à lui, en effet, qu'on doit la première conception de la théorie
« cellulaire ; c'est lui qui, le premier, a jeté les bases de la pathologie
« cellulaire. Alors que l'École se perdait encore dans les obscurités de
« la théorie humorale, il mettait en évidence le rôle capital que jouent,
« dans l'étiologie des maladies, d'une part, les gros parasites visibles
« à l'œil nu (Helminthes, Acariens, etc.), d'autre part, des parasites
« alors invisibles, qui pénètrent dans nos organes et y causent des
« ravages d'autant plus redoutables qu'on ne peut constater leur pré-
« sence et les combattre en temps utile. Pour s'opposer à l'invasion de
« ces ennemis invisibles, mais dont pourtant l'existence ne saurait être
« révoquée en doute, il suffit de suivre certains préceptes d'hygiène,
« fort simples et d'une efficacité certaine : de là l'emploi des antisep-
« tiques, dont le camphre était alors le principal représentant ; de là
« aussi cette doctrine médicale nouvelle, qui tendait à simplifier consi-
« dérablement la pharmacopée et qui a valu à Raspail une si grande
« réputation. L'antisepsie et l'asepsie découlent de ces conceptions ;
« elles sont aussi, dans une large mesure, l'œuvre de Raspail.

« Je viens d'esquisser sommairement les doctrines de Raspail ; dès
« maintenant, on peut donc comprendre quels rapports intimes
« existent entre ce savant, qui n'était pas pourvu du diplôme de méde-
« cin et la médecine scientifique et expérimentale, dont il a été un
« précurseur génial.

« J'avais tout d'abord l'intention de me borner à retracer ici l'his-
« toire de Raspail, uniquement envisagé comme homme de science.
« Mais à chaque instant, je le trouvais mêlé à des événements politiques
« qui influaient d'une façon marquée sur ses travaux, dont, par consé-
« quent, je devais tenir compte et qui, faute d'explications suffisantes,
« eussent pu rester obscurs. Pour obvier à cet inconvénient, je résolus
« d'écrire l'histoire complète de notre héros, qui, dans sa longue car-
« rière, aima d'une égale ardeur la Science, la Patrie et l'Humanité.

« Ainsi élargie, ma tâche devenait singulièrement difficile, car j'avais
« la prétention d'écrire une biographie sincère et d'une documentation
« sûre. Par bonheur, M. Xavier Raspail, mon savant collègue à la
« Société zoologique de France, a bien voulu guider mes recherches et
« me communiquer des documents rares et précieux, grâce auxquels
« j'ai pu illustrer cette notice consacrée à son illustre père. Je lui en
« exprime mes plus vifs remerciements. »

De notre côté, avec toute notre piété filiale, nous sommes heureux de
pouvoir exprimer ici, à M. le professeur Raphaël Blanchard, notre
profonde reconnaissance.

*
* *

Nous relevons, dans le compte rendu d'une séance de l'Académie de
médecine, le fait suivant qui montre l'erreur de la doctrine médicale
actuelle, attribuant uniquement la cause des maladies aux microbes.

Par des expériences des plus concluantes, le Dr Jacquet vient de
prouver que la pelade n'est pas inoculable et que, par conséquent, elle
n'est pas contagieuse. C'est bien là le renversement des idées ayant
cours dans la médecine officielle.

On connaît, en effet, les prescriptions concernant les teignes et la
désinfection rigoureuse à laquelle on soumet tout ce qui a pu être mis
en contact avec le cuir chevelu des individus atteints par ces maladies,
dites parasitaires et considérées comme ayant pour origine des champignons microscopiques : celui de la pelade est dénommé *Microsporon
audouini*.

Nous avons vu dans un dispensaire pour enfants admirablement
organisé, mais malheureusement suivant les errements de la doctrine

microbienne, une salle isolée des autres où l'on faisait entrer les enfants atteints de favus, de l'herpès tonsurant ou de la pelade et, comme l'air de cette salle, après le départ des petits malades auxquels on avait fait subir les déplorables traitements en usage, devait contenir en suspension les germes infectieux de ces différentes formes de teignes, on procédait journellement à une désinfection sévère à l'aide d'une solution au sublimé corrosif répandue à profusion par un puissant vaporisateur ; le dallage était également lavé avec la même solution. De sorte que, pour éviter une affection désagréable, à la vérité, mais qui ne compromet en rien la santé et dont on se débarrasse sans grande difficulté, à l'aide de notre méthode, on faisait respirer à pleins poumons, aux personnes obligées de séjourner dans cette salle, un air sursaturé d'une humidité tenant en suspension le plus subtil poison qui puisse menacer l'organisme humain et dont l'action évolutive ou désorganisatrice sur la cellule ne se manifeste souvent qu'après plusieurs années.

Eh bien ! ces pratiques, funestes pour l'avenir des générations, n'avaient même pas l'avantage de donner le résultat qu'on en attendait, puisque le Dr Jacquet a démontré que la pelade, en aucune de ses variétés, n'est inoculable et que, par suite, les mesures imposées pour empêcher sa contagion sont inutiles et à supprimer.

Voici la communication faite, à ce sujet, à l'Académie de médecine, en décembre 1903, par le Dr Jacquet :

« J'ai vainement tenté d'inoculer la pelade à cinq de mes élèves :
« MM. Péchin, Chastin, Lagrive, Broquin, Masson et à moi-même.

« Nous n'avons utilisé, dans ce but, que des sujets porteurs de
« pelades récentes en voie d'extension et non traitées. Une de ces ten-
« tatives semble réaliser des conditions expérimentales idéales, au
« triple point de vue du contage, de son mode de pénétration et du
« terrain choisi.

« Les produits de râclage cutanés furent portés jusqu'à la papille
« grâce au cathétérisme de mes follicules pileux, au nombre d'une cin-
« quantaine. Sur d'autres points, ils furent appliqués après râclage de
« mon épiderme à la lame de verre, par frictions et massage vigoureux :
« à la suite, je m'abstins pendant quarante-huit heures de tout soin
« de toilette du cuir chevelu ; j'ajoute que j'ai eu jadis la pelade et
« que la maladie est des plus récidivantes.

« Le résultat de ces diverses tentatives, au nombre total
« d'une centaine, fut rigoureusement nul. »

Ainsi, voilà des affections cutanées où se retrouve toujours la présence d'un microorganisme bien déterminé et savamment dénommé :
celui du favus, l'*Achorion schœnlenei;* celui de l'herpès tonsurant, le
Trichophylon Malmsteni ; celui de la pelade, le *Microsporon Audouini.*
Pour la science médicale, qui s'est laissée absorber par le pasteurisme,
ces microbes sont la cause et les agents de transmission de ces maladies.
Or, les expériences du Dr Jacquet, qui ne laissent place à aucun doute,
viennent renverser, de fond en comble, cette doctrine et démontrer que
le microbe existe là, non comme générateur de la maladie, mais parce
qu'il trouve dans celle-ci, née en dehors de lui, le terrain et les conditions nécessaires à son développement. Il a fallu, pour que le microbe
se montre et prospère, qu'une manifestation morbide particulière se
produisît sur un point du tissu cutané recouvert par les poils.

Les expériences du Dr Jacquet sont la démonstration expérimentale
de la théorie à l'aide de laquelle nous avons expliqué, en 1897, comment nous comprenions la présence de microbes dans certaines maladies. En se reportant à la théorie que nous avons assez longuement
développée(1), on comprendra que nous ne pouvions mieux expliquer
pourquoi des râclages, opérés sur des surfaces envahies par la pelade,
et portés jusqu'à la papille d'un cuir chevelu sain, ne lui ont pas communiqué cette affection, le microsporon n'ayant pas trouvé les éléments nécessaires à sa vie et à son développement.

De même, nous n'avons cessé d'avoir cette conviction que les microbes
des bactériologistes, mais non les infiniment petits de F.-V. Raspail,
ne sont pas *la cause*, mais *l'effet* ou le résultat de la maladie.

Nous avons dit, en effet, dans le *Manuel,* pour 1891 : « Si F.-V. Raspail a été le premier à signaler le rôle morbide que les infiniment petits
peuvent jouer dans notre organisme ; si, aujourd'hui, on veut bien le
regarder comme l'initiateur de la microbie, hâtons-nous de dégager son
œuvre des exagérations de ses imitateurs... F.-V. Raspail avait distingué les infiniment petits, qui sont la cause de maladies, des micro-
organismes, produits de l'altération et de la désorganisation des tissus,

----

(1) Voir page 206.

par la maladie même qui leur offre le milieu propice pour leur permettre de prospérer : il n'avait pas confondu le microbe effet avec le
microbe cause, erreur profonde dans laquelle sont tombés les microbistes modernes. »

Eh bien ! ces idées commencent à avoir cours dans le monde médical;
c'est ainsi que le Dr Bantock, au Congrès de gynécologie de Londres,
a porté un coup mortel à la doctrine bactériologique actuelle en développant cette thèse que les microbes ne seraient pas *la cause*, mais *le
résultat* de la maladie ; en d'autres termes, que les microbes sont associés aux maladies parce que celles-ci fournissent les éléments nécessaires à leur éclosion et à leur vie. D'autre part, le Dr Juan Antiga, de
Mexico, vient de défendre la même thèse en s'appuyant sur les faits
suivants :

Le *Staphiloccocus pyogenus aureus* est le microbe de la suppuration.
Or, le Dr Stoker a constaté que les ulcères incurables ne contiennent pas
ce microbe, tandis qu'il se trouve en grande quantité dans les ulcères
curables ; la rapidité de la guérison est en raison directe de l'abondance
des microbes, ce qui démontre que ceux-ci, loin d'être nocifs, sont
plutôt favorables à la guérison.

Dans beaucoup de cas de diphtérie maligne, on n'a pu rencontrer le
bacille de Lœffler, tandis qu'on le trouve couramment chez des individus sains ou affectés d'autres maladies que la diphtérie.

Dans une épidémie de fièvre typhoïde, à Maidstone, les bactériologistes les plus éminents n'ont pu découvrir le moindre bacille d'Eberth
dans l'eau dont les habitants faisaient usage.

Ajoutons que tout récemment, au cours d'une interpellation motivée
au Sénat par l'épidémie de fièvre typhoïde qui s'est déclarée à Brest, en
décembre 1903, parmi les troupes de la garnison, le Dr Treille a déclaré
que, d'après l'enquête qu'il est allé faire sur place, l'épidémie ne provenait pas de l'eau distribuée dans les casernes, mais de l'état d'insalubrité de ces dernières.

Nous trouvons là la confirmation de ce que nous avons toujours dit,
que, sans nier que certaines eaux contaminées peuvent produire la
fièvre typhoïde, cette maladie, de même que le choléra et la fièvre
jaune, provient essentiellement d'un empoisonnement miasmatique,
miasmes qui naissent sous l'influence de conditions atmosphériques
particulières et qui frappent surtout les individus qui offrent, affaiblis

soit par différentes causes, soit par suite de leur état diathésique et par le fait de leur agglomération.

Le Dr Juan Antiga invoque encore l'exemple de Pettenkofer et ses disciples qui ont absorbé le bacille virgule du choléra sans en éprouver de dérangement. En France, le Dr Bochefontaine avait déjà fait impunément cette héroïque expérience en avalant, sous forme de pilule, cinq centimètres cubes de la diarrhée d'une femme, morte du choléra dans le service du professeur Vulpian. Cette quantité de matières contenait un nombre considérable de bacilles virgules, qu'on avait parfaitement reconnus.

Les membres du conseil d'hygiène étaient donc mal inspirés en déclarant que le germe de la maladie est contenu dans les déjections des cholériques et se transmet par ces dernières.

Rappelons que, depuis vingt ans, nous répétons que le bacille virgule ou *coma* n'est pas la cause du choléra, nous appuyant sur ce qu'on n'a pu le découvrir ni dans le foie, ni dans les reins, ni dans le sang des cholériques, alors que ces organes présentent les altérations pathologiques spéciales à la maladie. On ne le rencontre que sur la muqueuse de l'intestin, et ce qui démontre son rôle passif dans la pathogénie du choléra, c'est qu'à l'autopsie, on a trouvé que, dans les cas foudroyants, il n'existe pas même trace de sa présence, alors qu'il infeste l'intestin des cholériques morts après plusieurs jours de maladie.

Nous devons reconnaître que les bactériologistes, devant des faits qu'ils ne pouvaient se refuser à admettre et qui venaient à l'encontre de leur conception du rôle des microbes dans la genèse des maladies, ont dû abandonner leur hypothèse primitive du microbe pathogène par lui-même, pour cette hypothèse nouvelle du microbe n'agissant que par ses sécrétions, par ses toxines. Ils expliquent ainsi que des microbes, tels que ceux de la diphtérie, de la fièvre typhoïde peuvent se trouver chez des individus sains, sans provoquer dans leurs organes aucune manifestation morbide, tant qu'il ne survient pas dans ces milieux certaines modifications leur permettant de produire leurs sécrétions toxiques.

Encore un pas et la doctrine microbienne ne sera pas loin d'admettre une troisième hypothèse, qui sera la bonne cette fois, à savoir que le microbe qu'on trouve dans une maladie n'en est pas le générateur, mais, dans l'immense majorité des cas, simplement l'associé ou pour mieux dire le parasite.

La vérité est donc en marche, des voix autorisées commencent à s'élever partout pour combattre les erreurs des microbistes à outrance. C'est ainsi que nous citerons la courageuse campagne que poursuit le Dr Boucher (de Vanves) non seulement dans la Presse, mais aussi dans le sein même des Sociétés médicales. Nous avons de lui, sous les yeux, un excellent article où il traite des *microbes invisibles*, dont le Dr Roux, de l'Institut Pasteur, a admis l'existence pour expliquer comment une affection contagieuse peut se transmettre, contrairement à la première hypothèse sur laquelle s'est échafaudée la doctrine microbienne.

Citons l'expérience qui a conduit le Dr Roux à évoluer dans le sens de la seconde hypothèse dont nous venons de parler.

« Si on recueille, sur une vache atteinte de la fièvre aphteuse, la sérosité des aphtes, qu'on la dilue et qu'on la filtre dans un filtre à microbes, dont les pores sont tellement étroits qu'ils ne laissent pas passer les microbes, on obtient un liquide d'une limpidité parfaite, ne contenant aucun élément microbien, mais qui, injecté dans les veines d'un veau, détermine néanmoins une fièvre aphteuse caractéristique.

« Si maintenant on prend un autre filtre, dont les pores sont beaucoup plus serrés et que l'on fasse passer à travers ce nouveau filtre la dilution aphteuse, cette fois, le liquide filtré est devenu inactif, il ne donne plus à l'animal la maladie inoculée.

Et le Dr Roux en tire cette conclusion :

« La sérosité aphteuse contient donc quelque chose qui passe à travers un filtre et qui ne passe pas à travers un autre, ce quelque chose n'est pas une substance soluble, car elle traverserait le filtre ; donc, c'est un corps solide infiniment ténu. Et comme ce *corps invisible* introduit dans les veines reproduit la maladie, c'est un être vivant, c'est un microbe. »

Que voir dans cette conclusion, sinon la négation même de la théorie microbienne, qui s'est fondée sur le principe du microbe pathogène par lui-même. Toujours est-il qu'il y a là la plus flagrante des contradictions : d'abord, c'est la toxine qui filtre et pas le microbe ; ensuite, c'est le microbe qui passe et la toxine qui reste.

A ce sujet, le Dr Boucher déclare « que l'expérience où la toxine ne passe pas ne signifie absolument rien, attendu que tout le monde sait que les ferments, les diastases, les toxines sont choses particulièrement instables et remarquablement fragiles, difficilement dialysables, à ce point que beaucoup ne parviennent pas à traverser même un filtre Chamberland. L'expérience de Roux signifie tout uniment que la toxine, la diastase, trouvée dans la lésion aphteuse, rentre dans cette catégorie et voilà tout. Son auteur le sait fort bien, mais voilà ce qui le chiffonne, c'est que, d'après sa théorie, il n'y a pas de diastase, de toxine sans microbe et que précisément, dans ce cas, il n'existe pas de microbes. On les déclare donc existants, mais invisibles. Telle est la nouvelle invention, amusante comme les autres, comme les autres démontrant le décousu du système et l'inutilité absolue du microbe dans le phénomène morbide. »

Le Dr Boucher explique ensuite « que l'absence de tout microbe dans le liquide de la lésion qui, par son inoculation, reproduit la maladie, démontre péremptoirement que c'est bien l'élément vital, la cellule malade et non le microbe qui sécrète ces toxines. La fragilité de ces toxines perdant leur propriété et se décomposant par leur simple passage dans un filtre, indique qu'entre la sécrétion normale de la cellule à l'état de santé et la sécrétion morbide toxique, il n'y a d'autre distinction qu'un état moléculaire différent ».

C'est bien là l'explication naturelle qui découle de la pathologie cellulaire, telle que F.-V. Raspail l'a si magistralement développée, dans le tome Ier, page 56, de son *Histoire naturelle de la santé et de la maladie*, publiée en 1843 et dont il a été si audacieusement dépouillé au profit de l'Allemand Virchow.

« Nous avons établi, dit F.-V. Raspail, que la cellule organisée et douée de vitalité a la propriété d'absorber soit les liquides et gaz qui conviennent à son mode d'assimilation, soit ceux qui lui sont contraires et qui la tuent. D'un autre côté, nous avons dit que, dès qu'une cellule n'élabore plus, elle se désorganise sous l'influence de ses sucs qui se décomposent et qui visent à la putréfaction, dès le moment qu'elle ne se les assimile plus. Les produits de la fermentation, surtout de la fermentation putride, sont un poison pour l'absorption.

« Admettons donc qu'une seule cellule du corps humain se désorganise, dans un milieu incapable d'intercepter la communication des produits, il est évident que les produits de sa décomposition, absorbés par la cellule congénère, empoisonneront celle-ci ; que les produits de l'empoisonnement de celle-ci seront absorbés par la suivante et ainsi de suite, jusqu'à ce que tout l'organe spécial ait été envahi. Mais cet empoisonnement, qui sera dans le cas de s'effectuer de proche en proche, par simple contact et même alors qu'il n'aurait pas lieu par le véhicule de la circulation, finira par empoisonner l'individu tout entier.

« En conséquence, le germe de la mort du géant peut se trouver dans le plus petit de ses atomes ; c'est ainsi qu'une étincelle en se communiquant d'atome en atome, de molécule à molécule, de poutre à poutre, de toiture à toiture, peut, selon l'agitation de l'air, embraser en un instant la cité reine, Babylone la grande et, comme l'a dit Pascal, un grain de sable était dans le cas d'arrêter toutes les conquêtes d'Alexandre. »

Nous nous limiterons à cette citation, parce qu'elle suffit à porter la lumière dans l'obscure conception de la doctrine microbienne, qui s'est basée, pour expliquer la génération et la contagiosité de la maladie, d'abord sur le microbe pathogène, puis sur ses sécrétions, ses toxines, enfin, selon l'opinion nouvelle du Dr Roux, sur quelque chose d'invisible ; car, pour être logique, force est d'admettre que ce qui existe pour la fièvre aphteuse ne peut différer de ce qui se produit pour les autres affections contagieuses.

Si donc une cellule, chez un individu, passe de l'état de santé à l'état morbide, sous l'action d'un élément étranger qui en altère les fonctions et l'amène à produire, au lieu de sa sécrétion normale, une sécrétion toxique, si, d'autre part, ce poison communique à la cellule voisine la même morbidité qui est venue s'élaborer dans la cellule initiale, on doit comprendre sans grand effort qu'un atome de cette sécrétion, introduite dans l'organisme d'un autre individu, est en état de reproduire, de proche en proche, dans les cellules de ce dernier, les mêmes phénomènes de désorganisation qui ont frappé, de proche en proche, les cellules voisines de celle primitivement mise en état de morbidité chez le premier individu.

Ce principe admis peut également s'appliquer à la pathogénie des maladies inoculables et contagieuses en général, ce qui revient à considérer la cellule comme étant susceptible de produire, sous l'action modificatrice d'agents différents, des sécrétions morbides différentes pouvant donner naissance à tout autant de maladies correspondantes.

Nous touchons là, à la vérité, à des mystères jusqu'ici insondables, dont font partie les *invisibles* du Dr Roux, mais devant lesquels notre esprit ne recule pas, car nous avons, pour admettre même l'impossible en pareille matière, cet exemple stupéfiant de la vésicule germinative fécondée, de laquelle doit sortir, cellule par cellule, l'être géant et complexe, qui représentera non seulement les caractères physiques de ses générateurs, mais jusqu'à leurs facultés morales et jusqu'à l'hérédité des affections constitutionnelles dont ils peuvent être atteints.

Quand on a de tels exemples, comment ne pas condamner l'emploi des sérums pour le traitement des maladies ; comment ne pas redouter qu'ils ne servent à introduire directement dans le sang tout un monde d'*invisibles*, qu'ils peuvent renfermer et dont on ne saurait prévoir l'action ultérieure sur l'économie humaine.

Alors que F.-V. Raspail a mis son génie à concevoir la possibilité de purifier l'homme de ses tares originelles et de le mettre en garde contre les causes infectieuses qui peuvent l'atteindre au cours de son existence, la médecine actuelle, ayant perdu toute prudence et les plus simples notions de l'hygiène, ne cherche plus, pour combattre les maladies, qu'à introduire directement dans le sang autant de sérums divers. Conception qui serait démoniaque, si elle n'était pas irraisonnée, car ces sérums, mis ainsi à même de se combiner avec le sérum humain, contiennent non seulement des éléments organiques particuliers aux animaux qui les fournissent, mais aussi des produits tirés de la fermentation et de la putridité.

Ainsi chaque jour met en évidence une nouvelle erreur de la doctrine microbienne, qui a été lancée avec une réclame si habile et si retentissante, que du jour au lendemain, pour ainsi dire, elle s'est imposée au monde scientifique universel, alors qu'elle n'était qu'une extension mal comprise de la théorie des infiniment petits de F.-V. Raspail. Elle était si peu mise au point qu'après nous avoir représenté la maladie comme née du microbe, elle l'a ensuite attribuée aux toxines de ce dernier, pour en arriver enfin, à propos de la fièvre aphteuse, à ne plus considérer comme générateurs de tous nos maux, ni les microbes, ni les toxines, mais *quelque chose* d'inconnu, que, pour sauver la mise, on qualifie de *microbes invisibles !*

.˙.

Le 3 décembre 1903, au cours d'une battue dans la forêt du Lys, un garde reçut à bout portant la charge d'un coup de fusil qui lui broya le fémur au-dessus du genou. Amené à l'hôpital de G..., où il arriva presque exsangue, par suite d'hémorragies qu'on n'avait pas su modérer et qu'avaient aggravées les mouvements imprimés au corps par les secousses inhérentes au transport, le blessé fut opéré le soir même, à huit heures, sous le chloroforme ; la section de la cuisse ne laissa couler qu'un peu de sérosité, mais la constitution de cet homme était si vigoureuse qu'il résista quand même à l'opération, bien hasardée en pareil cas. Les jours suivants, ses forces revenaient à vue d'œil et il y avait lieu de pronostiquer une guérison prochaine, lorsque, tout à coup, la plaie devint gangréneuse et, en dépit des traitements antiseptiques employés à l'heure actuelle en médecine chirurgicale, le malheureux fut emporté en quelques jours par l'infection purulente.

Si nous n'avions pas eu connaissance de ce déplorable résultat par une personne bien placée pour être exactement renseignée, nous n'aurions pu croire à un pareil dénouement qui nous reportait à cinquante ans en arrière, au temps où, grâce aux errements de la médecine antiphlogistique de Broussais, les amputés mouraient souvent ainsi.

A cette époque où les plus élémentaires règles de l'hygiène étaient méconnues, il était rare que la gangrène se produisît chez les opérés soignés à domicile, cette complication était en quelque sorte l'apanage des hôpitaux d'où sa désignation très caractéristique de pourriture d'hôpital. La mortalité y était plus grande, à la vérité, que de nos jours, mais, en réalité, il n'était pas rare de voir guérir des blessés ayant subi de graves mutilations, voire même des amputés des deux cuisses.

Eh bien ! dans le cas qui nous occupe, on ne pouvait incriminer ni l'opération faite par un des plus habiles chirurgiens de Paris, ni les conditions sanitaires qui entouraient le blessé. L'hôpital où il avait été transporté, de construction récente, est aménagé avec tout le luxe et suivant les préceptes en usage à l'heure actuelle.

D'autre part, il est incontestable que, sous l'empire de la préoccupation dominante, en chirurgie comme en médecine, de tuer le microbe, on avait eu recours, en cette circonstance, pour les pansements, aux antiseptiques mis à la mode, depuis l'avènement du pasteurisme, tels que le sublimé, l'acide phénique, etc.

Or, c'est à ces pansements qu'il faut attribuer la mort de ce malheureux garde. Lorsqu'il s'agit d'une plaie, si ces poisons sont en état de tuer les microbes, ils détruisent en même temps la cellule naissante en voie de réparation des tissus ; celle-ci, atteinte dans sa vitalité, s'altère d'abord en produisant un exsudat anormal, par conséquent toxique, et finit par se désorganiser en devenant le point de départ de foyers infectieux. Il n'en faut pas plus pour que, sous l'action persistante de ces pansements renouvelés et sous l'influence d'une prédisposition de l'individu, la plaie soit empoisonnée par les produits de cette mortification, empoisonnement qui ne tarde pas à s'étendre à l'économie tout entière.

On objectera que les choses ne se passent pas toujours ainsi avec le pansement au sublimé corrosif ou autre antiseptique, nous le reconnaissons, mais les plaies ainsi traitées ont un aspect grisâtre répugnant et mettent des mois à se cicatriser, alors qu'anciennement et par les pansements d'autrefois, leur guérison exigeait moitié moins de temps. Nous ne parlons pas bien entendu des plaies soumises au traitement de notre méthode, chez lesquelles on voit pour ainsi dire les progrès de la cicatrisation s'accroître d'heure en heure. Pansement vraiment héroïque que F.-V. Raspail appliqua pour la première fois, en 1841, à son propre fils amputé de la cuisse, alors qu'il était arrivé au dernier degré de l'appauvrissement de l'organisme par le développement d'une tumeur du genou pesant 32 kilogrammes. Avec ce pansement, non seulement il ne survient jamais, chez un opéré, la moindre manifestation gangréneuse ou tétanique, mais il fait toujours disparaître ces accidents mortels, quand on y a recours tardivement et en désespoir de cause.

Certes, nous reconnaissons qu'en dépit du sublimé corrosif, employé au cours de l'opération, ensuite dans le pansement, la cicatrisation s'opère par première intention lorsque les bords de la plaie ont été réunis et suturés, mais alors il se produit souvent des accidents ultérieurs sous forme de furoncles, d'anthrax, d'ulcérations et qui sont l'effet de l'infection mercurielle des tissus ambiants. Mais, pour les plaies découvertes à large surface, qui doivent se cicatriser de la périphérie au centre, il n'en est jamais de même, parce que les cellules régénératrices se trouvent directement et constamment sous l'action désorganisatrice du poison.

Et lorsque nous aurons ajouté que le sublimé corrosif, de l'aveu même de ses partisans impénitents, a provoqué, dans maintes circonstances, soit des ulcères plus hideux que ceux résultant de la syphilis, soit des foyers d'une purulence exaltée, que, tout dernièrement encore, on a signalé son action néfaste dans les maladies urinaires, on s'expliquera comment notre blessé de la forêt du Lys a pu mourir d'une infection purulente.

Certes, un tel résultat était bien fait pour nous surprendre, nous qui avons vu guérir tant de malheureux blessés, dont certains, abandonnés sans soins pendant des journées entières, sur le champ de bataille de Sedan, opérés sans aucun souci de l'asepsie, avaient été installés, faute de literie, sur des amas d'uniformes retirés de cadavres et souvent souillés de sang. Et cependant, nous n'avions en tout et pour tout, comme moyens de pansement, qu'un peu d'alcool camphré que nous économisions le plus possible et... du cérat de concombre ! la seule préparation pharmaceutique que nous ayons pu trouver dans la ville, parce qu'elle avait été dédaignée par les autres chirurgiens.

Chargé du service de l'ambulance installée à Fond-de-Givonne, au château de Bernutz, nous avons pu sauver, malgré les moyens plus que primitifs qui étaient seuls à notre disposition, un grand nombre des blessés qui y avaient été amenés et qui y étaient restés sans soins pendant plusieurs jours, dans une atmosphère que la pourriture de certaines plaies et le manque d'aération avaient rendue irrespirable.

A l'appui de notre affirmation, nous citerons quelques-unes des guérisons que nous avons obtenues et qui se rapprochent du cas du garde blessé dont nous avons parlé plus haut, telles que nous les copions dans notre carnet de notes prises au jour le jour, au cours de la campagne de 1870.

R. François, 30e de ligne, 23 ans

1er septembre, fracture du col de l'humérus droit ; coup de feu à la main gauche. Désarticulation de l'épaule droite le 8 septembre. Le 15, apparition d'un point gangréneux, application de tampons d'alcool camphré. Les jours suivants, pansement simple au cérat de concombre. Le 23, bon état de la plaie qui est rosée ; pus de bonne nature. A partir du 1er octobre, la plaie se limite par la cicatrisation.

Évacué le 5 octobre sur la Belgique.

D. Jean, 36e de ligne, 32 ans

Jambe emportée le 1er septembre par un obus. Amputé au lieu d'élection le 2. Pansements tantôt à l'eau alcoolisée, tantôt au cérat de com-

combre. Le 20, diarrhée, pansement à l'alcool camphré pur. Le 23, diarrhée arrêtée, bon état de la plaie qui est rosée et suppure peu ; rapprochement des bords à l'aide de bandelettes de diachylon. Le 29, cicatrisation très avancée ; enlèvement de la dernière ligature. Le 1er octobre, plaie linéaire ; le 4, le malade sort avec des béquilles.

Évacué le 5 sur la Belgique.

D..., CHASSEUR A CHEVAL, 22 ANS

1er septembre, éclat d'obus ayant brisé la jambe ; le 4, amputation de la cuisse à la partie moyenne. Le 19 septembre, état général excellent, continuation du pansement à l'alcool camphré ; le 28, la cicatrisation fait de rapides progrès. Les 3 et 4 octobre, le malade, muni de béquilles, fait une promenade d'une heure dans le parc. Le 5, la plaie n'a pas plus de 2 centimètres de largeur.

Évacué le 7 sur la Belgique.

L..., SERGENT DU 2e RÉGIMENT D'INFANTERIE DE MARINE, 21 ANS

Trois blessures reçues le 1er septembre, un éclat d'obus broyant l'articulation tibio-tarsienne droite ; un autre brisant les os de l'avant-bras gauche ; enfin, une balle qui avait traversé d'avant en arrière la cuisse droite aux deux tiers supérieurs en rasant le fémur.

Le blessé transporté dans une grange est jugé dans un état désespéré et abandonné. Le 3, après examen qui montre chez ce jeune homme une résistance vitale extraordinaire, on se décide à lui faire une double amputation, celle du bras gauche à la partie moyenne de l'humérus ; celle de la jambe droite, au lieu d'élection. Pansement après lavage à l'eau alcoolisée tantôt au cérat de concombre, tantôt à l'alcool camphré. Les plaies faites par la balle sont recouvertes d'une plaque de diachylon. Le malade mange avec appétit et conserve un moral admirable en dépit de ses terribles mutilations. Le 15, se manifeste une induration sur le trajet du séton fait par la balle ; léger accès fébrile. Un foyer purulent est ouvert le 17 et vidé. Compresses d'alcool camphré renouvelé plusieurs fois par jour ; tout rentre dans l'ordre. Les plaies se cicatrisent régulièrement sans nouvelles complications.

Évacué le 7 octobre sur la Belgique.

Nous arrêterons nos citations personnelles à ce dernier exemple, mais nous croyons intéressant de le faire suivre du cas suivant, que nous reproduisons textuellement d'après la relation qui figure dans l'historique du 96e régiment d'infanterie, page 307 :

« Le sergent-fourrier Soret Léon avait été blessé trois fois pendant la journée du 6 août 1870 : un éclat d'obus au bras gauche, deux balles à la partie supérieure de la cuisse droite et, au moment où sa compagnie se retirait, un éclat d'obus qui lui fracassa la jambe droite. Il ne put être transporté à l'ambulance ; il souffrait horriblement : sa jambe ne formait qu'un débris informe et, à son extrémité, pendait un pied inerte rattaché seulement par quelques lambeaux de chair.

« Tout à coup, le blessé, mû par un sentiment de sublime courage, s'empare du sabre d'un officier mort à côté de lui et entreprend de couper lui-même sa jambe mutilée ; il recommence à plusieurs reprises avant de pouvoir réussir.

« Mais son martyre n'est pas terminé : oublié par les ambulances prussiennes, ce malheureux reste pendant cinq jours dans la même position sous le pommier auprès duquel il est tombé. Pour étancher la soif que lui donne une fièvre ardente, il mange les pommes qui sont à sa portée ; puis, quand celles-ci font défaut, il suce le drap de sa capote trempée par les pluies continuelles. Afin d'arrêter l'hémorragie, il a le courage de creuser avec ses doigts un trou dans la terre détrempée et d'y enfouir ce qui lui reste de sa jambe.

« Enfin, le sixième jour, un passant le recueille et le fait transporter à l'ambulance de Haguenau. »

Le sergent-fourrier Soret guérit quand même, il est toujours existant et âgé de 57 ans.

Si de tels faits se passent de tout commentaire, ils permettent cependant de faire un éloquent parallèle entre les guérisons obtenues en 1870, au milieu des plus mauvaises conditions d'hygiène et de salubrité, avec un peu d'alcool camphré et du cérat de concombre, et la mort par infection purulente du garde de la forêt du Lys survenue en dépit des grands progrès de la chirurgie actuelle !

.[*].

Lorsque, en 1903, nous avons présenté le Dr Félizet comme le seul médecin appliquant consciencieusement la méthode Raspail, nous étions loin de prévoir qu'une mort prématurée viendrait l'arrêter au début d'une carrière qu'il était appelé à parcourir avec succès.

Le Dr Louis Félizet est décédé le 11 novembre 1903, à l'âge de 31 ans !

La méthode perd en lui un partisan convaincu. — Plus je la pratique, nous disait-il, plus je suis surpris des résultats merveilleux qu'elle me permet d'obtenir, dans des cas qui m'apparaissent comme désespérés.

Aussi, avec sa nature franche, son caractère affable, s'était-il déjà fait de nombreux amis parmi ses clients. C'est ce que Me Alfred Wolf, avocat à la Cour d'appel de Paris, est venu rappeler sur sa tombe en termes émus.

A notre époque où le mercantilisme tient lieu si souvent de conscience, nous avions été heureux de pouvoir recommander, aux malades désireux de se faire traiter par la méthode Raspail, un médecin en qui ils pouvaient avoir toute confiance, et voilà qu'à quelques mois de distance, nous avons le profond regret de voir disparaître le jeune praticien dont nous avions reconnu les hautes qualités médicales et sur lequel nous avions fondé les plus belles espérances pour la propagation de la méthode de notre illustre père.

XXII

Manuel pour 1905.

Nous avons eu la grande satisfaction de reproduire, dans l'avertissement de 1904, les pages magistrales que le professeur R. Blanchard a placées en tête de la biographie de F.-V. Raspail. Pour les partisans de la méthode exposée dans le *Manuel*, aussi bien que pour ses irréductibles détracteurs, ce fut une surprise inattendue que cette splendide réparation des injustices qui, pendant sa longue carrière, s'appesantirent sur le savant génial que semblait devoir poursuivre, au delà de la tombe, la conspiration du silence.

Émanant d'un des professeurs les plus autorisés de la Faculté de médecine de Paris, membre de l'Académie de médecine, dont la personnalité scientifique est justement appréciée des savants du monde entier, cette restitution, au persécuté de tous les régimes, de tout ce dont il avait été spolié, constitue la plus sévère condamnation des folliculaires qui se sont acharnés, non seulement à nier, mais à tourner en ridicule les belles et fécondes découvertes qui ont servi de base fondamentale à la doctrine médicale actuelle.

Cela nous reporte à une époque déjà lointaine, où nous étions seul pour répondre aux attaques souvent grossières, toujours injustes qui se déchaînaient dans la presse, lorsqu'à l'aurore de la doctrine microbienne, s'imposa le rapprochement de ces deux noms : Raspail et Pasteur. En 1885, un jeune ambitieux, désireux d'acquérir un commencement de notoriété et surtout d'encenser l'astre nouveau, commença la campagne dans *le Progrès de l'Oise* de Compiègne, par une diatribe, dont l'inconvenance égalait la mauvaise foi. Au même moment, nous nous trouvâmes en face d'un autre docteur-médecin, qui se réfugia dans sa couardise pour refuser de nous donner une réparation des infamies qu'en vrai jésuite il avait glissées dans un factum adressé aux membres d'un conseil municipal et distribuées aux bien pensants des localités environnantes. En 1888, nous eûmes de nouveau à répondre dans *le Bulletin médical* au professeur Dujardin-Beaumetz, qui, dans une conférence sur les doctrines microbiennes, nous faisait l'honneur de relever ce que nous avions dit, à ce sujet, dans l'avertissement du *Manuel* de 1881. Il déclarait que nos réclamations en faveur des découvertes de F.-V. Raspail devaient être rejetées du domaine scientifique, attendu que « la doctrine de Raspail est un ensemble d'assertions plus ou moins étranges et incoordonnées sur la causalité des maladies ».

Notre réponse, insérée dans *le Bulletin médical* du 30 mai 1888, nous attira de la part d'un professeur de l'École de médecine de Lyon, le Dr Augagneur, une prise à partie dans la même forme et sur le même ton employés, depuis l'avènement des microbes, pour dénaturer le caractère et l'œuvre scientifique de F.-V. Raspail. Cette violente diatribe qui avait lieu d'étonner, venant d'un homme affichant les mêmes opinions politiques et religieuses que notre père, parut dans *le Lyon républicain* du 17 juin 1888. Nous adressâmes immédiatement à ce journal une lettre qui ne fut publiée que le 17 juillet suivant.

« Je ne m'arrêterai pas, disions-nous en débutant, au style de

« M. Augagneur, qui trouve commode de remplacer les arguments par
« des grossièretés ; je me contenterai de le prendre en flagrant délit de
« mauvaise foi. Il reproduit trois des citations sur lesquelles je me suis
« appuyé pour réclamer, en faveur de mon père, la priorité de la
« théorie parasitaire, mais il a bien soin de supprimer les deux passages
« qui leur donnaient toute leur valeur et il ne craint pas d'ajouter :
« Ces lignes sont, sans doute, le dessus du panier », alors que je faisais
« remarquer, dans ma lettre au *Bulletin médical*, que j'aurais pu mul-
« tiplier les citations, si le droit de réponse ne m'avait pas limité l'es-
« pace. »

Ah! certes, nous avons lieu de triompher aujourd'hui de ces attaques,
dont l'inanité apparaît éclatante, après la démonstration qui est faite
désormais que la priorité de la théorie cellulaire et de la pathologie
cellulaire appartient à F.-V. Raspail. Tous ces détracteurs d'hier,
qui faisaient montre de leur patriotisme en attribuant ses découvertes aux Allemands Virchow et Schawnn, ne peuvent échapper à ce
dilemme : ou bien ils péchaient par ignorance, ou bien ils savaient ; d'un
côté comme de l'autre, la constatation n'est pas à leur honneur et ils
feront bien de méditer cette parole de Claude Bernard : « La science
du jour est l'erreur du lendemain. »

Quelle plus belle preuve peut-on en donner que ce trait lancé par le
Dr Augagneur, comme un écrasant sarcasme : « Raspail a fait de la
simplicité ; d'après lui, toutes les maladies sont dues à des parasites ! »

Jamais F.-V. Raspail n'a dit une telle absurdité, par la raison qu'il
a fait des maladies parasitaires seulement une des neuf classes dans
lesquelles il a rangé les causes de toutes les affections morbides qui
peuvent affliger l'espèce humaine. Mais, l'eût-il dit, qu'il n'aurait fait
que devancer les conceptions de la médecine actuelle et sa mémoire
serait bien vengée, puisque nous voyons le Dr Augagneur, adorant ce
qu'il a si témérairement voulu ridiculiser, admettre, comme tous ses
confrères du reste, que toutes les maladies ont leur microbe générateur.

La science médicale du jour a dépassé le but, elle sera l'erreur de
demain ; tombée dans l'exagération que F.-V. Raspail avait savamment
évitée, il lui faudra revenir en arrière, si elle ne veut pas sombrer dans
l'incohérence finale et nous entrevoyons l'heure où elle sera amenée
à s'engager dans une voie nouvelle qui la conduira, peu à peu, à la doc-

trine de F.-V. Raspail. Ne voyons-nous pas le microbisme subir déjà des transformations qui montrent qu'il n'a reposé jusqu'ici que sur des hypothèses nées d'expériences de laboratoire qui ne peuvent reproduire la filière par laquelle s'enchaînent les phénomènes naturels ?

Après nous avoir présenté le microbe comme l'unique auteur de la maladie, il a fallu reconnaître qu'il en était bien innocent et qu'il n'y avait de coupable que ses propres sécrétions que l'on a baptisées du nom de toxines. Mais voilà que tout est encore une fois en déroute : à propos d'expériences faites sur la fièvre aphteuse, on s'aperçoit que ce n'est ni le microbe spécial à cette maladie, ni ses toxines qui la transmettent, mais quelque chose qui échappe à tous les grossissements du microscope et que, faute d'être connu, on qualifie de microbe invisible.

Nous ne nous attarderons pas à tirer parti de toutes ces contradictions, nous tenons seulement à bien établir que F.-V. Raspail n'entendait viser, par parasites, que les animaux allant depuis les Helminthes, jusqu'aux infiniment petits, tels que les Trypanosomes. Quant aux microorganismes, qu'on désigne aujourd'hui sous le nom de bacilles pathogènes, F.-V. Raspail les aurait considérés comme des ferments de nature cryptogamique, auxquels il faut des conditions spéciales et un terrain préparé pour prospérer et fructifier.

Déjà les idées que notre père a émises, dès 1840, sur le rôle pathogène des vers intestinaux, commencent à se faire jour dans la médecine officielle ; elles y arrivent, à la vérité, non encore dépouillées des conceptions de la théorie qui veut que les microbes, dont on constate la présence en grand nombre dans telle ou telle maladie, en soient l'unique cause, mais c'est déjà un pas immense que ces idées y soient admises, même à ce titre, alors qu'hier encore elles attiraient sur leur auteur des sarcasmes, comme ceux décochés par le Dr Augagneur et, avant lui, par des sommités médicales telles que Trousseau.

C'est ainsi qu'en 1901, M. Metchnikoff, de l'Institut Pasteur, a montré le rôle des vers intestinaux dans l'étiologie de l'appendicite, les considérant comme un des facteurs principaux de cette affection. Déjà, précédemment, en 1899, le Dr Jules Guiart, professeur agrégé de la Faculté de médecine de Paris, avait publié une étude documentée sur le rôle pathologique de l'Ascaride lombricoïde dans l'intestin de l'homme. Depuis, notre savant collègue de la Société Zoologique de France, dont il est le dévoué secrétaire général, a repris l'historique de

la question ; il a montré que les Helminthes avaient joué le principal
rôle dans la pathologie intestinale jusqu'au jour où ils furent détrônés
par les bactéries et, sans nier la nocivité attribuée à celles-ci, il s'est
appuyé sur de nombreuses observations pour démontrer que les Helminthes intestinaux ne sont pas moins redoutables. Dans cet ordre
d'idées, frappé de la présence de nombreux Tricocéphales, qu'il trouvait dans l'intestin des typhiques, tandis que ces parasites sont rares
chez les personnes non atteintes d'affections intestinales, il fut conduit
à les considérer sous le rapport du rôle qu'ils doivent jouer dans l'étiologie de la fièvre typhoïde, et il rappela que, pour F.-V. Raspail, le
terme de fièvre typhoïde était synonyme de pullulation des Tricocéphales dans les intestins. Mais, tout en n'accordant à ces Helminthes
que le rôle d'agents inoculateurs du bacille d'Eberth, par la blessure
qu'ils font dans la muqueuse de l'intestin, en y enfonçant profondément leur extrémité antérieure effilée, le Dr Jules Guiart termine la
note que le professeur R. Blanchard a récemment présentée en son nom
à l'Académie par ces conclusions :

« En présence d'une entérite fébrile quelconque, avant même de
« savoir si le séro-diagnostic est positif et s'il faut incriminer le bacille
« d'Eberth, on doit instituer, le plus vite possible, le traitement anthel-
« minthique et évacuer l'intestin, pour chasser en même temps mi-
« crobes et helminthes et empêcher l'auto-intoxication constante du
« malade. »

C'est bien ainsi qu'a toujours procédé F.-V. Raspail et on voit par là
combien la médecine scolastique faisait fausse route, lorsqu'en présence de prodromes pouvant annoncer une fièvre typhoïde, elle restait
dans l'expectative pour ne recourir, une fois la maladie déclarée,
qu'à une thérapeutique sans action pour en enrayer le processus.

Soixante années se sont écoulées depuis que F.-V. Raspail a fondé
son système médical, en alliant l'histoire naturelle à ses deux sœurs, la
chimie et la physique, et on commence seulement à entrevoir combien il
était dans le vrai, lorsqu'il se préoccupait, avant tout, du rôle pernicieux que jouent dans l'économie les vers intestinaux.

Oui, F.-V. Raspail « a fait de la simplicité » en réduisant à un petit
nombre les médicaments qui lui suffisaient pour combattre les maladies,
mais combien cette simplicité même s'est montrée puissante en guéris-
sant, là où l'arsenal formidable de la médecine officielle n'arrive souvent

qu'à conduire un peu plus lentement le patient vers le dénouement
fatal.

Nous venons de rappeler que si F.-V. Raspail a eu de tout temps des
détracteurs aussi irréductibles que de mauvaise foi, aujourd'hui, son
nom n'est plus frappé d'ostracisme, il pénètre de plus en plus là où les
portes lui étaient jadis fermées et justice lui est enfin rendue par des
hommes occupant une situation prépondérante dans la science officielle.

Il nous a été donné d'éprouver une émotion inoubliable, lors de
l'Assemblée annuelle de la Société Zoologique de France ([1]) tenue le
23 février 1904, émotion qu'on comprendra, lorsque nous aurons
reproduit l'extrait suivant du procès-verbal de cette séance, inséré dans
le n° 3 du tome XXIX du *Bulletin de la Société Zoologique :*

« A l'occasion des communications faites par M. Xavier Raspail,
dont on trouvera le texte plus loin, M. le Secrétaire général attire
l'attention de ses collègues sur une biographie de François-Vincent
Raspail, père de notre vice-président.

« Ce travail a été rédigé et publié, par le professeur R. Blanchard,
dans le premier fascicule du tome VIII des *Archives de Parasitologie.*
F.-V. Raspail fut célèbre autrefois par ses démêlés avec la Faculté de
médecine de Paris et il est agréable de constater que justice lui est
enfin rendue par un des professeurs de cette même Faculté.

« M. le professeur Blanchard prend la parole : il témoigne de son
admiration pour le grand génie que fut F.-V. Raspail et cite quelques-
uns de ses travaux, qui font de lui le fondateur de la théorie cellulaire
et de la pathologie cellulaire. »

Ému au delà de toute expression de cette manifestation à laquelle
nous ne nous attendions pas et qui se produisait devant une réunion de
savants autorisés de France et de l'Étranger, nous eûmes l'immense
joie d'entendre l'assemblée entière s'associer par ses bravos à cet hommage rendu à la mémoire de notre illustre père.

(1) La Société Zoologique occupe une place importante dans le monde savant :
ses membres se répartissent dans les cinq parties du monde. C'est elle qui a fondé
ces grandes assises scientifiques qui s'ouvrent tous les trois ans ét qui ont déjà eu
pour siège, outre Paris, les villes de Moscou, Leyde, Berlin, Cambridge, Berne, et
qui auront lieu, en 1907, à Boston (États-Unis).

.*.

Nous avons reçu, il y a quelques mois, en communication, une lettre que nous n'hésitons pas à reproduire, tellement elle met en lumière les terribles conséquences qui découlent de l'injection des sérums à la mode aujourd'hui ; elle est écrite par une mère à une amie et cette mère éplorée, en exhalant toutes les angoisses qu'elle a éprouvées, en présence des assauts successifs qui sont venus accabler sa malheureuse fille, a dressé, sans s'en douter, le plus formidable réquisitoire contre la folie qui consiste à vouloir guérir une maladie en infectant tout l'organisme.

En effet, dans tout le cours du récit de cette lamentable odyssée, on ne trouve pas un reproche, pas même une plainte contre les médecins qui, s'ils n'ont pas amené la mort de cette jeune femme à la suite de ses couches, l'ont plongée dans un état d'appauvrissement des forces vitales tel qu'elle s'en ressentira peut-être pendant toute sa vie.

Toujours est-il que, provenant d'une personne ignorante de notre méthode, dont la confiance dans la science médicale actuelle persiste quand même et qui, dans sa détresse, se réfugiant dans sa piété, invoque, par ses prières, un secours chimérique, les faits ainsi relatés ont une portée qui ne saurait échapper à nos lecteurs.

« CHÈRE AMIE,

. . . .

« Ma fille, je vous l'ai dit dans ma dernière lettre, était bien portante et supportait très bien sa nouvelle position, elle avait un excellent appétit, faisant tous les jours son heure de promenade, ne s'occupant ici que ce de qui lui plaisait. Tout semblait donc lui présager des couches heureuses. En effet, le 4 février, à quatre heures du matin, Jeanne mettait au monde un beau petit garçon, qui ne demandait qu'à croître et embellir ; nous étions tous heureux ici. Les deux jours suivants, tout était pour le mieux et je caressais l'espoir de voir bientôt ma fille prendre sérieusement ses fonctions de mère.

« Malheureusement, le 7, qui était le jour du baptême, Jeanne commença à se sentir moins bien, le soir, elle était un peu fiévreuse ; le lendemain et les jours suivants furent si mauvais qu'on dut avoir recours aux lumières d'un professeur de l'Université de L..., qui vint en consultation avec le mari d'H... et notre docteur traitant. Le cas fut jugé très grave, si grave même qu'une injection de 150 grammes de sérum (il s'agit certainement du sérum de Marmorek) fut jugée nécessaire pour combattre la fièvre puerpérale, dont Jeanne était atteinte. Le docteur consultant partit en ne me laissant que bien peu d'espoir de succès. J'étais anéantie, atterrée. Ah ! chère amie, comment est-il possible de résister à tant de cruelles inquiétudes, je suis encore à me le demander.

« Le lendemain, la fièvre était plus forte que jamais et l'état de ma pauvre enfant ne faisait que s'aggraver. A la deuxième consultation, les docteurs se montrent plus rassurés, mais ils me préviennent que la pauvre enfant aura à subir différentes misères, résultat ordinaire de l'application du sérum. En effet, les névralgies, l'urticaire, le rhumatisme, la rougeole l'atteignirent tour à tour, apportant chacun son genre de souffrance et tenant le thermomètre à un degré trop élevé. Le sixième jour, le docteur traitant la déclara hors de danger... Vous comprenez mieux que je ne saurais le dire, n'est-ce pas, chère amie, quelle profonde impression de soulagement j'épouvai alors et combien, du fond de mon âme, je remerciai Dieu de m'avoir conservé le seul bien qui me reste. Ma fille était sauvée... J'oubliai, sur le coup, toutes les angoisses passées et je la revoyais déjà en imagination se lever et pouvant se passer de mes soins.

« Mais, encore une fois, ce n'était qu'une étape, un atermoiement, car vingt-quatre heures plus tard, ma pauvre chérie était accablée d'une congestion du foie, d'une lésion des lobes du poumon droit ; elle crachait le sang et le docteur craignait une double pneumonie. Ce n'est pas tout encore, une paralysie générale lui enleva l'usage de ses membres et, pendant trois jours, elle n'a fait que crier et gémir. Vous ne sauriez vous figurer combien j'ai souffert avec elle, combien j'ai souffert de ne pouvoir la soulager en aucune façon. Je devais assister à son martyre et j'étais tout à fait impuissante, malgré mon amour, à lui apporter la moindre assistance.

« Y a-t-il rien de plus cruel ?

« Pendant un long mois, j'ai dû entendre ma chère enfant à qui jusqu'ici j'avais, de tout mon pouvoir, évité les plus petites peines, crier, souffrir et se plaindre.

« Mais, heureusement, cette pneumonie touche à sa fin, la paralysie a diminué peu à peu, Jeanne fait mouvoir les bras et la jambe droite maintenant ; la jambe gauche reste encore inerte, mais n'est plus douloureuse. Depuis trois jours, elle est en convalescence et se lève une heure par jour. Elle est d'une faiblesse excessive, et je crois bien que ce ne sera pas avant plusieurs semaines qu'elle pourra songer à descendre. Il lui faudrait prendre beaucoup de nourriture, mais, malheureusement, elle n'a pas d'appétit, il faut supplier pour la faire manger ; je ne sais plus qu'inventer. Vous voyez, chère amie, que la coupe de mes épreuves n'est pas encore vidée. »

Et cette longue lettre, tout imprégnée de souffrances, de détresse et de résignation, se termine par une phrase qui indique l'état d'âme simpliste et d'un autre âge de cette pauvre mère : « Dites encore une petite prière pour obtenir la complète guérison de ma Jeanne, je vous prie. »

Un premier enseignement se dégage de la lamentable situation dans laquelle cette jeune femme fut plongée, par le fait même de la médecine officielle. Il est incontestable, étant donné l'esprit du milieu qu'aussitôt l'accouchement, des injections au sublimé corrosif lui avaient été scrupuleusement faites, justement dans le but de la prémunir contre la fièvre puerpérale ; or, cette maladie éclatait, deux jours après, avec une violence telle que les médecins n'hésitaient pas à infuser, dans le sang de la malade, 150 grammes d'un sérum, dont ils connaissaient, de leur aveu même à la mère, toutes les fâcheuses conséquences.

Il apparaît vraiment absurde que, pour sauver d'une maladie, on en provoque d'autres tout aussi redoutables, car si une femme est en danger de mort, lorsqu'elle est atteinte de la fièvre puerpérale, elle ne l'est pas moins, au contraire, lorsqu'elle est frappée d'une pneumonie double d'origine infectieuse, comme celle provoquée par le sérum.

Ainsi, on a là un exemple de ce que nous avons toujours affirmé, que le sublimé corrosif est un désorganisateur des tissus, que, loin de protéger l'organisme des atteintes des microbes pathogènes, il peut devenir, en certains cas, beaucoup plus dangereux que ces derniers, qu'en un mot, selon l'état diathésique des malades et certaines conditions particulières, l'infection mercurielle peut produire des purulences

exaltées. On sait que Trousseau, qui était pourtant grand partisan des
mercuriaux, reconnaissait que de tous les ulcères, c'étaient ceux provoqués par le mercure qui étaient les plus sanieux et les plus fétides.
Récemment, on a cité des cas de péritonites mortelles survenues à la
suite de la pénétration dans la cavité abdominale ou d'injection dans
l'intestin de solutions au sublimé corrosif. Il suffit enfin de voir l'état
du vagin et du col de la matrice, après ces injections, pour comprendre
toute la nocivité de ce poison.

Quand on a sous les yeux de tels accidents, résultant de l'absorption
du sublimé, on ne peut refuser d'admettre que la fièvre puerpérale,
dans le cas que nous venons de citer, a été la conséquence d'une
intoxication mercurielle aggravée par l'intolérance particulière de la
malade pour ce dangereux produit. Dans ces conditions, le sérum de
Marmorek, d'origine fermentescible et putrescible comme tous les
sérums, est venu ajouter ses éléments de morbidité à l'intoxication
primitive par le mercure, ce qui explique les complications redoutables
qui se sont succédé chez cette jeune femme, l'affligeant des affections les
plus diverses n'ayant aucun rapport avec la fièvre puerpérale.

Il n'est pas un des partisans éclairés de la méthode de Raspail qui ne
sache, aussi bien que nous, que jamais la fièvre puerpérale ne se déclare
chez la femme traitée, pendant ses couches, suivant les prescriptions du
Manuel.

L'année dernière, nous reçûmes de l'État d'Arkansas (États-Unis)
une lettre nous énumérant les bienfaits obtenus, à l'aide de la méthode,
dans ces lointaines contrées. Admirateur des doctrines humanitaires
de F.-V. Raspail, dont il s'était fait le zélé propagateur, l'auteur de
cette lettre, fixé, depuis plus de trente ans, aux États-Unis, s'exprimait ainsi : « Votre *Manuel* me sert de bréviaire ; je le fais lire et
j'apprends à s'en servir ; les cures que j'ai obtenues se comptent déjà
par milliers ; mais, où je crois avoir rendu le plus de services, c'est pour
les femmes en couches, dont pas une de celles qui se sont conformées
aux prescriptions du *Manuel* n'a eu à éprouver le moindre trouble dans
le cours de la grossesse ou après l'accouchement. »

Mais, même lorsque la femme est atteinte de péritonite puerpérale,
le *Manuel* en mains, on est assuré de la sauver, pour ainsi dire, en
quelques heures. F.-V. Raspail a cité le cas d'une jeune accouchée qui,
après une heureuse délivrance, fut prise, la nuit, de frissons violents

suivis bientôt de délire ; le lendemain, son état s'aggravait, la face était altérée, presque cadavérique, le pouls petit, dépressible, très fréquent, la respiration entrecoupée, le ventre douloureux au toucher, la malade n'avait plus conscience des choses qui l'entouraient, elle était tombée dans un état de torpeur presque comateux et tout faisait présager une terminaison rapidement fatale, lorsqu'on eut recours aux injections à l'eau quadruple alcoolisée, répétées d'heure en heure ; les applications d'alcool camphré sur le bas ventre enrayèrent immédiatement les symptômes les plus alarmants ; le camphre, pris avec un [verre de bourrache, additionnée d'une demi-cuillerée à café d'eau sédative et un lavement vermifuge achevèrent de faire tout rentrer dans l'ordre, et la moribonde de la veille reprit ses couleurs et demanda à manger.

Si donc, au lieu d'avoir recours au sérum infectieux, chez la jeune accouchée qui a subi les dures épreuves qui en ont été la conséquence et dont la mère nous a tracé le tableau émouvant, on lui avait appliqué le traitement dont nous venons de démontrer les merveilleux résultats, dans un cas que notre père citait justement, en raison de son extrême gravité, cette jeune femme aurait été aussi promptement sauvée et, au lieu de languir encore à l'heure actuelle, elle serait en pleine santé, heureuse de se consacrer à sa douce mission de mère.

Puissent les personnes, sous les yeux desquelles tomberont ces lignes, en faire leur profit et empêcher, dans leur entourage, non seulement l'usage des exécrables injections au sublimé chez les femmes enceintes et en couches, mais l'emploi des sérums, dont la conception est la négation même des lois physiologiques.

.*.

Puisque nous sommes sur le chapitre des méfaits de la médecine officielle, nous reproduirons encore une lettre très intéressante, au point de vue des désordres qui peuvent résulter, chez certaines constitutions, de l'infection par le mercure administré selon la formule.

Nous transcrirons textuellement cette lettre, datée du 1er novembre 1904 :

« Monsieur,

« Guéri, grâce à votre méthode, d'une très grave maladie, j'ai tenu
« à vous en remercier et aussi à vous raconter les diverses phases de
« cette maladie, pensant que ces détails pourront vous être intéressants
« ou mêmes utiles.

« Je fus atteint, vers le mois de mars, par une invasion d'oxyures.
« Mon docteur me recommanda le calomel et le sublimé corrosif, pour
« m'enduire la région anale. Je suivis ses prescriptions et, quelques
« jours plus tard, je constatai l'apparition de boutons dans la partie
« enduite ; je pensai que c'étaient des hémorroïdes et, comme la dou-
« leur cessa au bout de deux jours, je n'y pensai plus (cette apparition
« de boutons avait été d'ailleurs accompagnée de maux de tête).

« Beaucoup plus tard, vers la mi-juin, je vis avec étonnement qu'il
« m'apparaissait, à la partie interne des genoux, de très grandes taches
« rosées, très vives, non douloureuses, qui disparurent au bout de
« quelques heures. Puis, quelques jours après, le scorbut (?) se déclara
« avec une grande violence ; je le combattis avec les remèdes indiqués
« par la médecine (jusquiame, cochléaria, sirop antiscorbutique et
« citron). Puis, aussitôt le scorbut terminé, il me survint, vers le
« 1er juillet, de très grandes plaques blanches dans le fond de la
« bouche ; on m'apprit que c'était la stomatite aphteuse, que je
« combattis avec succès et guéris par l'eau oxygénée et le chlorate
« de potasse.

« Tous ces accidents étant terminés, je m'aperçus, avec un nou-
« vel étonnement, de l'apparition, sur mon bras, de petites taches
« rosées ; en même temps, mes jambes, depuis le talon jusqu'au
« genou, prirent un aspect grisâtre, roux aux points où la peau
« gardait sa coloration primitive ; de plus, les mollets étaient très
« rouges (sans douleur d'ailleurs) et prenaient une couleur rouge
« sang à la moindre compression.

« J'allai trouver mon docteur, qui me demanda si je n'avais pas
« eu un chancre. J'affirmai que non. Il me prescrivit un traitement qui
« ne me fit rien. Au bout de quelques semaines, les taches qu'il qualifiait
« de syphilitiques disparurent, mais l'état des jambes était toujours
« stationnaire ; ajoutez à cela que j'avais une laryngite chronique.

« Vers le début de septembre, j'entendis parler de votre *Manuel*, par
« un ami qui avait été guéri d'un asthme, déclaré incurable d'ailleurs.
« Je me procurai le *Manuel* de 1904 et je vis, à l'article : « Maladies
« secrètes », page 348, que la syphilis se déclarait parfois autrement que
« par un chancre.

« Mais j'étais absolument certain de n'avoir pas été contaminé par
« aucun contact suspect. Donc, comment l'avais-je été ici, car le méde-
« cin affirmait que les phénomènes que j'éprouvais étaient bien syphi-
« litiques ?

« Quoi qu'il en soit, le début de tous ces accidents a été l'apparition
« d'oxyures vermiculaires. Est-ce une cause ou un effet ou bien simple-
« ment deux faits associés ? Je ne saurais le dire et je m'en remets uni-
« quement à votre science sur ce point.

« Mais le mal étant apparu, n'importe par quel moyen, il s'agissait
« de le combattre. C'est ce que j'ai fait par votre méthode. Camphre,
« aloès, iodure de potassium avec salsepareille (je ne puis malheureu-
« sement pas employer les appareils galvaniques ni les bains sédatifs),
« et depuis trois semaines que j'emploie ce traitement, l'amélioration
« est extraordinaire ; la laryngite était presque complètement disparue,
« quand, par suite d'une imprudence, elle est venue se compliquer d'un
« rhume. Traité par le goudron et les gargarismes d'eau salée, le rhume
« est déjà presque complètement guéri, ainsi que toute l'inflammation
« laryngienne.

« De plus, depuis huit jours, j'ai traité les indurations anales par
« l'alcool camphré et la pommade camphrée, indurations disparues
« aujourd'hui.

« J'ai également eu recours aux frictions à l'alcool camphré et à la
« pommade camphrée pour les jambes ; la peau a repris sa couleur
« uniforme, normale en une dizaine de jours. Il y a encore quelques
« plaques aux mollets, mais qui disparaissent très rapidement et sont
« bien moins grandes et moins vives qu'avant ce traitement.

« Naturellement, je continue le traitement interne avec beaucoup de
« soin, et je prends régulièrement du camphre, de l'aloès et de la salse-
« pareille iodurée.

« Bien que me considérant déjà comme guéri, grâce à la lecture du
« *Manuel*, je vous serai néanmoins reconnaissant de vouloir bien me
« répondre aux deux questions :

« 1º Pendant combien de temps dois-je continuer le traitement ?

« 2º Pendant combien de temps serai-je contagieux ; autrement dit,
« dans combien de temps pourrai-je me marier sans danger pour ma
« femme et mes enfants ? »

La lecture de cette lettre ne pouvait nous laisser aucun doute sur
l'origine des manifestations successives qui y sont exposées ; il ne
s'agissait nullement d'une affection syphilitique, mais d'une affection
mercurielle et uniquement mercurielle. Ce cas vient, une fois de plus,
à l'appui de cette affirmation de F.-V. Raspail : « Je ne sais pas un seul
des caractères de la syphilis que les traitements mercuriels ne soient en
état de faire naître. » C'est donc avec l'entière conviction de ne pas
faire fausse route que nous avons répondu dans ce sens à notre correspondant, en lui conseillant de continuer la tisane de salsepareille
iodurée, de faire des lavages sur les parties malades avec l'eau de fleur
de sureau zinguée, de prendre quelques bains sédatifs ferrugineux et de
s'administrer l'huile de ricin, régulièrement, chaque mois. Nous lui
avons enfin donné l'assurance qu'en suivant ce traitement, il arriverait
à éliminer suffisamment le mercure qu'il avait absorbé, et pourrait se
marier sans danger pour sa femme et ses enfants à venir.

Il y a là encore un nouvel exemple de l'aveuglement des médecins,
qui persistent à recourir aux plus dangereux toxiques pour combattre
des affections auxquelles il suffit d'appliquer des moyens bien simples
et bien inoffensifs pour les voir rapidement disparaître. Les oxyures
vermiculaires peuvent être détruits et expulsés par l'ail bouilli dans du
lait et l'huile de ricin. Ils ne résistent pas à de simples lavements à la
suie de bois (30 à 40 grammes pour 200 grammes d'eau).

L'efficacité de ce dernier remède est connue de longue date en médecine ; pourquoi, dès lors, employer un poison aussi subtil que le sublimé
corrosif, qui tue bien les oxyures, mais qui peut produire des désordres
redoutables dans l'organisme tout entier. A la vérité, le calomel pris
à l'intérieur est un énergique vermifuge ; c'est le seul sel mercuriel qui
ne présente pas de grand danger, s'il est donné avec mesure, par la
raison qu'il est insoluble et qu'ainsi il ne passe pas dans la circulation.

Tout autre est le sublimé. Appliqué sur la région anale, il devait être
immédiatement absorbé et, après une première manifestation éruptive
locale, comme prodrome de l'infection mercurielle, préparer tous les

accidents qui se sont montrés dans la bouche, puis sur les bras, les jambes, simulant, aux yeux du médecin consultant, l'apparence d'accidents syphilitiques secondaires, dont ce dernier était lui-même l'auteur inconscient, mais non moins coupable.

L'année dernière, nous avions déjà longuement détaillé les effets désastreux produits chez deux femmes par les injections au sublimé faites à la suite de leurs couches ; tous les jours, nous relevons des exemples aussi affligeants et, avec un peu d'observation, nos lecteurs pourraient en découvrir de semblables autour d'eux. Il est donc de notre devoir de continuer plus que jamais à mettre le public en garde contre les méfaits de la médecine des poisons.

* *

Au moment où le *Manuel* atteint sa soixantième année, il nous paraît nécessaire de répondre à certaines critiques émanant de quelques partisans isolés de notre méthode, bien intentionnés, nous aimons à le croire, mais qui ne se sont placés qu'à leur point de vue particulier, sans se rendre compte des conditions sociales au milieu desquelles le système médical Raspail a eu à lutter.

Leurs observations démontrent qu'ils n'ont pas plus étudié le *Manuel* qu'ils n'ont compris la genèse de cette méthode qui, alors même qu'on l'applique pour une autre maladie que celle qu'on veut combattre, ne peut jamais être que profitable au malade. Le but de F.-V. Raspail, en fondant son système médical, était de le mettre à la portée de tous, aussi bien des plus humbles que des plus instruits, c'est cette pensée dominante qui l'a conduit à limiter sa thérapeutique à un petit nombre de médicaments pouvant suffire dans tous les cas.

Dès son apparition, en 1845, le *Manuel* devint immédiatement le *vade-mecum* du peuple, le guide sûr pour sauvegarder sa santé et se guérir des maladies, devant lesquelles la médecine scolastique de ce temps se montrait impuissante, confinée qu'elle était dans sa doctrine humorale. Dans ce milieu, où l'instruction faisait alors défaut, on sut tirer un tel profit de ce petit livre que sa réputation devint en peu de temps universelle et ne tarda pas à lui attirer d'enthousiastes et de nombreux adeptes. Bien que F.-V. Raspail n'eût pas indiqué, pour chaque maladie, un traitement spécial et qu'il se fût contenté de

former des groupes, réunissant un certain nombre d'affections dans le
même chapitre, telles, par exemple, que les maladies d'estomac et
d'intestins, y compris la typhoïde, chacun savait s'y reconnaître et
trouver la médication qui lui était nécessaire. Aujourd'hui, sous ce
rapport, le *Manuel* répond mieux aux besoins des malades, qui peuvent
y trouver facilement les cas qui les intéressent, ainsi que la médication
à y appliquer ; mais, tandis que l'instruction est beaucoup plus répandue
et a pénétré partout dans les masses, il semblerait que, par une sorte
d'antithèse, l'esprit de discernement et le bon sens soient devenus inférieurs à celui de l'époque où la majeure partie de la population savait
à peine épeler.

Oubliant que ce petit livre doit rester, avant tout, populaire et à la
portée de toutes les bourses, certains de nos conseilleurs voudraient des
illustrations, des changements en rapport avec les soi-disant conquêtes
de la science médicale, en un mot, que nous « rajeunissions » le *Manuel*
dans de telles conditions que l'œuvre de notre père disparaîtrait pour
faire place à un nouveau livre jugé plus approprié aux nécessités de
notre temps où chacun voudrait être guéri presque instantanément,
sans se donner la moindre peine.

Cela équivaudrait à la suppression pure et simple de la méthode et,
du même coup, des grands services qu'elle rend par les succès qu'on en
obtient.

Depuis 1878, nous avons continué cette publication en y apportant
les changements et les additions que notre père avait coutume de faire
chaque année et qui, du reste, étaient la raison d'être du titre même
de l'ouvrage. L'avertissement était destiné à combattre certaines des
doctrines nouvelles, en en montrant les dangers pour l'avenir des
générations, nous avions à cœur aussi d'y rendre à notre illustre père
« tout ce qu'on a volé chez lui » et dont se paraient de nombreux plagiaires ; notre rôle ne peut aller au delà, sous peine de commettre un
véritable sacriiège. Le Dr Valadier, dont la disparition a été une perte
irréparable pour la méthode, qu'il a appliquée si consciencieusement
pendant de longues années, nous répétait, quelque temps avant sa
mort : « Je ne saurais trop vous dire combien je trouve admirable le
Manuel de votre père ; si, à l'heure actuelle, il était publié pour la
première fois, il apparaîtrait encore comme une œuvre géniale et sans
précédent. C'est un monument impérissable. »

Un écrivain de grande valeur, Aurélien Scholl, exprimait également la même opinion en 1874 : « Lecteur assidu, dès ma première enfance, du *Manuel de la santé* de F.-V. Raspail, j'ai conservé un respectueux souvenir de la haute moralité et de la science qui y éclatent à chaque page. Raspail a fait de la médecine de charité et de l'hygiène religieuse. Son manuel est en même temps le guide du bon citoyen, de l'époux et du père. Il voulait des enfants sains et robustes, et disait à l'homme : Ne salis ni ta pensée, ni ton corps. »

De tels jugements suffisent pour nous donner l'assurance que nous avons accompli notre devoir en conservant pieusement au *Manuel* son cadre magistral.

Le monument que F.-V. Raspail avait commencé, nous écrivait récemment un correspondant, qui ne nous a pas donné son adresse, vous ne l'avez pas encore achevé ! Certes non, livré à nos seules forces, bien téméraire eût été notre espoir de faire triompher la méthode Raspail, à la place de la médecine basée sur les exagérations de la doctrine microbienne et soutenue par la réclame aux cent bouches d'or. Quelque répugnance que nous ayons à parler de nous-même, il est des cas où l'excès de modestie n'est pas de mise ; pour notre part, à l'exemple de notre illustre père, nous avons fait de la médecine sans en tirer le moindre bénéfice, bien au contraire ; depuis 1870, nous avons consacré à nos consultations une large part de notre temps et le chiffre des malades que nous avons traités est assez élevé pour satisfaire notre légitime orgueil d'avoir rempli, dans la mesure du possible, la mission qui nous incombait de propager la doctrine de F.-V. Raspail par la plume et par la pratique.

Eh bien ! si la méthode n'a pas pris toute l'extension que faisait présager sa popularité, datant de plus d'un demi-siècle, si elle n'a pas pénétré dans le monde médical officiel, la cause en est, en grande partie, à ses partisans mêmes.

Aujourd'hui, comme hier, les médecins, confinés dans ce qu'ils ont appris sur les bancs de l'école et dans les hôpitaux, s'en rapportent à leurs journaux de médecine, pour employer les médicaments à la mode du jour, ils ignorent le premier mot de la méthode de F.-V. Raspail, dont le nom, invoqué devant eux, ne provoque de leur part qu'un sourire de pitié. Leur excuse réside dans ce fait incroyable que les milliers de guérisons, obtenues par cette méthode, qui auraient pu les

éclairer et les convertir, leur sont soigneusement cachées par leurs intéressés qui, au lieu de manifester leur reconnaissance envers la mémoire
de l'homme de génie dont la science les a sauvés, font preuve de la plus
noire ingratitude.

Combien de fois n'avons-nous pas entendu des malades, après nous
avoir chaleureusement remercié de la guérison inespérée que nos soins
leur avaient procurée, alors qu'ils avaient épuisé toutes les ressources
de la médecine ordinaire, ajouter avec une stupéfiante inconscience :
« Mais nous nous sommes bien gardés de dire à notre médecin que nous
n'avions pas exécuté ses ordonnances ». Certains mêmes, pour détourner
tout soupçon chez ce dernier, qu'ils n'osent pas congédier, vident,
avant sa visite, une partie du contenu des fioles de médicaments, pour
mieux lui faire croire qu'ils les ont scrupuleusement administrés. Et
qu'on ne croie pas qu'il s'agisse de faits isolés, de rares exceptions, les
huit dixièmes des malades guéris par la méthode agissent de même.

Le médecin, ainsi trompé dans sa bonne foi, en présence d'une guérison qu'il croyait impossible, reste convaincu que sa médication a fini
par triompher du mal et, plus que jamais, il continue à la pratiquer
ailleurs en toute confiance.

Était-il possible de réagir contre une telle situation ? Certes oui,
mais pour cela, il aurait fallu dresser en face de l'École officielle un
Institut Raspail où des étudiants avides de progrès et de vérité seraient
venus former leur esprit et leur éducation. Toute une pépinière de
jeunes praticiens en seraient sortis pour répandre partout les bienfaits
de la méthode.

Mais la réalisation d'un tel projet nécessite des sommes considérables
qui nous manquent totalement et notre nom, mis à l'index par l'Église,
ainsi que l'œuvre poursuivie, loin de nous faire obtenir les souscriptions
des riches, les allocations du gouvernement et l'appui de la grande
presse, si puissante en pareille matière, les en auraient détournés.
Cependant, un instant, nous avons entrevu la possibilité de cette fondation grâce à une femme généreuse qui, guérie par notre père d'une
cruelle maladie, lui avait voué une reconnaissance sans bornes. Elle
voulait que sa fortune servît aux fils de celui qu'elle aimait appeler
son sauveur et son dieu à lutter pour faire triompher les doctrines de
leur père. Malheureusement elle prit mal ses dispositions testamentaires et ses intentions ne furent pas réalisées.

Mais, qu'importe, si notre rêve s'est évanoui, ne nous laissant qu'une désillusion de plus, la vérité est en marche, chaque jour ouvre, dans la médecine officielle, une brèche par laquelle pénètrent les principes mêmes de la méthode.

Les travaux de Metschnikoff et du professeur Guiart en sont la preuve : la médecine de F.-V. Raspail sera la médecine salutaire de l'avenir.

XXIII

Manuel pour 1906.

Parmi les coupures de journaux qui nous ont été adressées, en 1905, par les bureaux spéciaux, nous en avons trouvé une qui est une perle et qu'il nous paraît intéressant de mettre sous les yeux de nos lecteurs, pour les édifier, s'il en était besoin, sur les sentiments que les médecins professent encore, de nos jours, à l'égard de la méthode de notre illustre père. *Ira medicorum pessima est*, affirme le vieil adage, vraiment, nous sommes tenté de le croire, car, à moins que son auteur ait péché par ignorance, ce qui est bien improbable, il n'est pas possible de trouver, dans ce petit bout d'article, autre chose que la plus insigne mauvaise foi.

Voici, en gros caractères, elle le mérite à tous égards, cette flèche empoisonnée décochée au système Raspail :

« Nous mentionnons pour la forme le *Manuel annuaire de la santé* pour 1905 (de Raspail) qui en est a sa 59e édition. Comme tous les mauvais livres de médecine populaire, il a fait fortune et, sans doute, n'a pas été sans causer des détriments aux malades réels ou imaginaires qui y ont placé leur confiance. »

Cette coupure a été prise, en septembre 1905, dans une publication périodique, dont nous ignorions jusqu'alors l'existence et qui s'occupe spécialement de bibliographie, ainsi que l'indique son nom peu harmonieux de *Polybiblion*.

L'article est signé : Dr L. de Sairte-Marie.

Ainsi, pour ce docteur certainement bien pensant, le *Manuel* est un mauvais livre !

Mauvais livre, celui qui fit écrire à Aurélien Scholl :

« Raspail a fait de la médecine de charité et de l'hygiène religieuse. Son *Manuel de la santé* est en même temps le guide du bon citoyen, de l'époux et du père. Il voulait des enfants sains et robustes et disait à l'homme : Ne salis ni ta pensée, ni ton corps. »

Mauvais livre, celui qui faisait appeler F.-V. Raspail, le bon Samaritain, par cette angélique femme qui avait nom Marceline Desbordes-Valmore.

Mauvais livre, celui qui contient ces pages de haute moralité qui soulevaient, même de la part des juges, un murmure d'admiration, lorsque Mᵉ Forest, le fidèle et inlassable défenseur de F.-V. Raspail, en donnait lecture, au cours de ses plaidoiries.

Mauvais livre enfin, ce petit *Manuel*, auquel fait allusion un des professeurs les plus en vue de la Faculté de médecine de Paris, le Dʳ Raphaël Blanchard, dans sa préface, en tête de la notice biographique de F.-V. Raspail, parue dans les *Archives de Parasitologie*.

Oui, Monsieur le Dʳ de Sainte-Marie, c'est un de vos maîtres, un de vos examinateurs, un de ceux qui distribuent les « assez bien », les « passable » péniblement acquis, permettant à beaucoup de vos semblables de décrocher ce titre de docteur qui, trop souvent, leur tient lieu de science et de prestige, qui vous apprend ce que contiennent les livres de F.-V. Raspail et vous donne une leçon, dont vous pourrez profiter, si vous êtes de bonne foi.

Quant aux « détriments » que, d'après ce docteur, ne peuvent manquer d'avoir éprouvés les malades qui, en désespoir de cause, ont eu recours au *Manuel*, pour obtenir un soulagement à leurs maux, nous livrons cette appréciation à tous ceux — et ils sont légion — à qui ce « mauvais livre » a fourni les moyens de se préserver et de se guérir, eux et leur famille, des maladies qui sont venues les atteindre et qui, le plus souvent, s'étaient aggravées par les médications auxquelles ils avaient eu d'abord recours.

Parmi eux, sont nombreux ceux qui, dans leur enthousiasme et leur reconnaissance, se sont faits les fervents adeptes et les propagateurs du système Raspail. Ne possédant souvent qu'une instruction rudimentaire, sans connaissances médicales autres que celles qu'ils trouvent

dans le *Manuel* pour se guider dans le diagnostic des maladies et leur
appliquer un traitement rationnel — car, bien que la méthode Raspail
soit très simple et mise par son auteur à la portée de toutes les intelligences, son application exige cependant beaucoup de discernement et
de doigté — ils ont obtenu des guérisons, là où la médecine scolastique,
avec tout son arsenal thérapeutique, était forcée d'avouer son impuissance.

Maintes fois, nous avons eu l'occasion de citer ces pionniers bienfaisants et humanitaires, dont les noms nous parvenaient, non seulement
de France mais des contrées les plus lointaines de l'Amérique du Nord
et de l'Amérique du Sud, pour qui le *Manuel* était devenu un véritable
bréviaire et qui s'étaient acquis, en mettant ses préceptes en pratique,
une réputation de dévouement et de charité ; nous ne pouvons mieux
faire que de les opposer aux détracteurs systématiques, ignorants et
aveugles, de notre méthode, auxquels leurs actes répondront victorieusement.

Cette année même, nous avons eu connaissance des bienfaits qu'un
de ces hommes, aussi modeste que désintéressé, ne cesse de répandre
dans sa contrée en pratiquant, le *Manuel* en main, la méthode de notre
vénéré père.

Guéri lui-même ainsi que sa femme de maladies graves, M. Giraud-
Lemarchand, négociant à Avesnes (Nord), a cru ne pouvoir mieux
prouver sa gratitude envers la mémoire de F.-V. Raspail, qu'en propa-
geant ses doctrines et en en faisant profiter ses semblables.

L'espace nous manquerait pour relater toutes les cures obtenues par
M. Giraud-Lemarchand et pour lesquelles il n'a souvent récolté, comme
récompense, que la plus noire ingratitude. Nous citerons néanmoins
quelques-uns des cas les plus intéressants qu'il a traités et qui sont
certifiés par des faits et des témoins absolument dignes de foi.

Dans un terrible accident de chemin de fer, survenu le 8 février 1894,
à Janville, sur la ligne de Compiègne, le beau-frère de M. Giraud-
Lemarchand se trouva parmi les victimes les plus gravement atteintes.
Transporté à l'hôpital de Compiègne, le blessé fut amputé de la jambe
gauche, le samedi qui suivit l'accident, lequel avait eu lieu dans la nuit
du mardi au mercredi. Avant, comme après l'opération, le sublimé en
solution (4 grammes de sublimé corrosif pour 1 litre d'eau) fut abondamment employé en lavages de la plaie et en compresses, afin d'éviter,

suivant les partisans de la doctrine pasteurienne, la production de la gangrène, qui ne s'en déclara pas moins sur tout le moignon, le lundi suivant, soit deux jours après l'amputation accompagnée de fièvre traumatique intense et d'horribles souffrances. Le malade, qui n'avait déjà plus conscience de ce qui se passait autour de lui, fut déclaré irrévocablement perdu.

Devant ce sinistre pronostic, M. et Mme Giraud-Lemarchand, qui étaient accourus à Compiègne, dès la première heure, supplièrent le médecin de supprimer le sublimé que, dans sa foi aveugle, il continuait à appliquer plus que jamais, et de leur permettre de le remplacer par des lavages répétés à l'alcool fortement camphré ; il y consentit, mais voulut y ajouter de l'eau boriquée (40 grammes d'acide borique pour un litre d'eau). Ce changement de traitement, tout incomplet qu'il fût, n'en produisit pas moins un merveilleux effet ; le moribond revint à la vie, grâce au camphre et à l'aloès que M. et Mme Giraud-Lemarchand lui faisaient prendre, à l'insu du médecin, ainsi qu'une nourriture plus fortifiante que celle prescrite.

Malheureusement, l'administration décida subitement le transfert des blessés à Lariboisière, à Paris, et l'amélioration considérable obtenue par l'énergique intervention de M. Giraud-Lemarchand fit bientôt place à une nouvelle aggravation. Une médication analogue à celle qui avait eu de si déplorables conséquences, à la suite de l'opération, ayant été reprise, la plaie redevint si mauvaise qu'une seconde opération fut jugée indispensable ; on dut procéder à la désarticulation du genou et on mit deux gros sétons placés en croix à travers la cuisse. L'opéré ne tarda pas à tomber dans un état cachectique tel que les chirurgiens de l'hôpital le condamnèrent de nouveau. Devant leur déclaration, qu'il n'avait pas deux chances sur mille de survivre, M. et Mme Giraud-Lemarchand prirent la résolution de tenter, à l'aide de la médication indiquée dans le *Manuel*, de donner un démenti à ce funeste pronostic. Au prix de mille difficultés, ils ramenèrent à Avesnes, vers le milieu d'avril, le malheureux mutilé qui, jugé inguérissable par le médecin de la Compagnie qui avait mission de le visiter, se trouva, au bout de quatre mois, complètement tiré de la terrible situation où l'avaient mis les errements de la médecine officielle.

Il a depuis retrouvé une excellente santé et vit actuellement bien portant.

Bien d'autres succès ont été remportés par M. Giraud-Lemarchand, dans des circonstances aussi difficiles, et nous ne pouvons mieux faire que de reproduire la lettre suivante qu'il a reçue d'un chef de bataillon en retraite, le commandant Baudouin ; elle peut servir de préface au livre d'or de ses bienfaits :

                « *Landrecies, le 26 décembre* 1905.

« Mon cher ami,

« Je suis heureux de vous être agréable en relatant par écrit les
« superbes cures que vous avez faites par l'application intelligente du
« système Raspail. Je ne puis parler que de celles que j'ai vues moi-
« même, pendant le peu de temps que j'ai habité sous votre toit ; mais
« je sais très bien que les guérisons obtenues par vous sont tellement
« nombreuses qu'il faudrait un gros volume pour seulement les énu-
« mérer.

« Voici donc quelques cas dont je me souviens :

« 1° M. H. L..., un de mes meilleurs amis, atteint d'une goutte
« réputée incurable par tous les docteurs, qui avaient fini par l'aban-
« donner, guéri radicalement, par vous, au bout de six semaines de
« traitement ;

« 2° Mme veuve G. L..., âgée de soixante-quinze ans, logeant sur le
« même palier que moi, atteinte d'un eczéma purulent qui avait
« envahi tout le corps ; j'avoue que, pour ce cas, vous avez été simple-
« ment héroïque, rien ne vous a rebuté et, toujours avec le système
« Raspail, vous êtes sorti victorieux de l'épreuve et avez totalement
« vaincu le mal ;

« 3° Le jeune G..., de Sémeries, âgé de six ans, avait eu le pied écrasé
« par la roue d'un fardier chargé de gros arbres. La gangrène s'étant
« mise de la partie, les médecins consultés avaient décidé de couper la
« jambe, et c'est seulement la veille du jour où l'opération devait avoir
« lieu qu'on est venu vous chercher. Or, non seulement la jambe n'a
« pas été coupée, mais, après quelques semaines de vos soins, j'ai eu le
« plaisir de voir l'enfant en pleine convalescence monté dans une petite
« voiture.

« Je me rappelle que, pour donner ce qu'il fallait à ce pauvre petit,

« dont les parents étaient fort nécessiteux, vous avez fait une collecte,
« à laquelle j'ai été heureux de contribuer ;

« 4º La bonne du capitaine Derode, brûlée grièvement au bras et
« qui souffrait atrocement, a été immédiatement soulagée par l'appli-
« cation d'huile camphrée et guérie par des lavages prudents d'eau
« légèrement salée additionnée de quelques gouttes d'eau sédative ;

« 5º La guérison radicale d'I. H..., d'Anor, laquelle souffrait d'un
« genou ankylosé, ne permettant plus à la jambe de prendre nourri-
« ture. Soignée tour à tour par plusieurs docteurs et définitivement
« abandonnée par tous, elle était estropiée quand je vous ai demandé
« de la soigner, sa jambe ayant 4 à 5 centimètres de moins que l'autre.
« Le genou raidi ne faisait plus un mouvement. Après deux mois de
« soins, elle était guérie, et, un an après, elle marchait comme tout le
« monde. Pour prix de cette admirable cure, vous fûtes payé d'ingra-
« titude !

« 6º Ma chute de cheval en septembre 1890 : luxation de l'épaule
« gauche, pour laquelle le Dr Schutelaere ordonnait un repos de quinze
« jours ; soigné par vous, je mettais seul ma tunique cinq jours plus
« tard, et huit jours après l'accident, je chassais en Bourgogne ;

« 7º L'entorse compliquée de mon ami Dutilleul de Dampierre :
« repos d'un mois prescrit par le Dr Mary de Cartigues. Soigné par
« vous, Dutilleul dansait huit jours après l'accident ;

« 8º L'engourdissement du bras et de l'épaule droite dont je fus
« atteint un peu avant les manœuvres : d'après le médecin-major. je
« ne pourrais pas y assister. Or, le troisième jour, j'arrivais à Gom-
« megnies et, grâce à vous, je faisais très bien les dites manœuvres, à la
« grande stupéfaction du médecin-major.

« Bien d'autres cas, à votre actif, ont été traités, pendant mon
« séjour à Avesnes, mais je ne parle que de ceux auxquels j'ai été pour
« ainsi dire mêlé et qui m'ont le plus frappé.

« Je vous serre bien affectueusement la main.

« BAUDOUIN. »

Au moment même où nous transcrivons ces lignes, qui honorent
autant celui qui les a écrites que celui qui les a reçues, nous arrive une
autre lettre qui vient à point donner une preuve de plus aux détrac-

teurs du système Raspail, de ce qu'avec le *Manuel* de simples profanes peuvent obtenir, dans des cas jugés désespérés par les médecins.

Notre aimable correspondante nous ayant laissé toute latitude pour nous servir de sa lettre, nous préférons la transcrire intégralement, dans la crainte d'en diminuer la portée par une simple analyse :

« *Paris, le 25 janvier* 1906.

« MONSIEUR,

« Il y a eu dans notre famille une guérison pour ainsi dire mira-
« culeuse, dont nous avons toujours attribué l'honneur à Raspail.
« Cette guérison date de longtemps et, quoique nous en ayons toujours
« éprouvé la plus grande reconnaissance pour votre père, habitant la
« province, jamais nous ne nous étions procuré votre adresse, afin de
« vous en remercier. Mieux vaut tard que jamais, et moi, petite-fille de
« la malade en question, je suis heureuse de le faire aujourd'hui.
« Voici donc ce que je tenais à vous faire connaître, au cas où cet
« exemple pourrait être utile à quelqu'un.
« A l'âge de cinquante-cinq ans environ, vers 1868, ma grand'mère
« paternelle devenait très souffrante. Les Drs Josse et Gentil, d'Amiens,
« appelés en consultation, déclaraient avoir affaire à un cancer de ma-
« trice. Ils firent voir le mal au spéculum à mon grand-père et lui dirent
« que la malade n'en avait plus que pour quelque temps à vivre et
« qu'elle mourrait dans d'affreuses souffrances, avec de grandes pertes
« de sang. Elle était déjà extrêmement faible. Mon père, qui connais-
« sait la grande réputation de Raspail, tenta aussitôt de sauver sa
« mère par le traitement indiqué dans le *Manuel* et qui fut suivi immé-
« diatement. On n'espérait pas guérir entièrement le mal, d'après ce que
« disait le grand praticien lui-même, mais tout au moins enrayer ses
« progrès. Or, le résultat dépassa les espérances : vingt ans après, ma
« grand'mère vivait encore, et ce n'est qu'en 1889 que nous avons eu la
« douleur de la perdre. Elle n'avait certes pas recouvré une santé bien
« florissante, et souvent elle éprouvait des malaises qui l'obligeaient
« à s'étendre sur le lit dans le courant de la journée, mais c'était
« énorme de l'avoir conservée à la vie pour son fils et son mari. Ce fut
« l'influenza et non le cancer qui l'emporta.

« Il y a quelques jours, j'ai eu l'occasion de signaler ce cas presque
« incroyable à un docteur des plus distingués. Il m'a dit que les méde-
« cins pouvaient s'être trompés dans leur diagnostic, mais qu'il admet-
« tait aussi que le traitement eût pu prolonger la vie à ce point. Chez
« nous, personne n'a jamais songé un moment à une erreur de diagnos-
« tic, car, comme je vous l'ai déjà dit, la maladie paraissait très
« avancée quand les médecins se sont prononcés.

« Aussi, depuis ce temps, mon père, que j'ai encore, professe une sorte
« de culte pour le vôtre.

« Veuillez agréer, Monsieur, l'expression de mes sentiments de
« reconnaissance.

« Mme DENEUX-LENGELLÉ. »

Il est incontestable que dans le cas qu'a bien voulu nous faire connaître Mme Deneux-Lengellé, il y a eu erreur de diagnostic, ainsi que
l'a admis le praticien à qui elle en a parlé ; il devait s'agir non d'un
cancer, mais d'une forme de métrite, avec tuméfaction ulcéreuse et
fongueuse du col de la matrice, qui peut être confondue avec une affection maligne, surtout lorsqu'on ne se sert que du spéculum pour
s'éclairer, et qui, d'ailleurs, en est souvent le point de départ. Car il est
non moins incontestable qu'une métrite de ce genre, survenue chez une
personne âgée de cinquante-cinq ans, avait toutes les chances de
dégénérer en cancer, ce qui a été heureusement évité, et il est certain
que, traitée par la médecine ordinaire, la malade n'aurait pas bénéficié
d'une survie de vingt années.

Voilà, Monsieur le Dr de Sainte-Marie, ce que de braves gens, privés
de toute connaissance médicale, ont pu faire, avec l'aide seule de ce
« mauvais livre de médecine populaire » qu'est le *Manuel annuaire de
la santé* de F.-V. Raspail ; voilà les cures merveilleuses — pourquoi ne
les qualifierions-nous pas ainsi ? — obtenues chez de malheureux
malades qui, eux, avaient éprouvé, à « leur détriment », l'impuissance
des médecins à les guérir.

Nous croyons intéressant de relater spécialement ici une guérison
que nous avons obtenue, dans le courant de l'année 1905, chez une

malheureuse victime de l'emploi du mercure que font plus que jamais les médecins plus nuisibles à l'humanité, dans leur inconscience, que ne peut l'être l'épidémie la plus meurtrière.

Le 8 avril 1905, nous arriva, se soutenant à peine à l'aide de béquilles, un habitant du Lys, hameau d'une commune voisine de Gouvieux, à qui le secours d'une personne amie fut encore nécessaire pour lui permettre de franchir la courte distance séparant la voiture qui l'avait amené de notre cabinet. Il présentait l'aspect d'un moribond, sa figure have, amaigrie, avait le masque terreux d'une cachexie très avancée. Nous trouvâmes, au-dessous du grand trochanter, à la partie externe et un peu postérieure de la cuisse, une large fistule d'où coulait un pus abondant provenant d'une périostite de la partie supérieure du fémur. Le pus avait fusé entre les aponévroses des muscles qu'il avait dédoublées et formait un vaste abcès s'étendant jusqu'au tiers inférieur de la cuisse. Il suffisait d'exercer la moindre pression de ce point en remontant, pour faire couler le pus à flots par l'orifice de la fistule. De plus, le deuxième orteil énorme, rouge lie de vin, portait, au niveau de l'articulation métatarso-phalangienne, une ulcération profonde, sanieuse, dont les bords renversés étaient également de ce rouge lie de vin si caractéristique, que nous avons toujours constaté dans les plaies et les ulcères mercuriels. On avait l'impression qu'en tirant, avec une pince, cet orteil ressemblant à un bout de boudin, on le détacherait sans effort. Les muscles de la cuisse et de la jambe avaient pour ainsi dire fondu ; le pied, par contre, était assez fortement enflé. Mais ce qui attira immédiatement notre attention, ce fut une coloration occupant tout le bas de la jambe et le dessus du pied, semblable à celle que donne à la peau une couche d'onguent gris, et qu'on aurait pu prendre, à première vue, pour une accumulation de crasse.

Il nous apparut de toute évidence, avant même d'avoir interrogé le malade, qu'il s'agissait d'une intoxication mercurielle profonde des tissus intéressant les parties osseuses, qui avaient offert chez lui plus de prise à son action désorganisatrice.

L'interrogatoire nous prouva que nous ne nous étions pas trompé sur l'origine et la cause de tous ces désordres.

En effet, quatre ans auparavant, le malade, ayant consulté un médecin pour une sciatique, ce dernier lui avait prescrit de faire, sur tout le trajet de la douleur, depuis l'articulation coxo-fémorale jusqu'au talon, des frictions avec l'onguent napolitain. Il en avait usé, nous dit-il, tout un grand pot avant d'obtenir une atténuation à ses souffrances. Quelques mois après, une gêne survint dans l'articulation de la cuisse et progressa lentement, amenant de la douleur en même temps que se prononçait un fort gonflement du haut de la cuisse. La douleur ne fit qu'augmenter d'intensité, surtout la nuit, et bientôt, à la suite de l'application de cataplasmes, le pus se fit jour par la fistule existant au moment de notre examen. Les traitements ordonnés par plusieurs médecins que le malade avait consultés n'amenèrent aucune amélioration ; le pus devint de plus en plus abondant et l'état général commença à s'altérer de jour en jour. Une complication se produisit du côté du pied, dont la peau, de même qu'une partie de la jambe, présentait déjà cette forte coloration d'un gris de plomb que nous avions constatée. Le deuxième orteil enfla, devint d'un rouge lie de vin et bientôt se déclara, au niveau de l'articulation métatarso-phalangienne, une ulcération qui ne fit que s'étendre et se creuser progressivement. Les souffrances endurées par le malheureux devinrent de plus en plus vives, il perdit le sommeil, son estomac ne toléra plus aucune nourriture et les sommités médicales consultées déclarèrent qu'il n'y avait pas même à songer à une opération, que le malade était perdu.

C'est dans ces conditions désespérées que nous fûmes appelé à appliquer notre méthode et à instituer le traitement suivant :

1º Après avoir vidé la poche de pus par une pression exercée de bas en haut, depuis le milieu de la cuisse, pour permettre à ce pus de sortir régulièrement par la fistule (il s'en écoulait plus d'un litre à chaque pansement), faire, à l'aide d'un irrigateur, une injection d'un litre d'eau quadruple additionnée d'une cuillerée à bouche d'alcool camphré. Une fois le liquide ressorti, par la même pression que pour le pus, injecter dans la fistule, avec une petite seringue, de l'huile camphrée ; recouvrir d'un plumasseau de charpie enduit de pommade camphrée, puis d'une large compresse d'alcool camphré, s'étendant sur toute la partie de la cuisse occupée par la poche de pus, compresse recouverte à son tour d'un surtout en vessie de porc pour concentrer l'alcool et les vapeurs de camphre. Renouveler cette compresse deux à trois fois par jour ;

2º Appliquer, sur l'ulcération de l'orteil, des compresses d'eau quadruple pendant dix minutes. Panser ensuite avec la poudre de camphre

recouverte d'un plumasseau de charpie enduit de pommade camphrée
et arrosé d'alcool camphré. Faire ce pansement matin et soir ;

3º Le matin, boire un verre de tisane de salsepareille avec une cuillerée de la solution : eau, 300 grammes ; iodure de potassium, 8 grammes ;

4º Au coucher, prendre gros comme un petit pois de poudre de
camphre avec un verre d'infusion de houblon ;

5º Tous les deux jours, grand bain sédatif ferrugineux avec plaques
galvaniques promenées sur la jambe et le pied ;

6º Aloès tous les trois jours et huile de ricin, deux fois par mois.

Malgré toutes les indications de détail par lesquelles nous avions
complété notre ordonnance, il était à craindre que ce traitement ne fût
pas appliqué avec toute la rigueur et les soins nécessaires ; aussi
y fondions-nous peu d'espoir d'arriver à un bon résultat, lorsqu'à ce
sujet, nous reçûmes une lettre d'un fervent applicateur des préceptes
de la méthode Raspail, d'un de ces hommes qui, de même que M. Giraud-
Lemarchand, ne sont heureux que lorsqu'ils peuvent secourir leurs
semblables, bien que trop souvent ils ne récoltent que de l'ingratitude,
quand ce n'est pas de l'hostilité, en récompense de leur dévouement
désintéressé.

M. Roy, artiste peintre, habitant Boran, situé à quelques kilomètres
du Lys, nous annonçait que l'intérêt qu'il portait au malade en question le décidait, malgré la perte de temps et le grand dérangement qui
en résulteraient pour lui, à entreprendre personnellement l'application
du traitement, voulant, ajoutait-il, une fois de plus faire triompher la
méthode, en dépit des plus sombres pronostics.

M. Roy commença son œuvre d'humanité le 17 avril et, dès le 27 suivant, il nous informait que la médication avait déjà eu pour résultat de
nettoyer les plaies, de diminuer notablement la production du pus et
de calmer complètement les souffrances.

Le 20 mai, il nous écrivait de nouveau que, depuis quinze jours, la
fistule ne rendait plus de pus, mais que, depuis trois jours, il en sortait
un liquide qui, à l'air, colorait fortement le pansement en vert et
paraissait s'accompagner de douleurs assez vives que le malade pré-
tendait ressentir dans l'os même de la cuisse (il s'agissait évidemment
de douleurs ostéocopes que développe l'infection mercurielle). A part
cela et bien que l'ulcère du pied restât stationnaire, le malade avait
repris un bon appétit, passait d'excellentes nuits et chaque jour ame-

nait chez lui un progrès nouveau vers le retour à la santé. Mais la **gué-**
rison définitive ne pouvait être espérée qu'après l'élimination complète
du mercure, qui s'était pour ainsi dire amalgamé dans les tissus, ainsi
que l'indiquait la teinte si caractéristique de la peau persistant sur le
pied.

Ce n'était plus qu'une question de temps et de persévérance dans
l'application du traitement qui avait déjà donné, en moins d'un mois,
un si merveilleux résultat.

Le 7 septembre, M. Roy nous demandait de nous ramener le malade,
en raison de la persistance de l'ulcère du pied, dont la teinte livide lui
faisait craindre une dégénérescence cancéreuse.

Il nous annonçait en même temps qu'à l'aide de la médication que
nous avions prescrite, il était arrivé à guérir radicalement l'affection
osseuse de la cuisse dont la fistule était cicatrisée et que la plaie du pied
était réduite à la dimension d'une lentille. Aussi, croyant la **guérison**
définitive et en raison de ses grandes occupations, avait-il cru pouvoir
laisser le malade livré à lui-même pour continuer à suivre son traitement. Mais au bout de douze jours, ce dernier lui avait fait dire qu'il
recommençait à souffrir et que la plaie s'était agrandie. M. Roy se
dévoua de nouveau et, en quelques jours, il obtint une rémission
complète des douleurs, mais ne put arriver à modifier le mauvais
aspect de la plaie; c'est pourquoi il désirait avoir notre avis et savoir
s'il n'y avait pas lieu de modifier le traitement, pour venir à bout de
ce point rebelle. Il est évident que l'ulcération était entretenue par
l'intoxication mercurielle, non encore suffisamment éliminée dans les
parties déclives; aussi, avant de songer à l'ablation de l'orteil et
peut-être à la résection de l'extrémité du métatarse, conseillâmes-
nous de toucher la plaie, avant chaque pansement, avec un tampon de
coton hydrophile légèrement imbibé de la solution : eau, 10 grammes ;
chlorure de zinc, 1 gramme ; acide chlorhydrique, une goutte, pour
nettoyer et raviver la plaie de façon à permettre au travail réparateur
de la cicatrisation de se produire. Le résultat ne se fit pas attendre
et, pour terminer cette observation, nous ne pouvons mieux faire que
de transcrire la belle lettre suivante, qui lui servira éloquemment
d'épilogue :

« Boran, le 18 octobre 1905.

« CHER MONSIEUR,

« Je suis chargé par M. Moret, du Lys, de vous adresser l'expression
« de sa plus profonde reconnaissance pour les bons conseils que vous lui
« avez donnés si généreusement.

« Pour moi, je suis pénétré de joie d'avoir participé, par l'application
« de votre méthode, à la guérison de ce brave garçon, qui était sur le
« bord de la tombe.

« Depuis quatre ans qu'il avait été soigné pour de simples douleurs,
« par les remèdes mercuriels et, après avoir passé par les mains des
« plus grandes sommités médicales, qui, du reste, l'avaient abandonné
« comme incurable, il était arrivé à un tel état de dégénérescence des
« os et à un tel degré de désorganisation générale qu'il ne lui était même
« plus possible de digérer un œuf.

« Les souffrances étaient telles que ses jours et ses nuits se passaient
« en cris et en gémissements.

« Aujourd'hui, grâce à votre médication, le malade boit, mange,
« dort à merveille, ne souffre plus.

« L'abcès osseux, qui occupait une surface de 35 à 40 centimètres,
« est parfaitement guéri, de même que l'ulcère du pied qui, cependant,
« présentait tous les symptômes cancéreux.

« C'est absolument merveilleux. Voilà donc encore un homme que
« votre méthode aura sauvé d'une mort certaine et qui va grossir le
« nombre déjà si grand de ceux qui vous doivent une éternelle recon-
« naissance.

« Agréez, cher Monsieur, l'expression de mes sentiments respectueux
« et dévoués.

« Philéas ROY. »

Nous ajouterons que non seulement la médecine scolastique est
absolument impuissante à tarir les suppurations osseuses et ne saurait
produire, à son actif, aucune guérison comparable à celle obtenue, en
cette circonstance, par la méthode de F.-V. Raspail, mais que c'est
à ses remèdes seuls et en particulier à l'emploi abominable du mercure
qu'il faut faire remonter la responsabilité d'une maladie infectieuse qui

avait conduit la malheureuse victime de ses errements aveugles aux portes du tombeau.

A tout instant, des malades nous demandent de leur indiquer, à Paris, un médecin appliquant consciencieusement la méthode Raspail ; à l'heure actuelle, nous ne pouvons malheureusement leur donner satisfaction ; du reste, tous ceux qui se sont procuré les *Manuels* précédents ont pu trouver, dans les avertissements, de quoi les édifier à cet égard.

Depuis la mort du Dr Felizet, sur qui nous avions fondé tant d'espérances, et celle du Dr Valadier, ancien et si honnête suppléant de notre frère Camille Raspail, il ne s'est pas présenté un praticien sérieux pour leur succéder et prendre une place qui l'eût conduit bien vite à une situation enviable. Nous avons vu, au contraire, sous la mensongère annonce de l'application du système Raspail, la plus éhontée exploitation du nom de notre père, servant de couvert à une médication hétéroclite, aussi monstrueuse en l'espèce que le produit de la carpe et du lapin, où les préceptes du *Manuel* sont systématiquement remplacés par tout l'arsenal de la thérapeutique officielle.

On se demande par quelle aberrante conception de leurs propres intérêts, ces médicastres font tout pour s'aliéner à jamais les fervents partisans de la méthode, en même temps qu'ils éloignent tous ceux qui, fatigués des traitements inefficaces de leurs médecins, sont désireux d'essayer notre médication dont ils ont entendu dire tant de bien. Inconscience peut-être ? Et cependant des admirateurs de F.-V. Raspail ont pu voir, dans un de ces cabinets où ils s'étaient fourvoyés, un de ces médicastres, échappé de jésuitière, étaler, en belle place, sur la cheminée un énorme bocal dont l'étiquette portait en gros caractères : cyanure de mercure ! Jamais, jusqu'ici, une aussi monstrueuse injure n'avait été faite à la mémoire de F.-V. Raspail, même par ses plus acharnés ennemis.

Heureusement nous avons, pour nous consoler de ces turpitudes, la noble et belle figure d'un adepte convaincu de la doctrine médicale de notre illustre père que, depuis de longues années, nous comptons au nombre de nos plus chers amis. Notre seul regret est qu'il ne soit pas installé à Paris.

Le Dr Astius Castellan, médecin-major de 1re classe de la marine, chevalier de la Légion d'honneur, après avoir pris une retraite bien gagnée par la vie toute de dévouement et d'abnégation du marin, séparé des siens pendant de longues années, s'est fixé à Toulon où il pratique la méthode de F.-V. Raspail avec tant de succès que sa clientèle s'accroît, de jour en jour, au point de ne plus lui laisser un instant de loisir. Maintes fois, en nous signalant les guérisons qu'il obtenait en dépit des pronostics pessimistes des médecins traitants, il nous a manifesté son enthousiasme pour la sûreté et la rapidité avec lesquelles notre traitement du croup dissipe ce mal dont continuent toujours à mourir de pauvres enfants, en dépit du sérum sauveur.

Parmi les cures les plus intéressantes qu'il a obtenues en 1905, nous citerons la guérison d'une coxalgie, maladie qui, entre les mains des médecins et des chirurgiens officiels, laisse toujours le patient infirme quand il ne meurt pas de consomption.

En novembre 1904, on vint consulter le Dr Castellan, du village de Bornes, pour un jeune enfant de onze ans qui souffrait, au genou droit, de douleurs très vives, attribuées par le médecin de cette commune a du « rhumatisme goutteux ». Le Dr Castellan conseilla les bains sédatifs et les applications de compresses d'eau sédative remplacées ensuite par un linge graissé de pommade camphrée ; les douleurs se calmèrent rapidement, mais quelques jours après, on s'aperçut que la jambe droite était très raccourcie. Dans ces conditions, le Dr Castellan, jugeant qu'il s'agissait d'une coxalgie ou d'une tumeur blanche de l'articulation coxo-fémorale, décida les parents à installer le petit malade à Toulon, de façon à pouvoir surveiller lui-même le traitement. L'enfant arriva en piteux état, amaigri, fébricitant, la jambe repliée presque à angle droit, présentant, au niveau de l'articulation de la cuisse, un énorme empâtement mou et douloureux ; il s'agissait bien d'une tumeur blanche de la hanche avec luxation de la tête du fémur.

Pendant un mois, le malade fut soumis au traitement indiqué dans le *Manuel* pour les tumeurs blanches. Dès les premiers jours, les souffrances disparurent, bientôt le jeune garçon put se lever et marcher un peu, soutenu par ses parents.

« Je parlai alors, m'écrit le Dr Castellan, de l'appareil rebouteur de Raspail, car il y avait 8 centimètres de raccourcissement ; il fut construit, à Toulon même, sur mes indications et d'après la notice de

Camille Raspail sur les appareils orthopédiques de son père, par un orthopédiste, excellent ouvrier, M. Chasserant. L'appareil fut appliqué et le pauvre enfant, condamné et menacé d'être estropié, marcha dans la rue, huit jours après, au grand ébahissement des voisins et à la grande colère des médecins qui l'avaient soigné primitivement.

« En ce moment, 15 juillet 1905, il reste à peine 1 centimètre de raccourcissement et le malade est en pleine voie de guérison.

« Cette cure fait du bruit à Bornes, à Toulon même. Dans les cas semblables, les médecins officiels ne connaissent que le repos au lit avec gouttière, puis, en dernier ressort, l'intervention chirurgicale. L'appareil de F.-V. Raspail est venu apporter une révolution et une révélation... on est déjà venu me consulter pour trois enfants atteints d'affections des articulations. Honneur et gloire à votre illustre père. Je serai heureux, cher Monsieur Raspail, si je puis ici, dans ma modeste sphère, faire resplendir ce grand nom de Raspail, en face de certains médicastres qui déshonorent notre noble apostolat. »

Et ce n'est pas d'hier que le Dr Castellan pratique la méthode de Raspail ; nous citerons à l'appui, le passage suivant d'une lettre datée du 4 mai 1889 qu'il nous écrivait des Iles du Levant, alors qu'il était médecin à bord de l'aviso *le Volage* stationnaire à Tahiti :

« J'ai lu votre avertissement de cette année et je partage entièrement vos idées sur la médecine des poisons et la vaccination jennérienne. Ce n'est pas sur *le Volage* que la médecine des poisons a des succès, le sulfate de quinine est intact dans ses bocaux, l'acide phénique n'a pas été entamé et le pansement de Lister s'abîme dans les rouleaux, mais le flacon d'alcool camphré a été plusieurs fois vidé et le flacon de camphre pareillement.

« Sur les feuilles de clinique que j'écris moi-même, on peut lire à toutes les pages : Pansement camphré. En ce moment, j'ai onze hommes atteints d'ulcères des pays chauds. Cet ulcère, sur *le Volage*, commence de la manière suivante : l'homme, couché sur le pont du navire, pieds nus, est piqué par les moustiques très nombreux ; une petite ulcération se forme et, sous l'influence du climat chaud et humide, une plaie profonde en est la suite.

« Je lave les piqûres à l'eau sédative et je panse les ulcères, soit à la teinture d'aloès, soit avec la pommade camphrée. J'ai soigné quelques blennorrhagies avec l'eau quadruple et j'ai obtenu des résultats magnifiques qui ont étonné certains de mes collègues. Naturellement, ils souriaient d'un petit air dédaigneux, quand je leur disais : « C'est le traitement Raspail. » Je plains leur ignorance. »

Déjà, à l'époque où il poursuivait ses études médicales, le Dr Castellan nous disait que cette science officielle, qu'il apprenait le mieux qu'il pouvait, ne satisfaisait pas son esprit et que son premier soin, lorsqu'il serait docteur, serait de reprendre ses études sur de nouvelles bases, les livres de notre vénéré père en mains. On voit qu'il a tenu ses promesses, et son exemple met d'autant plus en relief la félonie de ceux qui avaient tout pour s'inspirer de l'œuvre de F.-V. Raspail et en suivre les admirables principes.

Tous ceux qui connaissent la vie et l'œuvre de F.-V. Raspail ont présents à la mémoire ses démêlés avec la Faculté de médecine de Paris et les dénonciations du doyen de l'époque, Orfila, qui se vengeait ainsi des succès que notre illustre père avait remportés contre lui, comme expert, dans des procès retentissants en Cour d'assises ; aujourd'hui, tout est bien changé, hommage est rendu au persécuté d'hier par cette même Faculté et les visiteurs peuvent lire au fronton d'une des entrées de ses laboratoires : « Salle Raspail ! »

Ainsi chaque jour apporte une preuve nouvelle du revirement qui s'est fait dans les sphères officielles en faveur du savant si longtemps méconnu.

Dans l'avertissement du *Manuel* de 1905, nous avons reproduit un extrait du procès-verbal de l'Assemblée annuelle de la Société zoologique de France, tenue le 23 février 1904, relatant un hommage rendu à la mémoire de F.-V. Raspail et la reconnaissance, par des membres éminents de la Faculté de médecine de Paris, M. le professeur Raphaël Blanchard et M. le professeur agrégé Jules Guiart, de la priorité de ses découvertes qui ont donné aux sciences médicales une orientation aussi nouvelle que féconde.

Cette année encore, le 9 janvier 1906, au cours de la séance de la même Société, dans laquelle le président sortant, M. le Dr Joubin, professeur au Muséum, a transmis ses pouvoirs à son successeur, nous avons eu de nouveau la joie d'entendre notre éminent et sympathique collègue terminer ainsi son discours :

« En choisissant, pour le placer à notre tête, M. Xavier Raspail, nous avons voulu rendre hommage à l'auteur des travaux ornithologiques et entomologiques si intéressants que notre confrère publie, depuis, vingt ans, dans notre Bulletin et nos Mémoires, où 52 notes attestent l'activité de sa production scientifique. Mais ce n'est pas seulement le zoologiste précis, consciencieux et ingénieux dans ses observations, que nous avons voulu distinguer. Nous avons pensé que la Société zoologique s'honorerait dans sa personne en contribuant à rendre, sous forme d'un hommage au fils, une tardive justice à son illustre père, François-Vincent Raspail, au savant incomparable qui, par tant de découvertes, fut un précurseur génial, au naturaliste qui posa les lois fondamentales de la théorie et de la pathologie cellulaires et fonda l'antisepsie et l'asepsie.

« Sous de semblables auspices, la Société zoologique de France ne peut que marcher vers des destinées toujours plus prospères que nos vœux lui réservent.

« Je vous invite, mon cher confrère, à venir prendre la place où la confiance et l'affection des membres de la Société zoologique de France vous appellent. »

Cette éclatante justice, enfin rendue à F.-V. Raspail, par de véritables hommes de science, nous dédommage et nous fait sourire des attaques d'obscurs détracteurs et nous reportons tout entier à notre illustre père le grand honneur qui nous a été fait, par une Société qui compte, parmi ses membres, tant de sommités scientifiques du monde entier.

XXIV

Manuel pour 1907.

Une dame de Lyon nous a écrit l'année dernière une lettre que nous jugeons intéressant de publier :

« MONSIEUR,

« Je viens de lire, dans votre *Manuel*, l'incident Augagneur ; cela
« m'a rappelé qu'à cette époque, ma regrettée tante lui répondit par les
« vers bien connus de Lefranc de Pompignan :

> Le Nil a vu sur ses rivages
> De noirs habitants des déserts
> Insulter, par leurs cris sauvages,
> L'astre éclatant de l'Univers.
> Cris impuissants ! Fureurs bizarres !
> Tandis que ces monstres barbares
> Poussaient d'insolentes clameurs,
> Le dieu, poursuivant sa carrière,
> Versait des torrents de lumière
> Sur ces obscurs blasphémateurs.
>
> . . . .

« M. Augagneur, dans son article suivant, se contenta de cette excla-
« mation ironique :
« Ne touchez pas aux idoles !
« Ainsi, vous avez des détracteurs, des envieux, mais vous avez
« aussi des fervents, des gens qui ont un culte pour votre père, et nous
« sommes de ceux-là.
« Recevez, Monsieur, l'expression de mes sentiments de respect et
« d'admiration. »

Si nous rappelons ces faits, qui remontent à l'époque déjà lointaine
où nous étions seul à revendiquer pour notre père le bénéfice de ses

admirables découvertes, qui furent si habilement exploitées par ses plagiaires, c'est que les temps sont bien changés et qu'à cette même Faculté de médecine de Lyon, après celle de Paris, justice vient enfin d'être rendue au savant sur lequel s'acharna si longtemps la conspiration du silence.

Le 1er décembre 1906, le Dr Jules Guiart, nommé professeur de parasitologie et d'histoire naturelle médicale à la Faculté mixte de médecine et de pharmacie de Lyon, faisait la leçon d'ouverture de son cours, devant le doyen, les professeurs ses collègues et un nombreux auditoire d'étudiants et de personnalités de la ville. Après une exposition magistrale de l'histoire de la parasitologie, au cours de laquelle il a rappelé les premiers travaux de Redi et de Nicolas Oudry, il s'exprime ainsi :

« Il nous faut arriver jusqu'en 1843 pour voir une véritable révolution s'opérer. A cette époque, F.-V. Raspail publie son *Histoire naturelle de la santé et de la maladie*. Il montre, dans cet ouvrage, qu'un grand nombre de maladies qui affligent l'humanité sont dues à des vers, à des acariens, à des insectes qui envahissent notre organisme. Il indique en même temps les moyens de les expulser ou de les éviter pour guérir ou prévenir ces maladies. Ce livre remarquable est malheureusement très peu connu de la génération médicale actuelle, bien que les observations et les anecdotes dont il fourmille en rendent la lecture aussi attachante que celle d'un roman. Et cependant, quand on le lit, on demeure étonné d'y rencontrer une foule de notions aujourd'hui classiques et qui étaient alors énoncées pour la première fois. On y trouve toutes les grandes conquêtes de la médecine moderne, parmi lesquelles je vous citerai : la pathologie cellulaire, la parasitologie, y compris la bactériologie, l'antisepsie et l'asepsie. A défaut du livre original de Raspail, je vous conseille tout au moins de lire l'intéressante biographie qu'en a faite le professeur R. Blanchard dans ses *Archives de parasitologie*. Vous y apprendrez à respecter l'homme de cœur et le grand savant que fut F.-V. Raspail et à admirer les qualités qui en ont fait, en médecine et en politique, un révolutionnaire et un bienfaiteur de l'humanité.

« Mais Raspail eut beau défendre ses idées avec la dernière énergie et, en plus des vers intestinaux, appeler à son aide toute la pléiade des infiniment petits, des infusoires et des parasites microscopiques, la science d'alors fut sourde à sa voix et l'on poursuivit devant les tribunaux, et ensuite devant la risée publique, ce savant qui, sans même être médecin (comme plus tard Pasteur), avait la prétention de vouloir rénover les doctrines médicales.

« Or, mes travaux de ces dernières années m'ont confirmé dans l'idée que F.-V. Raspail avait vu juste ; aussi suis-je heureux de pouvoir contribuer à sa réhabilitation médicale, à deux pas du square qui porte son nom et sur lequel se dresse le monument que la population lyonnaise a tenu à élever à son ancien député. On y trouve du reste gravée dans la pierre la preuve qu'ici du moins on a su apprécier l'homme de science au même titre que le citoyen. »

La lettre que nous avons publiée plus haut est une preuve éloquente de la persistance de ces sentiments parmi la population lyonnaise.

Comme on peut en juger, les temps sont, en effet, bien changés, car, dans cette même Faculté, nous voyons, aux diatribes du professeur d'hier, succéder la plus éclatante revendication du professeur d'aujourd'hui, en faveur de l'œuvre de F.-V. Raspail, « du grand homme disparu », dont il se proclame hautement le disciple. Que le professeur Jules Guiart reçoive ici l'expression de notre plus profonde et affectueuse reconnaissance.

.·.

Après plus de soixante-dix ans que F.-V. Raspail a préconisé le camphre, en expliquant les raisons qui lui avaient fait porter son choix sur cette substance, nous voyons, non pas dans notre beau pays de France toujours en retard, mais en Allemagne, professer l'utilité et les bienfaits des préparations camphrées.

A ce sujet, nous avons reçu une lettre d'un chirurgien distingué, le Dr Fraisse, que nous reproduisons parce qu'elle montre éloquemment l'évolution qui s'accomplit dans la médecine, la rapprochant peu à peu de la méthode si simple et si rationnelle de F.-V. Raspail.

« Paris, ce 20 janvier 1907.

« Mon cher Maitre,

« On peut dire que l'année qui vient de finir a inauguré la série des réhabilitations scientifiques ; l'heure de la justice immanente a enfin sonné. Depuis longtemps le peuple, avec son implacable !bon sens, avait su reconnaître les hommes de génie traqués, de leur vivant, par la jalousie et la haine du monde officiel : *invidia professorum pessima*. Voilà qu'aujourd'hui, la Faculté, sous l'irréductible pression des faits, est obligée de reconnaître les mérites de ceux qu'elle tortura de mille façons. A Paris, quelques courageux savants ont publiquement reconnu les conceptions géniales de cet extraordinaire cerveau que fut F.-V. Raspail. Et ce n'est qu'un début.

« Bientôt, en effet, il sera démontré que Raspail avait découvert la pathologie cellulaire avant Virchow, la doctrine microbienne bien avant Schwann et Pasteur, l'emploi rationnel des substances germicides avant Lister ; qu'en géologie, il avait énoncé les lois du transformisme avant Darwin, celles de l'actualisme et de l'évolution avant Geykie et Lyell, celles de l'énergie avant Büchner ; qu'en physique et en chimie, il avait pressenti les découvertes de Yungfleisch, de Moissan et de Curie, entrevu les hypothèses modernes sur la constitution et les transformations de la matière, etc.

« Et je ne parle pas ici du philologue, de l'artiste, du musicien qui fut comparé à Paganini, du sociologue, de l'homme politique ; tous ces rôles multiples échappent à ma compétence.

« De ces hommes extraordinaires, dont le cerveau, comme un phare lumineux, fouille l'avenir cinquante ans à l'avance, on en compte à peine un ou deux par siècle. Et telle est la sublimité de leurs conceptions qu'ils sont abreuvés d'opprobre et de fiel dans leur patrie d'origine :

In patriâ carcer,
Laurus in exilio !

« Comme proclamait la fière et mélancolique devise du grand Raspail.

« On peut dire que cet universel génie toucha à toutes les connaissances humaines et les marqua de son empreinte. Voilà ce que l'histoire impartiale apprendra à nos neveux, et les savants s'honorent grandement qui, comme les professeurs Blanchard et Guiart, se sont appliqués à cette œuvre de justice et de glorification nationale.

« A un point de vue tout spécial, permettez-moi d'apporter un très modeste tribut aux idées que vous défendez et qui font partie de votre héritage paternel.

« Tous les praticiens qui se tiennent quelque peu au courant de la littérature médicale ont pu faire, comme moi, les constatations suivantes, dont voici le résumé :

« Et tout d'abord, c'est la faveur dont jouit actuellement, hors de France, le camphre dans le traitement d'affections diverses et en particulier de la pneumonie. Il suffit d'ouvrir le grand traité de Nothnagel pour voir les raisons de cette vogue. Au surplus, les faits sont là pour le prouver ; je m'explique.

« Autrefois, quand, à l'étranger, un grand de la terre devenait sérieusement malade, il faisait volontiers appeler un médecin français. Aujourd'hui, l'officialisme et les concours ont tellement, chez nous, abêti les esprits et abaissé les caractères que les médecins français sont déchus de leur ancienne faveur et remplacés partout par des médecins étrangers.

« Or, tous ces thérapeutes illustres, qu'ordonnent-ils à leurs malades ? Voyez le sultan, du camphre ; voyez le schah de Perse, du camphre ; Qu'ordonne le professeur Lapponi à Léon XIII ? Du camphre, etc., etc. C'est ce que tout le monde a pu voir, à la lecture des grands quotidiens. Seuls, les périodiques médicaux, inféodés à la Faculté, n'ont pas cru devoir en souffler mot (1).

(1) Dans un journal à grand tirage, daté du 28 octobre 1914, nous relevons, sous la rubrique « Le sérum camphré », l'entrefilet suivant :

« M. le Dr Remond (de Metz), professeur de clinique médicale à Toulouse, a imaginé d'additionner un sérum d'une certaine quantité de camphre et il obtient ainsi un sérum camphré qui, en injection intra-veineuse, donne les meilleurs résultats dans tous les cas de pneumonie, de broncho-pneumonie et dans nombre d'affections microbiennes. »

L'auteur de cette découverte de la valeur du camphre en thérapeutique, faite plus de soixante-dix ans après F.-V. Raspail, ne dit pas à quel sérum il a additionné le camphre. Si c'est au sérum artificiel dit physiologique, *alias* à l'eau salée, c'est bien, puisqu'il contiendrait deux éléments constitutifs de l'eau sédative ; mais si, au contraire, il s'agit d'un sérum tiré de tripotages de laboratoire de matières putrescibles, ce serait une singulière conception que d'associer des produits ne pouvant manquer de se contrecarrer dans leur action d'une part nocive, de l'autre bienfaisante.

« Déjà j'avais constaté dans mes voyages à l'étranger l'emploi *largâ manû*, de l'acide camphorique pour le traitement des maladies de l'appareil urinaire : rein, bassinet, uretère, vessie, urèthre. Et, de fait, ce médicament laisse bien loin derrière lui ce trompe-l'œil qu'on nomme l'urotropine, soit pour clarifier les urines, soit pour calmer les douleurs.

« Rentré à Paris, je l'ai souvent utilisé avec plein succès. Un jour, manquant d'acide camphorique (qu'on ne trouve pas, du reste, ici dans un état satisfaisant), je me suis servi de camphre en nature et aux mêmes doses. Depuis lors, ne fut-ce que par commodité et économie, j'ai eu volontiers recours, dans tous ces cas, à la substance originelle. Il va sans dire que mon exemple ne sera pas suivi, c'est trop efficace et trop simple.

« Il n'en reste pas moins acquis, à l'heure présente, que le médicament héroïque de l'adynamie, c'est le camphre et, comme il faut agir vite, le camphre introduit sous la peau avec de l'huile comme véhicule, c'est l'huile camphrée.

« Dans les suites opératoires, notamment, elle fait merveille et a détrôné la caféine, qui fut introduite, à grands fracas, par un pontife, dont les gaffes thérapeutiques font époque et qui n'a d'autre effet que de tétaniser le cœur. On peut dire que les piqûres d'huile camphrée ont sauvé des milliers de vies et il n'est plus de praticien qui n'en ait en réserve quelques ampoules, pour les cas d'urgence.

« Que dirait la grande ombre de votre père, si, revenue parmi nous, elle assistait à cette revanche du bon sens et des saines pratiques? Que reste-t-il des sarcasmes du monde officiel à son endroit? Certes, ce n'est plus l'école qui triomphe et sa défaite ne fait que s'ébaucher ; on s'en aperçoit aux sourds grondements qui s'élèvent de toutes parts.

« Par un curieux phénomène inverse, les substances nocives que Raspail avait proscrites et que, par une sorte de gageure contre le bon sens, la Faculté avait placées au sommet de l'échelle thérapeutique, ces substances, dis-je, sont l'objet, à l'étranger, de la réprobation la plus énergique et la plus justifiée. Les méfaits des produits dits antiseptiques, le sublimé et l'acide phénique entre autres, ne se comptent plus en chirurgie. Pendant vingt ans, ils ont fait des hécatombes de victimes, transformant des plaies simples et qui ne demandaient qu'à

guérir, en des foyers de nécrose et d'empoisonnement, qui finissaient
par tuer le malade.

« Péniblement, la chirurgie simplement aseptique a fini par s'installer en France ; vingt ans après les voisins, on s'est aperçu qu'il suffisait d'être propre, très propre. Mais on n'en continue pas moins à faire
couler des flots de sublimé pour la préparation des mains et du champ
opératoire ; si bien que, pour beaucoup de fils de l'école, les deux
termes, sublimé et chirurgie, semblent connexes et inséparables. Quelle
aberration...

« Le joug est enfin secoué à l'étranger, des professeurs jouissant
d'une réputation mondiale sont venus proclamer que le sublimé ne
causait que des désastres, qu'il devait être banni, sous toutes ses
formes, de la pratique chirurgicale, même pour la simple préparation
des mains et de la région à opérer.

« Dans quelques années, nous verrons chez nous quelque pseudo-
novateur annoncer à grands fracas absolument les mêmes choses et
inaugurer une réaction accomplie depuis longtemps partout ailleurs.
Le mercure sera déversé aux gémonies par les mêmes hommes qui
prônaient sa toute-puissance et le tour sera joué... Mais, ce jour-là,
mon cher Maître, vous rirez bien, surtout vous ressentirez cette ironie
supérieure des choses, qui venge de la sottise et des bassesses humaines.

« En attendant, dans les hôpitaux et les maternités, le sublimé
continue à pleuvoir pour la toilette intime des pauvres femmes. On se
demande avec terreur comment cette inepte pratique n'amène pas
plus de désastres.

« La raison en est toute simple, la bonne nature ayant mis, cette fois
encore, le remède à côté du mal.

« C'est un fait de connaissance vulgaire que le sublimé, au contact
des substances albuminoïdes (telles que les sécrétions du corps humain),
se décompose immédiatement et forme des albuminates de mercure qui
sont, de leur nature, inertes et insolubles, donc peu nocifs, mais aussi
sans la moindre valeur bactéricide.

« C'est ainsi qu'en battant des crachats tuberculeux avec du sublimé,
on ne détruit pas les microbes spécifiques de ces crachats. C'est ainsi
qu'en se lavant les mains, dans la solution dite normale (!) de sublimé,
on n'aseptise pas les susdites mains, l'enduit sébacé qui les recouvre
cultive comme auparavant, avec cette différence toutefois que la

violence des microbes sera exaltée par l'irritation chimique du liquide sur la peau. Merveilleux résultat, en vérité !

« Dans les salles d'opération hospitalière, on voit souvent les **grands maîtres** se laver gravement avec du savon dit au sublimé. Or le **savon**, au contact de ce corps, forme des oléates de mercure inertes et insolubles qui n'émulsionnent pas les graisses et ne jouent aucun rôle dans la préparation des mains. Ce savon, qui ne nettoie pas, a deux excuses : d'abord, son titre, qui cadre si bien avec les doctrines du jour ; puis, il est cher, en même temps qu'inefficace. A ce titre, il symbolise, par **un** tout petit côté, la cause des millions de l'Assistance publique ; et voilà pourquoi, sans doute, il est précieusement conservé.

« Revenons aux injections vaginales. Le même phénomène **protecteur** intervient, mais à un degré plus fort. Grâce au très robuste revêtement du vagin, grâce aux abondantes sécrétions utérines qui tapissent le col et ce conduit, l'empoisonnement immédiat, par le mercure, a toutes les chances d'être évité. Mais si la pauvre femme en réchappe, qu'y a-t-elle gagné ? L'efficacité du lavage est nulle, bien entendu, mais il comporte en outre de nombreux inconvénients, dont les doctrines officielles ne tiennent aucun compte, parmi lesquels le durcissement de l'épithélium et le ratatinement des muqueuses.

« Que si, par aventure, une érosion du col ou une excoriation du vagin est trop fortement décapée et n'est plus recouverte de sa nappe protectrice de mucus, aussitôt apparaissent les signes d'absorption mercurielle. La malade salive, ressent le goût d'encre dans la bouche qui dégage une odeur infecte, ses dents se déchaussent et parfois tombent, etc. Admettons que tout cela n'a pas d'importance.

« Dans le même ordre d'idées, supposons qu'il s'agisse d'une parturiente. Les propriétés bactéricides des sécrétions naturelles qui balayent et aseptisent son appareil génital seront du coup annihilées par l'injection au sublimé et la malheureuse sera toute prête pour une invasion de germes infectieux venus du dehors. Qu'importe ! Périssent les accouchées plutôt qu'un principe.

« A propos de lavages au sublimé, j'ai toujours présent à l'esprit un cas horrible, que je vous demande la permission de rappeler.

« Une forte et jeune femme venait de subir, avec succès, une opération complexe pour un prolapsus utérin : plastiques du col et du **vagin**, terminées par une forte périnéoplastie. Tout allait très bien, lorsque,

vers le cinquième jour, il y a une réapparition des règles. Le thermomètre ne bougeant pas, il n'y a qu'à laisser l'opérée tranquille. Mais la
garde, imbue des saines doctrines, crut de son devoir de laver la plaie
dans sa profondeur. Or, pour ce pauvre cerveau, le roi des lavages
n'était-il pas l'injection au sublimé !

« Alors, tout s'accumule pour rendre la manœuvre mortelle. Il
s'agissait d'entrer dans un vagin très resserré, sans déranger les sutures;
la garde eut un trait de génie, celui de remplacer la canule d'irrigation
par une sonde vésicale, en verre, de femme... Alors l'inévitable arriva.
La sonde, introduite sans contrôle dans le vagin, s'engagea dans
l'urèthre !

« Le robinet du laveur est tourné. Aussitôt l'opérée pousse un
affreux cri d'angoisse, bientôt suivi de mille hurlements. Les douleurs
sont tellement vives que les narcotiques les plus forts ne parviennent
pas à les calmer. Il y a des hématuries formidables, puis nécrose et
gangrène de la vessie. Bref les accidents se continuèrent sans trêve,
jusqu'à ce que, vers le vingtième jour, une perforation de ce qui restait
de parois vésicales amena une péritonite suraiguë et providentielle, qui
mit enfin un terme à ce trop long martyre.

« Vraiment, les temps sont proches où nos successeurs se moqueront de nous.

« En attendant, mon cher Maître, l'heure de la réhabilitation
s'avance à grands pas, et bientôt, j'en suis sûr, vous en éprouverez
toutes les légitimes satisfactions.

« Dr G. FRAISSE. »

Par ce temps de « bluff », il est curieux de constater combien il est
facile, à l'aide de la grande presse, d'abuser de la crédulité des masses.
On sait que, tout récemment, un journal a imaginé une nouvelle loterie,
sous forme de concours, qu'il a intitulée d'abord : « Le jeu des grands
hommes » et qualifiée ensuite du nom pompeux de « Grande consultation nationale ». A cet effet il publia une série de 502 noms de célébrités
françaises, en accompagnant chacun d'une courte notice biographique.
Mais, alors qu'on était étonné d'y trouver des personnages d'une notoriété très secondaire, on pouvait constater, en même temps, l'oubli de

savants illustres, tels que Lamarck, dont les immortels travaux l'ont fait considérer, dans tous les pays, comme le père de la conception moderne de l'évolution du monde.

C'est donc uniquement sur ces notices, que les concurrents se sont basés pour confectionner la liste des dix plus grands hommes du siècle, dont le rang serait déterminé par le nombre des suffrages qu'ils auraient respectivement atteints. Or, parmi ces notices, ressortent immédiatement celles qui, par leur rédaction, devaient forcément être choisies, en premier lieu, par la masse ignorante, appelée à prendre part à ce concours, et c'est ainsi que Pasteur est arrivé bon premier avec le chiffre de 1.338.425 voix !

Comment en aurait-il été autrement, alors que la notice consacrée à Pasteur, après avoir énuméré toutes ses « merveilleuses découvertes », se terminait par cette phrase entraînante, qui devait subjuguer la foule, déjà préparée de longue date, par la réclame retentissante faite sur le nom de ce savant : « *Enfin, aux applaudissements émus du monde entier, Pasteur a découvert le remède contre la rage, ce fléau jusqu'alors invincible.* »

C'est, en effet, à cette affirmation de la découverte de la guérison de la rage, que Pasteur doit d'être arrivé en tête de cette course à la gloire, place qui revenait de droit à Victor Hugo, dont le front olympien, auréolé de génie, a si puissamment dominé tout le XIXᵉ siècle.

Or, ce fameux remède contre la rage est loin d'être infaillible.

Les vaccinations pasteuriennes, non seulement ne préviennent ni ne guérissent cette maladie, effrayante seulement par les symptômes qui l'accompagnent et ne causant en réalité qu'une mortalité des plus minimes, mais encore, elles laissent souvent dans l'organisme des traces de désorganisation profonde qui ruinent la santé de ceux qui y ont été soumis.

Il y a vingt ans, nous l'avons prouvé, lorsqu'avec une témérité regrettable, Pasteur avait inauguré ses inoculations intensives qui eurent pour conséquence de faire mourir de la rage paralytique du lapin des malheureux qui n'auraient probablement pas été atteints de la rage canine. A l'heure actuelle, pour le monde médical, la question est jugée.

Il est certain, a déclaré le Dᵣ Tison, qu'il y a maintenant beaucoup plus de cas de mort par la rage qu'avant la découverte de Pasteur.

D'autre part, les inoculations contre la rage sont loin d'être inoffensives, ainsi que le prouve l'exemple suivant :

Il y a quelques années, dans notre localité, deux habitants furent mordus, par un chien dûment reconnu enragé, l'un, au bras à travers ses vêtements, morsure considérée comme la moins dangereuse, l'autre, au contraire, profondément à la main. Le premier, cocher de maison bourgeoise, suivit intégralement le traitement contre la rage à l'Institut Pasteur, le second, ivrogne invétéré, ne reçut d'autre soin que le pansement sommaire de la plaie. Ni l'un ni l'autre n'eut la rage ; l'ivrogne continua à boire ; quant au cocher, qui était auparavant robuste et plein de santé, il est resté, depuis, toujours maladif et sujet à toutes sortes de manifestations morbides.

Être proclamé le premier des grands hommes du siècle, sur un pareil « bluff », c'est bien digne, on en conviendra, de la foule moutonnière et de notre époque où tout s'obtient par la suggestion de la réclame savamment dirigée.

.·.

Nombreuses sont les lettres qui nous sont adressées depuis l'abominable loi de la vaccination et surtout des revaccinations obligatoires, pour nous demander s'il existe un moyen de soustraire les enfants aux conséquences, souvent funestes pour leur santé, d'une pratique d'empirisme mise par le législateur au rang de croyance d'État. Nous en transcrivons une qui montre dans quel ordre d'idées se placent certains pères de famille, pour résister à l'observation d'une loi qu'ils considèrent, à bon droit, comme la plus grave atteinte qui puisse être portée à la liberté individuelle.

Cette lettre est datée d'une commune de la Seine-Inférieure :

« Monsieur,

« J'ai un enfant que la loi m'oblige à faire vacciner, sous peine d'une « amende d'abord, d'emprisonnement ensuite.

« Je suis un partisan de votre méthode, je consulte souvent vos « ouvrages ; je suis donc, avec vous, adversaire déclaré de la vaccine.

« Or, je ne veux pas compromettre la santé de mon enfant. J'estime

« d'ailleurs que je n'en ai pas le droit ni personne et que la loi elle-
« même ne peut m'y contraindre.

« Je sais bien que si je persiste, je suis condamné d'avance. Qu'im-
« porte, si j'évite ainsi à mon fils des accidents irréparables peut-être.
« Dans tous les cas, je me défendrai, je m'attacherai à faire ressortir
« l'iniquité d'une loi qui oblige à inoculer à un petit être sain et bien
« portant une substance, dont l'efficacité est contestée, douteuse et
« peut-être nuisible à la santé. Je m'efforcerai enfin de démontrer que
« les parents sont moralement responsables de la santé de leurs enfants
« et seuls juges en la matière.

« Mais, pour cela, j'aurais besoin d'être fortement documenté et,
« à cet effet, j'ai cherché, mais en vain, à me procurer votre brochure :
« *La vaccine aussi inutile que dangereuse*, MM. Vigot, vos éditeurs,
« m'ayant répondu qu'elle était épuisée.

« Pourriez-vous m'envoyer en communication cette brochure et
« d'autres ouvrages sur le même sujet ; en un mot, voudriez-vous me
« mettre à même d'exposer au tribunal les nombreux effets de la vacci-
« nation, causes de mon refus d'obéissance à la loi ? Je vous en serais
« infiniment reconnaissant.

« Dans l'attente de votre réponse, veuillez agréer, Monsieur, avec
« mes remerciements anticipés, l'expression de mes sentiments très
« distingués.

« J. L. »

Au lieu d'encourager notre correspondant dans son projet d'exposer,
devant le Tribunal, les raisons qui lui faisaient refuser l'obéissance
à une prescription juridique indigne d'un régime républicain, les juges,
ne pouvant que se renfermer dans leur rôle d'applicateurs d'un texte
de loi formel, nous lui conseillâmes de laisser vacciner son enfant, puis,
par un traitement puissamment dépuratif, d'annuler l'action infectieuse de cette gouttelette de pus.

Par ainsi, tout en obéissant, contraint et forcé, à une loi qu'il ré-
prouve, il aurait, sans qu'aucune disposition légale pût l'en empêcher,
employé, vis-à-vis de son enfant, ce que, en son âme et conscience, il
aurait jugé nécessaire pour le protéger contre le danger d'une infection
putride.

La campagne poursuivie avec tant d'acharnement par l'école vaccinatrice fut longtemps tenue en suspens avant de pouvoir aboutir. Le projet de loi Liouville resta dans les cartons, l'opinion des membres du gouvernement d'alors, n'admettant pas « que l'État eût le droit de pénétrer dans les individus sous forme de virus ». C'est du reste ce que jugea le gouvernement monarchique de la Hollande, lorsqu'il repoussa l'obligation de la vaccine en déclarant que :

« Même en supposant que la vaccination fût un préservatif absolu contre la petite vérole, le gouvernement n'aurait pas le pouvoir de prescrire la vaccination, car le gouvernement n'aurait pas à disposer du corps des citoyens, *même s'il était convaincu que cette mesure est favorable.* »

N'est-elle pas suggestive, cette leçon de respect de la liberté individuelle, donnée à un gouvernement républicain par un gouvernement monarchique !

Et l'on assiste à ce fait inouï, de voir des pères de famille, traduits devant les tribunaux, s'ils ont oublié de faire vacciner leurs enfants aux périodes indiquées par la loi, alors que si on ignore la nature du vaccin et le rôle qu'il joue dans l'économie humaine, pour la rendre soi-disant réfractaire à la variole, on ne peut nier que la vaccine n'est autre chose que l'introduction dans l'organisme d'un pus issu des ulcérations d'un animal malade, en pleine réaction fébrile.

Or les propriétés de ce pus se manifestent, chez l'individu auquel on l'inocule, par des phénomènes infectieux, tantôt immédiats : inflammation, lymphangite, adénite, fièvre, éruptions souvent généralisées; tantôt tardifs, à longue échéance, par l'apparition de phénomènes diathésiques qui tortureront la malheureuse victime de cette erreur médicale, quelquefois pendant tout le cours de son existence.

Nous avons cité déjà des exemples d'individus atteints de la variole alors qu'ils venaient d'être vaccinés. Ces faits sont fréquents et de temps à autre avoués par les vaccinateurs eux-mêmes. C'est ainsi qu'à la Société médicale des hôpitaux, en mai 1905, le Dr Sevestre communiqua cinq cas de variole, observés par lui dans son service sur de jeunes enfants, qui portaient les traces irrécusables de vaccination récente et un autre médecin des hôpitaux, le Dr Roger, dit avoir vu plusieurs faits semblables.

Mais, si la vaccine ne met pas à l'abri de la variole, puisque cette dernière évolue souvent concurremment avec la première, il y avait à rechercher si elle exerce une influence sur la mortalité variolique.

Dans une étude très documentée, publiée dans la *Revue médicale*, le Dr Boucher conclut que cette influence augmente la mortalité.

« Comme la plupart des dogmes, dit-il, celui de la vaccination se trouve accepté sans conteste, et ceux qui croient fermement à sa légitimité n'ont même jamais eu la pensée de rechercher si leur croyance était fondée.

« Le fait qui s'impose de suite à leur esprit, suggestionné par l'ambiance et l'habitude, c'est la diminution colossale de la variole depuis la vaccination, fait qui entraîne, comme corollaire, l'espérance de la **voir** disparaître totalement, sous l'influence des vaccinations, surtout des revaccinations intensives.

« Il me semble donc utile, pour transformer les impressions en une conviction basée sur des documents indiscutables et sur une observation maintenant séculaire, de reprendre les statistiques officielles et d'établir une comparaison, au point de vue de la mortalité variolique : 1º entre la période où la vaccination était encore peu répandue et celle où elle se trouvait partout généralisée ; 2º entre la période des vaccinations généralisées et celle des revaccinations intensives.

« Je vais tout d'abord comparer le chiffre des décès varioliques à Paris, depuis 1900, au chiffre des décès, à Paris, dans la période de 1817 à 1821 où la vaccine était peu généralisée.

Période de 1817 à 1821	Période de 1900 à 1904
156 décès au-dessus de vingt ans	585 décès au-dessus de vingt ans

Décès par variole en France.

De 1808 à 1869	150.000 (statistique de Berne)
De 1869 à 1873	200.000 (statistique de Vacher)

« Soit un quart en plus de décès, dans une période de quatre ans, où la vaccine était partout instituée, que dans la période de soixante ans précédente, durant laquelle la vaccine était peu répandue. »

Ainsi, d'après ces chiffres, établis par le Dr Boucher, sur les statistiques officielles, il apparaît, d'une façon éclatante, que la pratique de la vaccination généralisée a eu pour résultat d'augmenter, dans des proportions considérables, la mortalité variolique.

On sait que les partisans outranciers des revaccinations à jet continu invoquent, comme argument péremptoire, que, dans la première moitié du XIXᵉ siècle, les gens défigurés par la petite vérole étaient si nombreux qu'on en rencontrait presque à chaque pas dans les rues. Eh bien! cet argument se retourne contre eux, car si le nombre des grêlés était si grand, c'est justement parce que la variole était alors moins meurtrière qu'aujourd'hui, qu'elle ne constituait qu'une fièvre éruptive, dont la gravité ne dépassait pas celle de la rougeole, qui heureusement n'a pas encore de vaccin pour la rendre plus nocive, et si elle laissait ces cicatrices qui faisaient de la figure humaine un masque hideux, c'est grâce à *l'imbacillité* de la médecine d'alors, qui n'employait aucun pansement protecteur contre l'action de l'air, aucun soin de propreté pour empêcher le pus des pustules de creuser à son aise, sous le derme, des trous indélébiles.

Le Dʳ Boucher examine ensuite la mortalité variolique, entre la période des vaccinations généralisées et celle des revaccinations intensives, et en a dressé les tableaux suggestifs suivants, en prenant deux périodes de douze ans.

PÉRIODE DE VACCINE PEU GÉNÉRALISÉE		PÉRIODE DES REVACCINATIONS	
ANNÉES	DÉCÈS	ANNÉES	DÉCÈS
1829	1.084	1877	3.500
1830	1.340	1878	3.000
1831	1.249	1879	1.302
1832	2.967	1880	2.997
1833	1.742	1881	3.430
1834	2.949	1882	2.297
1835	1.893	1883	1.517
1836	1.900	1884	2.104
1837	1.077	1885	1.727
1838	1.050	1886	1.357
1839	1.100	1887	2.911
1840	2.316	1888	3.884
Total	20.667	Total	30.026

Soit environ un tiers de mortalité en plus, dans la période des revaccinations, que dans la période antérieure.

Nous, qui avons combattu des premiers la vaccine, comme étant aussi inutile que dangereuse, nous sommes en pleine communion d'idées avec le Dʳ Boucher, lorsqu'il conclut ainsi :

« La vaccine n'exerce aucune influence bienfaisante sur la variole.

« L'humeur, issue des pustules d'une vache malade, possédant par conséquent des propriétés infectieuses, non seulement ne préserve pas de la variole, mais, au contraire, oriente le terrain humain vers les réactions infectieuses dont fait partie la variole ; c'est ainsi que se perpétue et s'exagère la variole et que réapparaissent, en ces terrains pollués par un siècle d'inoculations, les germes des fléaux des vieux âges : peste, lèpre, etc.

« Ces terrains humains, affaiblis, ruinés par trente années de vaccinations et de revaccinations intensives, témoignent de leur déchéance, par la forme habituelle de toutes les déchéances, par la tuberculose.

« En conséquence, la vaccine doit être scrupuleusement proscrite comme un procédé portant une atteinte meurtrière au développement de notre race. »

Il ne faut pas croire que c'est là l'opinion exceptionnelle d'un esprit paradoxal et que le Dr Boucher est seul à combattre les fameux *bienfaits* de la vaccine ; il existe, en France et à l'Étranger, de nombreux savants, d'une compétence irrécusable, dégagés de tout intérêt pécuniaire, qui ont répudié la vaccination comme aussi nuisible à la santé publique, qu'elle est sans effet contre le développement de la variole. Au cours de la discussion soulevée devant la Société médicale des praticiens par cette étude du Dr Boucher, un membre a pris la parole pour appuyer la thèse soutenue par son courageux collègue.

M. le Dr de Bourgon, ancien chef de clinique de l'hôpital des Quinze-Vingts, a fait cette déclaration :

« Mon sentiment personnel est identique à celui du Dr Boucher. *Autour de moi, aucun des miens n'est vacciné et ne le sera*, c'est d'ailleurs la conviction de gens considérables, puisque, d'après une récente circulaire du ministre de la Guerre hollandais, il est permis aux soldats de ne pas se faire vacciner. En Angleterre, la campagne menée contre la vaccine est très violente et dans l'armée, c'est le médecin de chaque régiment qui décide si la vaccination y sera ou non obligatoire. Or les statistiques démontrent que les cas de mort par variole sont plus nombreux dans les régiments où l'on vaccine que dans ceux où l'on ne le fait pas. »

A la vérité, dans cette discussion qui occupa une séance de la Société médicale des praticiens, les Drs Boucher et de Bourgon se trouvèrent seuls à proscrire la vaccine ; mais ils peuvent aller de pair avec ce médecin étranger, le Dr Collins, de Londres, qui n'hésita pas à sacrifier ses intérêts à sa conscience.

« Après avoir vacciné, écrivit-il, comme tous mes confrères anglais, des milliers de personnes, je vis que cette pratique causait des accidents et ne préservait pas de la variole. J'ai cessé alors de vacciner et renoncé aux 300 livres (7.500 francs) que cette pratique me rapportait chaque année. »

Après ces constatations, la loi qui impose la vaccination et surtout les revaccinations n'apparaît-elle pas comme la plus monstrueuse négation du droit, qui appartient à tout citoyen d'être le maître absolu de son libre arbitre, alors surtout qu'elle consacre, comme une vérité scientifique, ce qui n'est en réalité qu'un procédé empirique employé jadis par des montagnards ignorants et adopté, depuis un siècle, par le monde médical avec une croyance aveugle.

Que tous ceux qui, de même que notre correspondant, ne veulent pas être mis au rang de moutons de Panurge, s'inspirent de l'énergique déclaration du Dr de Bourgon : « Aucun des miens n'est vacciné et ne le sera », ou agissent de façon à sauvegarder leurs enfants des effets pernicieux de l'introduction, dans leur économie, d'une humeur putride et rien que putride, prise sur un animal malade.

XXV

Manuel pour 1908.

A la fin de l'avertissement du *Manuel* pour 1906, nous avons fait suivre notre nom du titre de président de la Société zoologique de France avec le légitime orgueil d'en reporter tout l'honneur à notre père vénéré, dont l'œuvre scientifique est enfin reconnue par le monde savant officiel. Ce poste envié étant annuel, le président sortant est appelé, à la première séance de janvier, à installer son successeur et, à cet effet, à prononcer le discours qui clôture son mandat.

Aux admirateurs de F.-V. Raspail, à tous ceux qui n'oublient pas les persécutions et la conspiration du silence qui pesèrent jadis si lourdement sur l'immortel savant et le grand citoyen, nous croyons être agréable en reproduisant un passage de ce discours dans lequel nous avons rappelé à la génération actuelle la mémoire du savant génial oublié que fut Lamarck et à ce propos mentionné un épisode de la vie persécutée de F.-V. Raspail :

« Avant de terminer, je tiens à exprimer à MM. les professeurs du Muséum ma plus vive approbation pour la généreuse initiative qu'ils ont eue d'ouvrir une souscription universelle, en vue de l'érection d'une statue au grand Lamarck, dans ce Jardin des Plantes, foyer d'illustrations, où il passa tant d'années de sa belle et glorieuse existence. Je ne doute pas que leur éloquent appel ne trouve un écho, chez tous ceux qui ne sauraient rester indifférents, lorsqu'il s'agit de réparer une grande injustice envers une de nos illustrations scientifiques.

« Dans les sciences naturelles, Lamarck se montra un esprit supérieur, et, cependant, il fut méconnu de ses contemporains et encore plus des générations suivantes, qui ignorèrent jusqu'aux noms de ses admirables titres scientifiques : *la Philosophie zoologique, les Animaux sans vertèbres, la Flore parisienne*, etc. Mais, si les masses et la grande presse elle-même ne connaissent pas l'existence de ce grand homme, les savants, qui ont étudié ses œuvres, ne savent peut-être pas tous qu'il s'est occupé de météorologie et que, dans cette science encore, il fut un précurseur.

« Placé à la tête du Jardin botanique du Muséum d'Histoire naturelle, il comprit que les études météorologiques ne pouvaient rester étrangères aux études de physiologie et surtout d'agriculture. Il porta dès lors ses recherches dans cet ordre d'idées et ne tarda pas à arriver à des résultats intéressants. Il avait entrevu que la lune influe différemment sur l'atmosphère, selon qu'elle occupe la partie boréale ou australe. D'après lui, la première position coïncidait avec les vents méridionaux humides ; la seconde avec les vents septentrionaux secs, et cette influence présentait d'autant plus de force que la lune s'approchait davantage du tropique et d'un point lunaire qu'il appela *lunistice*. Ses observations lui confirmèrent qu'il marchait dans la bonne voie, et il put bientôt se baser sur des données assez probantes pour commencer la publication d'un almanach météorologique, dans lequel il essaya, d'après ses principes, de prédire les beaux et les vilains jours. Mais cette tentative hardie fut pour ainsi dire étouffée en naissant. Alors qu'avec un génie comme le sien, il serait parvenu à faire de la météorologie une science exacte, on chercha à le tourner en ridicule et bientôt, les lazzis qui lui furent décochés arrivèrent aux oreilles mêmes du maître absolu d'alors qui tenait aux gloires de son empire ; Napoléon Ier, à l'une des premières présentations de la phalange savante, s'avança vers l'illustre naturaliste et, à brûle-pourpoint, lui décocha cette apostrophe : « Monsieur le chevalier de Lamarck, l'auteur immortel des *Animaux sans verlèbres* ne doit pas descendre au rôle d'un Mathieu Laensberg. » Lamarck courba la tête et mit au pilon son *Annuaire* et ses observations.

« Ce que la météorologie a perdu ce jour-là, nul ne saurait le calculer.

« En effet, mon père, séduit par les premiers essais de Lamarck pour la prévision du temps, profita, en 1849, des six années de prison qui le frappaient de nouveau, par suite d'une condamnation inique, comme toutes les condamnations politiques, et qu'il devait passer à la citadelle de Doullens, pour entreprendre de fonder un nouveau système de météorologie. Il jugea, qu'au cours de cette détention, l'étude nouvelle qu'il lui serait le plus aisé de poursuivre serait celle des phénomènes de l'atmosphère. Avec une patience qui finit par triompher des tracasseries de ses geôliers, il parvint, non sans peine, à réunir et à installer tous les instruments qui lui étaient nécessaires pour poursuivre, sans interruption, les observations qu'il faisait quatre fois par jour et dans le courant de la nuit. Il ne tarda pas à mettre au point certains grands problèmes touchant les phénomènes atmosphériques, ainsi qu'à parvenir à prédire, avec une certaine probabilité, le beau et le mauvais temps et, lorsqu'au bout de quatre ans, à la mort de son admirable compagne, on lui ouvrit les portes de la prison, les deux années qu'il lui restait encore à faire étant transformées en bannissement, il occupa ses heures d'exil en publiant sa *Revue complémentaire des sciences appliquées,* dans laquelle il développpa un *Nouveau système de méléorologie,* qui restera dans l'oubli jusqu'à ce qu'il reparaisse un jour, comme ses autres grandes découvertes, sous un autre nom favori de la grande réclame.

« Messieurs, pardonnez-moi de rappeler ici des souvenirs qui remontent à plus de cinquante ans, parmi lesquels je retrouve celui de Lamarck. Je revois encore cette prison de Doullens, la pièce au plafond bas, pouvant à peine contenir un lit, un poêle, une table et deux chaises, le tout éclairé par une fenêtre garnie d'épais barreaux, où mon illustre père, après m'avoir donné une heure de leçon, en consacrait une autre à me retracer les événements glorieux de notre histoire et la vie des bienfaiteurs de l'humanité. C'est ainsi que j'appris à connaître Lamarck et que je me souviens avec quelle émotion mon père se rappelait avoir vu, en 1824, l'illustre vieillard, devenu aveugle, errer en tâtonnant dans le Jardin des plantes et en parcourir les allées, en s'orientant au moyen de cordes tendues le long des plates-bandes. De temps à autre il se penchait, cherchait, de sa main tremblante, une plante à sa portée, la palpait avec une délicate sollicitude, puis se redressait avec une lueur semblant illuminer son regard éteint, dans la joie qu'il éprouvait d'avoir reconnu une de ses inoubliables amies, dont il ne pouvait plus jouir, hélas, ni de la forme, ni de la couleur.

« Mais je m'aperçois que je m'attarde à occuper ce fauteuil qui appartient à mon sympathique collègue M. le professeur Pruvot, le savant directeur du laboratoire renommé de Banyuls-sur-Mer et le digne successeur de Lacaze-Duthiers à la chaire d'anatomie comparée de la Faculté des sciences de Paris. Vous voudrez bien m'excuser, mon cher Collègue, et accepter l'assurance de la réelle satisfaction que j'éprouve d'être appelé à l'honneur de vous inviter à venir inaugurer les fonctions de Président de la Société zoologique de France, qui vous a donné la preuve, par l'unanimité de ses suffrages, de la haute estime dans laquelle elle vous tient. »

M. le professeur Pruvot, en prenant place au fauteuil présidentiel, prononce un remarquable discours dont nous détachons le passage suivant :

« Mes chers Collègues, l'honneur que vous m'avez fait, en m'appelant à présider les travaux de notre Société, me touche profondément et l'émotion que j'en ai ressentie a redoublé au souvenir de tant de maîtres dans toutes les branches de la zoologie auxquels votre indulgente bienveillance me fait succéder aujourd'hui et devant le nom illustre qui en termine la liste, porté avec tout le prestige personnel d'une noble existence scientifique par celui que nos applaudissements saluaient à l'instant. »

Nous n'aurions pas reproduit ces paroles par trop élogieuses, si elles ne constituaient un hommage rendu à la mémoire de notre illustre père, dans la personne d'un de ses fils qui, toute sa vie, a suivi ses principes et ses exemples sans jamais s'en écarter.

* *

Nous n'avons jamais laissé échapper l'occasion de proclamer que la médecine des poisons était plus funeste à l'espèce humaine que ne sauraient l'être tous les fléaux réunis et que l'abus des préparations mercurielles, surtout du sublimé corrosif, non seulement devait amener une dégénérescence rapide de notre race, mais provoquait souvent des accidents mortels.

La *Revue médicale* du 28 août 1907, qui reproduit la communication faite, à la Société médicale des hôpitaux, par le Dr Thiroloix d'un cas d'*hydrargyrisme aigu mortel, après absorption d'une dose infime de mercure,* en donne un triste exemple.

Ce docteur constate en débutant que les observations d'hydrargyrisme mortel communiquées à la Société médicale ne sont pas rares ; d'où il est permis de conclure qu'il y en a bien d'autres qui restent inconnues ou passées sous silence.

Voici, résumée, cette observation d'une éloquence vraiment macabre ; elle met en lumière la coupable insouciance des médecins, qui se servent, pour traiter des maladies ne compromettant nullement l'existence et pouvant guérir d'elles-mêmes, de poisons dont une dose infinitésimale est en état d'amener la mort chez certaines constitutions.

Il s'agit d'un homme jeune, résistant, en pleine santé, sans tare apparente, dont la mort est survenue rapidement, à la suite d'une injection, dans le canal de l'urèthre, d'une dose infinitésimale d'oxycyanure de mercure, en solution à 0^{gr},50 0/00.

Le 20 juin 1907, M. G... consulte son médecin pour une blennorrhagie, dont le début remontait à une dizaine de jours et qui donnait un écoulement peu douloureux.

Le médecin conseilla la médication suivante : bains chauds des parties génitales, capsules de santal et injections avec le permanganate de potasse au 1/4000.

Ce traitement fut suivi jusqu'au 28 juin ; à cette date, l'uréthrite était en pleine décroissance. M. G..., heureux d'un aussi bon résultat, se rendit auprès de son médecin pour connaître les modifications qu'il y avait lieu d'apporter à son régime alimentaire et au traitement local. La démarche devait lui être fatale.

Le Dr R..., le médecin en question, constata en effet que tout allait bien, mais, au lieu de faire continuer simplement le traitement qui devait suffire à amener la guérison, il commença par pratiquer le cathétérisme de l'urèthre, opération aussi inutile qu'inopportune, puisqu'il avait constaté que le jet de l'urine était plein et normal, puis, hanté par les théories pasteuriennes et dans le but d'assurer l'antisepsie de cette petite manœuvre, il injecta, dans la vessie, 100 grammes au maximum d'une solution d'oxycyanure de mercure (un paquet de 0^{gr},50 dans un litre d'eau tiède), solution qui fut presque en totalité et immédiatement expulsée.

M. G..., rentré chez lui, dut se coucher. Vers 9 heures du soir, il éprouve de violentes épreintes vésicales et rectales qui l'obligent à faire d'inutiles et incessantes tentatives pour uriner et aller à la selle.

La famille, affolée, fait appeler un médecin, le Dr A... Le malade est dans l'impossibilité absolue d'uriner et, de l'urèthre, suinte un liquide clair, rosé ; le canal est oblitéré par la tuméfaction de la muqueuse ; aussi, en présence des épreintes incessantes, horriblement douloureuses, de la distension vésicale et de l'impossibilité de pratiquer un sondage, le Dr T..., appelé par son confrère en consultation, pratiqua une ponction vésicale sus-pubienne. On retire ainsi 500 grammes d'urine claire. La température, à ce moment, est de 38°. La nuit est paisible.

Le 1er juillet, l'état général paraît bon, mais ce calme est trompeur et ne va pas tarder à céder la place à un processus de symptômes des plus lamentables. A plusieurs reprises, dans la journée, M. G... a des crises d'épreintes rectales, à la suite desquelles il expulse par l'anus un liquide franchement hémorragique. L'anurie se déclare, qui persistera jusqu'à la mort. La tuméfaction et l'infiltration œdémateuse des parties et du périnée ne subissent aucun changement.

A partir de ce moment, la dose infime de mercure, qui a pu rester dans la vessie après l'injection, va produire dans l'organisme les plus épouvantables désordres.

Le 3 juillet, apparaît une stomatite caractérisée par la fétidité de l'haleine, de la salivation, mais surtout par l'apparition de PLAQUES

SPHACÉLÉES MULTIPLES, GRISES, SUR LE BORD DES GENCIVES, A LA FACE
INFÉRIEURE DE LA LANGUE ET SUR LES PILIERS DU VOILE DU PALAIS.

Le 6, le Dr Thiroloix, l'auteur de cette observation d'hydrargyrisme
mortel, est appelé auprès du malade. Il constate que l'intoxication
mercurielle est des plus évidentes : diarrhée sanglante avec coliques et
ténesme rectal, anurie, stomatite ulcéreuse ; que, d'autre part, l'état
local n'a subi aucune modification : verge tuméfiée au maximum,
suintement sanguinolent, infiltration œdémateuse du périnée et du
scrotum.

L'intoxication poursuivant ses ravages, l'urémie fait son apparition
dans la soirée ; le malade est pris d'un hoquet incessant, très douloureux, de dyspnée et la mort termine son martyre.

Que doit-on voir dans un tel désastre, venant frapper un homme dans
toute la force de l'âge, alors que rien ne pouvait menacer son existence
avant de recevoir l'injection mercurielle, si ce n'est un véritable assassinat médical et cependant l'auteur de cette catastrophe peut réclamer
des circonstances atténuantes en invoquant que, s'il a commis un
homicide par imprudence, la responsabilité tout entière en incombe
à cette doctrine néfaste qui a fait dévoyer la médecine dans le microbisme à outrance et recourir, contrairement aux lois physiologiques,
aux pires poisons pour les détruire.

Ainsi nous venons de voir que, pour une dose infime de mercure,
— selon l'expression même du Dr Thiroloix — ayant pénétré jusque
sur la muqueuse vésicale, l'intoxication mercurielle a envahi toute
l'économie, exaltant d'heure en heure ses pernicieux effets, comme si
cette dose, pour ainsi dire atomique, se multipliait avec la progression
rapide d'un simple microbe. Croyez-vous que les médecins, partisans
fanatiques des mercuriaux, seront embarrassés pour si peu ? Ils décla-
reront sans sourciller que ce n'est pas le mercure qui est le coupable,
mais l'intolérance du malade à le supporter ; aussi, avec une imperour-
bable sérénité et sans songer qu'il peut y en avoir d'autres qui sont
dans le même cas d'intolérance que la victime dont nous venons de
relater le martyre, ils continueront à le prescrire sans être arrêtés par
la préoccupation qu'ils peuvent commettre de nouveaux homicides
médicaux.

Mais, en dehors de ces cas mortels, produits par l'intoxication mercurielle, nous pouvons affirmer, en nous appuyant sur les recherches

de notre père et sur nos observations personnelles, datant de plus de
trente années, qu'à part certaines constitutions qui se montrent réfractaires à l'absorption du mercure par les tissus, l'immense majorité des
malheureux, traités ainsi, sont condamnés à en subir les déplorables
effets à des époques plus ou moins éloignées ; de sorte qu'il ne vient
jamais à l'esprit des médecins appelés plus tard à soigner ces manifestations morbides de les mettre sur le compte du mercure. Ils y voient
des accidents dérivant de la syphilis, alors que nous avons prouvé que
cette maladie, soignée uniquement par notre méthode, guérit sans
donner, par la suite, naissance aux accidents qualifiés de secondaires et
de tertiaires qui ne sont dus, en réalité, qu'à l'infection mercurielle. Les
exemples, que nous avons donnés, ne se comptent plus. Nous avons,
de même, cité ces malheureuses accouchées ayant subi les injections
au sublimé et qui, au bout de plusieurs mois, se voyaient atteintes, aux
seins, d'ulcères phagédéniques que nous diagnostiquions, à première
vue, ulcères mercuriels sans craindre de nous tromper et que nous
guérissions rapidement, par l'application du traitement antimercuriel.

Ces exemples de mort, survenue à la suite de l'absorption d'une
infime dose de mercure, permettent d'envisager le danger que font
courir, à la salubrité publique, les désinfections opérées dans les locaux
d'habitation à l'aide du sublimé corrosif. Comprendra-t-on enfin que le
poison, mis en dissolution dans le liquide avec lequel on lave les murs,
le plafond, le parquet, les meubles, etc., se déposera, après l'évaporation de l'eau, sur tous les objets ainsi souillés, en une poudre impalpable qui se mélangera plus tard à l'air respirable, par l'époussetage et
le balayage et que l'habitant de ces locaux transformés en mines
d'Almaden absorbera, jour et nuit, par ses poumons !

Étonnez-vous si, après de telles pratiques, qui viennent s'ajouter
à l'action déprimante de la vaccine, les maladies altérantes de l'organisme, comme le cancer et autres, augmentent et la tuberculose pulmonaire prospère.

.·.

L'année dernière, le *Manuel,* dans l'avertissement duquel nous
avions justement traité de nouveau la question de la vaccine, venait de
paraître, lorsque les journaux annoncèrent que la variole NOIRE sévis-

sait à Dunkerque. La variole tout court, même dans sa forme hémorragique, n'eût pas suffi à émouvoir les populations, mais combien cette maladie dont il se produit journellement des cas un peu partout, aussi bien en France qu'à l'étranger, devait prendre un caractère lugubre par la désignation de noire qui lui était donnée. Aussi la presse jeta le cri d'alarme ; comme conséquence, les revaccinations à outrance furent ordonnées et acceptées par la population affolée comme le palladium contre le fléau, menaçant, sans cette pratique, de s'étendre dans la France entière.

Dès lors le Pactole allait couler à pleins bords ; l'opération financière, ainsi lancée, allait donner de fructueux bénéfices aux vaccinateurs. On nous a cité un médecin parisien à qui, en deux mois, la lancette vaccinale permit de recueillir la somme rondelette de 20.000 francs. C'est le cas de dire que, pour cet heureux praticien, la variole noire se changea en variole dorée !

Mais le plus triste, c'est que cet affolement s'étendit dans les hautes sphères officielles et l'on apprit que des ministres, des sénateurs, des députés se hâtaient de tendre leurs bras et leurs jambes à la lancette, pour recevoir la gouttelette de vaccin qui n'est, ainsi que nous l'avons démontré, qu'un pus infectieux pris sur un animal malade.

Cette panique, savamment provoquée, n'avait aucune raison d'être, car il ne s'agissait que d'une poussée locale de variole provenant de certaines conditions atmosphériques, qui font naître tout à coup du sol le miasme délétère allant atteindre çà et là les personnes en état de réceptivité spéciale. Tout se réduisit en effet, à Dunkerque, à un nombre très restreint de cas, dont une demi-douzaine furent mortels.

Or cette bénignité de l'épidémie fut attribuée aux énergiques mesures prescrites pour éteindre ce foyer de contamination, selon l'expression même employée dans les rapports officiels et, naturellement, aux vaccinations et revaccinations qui avaient été faites avec une louable ardeur, en quelques jours, sur 9.000 habitants. C'est un joli chiffre, mais si de la population, qui est de 40.000 habitants, on défalque ces 9.000 prétendus immunisés, il en restait 31.000 qui ne l'étaient pas et qui, par conséquent, se trouvaient en état de gagner la variole, car ce ne sont pas les 9.000 vaccinés qui pouvaient les sauvegarder.

Dans les comptes rendus, publiés chaque jour et bien faits pour épouvanter la population, nous avons trouvé la confirmation de ce que nous avons toujours dit, à savoir : 1º que la variole n'est pas contagieuse d'individu à individu ; 2º que la vaccination même toute récente ne met pas à l'abri de l'invasion de la maladie.

Voici, à l'appui de la première affirmation, l'histoire d'une femme tenancière de cabaret à Dunkerque, dans le quartier que l'on considérait comme le foyer initial de l'épidémie et qui, bien que déjà sérieusement indisposée, avait passé la nuit avec son amant, un sergent d'infanterie coloniale, venu en permission et qui la quitta de bonne heure pour prendre le chemin de fer. La maladie faisant de rapides progrès, on transporta cette femme en toute hâte au bastion 25, aménagé pour recevoir les varioleux et, à une heure de l'après-midi, elle mourait, en quelque sorte foudroyée par l'intensité du mal. L'inhumation de la malheureuse eut lieu immédiatement.

Mais cette mesure de salubrité prise, il fallait retrouver, sans retard, le sergent qui allait devenir le tison allumant, partout où il séjournerait, de nouveaux foyers de l'épidémie, car, d'après la théorie admise sur la contagion de la variole, il ne pouvait exister aucun doute que cet homme devait être contaminé, après avoir été en contact toute une nuit avec sa maîtresse, déjà si gravement atteinte qu'elle succombait quelques heures après son départ. Malgré les plus actives recherches, on ne le découvrit qu'au bout de plusieurs jours, à Lille, où il ignorait les événements survenus à Dunkerque et ne se doutait pas de l'importance que l'on attachait à le retrouver. Il fallut bien cependant constater qu'il jouissait d'une parfaite santé, qu'il ne présentait aucun prodrome de la variole et que nulle part, sur son passage, ne s'était déclaré un seul cas de la maladie, dont on continuait à faire un épouvantail aux yeux du public.

Venant à l'appui de notre seconde affirmation, que le vaccin ne préserve pas de la variole, nous avons relevé le fait suggestif suivant, qui nous donne, une nouvelle fois, pleinement raison.

Il s'agit d'une jeune fille, âgée de vingt ans, soignée depuis quelque temps à l'hôpital pour une maladie de peau. Aussitôt l'annonce de la présence de la variole noire à Dunkerque, amenée, prétendait-on, par un navire étranger, cette jeune fille fut vaccinée, ainsi que tous les malades en traitement à l'hôpital. En même temps, par mesure prophylactique, il était procédé à la désinfection de toutes les salles.

Eh bien ! en dépit de toutes ces précautions, qui devaient mettre à l'abri du fléau les personnes réunies sur ce point ainsi défendu, la jeune fille en question, qui n'avait pas séjourné dans la ville au moment de l'apparition de la maladie, qui avait été vaccinée quelques jours auparavant et se trouvait dans un milieu soigneusement purifié par une rigoureuse désinfection, n'en fut pas moins atteinte de la variole et on la transporta en toute hâte au bastion renfermant déjà le chiffre, bien minime pour une épidémie, de sept malades.

De plus amples commentaires seraient superflus.

Mais, comme dans tous les événements les plus tristes, on trouve toujours une note gaie qui, elle, n'a pas fait défaut en cette circonstance. Nous nous en voudrions d'en diminuer la saveur et nous transcrivons textuellement la dépêche suivante, datée de Dunkerque, 9 mars, et publiée par les journaux avec cet en tête : LE SOUS-SECRÉTAIRE D'ÉTAT VISITE LES VARIOLEUX :

« M. le sous-secrétaire d'État est arrivé à Dunkerque à 7 h.1/2 du soir. Reçu par M. le sous-préfet, il a fait une visite à l'hôpital militaire et aux baraquements installés près de la gare maritime, en vue de recueillir les marins et militaires qui pourraient dans la suite être atteints de la variole.

« Malgré l'avis des médecins, M. le sous-secrétaire d'État a tenu à visiter le bastion 25. Il y a pénétré seul, revêtu d'une blouse blanche, et a vu les malades par l'entre-bâillement d'une porte. Il a félicité les infirmiers de leur courage et s'est ensuite désinfecté le visage et les mains. »

On ne peut que se laisser aller à une douce gaîté, en songeant à ce regard jeté par l'entre-bâillement d'une porte et à cette désinfection du visage et des mains, tenus si prudemment loin des malades, surtout nous qui avons pu juger par nous-même à Sedan, en 1870, combien la contamination de la variole d'individu à individu est peu redoutable.

C'était après l'évacuation de la presqu'île d'Iges, du *camp de la misère,* où avaient été parqués les prisonniers de Sedan ! Ayant reçu l'ordre de rechercher les malades abandonnés, nous trouvâmes, dans un grenier, prenant jour par une lucarne à laquelle on arrivait à l'aide d'une échelle, un soldat de la ligne, étendu dans un coin, sur un amas de balayures ; il était à l'agonie. Atteint de la variole, ce malheureux était venu se coucher là et y était resté, privé de tout secours. Sa figure n'avait plus rien d'humain, tuméfiée au point de ne plus distinguer la place des yeux, elle était recouverte de débris de foins agglomérés avec le pus. Les lèvres énormes s'étaient crevassées ; des narines s'écoulait une abondante sanie purulente ; le collet de sa tunique se confondait avec le cou ; en un mot, l'aspect de ce martyr était horrible. Mais rien n'était comparable à l'odeur qui se dégageait de ce corps et que le manque d'air, ainsi que la température élevée d'une journée brûlante rendaient encore plus effroyablement écœurante. Les deux infirmiers, que nous avions appelés pour enlever ce corps en pleine putridité, hésitèrent un instant. L'atmosphère, surchargée de corpuscules purulents, était irrespirable ; on ressentait comme une sensation graisseuse se figeant au voile du palais ; les yeux eux-mêmes étaient affectés, comme s'ils étaient frappés par des vapeurs acides.

Eh bien ! ni nous, ni nos infirmiers, qui ceux-là méritaient d'être félicités de leur réel courage, n'eûmes la variole : les pores de la peau, les muqueuses des voies respiratoires avaient été pourtant largement en contact avec une purulence variolique d'une virulence extrême. Seul, un de nos infirmiers fut pris de vomissements provoqués par le dégoût et de diarrhée pendant quelques jours.

Grâce à cette apparition de variole à Dunkerque, qui fit plus de peur que de mal, on procéda partout à des revaccinations qui, si elles rapportèrent de beaux bénéfices aux opérateurs, ne furent pas sans provoquer, chez certaines constitutions, de sérieux accidents : poussées éruptives graves, pneumonie, enflure douloureuse des bras, névralgies, paralysies, etc. Enfin, on nous a cité une femme qui mourut des manifestations morbides survenues à la suite des piqûres vaccinales, qu'elle avait acceptées sans grand enthousiasme et plutôt pour faire comme tout le monde, alors qu'elle jouissait d'une santé parfaite et que, dans la contrée, aucun cas de variole n'avait été signalé.

Personnellement, nous avons soigné une jeune fille de dix-huit ans, appartenant à l'Assistance publique et qui dut, par ordre de cette administration, se rendre chez un médecin pour être revaccinée, bien qu'elle eût déjà subi cette infectieuse pratique un an auparavant. Cette fois, le vaccin ne prit pas. Mais, au bout d'une semaine, la plaie provoquée par la piqûre sur le bras gauche devint tout à coup le siège

d'une démangeaison, bientôt suivie d'une vésicule remplie le lendemain
d'une sérosité sanguinolente noirâtre en même temps qu'il se formait
autour une auréole d'un rouge foncé avec un bourrelet d'un aspect
grenu ; peau rouge engorgée sur la largeur d'une pièce de deux francs.
A ce moment, des symptômes généraux s'accusèrent par l'élévation de
la température, la perte d'appétit, des nausées, de la diarrhée, en un
mot tous les caractères d'une pustule maligne qui serait devenue d'une
gravité extrême, si le traitement du *Manuel* n'avait été énergiquement
appliqué dès le début.

Après de tels exemples, on ne peut que déplorer la bêtise humaine,
qui fait accepter bénévolement des pratiques aussi dangereuses avec
la croyance absurde de se sauvegarder ainsi d'une maladie qu'on a
mille chances de ne jamais gagner.

*
* *

Surtout en médecine, les temps et les flots sont changeants. Nul
n'ignore les sarcasmes qui poursuivirent toute sa vie F.-V. Raspail,
pour avoir avancé non pas que toutes les maladies provenaient des
vers intestinaux, mais que ces derniers étaient les auteurs trop souvent
responsables d'une foule d'affections, devant lesquelles la médecine
scolastique restait impuissante, parce qu'elle ne s'en expliquait pas la
cause. Aujourd'hui, il commence à se faire un revirement dans le monde
médical, et les rieurs pourraient bien avant peu voir, à leur tour, rire
à leurs dépens.

Notre savant et sympathique collègue à la Société zoologique de
France, M. le D\u02b3 Jules Guiart, professeur de Parasitologie à la Faculté
de médecine de Lyon, s'est longuement occupé de l'action pathogène
des parasites de l'intestin et a démontré notamment le rôle prépondérant qu'ils jouent dans l'étiologie de l'appendicite et de la fièvre
typhoïde. D'un important travail qu'il a publié à ce sujet, alors qu'il
était professeur agrégé à la Faculté de médecine de Paris, nous
extrayons le passage suivant :

« Les vers intestinaux ou helminthes ont été les premiers agents
pathogènes animés qui furent observés chez l'homme. On comprend
sans peine que les premiers médecins, frappés de leur fréquence dans

certaines affections de l'intestin, aient songé à leur attribuer certaines
maladies , où ils ne les observaient pas, mais qu'ils croyaient dues à des
vers invisibles à leurs moyens d'investigations. Nous ne devons pas
plus rire de ces vers invisibles que des microbes invisibles dont on
parle aujourd'hui et si les *vermineuses universelles* avaient autrefois
rencontré plus d'adeptes, il est vraisemblable que la bactériologie et les
progrès qu'elle a entraînés avec elle auraient pu naître cinquante ans
plus tôt.

« Mais la science, comme la mode, a ses caprices, et dès que Raspail et
Virchow eurent établi la pathologie cellulaire, on oublia complètement
la théorie parasitaire. Et cependant elle n'eut pas de plus admirable
défenseur que Raspail lui-même. Il eut beau la défendre et, en plus des
vers intestinaux, appeler à son aide toute la pléiade des infiniment
petits, des infusoires et des parasites microscopiques, la science d'alors
fut sourde à sa voix.

« Quelque trente ans plus tard, Pasteur faillit du reste succomber
sous les mêmes coups. Mais Pasteur, plus heureux que Raspail, eut la
chance de sortir victorieux de la lutte et dès que les vers invisibles
d'autrefois, les parasites microscopiques de Raspail, eurent été baptisés
du nom de microbes, on admit qu'ils pouvaient être la cause de toutes
les maladies ; du coup, la pathologie parasitaire fut réduite à l'étude de
la bactériologie, d'autant plus que dans le même temps, un savant,
Davaine, qui fut un grand travailleur, mais un homme néfaste au
point de vue qui nous occupe, semblait avoir porté le dernier coup
à l'helminthologie. On en est arrivé à cette conception vraiment extraordinaire qu'un microbe, un infiniment petit, peut se permettre de
tout faire. On trouve tout naturel de lui attribuer tous les maux qui
affligent l'humanité.

« Mais que quelqu'un vienne à parler d'un parasite dépassant les
limites de l'investigation microscopique, d'un misérable ver que l'on
peut voir à l'œil nu et se permette de mettre en avant son rôle pathogène, on voit aussitôt un sourire moqueur errer sur toutes les lèvres,
bienheureux quand quelque *m'as-tu vu* de la médecine ne hausse pas
ostensiblement les épaules. Cependant je crois qu'il est permis de
penser que si le microbe, pauvre petite masse de protoplasme à peine
mobile, peut être pathogène, à plus forte raison, est-il permis d'accorder ce titre à des êtres plus hautement différenciés, qui sont mieux

armés pour la lutte, qui ont souvent des dents pour mordre et des poisons tout prêts à être inoculés. »

Pour le professeur Jules Guiart, les parasites de l'intestin peuvent
agir de trois façons diverses :

1º En irritant les terminaisons nerveuses et provoquant ainsi par
voie reflexe les troubles variés de l'helminthiase ;

2º En secrétant les toxines qui, dans certains cas, agissent sur le
sang en amenant la destruction de l'hémoglobine et des globules rouges,
tandis que, dans d'autres cas, elles agissent sur les centres nerveux. Les
parasites de l'intestin peuvent par là jouer un rôle considérable dans
l'éclosion des anémies et des troubles nerveux de l'helminthiase ;

3º En produisant des ulcérations de la muqueuse intestinale, ce qui
facilite l'absorption des toxines et permet l'inoculation dans la muqueuse es bactéries pathogènes existant dans le contenu intestinal.
Ils pourraient être aussi les agents d'inoculation de nombresues affections de l'intestin et du foie, ainsi que les infections d'origine intestinale.

Nous ajouterons qu'il est une quatrième action des vers intestinaux
constituant même souvent la plus grave ; elle provient de leurs œufs
charriés par le sang et allant s'implanter dans les organes divers de
l'économie pour se développer sous forme de kystes hydatiques.
Lorsque le lieu d'élection est sur un point du cerveau, la mort, souvent
précédée de la folie, en est l'inévitable conséquence.

Toujours est-il que, pour le professeur Jules Guiart, si l'on arrive
à confirmer et à multiplier tous ces faits, « les parasites de l'intestin
vont reprendre la place prépondérante qu'occupaient autrefois en
pathologie les vers intestinaux et les conceptions géniales de Raspail
pourront renaître de l'oubli et revendiquer une grande part du terrain
injustement conquis par la bactériologie ».

Déjà M. Metchnikoff, de l'Institut Pasteur, s'est rangé à l'opinion du
professeur J. Guiart en ce qui concerne l'étiologie de l'appendicite.

M. le professeur R. Blanchard, qui a rendu officiellement à notre
illustre père la priorité de la théorie cellulaire et de la pathologie cellulaire et qui a acquis un droit imprescriptible à notre éternelle reconnaissance, cite, dans un travail sur l'appendicite et la typhlo-colite
publié dans ses *Archives de Parasitologie* (1906), des exemples qui

viennent à l'appui de l'opinion de MM. Metchnikoff et Guiart et par
suite de la doctrine de F.-V. Raspail.

« A Sousse, un homme de trente ans allait être opéré pour
une appendicite caractérisée, quand, sous l'influence de la communication faite dans les *Archives de Parasitologie* par M. Metchnikoff,
on décide de lui administrer la santonine et le calomel à la dose de
15 centigrammes chacun ; il expulse alors 20 ascarides et l'appendicite
disparaît.

« Dans des conditions identiques, un jeune homme de dix-huit ans
évacue 150 petits ascarides et se trouve également guéri.

« A Tunis, Santillana observe, chez une fillette de onze ans, un cas
des plus remarquables. Brusquement se déclarent les douleurs caractéristiques de l'appendicite ; les autres symptômes apparaissent promptement. Le cas paraît être des plus graves et l'opération est décidée.
Cependant la malade rend vivant un acaride de 20 centimètres et il en
résulte une amélioration subite. La guérison n'est pourtant pas complète ; le même jour, l'administration de la santonine et du calomel
provoque l'expulsion de trois nouveaux vers. L'état général subit
alors une amélioration considérable, mais les symptômes alarmants
recommencent vers le huitième jour et l'opération est décidée pour le
lendemain ; or, dans la nuit, la malade évacue des matières fécales très
fétides et la guérison est complète.

« Encore trois observations, entre cinquante autres. Fagon (1901)
relate l'histoire d'un garçon de quatorze ans atteint d'accidents assez
graves pour nécessiter d'urgence une opération. Toutefois, l'autorisation des parents faisant défaut, on est contraint d'attendre. Le petit
malade a des vomissements incessants, il rend deux ascarides, et
aussitôt la fièvre s'atténue, l'état général s'améliore, les douleurs
s'apaisent. Il rend un nouvel ascaride ; l'amélioration fait des progrès
considérables ; deux jours plus tard, expulsion d'un nouveau ver et
cette fois la guérison est définitive.

« Rogaine (1905) cite le cas (obs. 23) d'une fillette de huit ans et demi
qui est prise d'une crise violente terminée par la sortie spontanée d'un
ascaride par l'anus ; quatre mois plus tard, nouvelle crise, on opère.
Une femme de quarante-deux ans (obs. 24) est dans un état des plus
graves, elle rend par l'anus un ascaride de grande dimension; à partir
de ce moment, le ballonnement du ventre et la défense musculaire

diminuent, le pouls tombe, la douleur au point de Mac-Burney disparaît et la guérison est bientôt complète.

« En présence de cas aussi démonstratifs, ajoute le professeur R. Blanchard, on reste confondu de l'aveuglement du médecin qui n'a prescrit aucun vermifuge et n'a pas craint d'assumer la responsabilité d'une opération.

« Une dernière observation achèvera de nous édifier. Elle a été rapportée par Whale. Un malade présentant tous les signes classiques de l'appendicite est amené sur la table d'opération ; là, il se refuse à |toute intervention ; le lendemain, il rendait 24 ascarides et tout signe d'appendicite disparaissait. »

· Le professeur R. Blanchard, outre ces cas d'appendicite causés par l'ascaride lombricoïde, en cite d'autres tout aussi caractéristiques provoqués par l'oxyure vermiculaire et le trichocéphale. Mais, si toutes ces observations suffisent à mettre hors de doute que les vers intestinaux peuvent provoquer tous les symptômes de l'appendicite la mieux caractérisée, d'autant plus sont-ils en état de déterminer sur les autres points du tube digestif des manifestations morbides graves : gastrite, fièvre muqueuse, que F.-V. Raspail qualifiait de fièvre vermineuse, fièvre typhoïde, dysenterie, entérite, péritonite quand l'ascaride parvient à perforer l'intestin, etc., toutes affections contre lesquelles les médecins épuisent l'arsenal thérapeutique sans obtenir de résultat.

C'est ainsi que notre excellent ami, le Dr Astius Castellan, de Toulon, nous cite le cas suivant : le 10 juillet, une fillette souffrant des dents (les canines) est prise de diarrhée verte, perd l'appétit et tombe dans un état qui inquiète les parents ; cependant, avec les soins qu'on lui donne, tout s'amende, et, le 18, on la conduit à la campagne ; mais là, une fièvre intense s'allume avec les symptômes du côté de la tête (regard fixe), des poumons (toux violente), du ventre (diarrhée verte). Le 23 juillet, l'état devient grave, la température monte à 40°,5; mais la petite malade ne vomit pas, a le ventre souple et l'auscultation ne révèle rien du côté des poumons ; néanmoins elle est en proie par accès à des coliques très fortes, elle crie et se tord dans son petit lit. Le Dr Castellan ne se laissa pas égarer vers la méningite, la pneumonie ou l'entérite, il considéra tous ces troubles comme la conséquence d'une affection vermineuse greffée sur la dentition, et la fillette entra en convalescence presque aussitôt, vers le 28 juillet, lorsqu'elle eut rendu, grâce au traitement vermifuge du *Manuel*, une boule, de la grosseur d'une noix, d'oxyures vermiculaires agglomérés.

De même pour la diarrhée infantile, qui à elle seule constitue une sérieuse cause de dépopulation, puisqu'elle donne à Paris, chaque semaine, une moyenne de plus de soixante décès, il faut envisager, chez ces petits êtres déjà prédisposés au développement des ferments par suite du régime lacté, l'action des vers intestinaux et surtout de leurs toxines. Nous avons dit que, dans les cas les plus graves, avec le traitement indiqué dans notre petit traité de l'*Hygiène des enfants en bas âge*, on était assuré de sauver l'enfant et pour ainsi dire en quelques heures, de lui rendre la santé. Nous en avons cité de nombreux exemples et justement à l'instant, nous arrive une lettre d'une dame, adepte fervente et éclairée de la méthode, nous en signalant un de plus :

« Je suis contente de vous faire part d'une guérison, grâce à votre précieuse méthode, sur une enfant de six mois atteinte de diarrhée verte. Le docteur n'avait plus d'espoir. J'ai purgé l'enfant, donné l'assa fœtida et appliqué sur le ventre des cataplasmes de farine de lin fortement arrosés de liqueur anticholérique. Le résultat a été merveilleux puisque l'enfant, condamnée par la Faculté, se porte à merveille ; c'est une vraie résurrection ! Les parents sont au comble de la joie et le docteur stupéfait. »

Le médecin a été stupéfait ; mais, en présence d'un nouveau cas de diarrhée infantile, appliquera-t-il ce traitement qui a si admirablement réussi ? C'est peu probable. Comme tous ses confrères, qui ont eu sous les yeux des exemples de résurrection — le mot est de notre aimable correspondante — due au système de F.-V. Raspail, il continuera à prescrire doctoralement les médicaments orthodoxes qui laissent mourir tant de petits êtres, qui seraient devenus des hommes si notre traitement si simple et si puissant leur avait été appliqué.

XXVI

Manuel pour 1909.

Les belles recherches du professeur J. Guiart ont démontré l'étiologie habituellement vermineuse de l'appendicite et de l'entéro-colite, et nous avons dit que M. Metchnikoff de l'Institut Pasteur s'était déjà rangé à cette opinion. Le professeur Raphaël Blanchard, notre éminent collègue de la Société zoologique de France, lors de la discussion qui s'ouvrit à l'Académie de médecine sur ces deux affections, s'y fit l'éloquent défenseur de cette nouvelle doctrine, qui vient confirmer presque officiellement le rôle prépondérant que notre illustre père a attribué, il y a plus de soixante ans, aux vers intestinaux, dans l'étiologie d'un grand nombre de nos maladies. Le professeur Blanchard produisit de nombreuses et solides observations qui démontrent que des appendicites très graves ont disparu, comme par enchantement, par la simple administration de la santonine et du calomel, associés à la dose de 15 centigrammes chacun, alors que le chirurgien s'apprêtait à procéder à une opération, jugée de toute urgence par plusieurs praticiens réunis en consultation.

Ces révélations ne pouvaient manquer d'avoir un certain retentissement, en dehors même du monde médical, mais, comme bien on pense, elles firent faire grise mine aux exploiteurs de cette maladie, dont la vogue était si commode pour masquer tant de choses.

Lors des premières discussions qui s'engagèrent, à la Société de chirurgie, sur l'appendicite alors à son aurore, le chirurgien Lucas-Championnière déclara que, dans la plupart des cas, un purgatif, administré dès le début des symptômes précurseurs de la maladie, suffisait pour la dissiper et remettre tout en ordre. Cette manière de voir fut peu goûtée de ses confrères et pour cause ; aussi, se voyant presque seul de son avis, il n'insista pas. A l'heure actuelle, on a établi en première ligne, comme un dogme, dans le traitement, « pas de purgatif », vu que ce malencontreux purgatif ne permettrait pas de cultiver aussi facilement l'appendicite au profit du scalpel.

Depuis, la discussion sur cette affection toute nouvelle et devenue tout à coup à la mode, est revenue fréquemment sur le tapis, soit à l'Académie de médecine, soit dans les Sociétés médicales et chirurgicales, mais pour ne plus être envisagée qu'au point de vue de savoir s'il était préférable d'opérer à chaud ou à froid.

De même qu'il y a eu, un instant, une véritable orgie d'ovariotomies et d'hystérectomies, il y a eu de non moins grands abus dans l'ablation de l'appendice, qu'on enlève à tort et à travers. Un de nos amis, aujourd'hui agrégé à la Faculté de médecine de Paris, chargé, il y a quelques années, d'examiner histologiquement un nombre considérable d'appendices, nous a certifié en avoir trouvé très peu de réellement atteints, ajoutant que le plus grand nombre étaient absolument sains.

Il y a eu de tout temps des inflammations dans la fosse iliaque droite, amenant la production de foyers purulents et la péritonite, de même qu'il n'y a rien de nouveau sous le soleil; aussi, considérer l'appendice, cet étroit et long cul-de-sac, comme lieu d'élection d'un microbe toujours prêt à manifester sa présence, pour donner naissance à une affection spéciale, c'est faire preuve de toute « l'imbacillité » dont sont capables ceux qui croient encore aux microbes, ou tout au moins à leurs toxines, comme les insignes auteurs des maladies, alors que ces fameux microbes, effet et non cause, sont maintenant détrônés de leur rôle étiologique par... les *microbes invisibles*.

Il a été fait de l'opération de l'appendicite comme de l'ovariotomie une lucrative exploitation ; dans ces dernières années, tout symptôme morbide qui se produisait dans le ventre était mis sur le compte d'un ovaire malade, et, sans hésitation, on procédait à l'extirpation de cet organe. A ce propos, nous avons raconté l'étonnant entêtement d'une de nos sommités chirurgicales qui avait voulu pratiquer l'ovariotomie chez une jeune femme qui, à la suite de ses couches, s'était trouvée dans l'impossibilité de se tenir debout, s'écroulant si on ne la soutenait pas.

Eh bien ! en ce qui concerne l'appendicite, il en est maintenant de même : pour la moindre douleur s'accusant dans la fosse iliaque droite, surtout au point dit de Mac-Burney, pour une névralgie, une colique rhumatismale, pour moins que rien et alors qu'il n'existe ni vomissements, ni élévation de la température, on vous ouvre le ventre, au risque d'amener une catastrophe, car on ne touche pas sans danger au péritoine. Mais lorsqu'il s'agit d'états inflammatoires graves, de véritables appendicites comme celles dont nous avons parlé plus haut, la mort suit toujours de près l'opération. En quelques mois, nous avons vu récemment succomber dans notre région, à l'opération de l'appendicite, quatre personnes, à qui leur situation de fortune avait permis de se faire opérer par les chirurgiens les plus renommés et les plus haut cotés de la capitale. C'est là le revers de la médaille de la spéculation appendiculaire. Mais, comme aux choses les plus tristes se mêle toujours la note gaie, nous la trouvons dans le fascicule 1er, paru le 26 mars 1908, des *Archives de Parasitologie* du professeur R. Blanchard, sous forme d'une spirituelle ballade qui, à ce titre, nous paraît plaisante à mettre sous les yeux de nos lecteurs.

LA MORT DE L'APPENDICITE

Elle a vécu ce que vivent les roses,
La maladie au nom coquet et smart.
Destin fatal des plus aimables choses,
La mode vient de la mettre au rancart.
L'avoir encor serait retardataire :
Les médecins, par décrets absolus,
Ont tout changé — où donc es-tu, Molière ? —
L'appendicite ne se porte plus.

Hier encor, pour l'ombre d'un malaise,
Pour un soupir, pour un peu moins que rien,
On vous mettait le ventre en mayonnaise :
C'était réglé, c'était chic, c'était bien.
Le nouveau jeu, c'est l'entéro-colite.
Ça durera deux ans, trois... au surplus,
Nous verrons bien. Mais, du moins, dans l'élite,
L'appendicite ne se porte plus.

Adieu ciseau, bistouri, ligature,
Pinces d'acier au nickel éclatant !
Où donc es-tu, joyeux point de suture,
Qu'un Jalaguier fignolait en chantant ?
Où donc es-tu, doux choc opératoire ?
Qui nous laissait à tout jamais perdus ?
Tout ici-bas, hélas ! est transitoire...
L'appendicite ne se porte plus.

Envoi (en forme d'appendice).

Princes de la science, en notre épiderme,
N'introduisez plus vos scalpels goulus,
C'est fini d'ouvrir. Oust ! Messieurs, on ferme !
L'appendicite ne se porte plus.

.·.

Le choléra, qui vient de faire un grand nombre de victimes en Russie, a jeté un certain émoi dans toutes les contrées de l'Europe, grâce au luxe de mesures administratives prises par les gouvernements pour l'empêcher de franchir leurs frontières. Sur ce point, la France, qui tient à honneur d'être la première pasteurienne du monde, ne pouvait manquer à sa gloire de se distinguer tout particulièrement en cette circonstance. Dès la première heure, les populations furent assurées officiellement que toutes les mesures étaient prises, sous la direction des pontifes de la science, pour barrer le passage au terrible fléau s'il avait la velléité de venir faire une incursion chez nous, en prenant soit la voie de terre, soit la voie de mer.

Dès le milieu d'octobre, l'épidémie semble s'être éteinte d'elle-même en Russie, comme cela arrive toujours, aussitôt que la source pestilentielle qui l'a produite dans une contrée s'est tarie. C'est ainsi que nous avons eu des épidémies en France, qui ne durèrent qu'une vingtaine de jours.

En fait, le choléra, s'il doit se montrer en France, ne viendra pas de l'empire du Nord ; il naîtra sur place des mêmes causes qui l'ont engendré dans cette contrée, comme nous l'avons vu se produire, sans cependant prendre des proportions inquiétantes, en 1892. L'année suivante, il se déclarait de nouveau, particulièrement dans un certain nombre de localités de la Bretagne situées loin des ports, où l'on ne pouvait invoquer son importation par un navire qui serait arrivé d'un pays contaminé. Mais, fait bien significatif, quelques mois plus tard, il éclatait en Russie.

Nous ne reviendrons pas sur ce que nous avons dit tant de fois à propos du choléra ; mais son apparition presque simultanée, en 1893, dans deux pays de l'Europe respectivement si éloignés qu'on ne peut prétendre qu'il y ait été importé de l'un à l'autre, étant données les conditions où il s'était déclaré en France, est une preuve de ce que nous avons toujours soutenu, à savoir que le choléra naît sur place de causes fermentescibles provoquées par des phénomènes météorologiques particuliers ; que, par conséquent, il n'est nullement transmissible d'individu à individu ou pour mieux spécifier : qu'un individu qui meurt du choléra, dans une localité, ne saurait y être la cause d'un foyer de contamination. C'est bien là tout le contraire de ce que prétend le monde savant actuel ; aussi, sous son inspiration, les gouvernements s'empressent-ils de prendre des mesures aussi ridicules que vexatoires, avec le vain espoir de fermer ainsi au fléau l'entrée de leurs ports et de leurs frontières.

Et cependant, des médecins d'une notoriété incontestée ont émis, sur le choléra, des opinions qui se rapprochent beaucoup de la nôtre. Lors de la petite épidémie de 1892, l'Académie des sciences lui consacra une séance et, de la discussion qui s'ouvrit, il ressortit que le choléra était beaucoup moins contagieux qu'on ne le croyait. Feu le professeur Peter émit l'avis que l'état de dépression ou de bonne santé d'un sujet a la plus grande influence sur son degré de résistance au choléra ; que la température est aussi un facteur important de propagation de cette maladie et que, quant aux microorganismes qui le font survenir, ils sont de différentes espèces, bien que leur conséquence soit unique : la diarrhée cholériforme, le choléra nostras et le choléra asiatique ne sont que des degrés d'intensité du même mal. Sur ce point, nous sommes parfaitement d'accord avec le professeur Peter, mais, où nous différons d'opinions avec lui, c'est sur l'attribution à des microorganismes de l'origine du choléra ; nous les considérons, ainsi que nous l'avons maintes fois spécifié, comme l'effet et non comme la cause de ce fléau.

Le professeur Peter déclara en outre que, pour lui, le choléra était très peu contagieux, vu qu'il avait constaté que les gens qui soignent les cholériques ne sont pas atteints, en plus grand nombre, que ceux qui s'en tiennent éloignés et M. Peter insista sur ce point, afin de rassurer l'opinion qui, dans certains pays peu éclairés, allait jusqu'à provoquer l'affolement et à condamner les malades à rester privés de tout secours.

Or, les mesures, prises par nos gouvernants à l'instigation des savants du jour, dès que le choléra est signalé sur un point du globe, sont bien faites pour affoler les populations plutôt que pour les rassurer.

Ce qui donne toute son autorité à l'opinion qui nous fait attribuer au choléra une origine uniquemment miasmatique et toute locale, c'est que certains pays en ont toujours été préservés, tels sont les départements français dont le sol granitique ou volcanique, comme celui du Cantal, de la Creuse, de la Corrèze, ne laisse rien passer en dedans ou en dehors de ses couches géologiques.

Mais voici un fait encore plus concluant. Presque aux portes de Paris, existe un petit pays qui a toujours présenté une immunité absolue contre le choléra. Il doit en exister évidemment de nombreux autres qui sont dans le même cas, mais la commune de Villevaudé (Seine-et-Marne) dont nous allons parler est restée réfractaire à la maladie dans des conditions qui nous paraissent intéressantes à relater, parce qu'elles donnent une force de plus à la thèse que nous soutenons depuis nombre d'années.

La commune de Villevaudé se compose de trois hameaux distants les uns des autres de un à deux kilomètres et placés à des altitudes différentes, formant les angles d'un triangle. L'un, Montgé-la-Tour, occupe une hauteur d'où la vue, par-dessus les bois, s'étend, en suivant la vallée de la Marne, jusqu'au plateau de Gravelle, entre Joinville-le-Pont et Vincennes. Sur le côté et à mi-hauteur se trouve Villevaudé, en bas et dans la plaine, Bordeaux. A deux kilomètres, à vol d'oiseau de cette dernière agglomération, mais séparé par toute une épaisseur de bois, se trouve Pomponne, au curé légendaire, dont l'unique rue s'allonge sur les bords mêmes de la Marne.

Cette description topographique, un peu minutieuse, permettra de bien saisir le fait que nous voulons démontrer.

Lors des deux grandes épidémies de 1832 et de 1849, qui furent si meurtrières par suite de l'insalubrité dans laquelle on vivait alors, aussi bien dans les campagnes que dans les villes et, ajoutons, des pratiques médicales en usage à l'époque, la population de Pomponne fut chaque fois presque entièrement décimée ; les habitants qui étaient absents furent à peu près les seuls épargnés. Eh bien ! dans les trois agglomérations formant la commune de Villevaudé, il ne se produisit pas un seul cas de choléra ; il n'y en eut pas davantage pendant les épidémies beaucoup moins graves de 1854 et de 1865, et cependant nous avons pu établir, sur les témoignages des plus anciens habitants de la localité, que plusieurs personnes, se sentant atteintes durant ces diverses épidémies, vinrent, de Paris, se réfugier dans leur famille ou chez des amis, à Villevaudé, où elles moururent du choléra ; elles furent enterrées sans qu'on procédât à aucune désinfection, pratique totalement inconnue à cette époque. Malgré cela, et c'est le point important à faire ressortir, le choléra ne fit aucune victime parmi les habitants, pas un seul n'en présenta le plus léger symptôme.

Le même fait s'étant reproduit à chacune des grandes épidémies, on peut donc en conclure que la venue inopinée d'un cholérique, dans un pays encore indemne, ne peut pas devenir le point de départ d'un foyer de contagion et qu'enfin le choléra ne se déclare que là où se fait jour le miasme particulier qui l'engendre.

Ce sont des vérités dont nous trouvons à tout instant la pleine confirmation. Ainsi, à la date du 22 janvier 1894, on annonçait qu'à Saint-Trond, dans le Limbourg belge, on venait de constater la présence du choléra asiatique, à la suite d'un examen bactériologique ordonné par le gouvernement. Tout d'abord les nombreux décès qui s'étaient produits avaient été attribués à l'absorption de viandes corrompues. On ajoutait que la maladie paraissait en décroissance et tout à fait localisée.

Dans ce cas vraiment caractéristique, étant donnée la situation de Saint-Trond à l'est de la Belgique, loin de toute circulation active des ports de mer et des grandes voies ferrées qui parcourent l'Europe, il n'est pas possible d'admettre que le choléra y ait été importé d'un point contaminé, d'autant plus que, nulle part à ce moment, il n'avait été fait mention de la présence du choléra.

Tous ceux qui raisonnent avec leur simple bon sens diront avec nous : si le choléra existait réellement à Saint-Trond, dans sa forme asiatique, c'est que, dans cette localité, s'étaient trouvés les éléments de formation du même miasme, qui rend le choléra endémique sur les bords du Gange.

En 1892, l'Académie des sciences se prononça pour une contagiosité très restreinte du choléra ; de son côté le professeur Peter le déclarait très peu contagieux; en nous appuyant sur nos observations, nous pouvons affirmer qu'il ne l'est pas, et la preuve éclatante en a été faite par l'héroïque expérience renouvelée par un élève de Vulpian, le Dr Bochefontaine, après celle de Pettenkofer et ses disciples, consistant à avaler, sous forme de cachets, des matières de cholériques riches en bacille virgule.

Dès lors, combien apparaissent puériles, absurdes et sans action, ces mesures prises à grand fracas, à la frontière et jusque dans nos gares à Paris, à l'égard des voyageurs venant de Russie, d'où ils ne peuvent à aucun titre importer le choléra chez nous.

* *

Dans une note que nous avons présentée l'année dernière à la Société zoologique de France et qui a été commentée dans les chroniques d'un certain nombre de journaux, nous signalions des maladies qui s'étaient produites, en 1907, sur les animaux et les végétaux et que nous mettions sur le compte d'influences météorologiques particulières qui, pour nous, jouent un rôle primordial dans l'étiologie d'un grand nombre de maladies et surtout des épidémies, ainsi que nous l'avons démontré pour le choléra.

Cette année 1908, il s'est déclaré, dans des proportions exceptionnelles, qui viennent fortement appuyer cette affirmation, deux maladies : l'une cryptogamique, l'*oïdium*, qui est apparu sur le chêne, presque à la même heure, dans toute l'étendue de la France ; l'autre vermineuse, le ver rouge ou gape, ayant décimé, dans plusieurs départements, les produits de l'élevage du faisan.

L'*oïdium*, qui se montre régulièrement tous les ans, dans nos terrains sablonneux, sur les pois de seconde saison, ce qui a fait abandonner cette culture tardive comme improductive par suite d'une sorte d'anémie de la plante, avait été remarqué, dans le courant du mois de septembre des années antérieures, sur quelques rares buissons de chêne, dans les jeunes taillis de deux à trois ans. C'est à peine si, dans une étendue de bois de 200 hectares, on rencontrait, à de grandes distances les unes des autres, des places où les feuilles étaient recouvertes par ce cryptogame microscopique. En somme, le mal était des plus limités et ne s'étendait pas dans le plus proche voisinage des sujets atteints.

Dans le courant de juillet dernier, l'*oïdium* s'étendit subitement, comme une traînée de poudre, dans toutes les coupes de bois et les jeunes taillis, au point d'offrir à la vue l'aspect d'immenses nappes de verdure qui auraient été poudrées à frimas, car il est à remarquer que les premières feuilles du printemps restèrent d'un beau vert, sans qu'aucune présentât la moindre tache d'*oïdium* ; seules les feuilles, se développant sur les pousses de la seconde sève, furent contaminées. Nous n'avons pas constaté sa présence à plus de 1ᵐ,50 de hauteur, par conséquent, jamais sur l'arbre. Dans les coupes, les feuilles de pousse qui sortent, généralement en juillet, des souches, furent intégralement atteintes. En fait, ce que nous avons observé dans l'Oise s'est manifesté dans toutes les régions, et par ainsi on ne saurait admettre une contamination propagée de proche en proche, grâce au transport des sporules par le véhicule de l'air, la maladie s'étant montrée simultanément dans toutes les directions et à des centaines de lieues de distance. Donc, il faut voir là deux choses importantes : l'existence générale, à l'état latent, des sporules de l'*oïdium* et le développement spontané des conditions atmosphériques toutes spéciales, leur permettant de se propager sur un terrain propice que leur offraient les feuilles tendres des pousses aoûtées de chêne.

Ainsi s'explique, d'une façon plausible, l'apparition abondante de certaines plantes et de champignons qui se montrent, tout à coup, dans des localités où il n'y en avait pas eu trace pendant de longs espaces de temps.

Les graines, ceci est incontestable, peuvent séjourner dans le sol et conserver leurs qualités germinatives aussi longtemps que ne se trouvent pas réunies les conditions sans lesquelles leur développement ne peut se faire. Quel est l'habitant de la campagne qui n'a pas vu ces parties de bois, tenues pendant de longues années en hautes futaies, sous le couvert desquelles la terre ne porte pas vestige de végétation, se couvrir, comme sous la baguette d'une fée, de toute une flore luxuriante dès que la cognée du bûcheron a fait tomber et disparaître l'obstacle qui s'opposait à l'action vivifiante de l'air et de la lumière.

Cela fait comprendre comment les germes pathogènes peuvent demeurer de longues années, dans les entrailles de la terre, sans déceler leur existence, jusqu'au jour où une action météorologique les en soutire et les met en circulation dans l'air et dans les eaux.

Mais, dans le second exemple d'une maladie parasitaire généralisée que nous a fourni l'année 1908, il ne s'agit plus de sporules cryptogamiques, mais d'un être animé, d'un ver très particulier, le *Syngamus trachealis*, désigné par les éleveurs sous les noms de ver rouge, ver fourchu, de gape, dont le lieu d'élection est la trachée, principalement chez les jeunes faisandeaux.

La maladie s'annonce chez le jeune volatile par une toux plus ou moins fréquente, suivie de mouvements de la tête et du cou, qu'il exécute comme s'il cherchait à se débarrasser d'une gêne éprouvée dans le larynx et qui lui fait chaque fois s'essuyer le bec à terre. Quand on voit se produire cette mimique, chez les sujets d'un élevage, il ne peut subsister aucun doute sur la présence du ver rouge, et, si on ne veut pas voir le dépeuplement complet des parquets d'élevage, il faut recourir à de promptes mesures prophylactiques et curatives.

Depuis près de vingt-cinq ans que nous faisons chaque année un élevage de faisans, nous n'avions jamais constaté, dans nos parquets, la présence du ver rouge, qui apparut brusquement, dans le courant de juillet dernier, en même temps qu'on annonçait les désastres qu'il causait dans les élevages intensifs des grandes chasses de plusieurs départements, atteignant la reproduction à l'état libre, au point que nous avons rencontré dans les bois de nombreuses femelles conduisant seulement deux ou trois jeunes.

Eh bien ! comment expliquer, chez nous, cette apparition du ver rouge, alors qu'il n'y avait jamais existé au cours de vingt-cinq années consécutives, que les œufs provenaient de nos propres reproducteurs absolument indemnes antérieurement, qu'aucun faisan étranger ne pouvait avoir apporté la contagion dans le parquet, qu'en un mot, il était impossible d'en attribuer l'invasion à une importation même fortuite. Le ver rouge est donc né sur place, favorisé par des conditions météorologiques particulières, qui ont permis l'éclosion des œufs existant, de longue date, dans le sol, tout comme nous l'avons établi pour les graines et tous les germes, pathogènes ou non, qui n'évoluent qu'à leur heure, dans des circonstances et sur des points déterminés.

.·.

Une récente communication du député Messimy à la Commission de l'armée, sur l'abaissement graduel de la natalité, est bien faite pour jeter la plus vive inquiétude dans l'esprit de tous ceux qui se préoccupent de l'avenir de la France. D'après les prévisions de statistiques, ce seraient cinq corps d'armée qu'il faudrait supprimer dans vingt ans ; qu'il y ait là une exagération, c'est plus que probable, mais ce qui est incontestable, c'est qu'au point de vue de la natalité, nous restons dans un état d'infériorité déplorable vis-à-vis des autres nations. Tout commande donc d'examiner cette situation sous tous ses aspects, dans le but d'arriver à prendre des mesures efficaces pour réagir contre ce commencement de la décadence d'un grand peuple.

Pour remédier au mal, on parle de lois protectrices ; on s'est préoccupé déjà d'améliorer la situation des enfants assistés et les conditions du travail des femmes dans l'industrie, mais il faudrait faire plus en faveur des femmes en couches et surtout des nourrissons, pour la protection desquels on prend si peu de mesures effectives, lorsque ces petits êtres si délicats sont livrés à des soins mercenaires, dans les campagnes ; encourager l'établissement de crèches, de garderies à proximité des usines ; rendre plus sévères nos lois sur la santé publique en général et sur les logements insalubres en particulier ; il faudrait, en un mot, protéger un plus grand nombre de mères, sauver un plus grand nombre d'enfants.

Eh bien ! la réalisation de toutes ces mesures si nécessaires ne saurait remédier au mal, dont l'origine réside dans le courant moderne qui corrompt de plus en plus les mœurs et dans les pratiques médicales officielles, qui sont incapables de diminuer la mortalité considérable qui atteint les enfants en bas âge.

Il ne faut pas chercher ailleurs les causes de la dépopulation, elles ne résultent pas seulement d'une natalité des plus restreintes, mais aussi d'une mortalité trop grande.

Sous ce dernier rapport, si nous ne prenons qu'une seule des maladies qui atteignent les enfants en bas âge, la diarrhée infantile, nous trouvons qu'elle cause à Paris une moyenne par semaine de 60 décès, chez les enfants de moins d'un an, soit, pour l'année, 3.120. Cette maladie provient, dans la plupart des cas, du manque de soins et de propreté apportés dans l'alimentation de l'enfant ; mais elle est occasionnée aussi, dans une large mesure, par les instructions antiphysiologiques édictées par les pontifes de l'art médical et qui consistent à ne faire donner à l'enfant, nourri par l'allaitement artificiel, que du lait, soit pasteurisé, soit bouilli, c'est-à-dire un lait dépouillé de ses qualités nutritives et surtout digestives. Avec une pareille alimentation, le jeune estomac se fatigue vite, il rejette souvent ce lait indigeste et c'est là le point de départ de troubles qui ne tardent pas à se traduire par de la gastro-entérite : les selles deviennent vertes, les vomissements augmentent, la diarrhée infantile est en marche. Le médecin est alors appelé et son intervention, neuf fois sur dix, reste sans résultat.

De même que la diphtérie, nous tenons la diarrhée infantile pour une simple indisposition que l'on fait disparaître comme par enchantement avec notre traitement, alors qu'il est appliqué à la dernière extrémité et que le médecin, ayant épuisé tous ses moyens, a déclaré le pauvre petit être irrévocablement perdu. L'année dernière nous avons cité, à la fin de l'avertissement, la résurrection miraculeuse (le mot est de l'aimable correspondante qui nous cita le fait) d'un enfant abandonné par le docteur, grâce à l'application du traitement si simple que nous avons indiqué dans notre petit traité de l'*Hygiène des enfants en bas âge* et qui ne nous a jamais donné un seul insuccès dans les cas les plus désespérés.

Aussi sommes-nous en droit de proclamer qu'avec notre médication le pourcentage de la mortalité, par la diarrhée infantile, serait réduit à un chiffre insignifiant.

Mais alors n'apparaît-il pas comme une monstruosité, comme un crime de lèse-patrie de laisser mourir tant de milliers d'enfants, qui seraient sauvés avec quelques prises de poudre d'écorce de grenade associée à mi-partie d'assa fœtida, un peu d'huile de ricin et l'application sur le ventre, dans les cas les plus graves, de cataplasmes arrosés de liqueur anticholérique !

Certainement nombre de nos lecteurs ne pourront croire que les médecins, trouvant là le moyen de diminuer dans de grandes proportions la dépopulation, car il meurt en France, annuellement, plus de 50.000 enfants de la diarrhée infantile, se refuseraient à l'employer par un coupable parti pris. Hélas, il en est ici comme pour la diphtérie, dont la forme presque foudroyante, le croup, est cependant dissipée en quelques heures par les badigeonnages du fond de la gorge avec l'alcool camphré, alors que le sérum sauveur demeure impuissant. Nous avons adressé à tous les médecins et chirurgiens des hôpitaux, il y a quelques années, avec observations à l'appui, le traitement qui nous a permis de ramener à la vie de véritables petits moribonds ; nous les avons conjurés d'en essayer l'application, dans les cas où ils abandonneraient le malade, les assurant que, même dans ces cas désespérés, nous leur garantissions le succès. Notre appel est resté vain ; pas un seul de ceux auxquels, par un sentiment de pure humanité, nous nous sommes adressé, ne s'est préoccupé de vérifier s'il pourrait réellement, par ce moyen, conserver à sa patrie tant de jeunes existences.

Nous ne nous arrêterons pas à toutes les autres maladies telles que les convulsions, la méningite non tuberculeuse, les nombreuses affections, ayant pour origine les vers intestinaux, qui causent dans l'enfance une mortalité importante, alors qu'à l'aide de notre méthode, si rationnelle, si physiologique, on les guérit avec une promptitude qui pourrait paraître tenir du prodige, si, pour nous, l'habitude de les constater ne nous faisait considérer ces guérisons comme toutes naturelles. Nous en donnerons encore un remarquable exemple, à la fin de cet avertissement, mais nous signalerons toutefois la débilité congénitale qui fait perdre, rien que pour Paris, environ 1.100 enfants, parce que cette cause de mortalité résulte, pour une bonne part, des injections au sublimé corrosif que l'on prodigue à la femme, lorsqu'elle approche de ses couches, dans le vain espoir de la mettre à l'abri des accidents puerpéraux. Comment le pauvre petit être, qui se développe et puise la vie dans ce milieu tout imprégné d'un poison, plus puissant à détruire la cellule organique que le microbe hypothétique visé, pourrait-il échapper aux effets de cette infection mercurielle, qui l'atteint dans sa propre vitalité, surtout s'il a déjà souffert du surmenage imposé à sa mère, quand il s'agit de femmes qui travaillent.

Il suffit de voir l'aspect répugnant des muqueuses du vagin et du col de la matrice, après une injection au sublimé, pour se rendre compte de l'effet désastreux de ce sel sur l'organisme.

Nous ne nous attarderons pas davantage sur ce sujet tant de fois traité dans ce petit livre et nous aborderons la cause la plus grave de la dépopulation, celle d'une natalité de plus en plus restreinte. Il y a là un véritable chancre social, contre lequel il sera peut-être bien difficile de réagir. On ne peut se faire aucune illusion : avec les mœurs actuelles, avec les difficultés de l'existence de plus en plus grandes, les charges toujours ascendantes, l'entraînement effréné vers un luxe auquel les modestes ressources de bien des familles ne peuvent pas suffire et que beaucoup de femmes veulent se procurer à tout prix, l'immense majorité des ménages ne veut que peu ou pas d'enfants, un ou deux, dès les

premiers temps du mariage, c'est tout et ceux qui sont encore imbus
des idées du passé et qui désirent beaucoup d'enfants constituent une
infime minorité. Il faut compter aussi avec la situation faite au nombre
considérable de femmes employées dans les magasins et même dans
certaines administrations, qu'une grossesse expose à perdre leur gagne-
pain.

Donc, on peut dire que, dans toutes les classes de la société, on ne
veut avoir qu'un nombre très limité d'enfants. Si, malgré toutes les
précautions, une grossesse survient, elle est considérée comme une
calamité et, de là à désirer la voir disparaître, il n'y a qu'un pas. Ce pas
est malheureusement, pour l'humanité, trop souvent franchi.

Aussi, voit-on se développer de jour en jour, depuis quelques années,
sous l'œil indifférent des pouvoirs publics, une industrie d'un genre
spécial qui paraît très prospère, si on en juge par l'énorme publicité
qu'elle fait ; il s'agit de remèdes et procédés infaillibles, offerts aux
femmes, pour supprimer « les retards ».

Or, à part certains cas morbides, provenant de maladies chroniques
graves, le seul motif qui préoccupe les femmes, lorsqu'elles éprouvent
des retards, c'est la crainte, pour le plus grand nombre, et la joie, pour
quelques-unes, qu'ils ne soient motivés par un commencement de
grossesse. De là ces affaires retentissantes de faiseuses d'anges qui
éclatent de temps à autre et le cas, tout récent, dans le Nord, du vieux
bandit spécialiste de l'avortement qu'on accuse de n'avoir pas fait
disparaître, au cours de sa criminelle existence, moins de dix mille
enfants.

Dès lors, que peuvent, pour remédier à la natalité de plus en plus
faible, les mesures, tant excellentes qu'elles soient, que nous avons
citées en débutant, alors qu'on laisse s'opérer cette formidable destruction de l'embryon dans l'œuf.

Si on veut enrayer la dépopulation, qui progresse d'une façon si
troublante, il faut porter, sans hésiter, le fer rouge dans cette plaie
sociale ; il faut édicter des lois draconiennes contre les manœuvres
abortives, elles ne seront jamais en proportion du crime commis ; en
un mot, qu'on frappe fort les coupables, qui ne méritent aucune pitié,
et alors on aura fait œuvre réellement efficace contre la dépopulation.

**

On nous a communiqué une lettre, dans laquelle un *moderniste*. jouissant d'une certaine notoriété dans le monde socialiste, tout imbu des grands progrès que la doctrine pasteurienne a soi-disant fait faire à la science médicale, nous traitait d'« homme aux idées d'il y a cinquante ans ». Cette appréciation, qui nous a fait sourire, ne manquera pas de causer une douce gaîté à tous ceux qui connaissent avec quelle âpreté nous luttons sans cesse pour tous les progrès et nous combattons depuis trente ans les erreurs, les absurdités, l'incohérence de la médecine actuelle, surtout les dangers qu'elle présente pour l'avenir des générations.

Oui, quand nous voyons à l'heure actuelle la méthode que notre illustre père fonda, il y a plus de soixante ans, continuer à guérir, là où tout l'arsenal de la médecine officielle fait lamentablement faillite, nous sommes fier d'être traité, à ce point de vue, d'homme aux idées d'il y a cinquante ans.

Nous ne pouvons mieux répondre à cette ineptie qu'en publiant des faits comme ceux qui suivent et qui se passent de commentaires. L'un nous est signalé par une lettre que nous recevons du département de l'Yonne :

« *L. par T., le* 19 *novembre* 1908.

« Monsieur Xavier Raspail,

« Je crois vous faire plaisir en vous informant que mon malade, pour lequel vous m'avez donné les indications du traitement qu'il y avait lieu de lui appliquer, est complètement guéri de sa coxalgie. Il n'y a plus dans l'articulation de la cuisse aucune trace de tuméfaction, et l'empâtement qu'on sentait au toucher a disparu, sans produire le moindre abcès, en dépit des pronostics du médecin.

« Ce pauvre médecin ! Lorsqu'il est venu prendre les mesures à donner à l'orthopédiste pour la confection de l'appareil, en voyant le malade aussi radicalement guéri, il s'est trouvé comme hypnotisé : le malade ne pouvait pas lui arracher une parole. C'est que, d'après ce qui m'a été rapporté, il aurait eu l'imprudence de dire à des voisins que le pauvre garçon était bien perdu, que ni lui, ni la médecine Raspail ne pouvaient le sauver.

« La coxalgie est guérie, mais il reste à réduire la luxation. Le médecin, qui ne croit pas à l'efficacité de l'appareil rebouteur, voulait
appliquer une gouttière au malade. Il lui promettait qu'en restant de
deux à trois ans au lit, emprisonné dans cette gouttière, avec un poids
suspendu à son pied, sa jambe se rallongerait un peu, que l'articulation
de la cuisse finirait par s'ankyloser et qu'alors il pourrait marcher.
Mais cette promesse, comme bien vous pensez, n'a pas séduit le malade.
Il a répondu au médecin qu'il aimait mieux mourir dans son fauteuil,
que de rester emprisonné de deux à trois ans dans un pareil instrument
de supplice. D'ailleurs, ajouta-t-il, je n'y resterais pas deux années sans
mourir.

« M. Chasserant, l'orthopédiste de Toulon, doit venir à T... dans une
dizaine de jours, pour essayer lui-même l'appareil au malade. Sur les
instances de votre ami, M. le Dr Castellan, il a fini par s'y décider, à la
seule condition d'être indemnisé de ses frais de voyage.

« Le malade, qui est aujourd'hui complètement remonté, au physique comme au moral, est plein d'espérance ; il croit qu'il marchera
presque aussitôt qu'il sera muni de l'appareil.

« Je me ferai un plaisir de vous tenir au courant des résultats et, en
attendant, je vous prie, Monsieur Xavier Raspail, de croire à ma
profonde reconnaissance, ainsi qu'à celle du malade.

« DIONIS V... »

.˙.

Nous avons également reçu d'un partisan éclairé de la méthode de
F.-V. Raspail, d'un grand convaincu de sa supériorité sur la médecine
incohérente officielle, une lettre dont nous croyons intéressant pour nos
lecteurs d'extraire le passage suivant :

« Je ne puis terminer ma lettre, nous dit-il, sans vous faire connaître
une guérison miraculeuse concernant des convulsions chez un enfant
de deux ans.

« Il y a environ quinze jours, toute notre petite ville était en émoi par
suite d'une crise de convulsions que venait de contracter le petit-fils du
greffier. Comme ami de la maison, je me suis empressé d'y aller. En
entrant, je trouve tout le monde en pleurs et un affolement général.

J'examine l'enfant qui était atteint de convulsions, mais sans éclampsie ; mâchoires contractées, perte de connaissance, etc.

« Le médecin arrive en même temps que moi et prescrit le chloroforme. N. de D., me suis-je écrié, c'est insensé d'employer ce médicament, alors qu'il est si facile, par des moyens inoffensifs, de guérir les convulsions. Le médecin ne me répond pas ; mais la famille, qui me connaît comme applicateur de la méthode de votre illustre père, me supplie d'agir. Je déclare que lorsque le Dr M... sera à bout de ressources, j'agirai. Comme la crise s'était aggravée par le chloroforme, on applique les sinapismes et on plonge l'enfant dans un bain sinapisé en lui tenant la langue avec une pince. Au bout d'une heure et demie, pas le moindre changement. Je préviens qu'il est temps d'agir, ma médication n'ayant pas la propriété de ressusciter les morts. Un instant après, la femme du pharmacien vient me trouver en me disant que le docteur consent à ce que j'applique ma médication. Je réponds : Il ne faut pas que ce soit une concession que l'on me fait ; on a recours à notre système quand tout a échoué, il faut l'avouer.

« Comme j'avais tout prévu et que mon bain était prêt, je me suis mis à l'œuvre en appliquant votre traitement miraculeux : bains sédatifs et friction à la pommade camphrée. A peine dix minutes s'étaient écoulées que les mâchoires étaient décontractées, l'enfant semblait dormir.

« A ce moment arrive, appelé en consultation par son confrère, mon ami le Dr R... qui, après examen, considère l'enfant comme très mal. Je m'empresse de lui dire qu'en effet une heure et demie avant son arrivée, il était très en danger, mais que maintenant je le déclare sauvé.

« Le docteur insiste auprès de la famille pour une injection au sulfate de spartéine, afin de tonifier le cœur. Je préviens alors que si on continue la cuisine académique, je cesserai ma médication. Heureusement que l'injection n'a fait que maintenir plus longtemps l'enfant dans le coma. Les deux docteurs auscultèrent le petit malade et diagnostiquèrent une broncho-pneumonie. Je n'ai pu m'empêcher de sourire d'une telle naïveté, ou peut-être ignorance. Ils recommandent des cataplasmes sinapisés. A ce moment je prends à part le Dr R... et lui explique l'inutilité des cataplasmes sinapisés, en lui ajoutant que je tenais essentiellement à l'emploi des cataplasmes salins arrosés d'eau sédative. « Oui, en effet, me dit-il, mettez vos cataplasmes, ce sont des révulsifs aussi. » Pardon, docteur, lui dis-je, je les emploie comme dissolvants et antiseptiques, nous ne voulons pas connaître les révulsifs. L'incident a été clos ainsi.

« Vers minuit, l'enfant était en pleine connaissance ; le lendemain, je lui ai fait administrer un vermifuge et 0^{gr},20 de scammonée : résurrection complète. Quant à la broncho-pneumonie, elle était dans l'imagination de... ces messieurs.

« Si cependant cette leçon pouvait leur servir, mais non, ce monde est incurable, le fanatisme médical est au moins aussi bête que l'autre.

« Veuillez, cher Monsieur, croire à la joie que j'éprouve en vous donnant tous ces renseignements. »

Ce succès, entre mille, remporté par de simples profanes dans l'art médical qui, grâce au *Manuel* tant dédaigné dans les sphères officielles, font preuve d'une supériorité si écrasante sur les docteurs tout confinés dans leur fanatisme étroit, nous fait songer encore plus amèrement à ceux qui avaient le grand honneur de pouvoir continuer l'œuvre de F.-V. Raspail et qui ont préféré se noyer dans la foule de ces diplômés à qui le parchemin tient lieu si souvent de savoir et d'intelligence.

XXVII

Manuel pour 1910.

Bien souvent, on nous a demandé pourquoi nous ne publions pas plus d'exemples de guérisons obtenues à l'aide de la méthode de notre illustre père. Dans chaque nouvelle édition, nous citons quelques cas, parmi les plus intéressants, qui se sont produits dans le courant de l'année, mais nous devons tenir compte de l'espace qui nous est limité, en même temps qu'il est de notre devoir de conserver pieusement le cadre dans lequel le *Manuel* a été conçu par F.-V. Raspail et qui en fait, selon l'expression de feu le Dr Valadier, un petit monument scientifique ainsi qu'un admirable cours de morale et de sociologie.

Cependant, nous ne pouvons résister à la satisfaction de reproduire quelques-unes des lettres qui nous sont parvenues en 1909 et dans lesquelles se manifeste, si éloquemment, le culte dont F.-V. Raspail a été l'objet dans de nombreuses familles, culte qui s'est transmis de père en fils et est resté aussi exalté, à l'heure actuelle, qu'au temps passé. On y trouvera des cas de guérisons obtenues par des prosélytes ardents, de simples profanes dans l'art médical, mais qui ont suppléé à leur manque de connaissances techniques par leur bon sens et leur intelligence naturelle, alors que la médecine officielle se trouvait impuissante à enrayer seulement les progrès de la maladie.

Ces succès, obtenus dans des cas désespérés à l'aide de la méthode si rationnelle, mise à la portée de tous par le *Manuel annuaire de la santé*, font d'autant plus apparaître, malgré un battage retentissant, l'incohérence des conceptions actuelles qui, après avoir attribué aux microbes et à leurs toxines la genèse de toutes les maladies, ont amené les microbistes déroutés à les attribuer à des causes qu'ils ne peuvent définir et qu'ils mettent, par hypothèse, sur le compte de *microbes invisibles*.

Nous commençons par la lettre suivante, qui nous a été adressée de

« Bagnères-de-Bigorre (Hautes-Pyrénées).

« MONSIEUR ET CHER MAITRE,

« Je me permets de venir troubler votre solitude, mais l'admiration sans bornes que j'ai pour le nom sublime de Raspail m'excusera à vos yeux.

« Je vous serais très reconnaissante, si vous vouliez bien m'indiquer dans quelle maison je pourrais acheter en toute confiance tout ce que Raspail, votre illustre père, et vous-même préconisez comme médicaments. Ce point me préoccupe étrangement, car je ne fais usage que de la méthode Raspail et, fidèle à ses principes merveilleux, j'ai eu le bonheur ineffable de n'avoir été jamais déçue, aussi suis-je une fanatique de tout ce qui est Raspail.

« Je viens de Saïgon où le climat est tuant, eh bien ! au cours de mon séjour de trois ans, seule l'eau sédative m'a préservée des fièvres.

« J'ai eu ma fillette avec une facilité remarquable, m'étant astreinte à ce que dit le *Manuel* pour les femmes en couches et, naturellement, ma fillette est merveilleusement saine. Inutile de vous dire, Monsieur,

qu'elle n'est pas vaccinée et elle a déjà quatre ans. J'ai eu aussi constamment sous les yeux, pour l'élever, votre *Traité pour les enfants en
bas âge.*

« Combien de docteurs ont souri de ma façon de me traiter ; j'ai
laissé sourire et j'ai continué.

« Triste sourire, qui tue bien des malheureux qui écoutent ces docteurs !

« Me pardonnez-vous, Monsieur, de vous avoir écrit ; mais, outre le
renseignement que je voulais vous demander, je tenais à vous dire ce
que je pense de l'œuvre humanitaire et radieuse que votre illustre père
a créée et que vous avez continuée.

« Croyez, Monsieur, à mon admiration sincère pour vous et votre
nom que chaque jour je bénis.

« Jane M... »

« *Mérindol par Mollans (Drôme), le 5 mai 1909.*

« Très cher et vénéré Monsieur,

« Il y a huit jours, j'étais en visite chez mon frère, lorsque mon
regard tomba sur votre *Manuel* pour 1909. Quelle ne fut pas ma surprise en voyant votre nom et votre adresse et que, contrairement à ce
qu'on m'avait dit, un fils de l'illustre Raspail était encore plein de vie.

« Si la distance et les circonstances ne s'y opposaient, je partirais
immédiatement pour aller vous voir, ne serait-ce que pour vous entretenir cinq minutes. Et pourtant j'aurais tant de choses à vous dire.

« D'abord je voudrais vous parler de toutes les cures merveilleuses,
prodigieuses, que j'ai obtenues dans ma famille, grâce à un vieux
Manuel que m'ont transmis mon père et mon grand-père avec leur
admiration et leur foi en votre méthode.

« Mon grand-père disait : « Après Dieu, Raspail. »

« Il serait trop long de vous énumérer toutes ces cures ; mais je dois
vous dire la plus récente.

« J'ai guéri, il y a un mois, ma fillette, âgée de onze ans, d'une méningite ayant succédé à une grippe infectieuse. Elle était, la pauvrette,
condamnée par les médecins à ne pas passer la semaine. La directrice
du pensionnat, à qui ces messieurs avaient dit leur façon de penser,

nous fit prévenir. Ils eurent la conscience de nous annoncer, à son père et à moi, que la petite était perdue.

« Je ne me suis pas effrayée ; il y a longtemps que je connais leur incapacité. J'ai ramené la petite chez moi ; j'ai supprimé l'antipyrine qu'on lui faisait prendre et ne lui ai appliqué que votre système vermifuge au grand complet.

« Au bout de huit jours de votre traitement, ma fille allait mieux.

« Pour qu'ils puissent juger de leur talent, je fis appeler un de ces docteurs (ils étaient deux à la consultation). Il ne s'est pas tenu pour battu, il m'a dit que la méningite persistait à l'état latent et que les poumons étaient pris, qu'il fallait observer une diète rigoureuse. Il m'a ordonné des potions que je me suis bien gardée de lui donner. Le soir, elle a mangé du potage et, le lendemain, elle était à table avec nous ; huit jours après, elle est retournée à son pensionnat, au grand ébahissement de toute la population et des deux docteurs.

« Je voudrais être une grande savante pour pouvoir vous écrire en termes éloquents et pour vous dire toute l'admiration que j'ai pour les Raspail.

« Excusez mon peu d'instruction et recevez, cher et vénéré Monsieur, mes bien sincères salutations.

« Agnès Ey... »

« Lille, le 27 juin 1909.

« Monsieur,

« J'ai eu déjà l'occasion de vous dire que je considérais votre méthode comme infaillible et, dans tous les cas, bien supérieure à toutes les autres et, à l'appui de mon opinion, je vous ai cité des cas de guérisons que j'ai obtenues.

« Pour mon compte, vous ayant écrit que j'étais atteint de surdité et de bourdonnements d'oreille depuis 1895 à la suite d'un plombage au mercure, vous m'avez, par lettre datée du 5 juin 1909, conseillé le traitement suivant :

« Injections dans les oreilles à l'eau de fleur de sureau additionnée, par verre, d'une cuillerée à café d'eau sédative. Plaques galvaniques derrière les oreilles et tisane de salsepareille iodurée. »

« Je suis très heureux de vous informer que ma surdité a disparu et que les bourdonnements sont réduits de moitié.

« Auparavant, pour tenir une conversation, j'étais obligé de prêter l'oreille et de faire répéter souvent, ce qui était désagréable.

« Au mois de juillet 1907, j'avais consulté le spécialiste d'un grand hôpital, il m'avait ordonné :

« *Injections dans le nez à l'huile mentholée, matin et soir, une cuillerée à café.*

« Au bout de six mois, étant sans résultat, je suis allé le retrouver, il m'ordonna :

Iodure de potassium................	10 grammes
Bromure de potassium	10 —
Eau	500 —

2 cuillerées à soupe matin et soir, pendant 20 jours par mois.

« Il ajouta : pendant des années...

« J'ai suivi ce **traitement** pendant un an sans obtenir le moindre résultat.

« **Aussi** je vous adresse, monsieur Xavier Raspail, mes plus **grands** remerciements et l'expression de ma profonde reconnaissance.

« J. B... »

Voici maintenant la lettre d'un maire d'une commune du Loiret, arrondissement de Montargis :

« MONSIEUR XAVIER RASPAIL,

« Partisan acharné de la méthode de votre illustre père, avec laquelle, depuis trente-cinq ans, j'ai obtenu des résultats inespérés où la médecine actuelle était impuissante, j'ai élevé mes trois fils sans le secours d'aucun médecin, le plus jeune a vingt-sept ans, l'aîné trente et un, et ils ont fait de bons soldats. Mon frère et ma sœur suivent de même la méthode, ayant tous les deux une famille de trois et quatre enfants bien portants.

« Lorsque je passe à Paris, je vais aux provisions à la pharmacie de la rue du Temple, et c'est pour la raison qu'on a refusé de me donner des paquets préparés pour la liqueur anticholérique que je prends la liberté de vous écrire. On m'a dit qu'on ne la vendait plus qu'à l'état de liqueur. Muni de ces préparations, je fabriquais, avec notre excellente eau-de-vie de marc de raisin, la liqueur anticholérique à bon compte et je pouvais la donner aux personnes qui m'en demandaient. Ainsi préparée, cette liqueur m'a donné en cas de cholérine des résultats surprenants. Encore l'année dernière, un fermier voisin avec son fils étaient atteints de diarrhée cholériforme ; je la leur ai fait passer à chacun avec deux petits verres à liqueur.

« Comme cette eau-de-vie ne nous coûte que 0 fr. 75 à 1 franc le litre, avec la préparation, 1 franc, cela mettait la liqueur à 2 francs au plus au lieu de 5 francs. C'est ainsi que j'avais renseigné mes amis qui voulaient en faire l'essai. Je viens vous demander si vous êtes au courant de cette façon d'agir dans la pharmacie fondée par le grand socialiste Raspail qui avait consacré sa science au peuple. Je pense qu'avec votre influence personnelle dans la maison, vous ferez remettre les choses au point, comme précédemment.

« Si vous voulez que je vous envoie le récit de quelques cas de guérison dus à votre système de médecine, dites-le-moi et je me ferai un plaisir de vous les raconter.

« En attendant, veuillez me croire votre tout dévoué serviteur.

« Narcisse L...,
« *Maire, chevalier du Mérite agricole,*
« *Ferme de Charmay (Loire).* »

Suivant une croyance populaire, M. L..., notre sympathique correspondant, se figurait que la maison de droguerie, 14, rue du Temple, à Paris, avait été fondée par F.-V. Raspail, alors que ni lui ni nous-même nous n'y avons jamais eu le moindre intérêt. Nous dûmes lui répondre qu'à notre grand regret, n'ayant aucune influence dans la maison, il ne nous était pas possible d'intervenir pour ce qu'il nous demandait, bien que nous fussions partisan de ces préparations, qui ont rendu beaucoup de services en permettant à de nombreuses personnes de préparer elles-mêmes la liqueur anticholérique à bon marché.

« *Boutteville (Charente), le 23 février* 1909.

« Monsieur Xavier Raspail,

« Par lettre datée d'Angoulême, à la fin de 1907, j'ai eu recours à nouveau à votre science médicale, m'appuyant pour cela sur l'exception que vous avez bien voulu faire en notre faveur en souvenir de votre très regretté frère, M. Camille Raspail, dont nous avons toujours conservé le meilleur souvenir.

« Il s'agissait d'une ulcération cutanée... qui s'était produite à la lèvre inférieure de ma femme. Dès le lendemain de ma lettre vous avez daigné me favoriser d'une réponse, me faisant connaître que le cas vous paraissait nécessiter une sérieuse attention et que, si nous constations un progrès dans le mal, il ne faudrait pas retarder de recourir à une petite opération pour extirper la partie malade. Vous ajoutiez que le seul traitement à suivre consistait à brûler la partie malade à l'aide de l'alcool camphré, au moins sept à huit fois par jour, pendant cinq minutes, en se servant du petit tampon que vous indiquiez.

« Aussitôt votre réponse reçue, ma femme a commencé ce traitement tel que vous l'aviez prescrit ; elle a été d'autant plus persistante que nous avions remarqué que l'ulcération, au lieu de progresser, paraissait diminuer sensiblement. Chaque fois qu'une croûte tombait, il s'en reformait une seconde et ce fait s'est produit pendant de longs mois, mais elle tendait toujours à diminuer. Enfin, une dernière petite croûte de la grandeur d'une lentille est tombée et n'a laissé aucune trace du mal. Depuis près de deux mois, il n'est plus rien survenu et la lèvre est maintenant complètement guérie, grâce à votre judicieux conseil.

« Nous n'oublierons jamais que c'est grâce à vos prescriptions que, pour ce cas et pour d'autres, nous avons pu jusqu'à présent rester parmi les vivants.

« Veuillez agréer, Monsieur Xavier Raspail, avec nos plus sincères et respectueuses salutations, l'assurance de notre vive reconnaissance.

« Ch. M... »

« *Elsenham, Essex (Angleterre)*, 17 *juillet* 1909.

CHER MONSIEUR RASPAIL,

de disciple convaincu de la méthode de votre bon et honoré
nds la liberté de venir vous parler d'un de mes amis en ce

is dirai d'abord que ma mère est une fervente de votre
jue moi et mon jeune frère, il y a seize ans, avons été pris de
phoïde, pas ensemble, mais à deux ans d'intervalle et que
été soignés *rien* qu'à l'aide du traitement indiqué dans le
médecin, que chaque fois ma mère avait appelé pour être
ue c'était la fièvre typhoïde, ordonna un tas de drogues que
utilisa pas, pour nous soigner comme elle l'entendait, avec
d, et nous n'avons ressenti aucune suite, ni faiblesse céré-
rte de cheveux. Depuis, nous avons appliqué votre méthode
lessures, panaris, etc., survenus à nous deux.
vous le voyez, nous devons de la reconnaissance à ce bien-
l'humanité, Monsieur votre père, dont la méthode est,
souvent méconnue. J'essaie de la faire connaître le plus
à cet effet, j'ai promis à un de mes amis de vous écrire pour
nder si vous pourriez le recevoir. Il a l'intention d'aller en
mois d'août et, si possible, j'irai avec lui.
merciant sincèrement à l'avance et m'excusant de mon im-
prendre votre temps, je reste votre reconnaissant et sincère.

« E. F... »

« *Puerto-Foncière (Paraguay)*, *le* 15 *janvier* 1909.

CHER MAITRE,

vons été honorés par votre estimée lettre du 7 décembre
réponse à celle que ma femme avait pris la liberté de vous
jet des plaies que j'avais à la plante des pieds, qui s'obsti-
pas se refermer, malgré l'application de recettes de toutes
depuis des années. Lorsqu'un beau jour, ma femme me dit:
pliquer le système Raspail », et c'est en novembre dernier

qu'elle m'a fait suivre le traitement que vous lui avez confirmé dans votre estimée lettre.

« Je dois vous dire que ma femme est une fervente du système Raspail. Elle avait déjà, dans sa bibliothèque de jeune fille, un *Manuel* qui a appartenu à son père. C'est vous dire qu'elle-même a préparé les remèdes et me les a appliqués rationnellement.

« Après dix ans presque de soins variés et sans résultat quant à leur guérison, j'étais à douter que ces plaies se refermeraient. J'avais fini par croire que je devrais vivre avec, sans espoir de revoir la plante de mes pieds lisse et saine. Je m'étais fait une philosophie de mon mal et certes j'aurais traîné ma misère ma vie durant sans les soins du système Raspail.

« Aujourd'hui, je suis revenu à d'autres espérances, d'infirme que j'étais, car enfin c'était une infirmité pour moi d'être continuellement avec les pansements à mes pieds, de veiller, quand je me déplaçais, à emporter des médicaments de toutes sortes, de la gaze, du coton, etc., enfin tout un arsenal de pharmacopée ! Et c'est au moral que je souffrais autant qu'au physique.

« J'avais donc pris mon parti de cette infirmité et pensais vivre et mourir avec. Mais mon étoile veillait et m'a tiré d'affaire ! D'abord dans le choix de la femme que le destin m'a dévolue, puis dans la connaissance qu'elle possédait du système Raspail. Ceci a été pour moi le meilleur de sa dot !

« Mes plaies sont donc refermées et enfin guéries ; je puis à nouveau me chausser et marcher comme tout le monde. Après tous les traitements qui m'avaient été ordonnés durant des années, en *un mois* d'application du système Raspail, je me suis guéri, et je vous en fais part, mon cœur débordant de gratitude pour le nom de celui qui est et restera un des plus grands bienfaiteurs de l'humanité.

« Cette lettre, Monsieur, est un peu longue ; excusez-la. J'ai cru devoir vous expliquer mon cas pour vous faire bien mal entrevoir la grande reconnaissance, le grand respect que j'ai le droit d'avoir pour le vénéré nom de Raspail et le système qu'il a préconisé.

« Je suis un nouvel adepte ; vous pouvez me compter parmi ceux qui vous sont dévoués.

« Ma femme et moi, cher Maître, vous prions de croire à toute l'assurance de nos sentiments de profonde gratitude.   « FRITZ A... »

Un de nos amis, fervent applicateur de la méthode, nous a envoyé récemment une coupure de journal qu'il a recueillie dans les « Nouvelles littéraires » du supplément du dimanche du *Nouvelliste de Lyon*, elle est ainsi conçue :

« On n'imagine pas ce qu'il y a de faux guérisseurs qui s'inspirent de la médecine de Raspail. Raspail ne fut certes pas le premier venu et, à quelques points de vue même, on peut dire qu'il a été un précurseur.

« Mais sa thérapeutique est vraiment d'une simplicité enfantine et on conçoit que les naïfs qui la suivent n'en retirent aucun soulagement. »

Les lettres prises au hasard, parmi celles que nous avons reçues dans le courant de 1909, et qui toutes sont des manifestations de reconnaissance et d'enthousiasme pour les bienfaits que la méthode de notre vénéré père a permis de répandre dans le monde entier, sont la plus éloquente et écrasante réponse qui puisse être faite à l'auteur de cette petite insanité, auteur qui a donné la mesure de son ignorance ou de sa malveillance de docteur bien pensant.

..

Sous la rubrique : *Un médecin de Paris empoisonne ses malades*, un de nos plus grands journaux quotidiens publiait, dans le commencement d'août, la stupéfiante nouvelle suivante :

« Un médecin, qui exerce dans un quartier de Paris, est appelé, à quelques jours d'intervalle, auprès de deux enfants qu'il trouve mourants et qui meurent effectivement sous ses yeux. Son impression très nette est que ces deux enfants sont morts empoisonnés. Il se fait raconter les phases de la maladie et demande à voir les ordonnances rédigées par le confrère qui les a soignés. Or l'une de ces ordonnances portait une dose formidable de digitale, tandis que sur l'autre figurait une dose fantastique d'opium. Aucun doute possible, de ces deux enfants l'un a été empoisonné par la digitale, l'autre par l'opium. »

Ce médecin, dont la conviction était faite, ne dit cependant rien aux parents, ce qu'il n'aurait pas manqué de faire s'il s'était agi d'un individu exerçant illégalement la médecine. Il décida toutefois de faire une enquête très discrète chez le pharmacien. Celui-ci lui déclara que le médecin en question avait l'habitude de prescrire aux malades des doses médicamenteuses tellement fortes que, pour éviter les accidents, lui,

pharmacien, ne mettait dans les potions que le tiers ou le quart de la
dose indiquée par le médecin. Le pharmacien, en pareil cas, n'a-t-il pas
manqué à son devoir en ne dénonçant pas ce docteur qui, sous le couvert de son diplôme, faisait preuve d'une telle ignorance de la posologie?

Ainsi donc les deux empoisonnements n'étaient pas accidentels et
relevaient d'une ignorance de la thérapeutique la plus élémentaire.
Toujours est-il que, par un sentiment de délicatesse vraiment hors de
saison, le médecin qui avait constaté les deux empoisonnements fit
prévenir son confrère, par un parent de celui-ci, du résultat de ses
ordonnances. Que répondit le médecin coupable : qu'il savait ce qu'il
faisait et qu'il n'avait nul besoin de conseils ! Donc il y a tout lieu de
croire qu'il a continué à exercer aussi criminellement la médecine à
l'égard de tous ceux qui ont eu la malchance de recourir à ses soins.

Néanmoins ce fait fut porté à la connaissance de la Société de médecine légale par le Dr X..., qui demanda ce qu'il y avait à faire en cette
circonstance.

Le Dr Balthazard, le médecin légiste bien connu, consulté,
n'hésita pas à répondre à cette question, que le médecin qui avait
constaté l'empoisonnement devait dire aux parents que l'enfant était
mort empoisonné.

« Si la faute avait été commise par un charlatan, a-t-il ajouté, on
serait unanime à le dénoncer et, parce qu'il s'agit d'un confrère, on n'a
pas le droit de se taire. Ne pas dire à la famille que l'enfant meurt
empoisonné, c'est manquer à son devoir. »

On ne peut qu'applaudir un tel langage qui honore celui qui l'a tenu.

Mais dénoncer un confrère, pensez donc, quelle affaire ! Et, comme
on n'arrivait pas à s'entendre, on décida qu'on discuterait cette question à fond dans la prochaine séance, après les vacances ! c'est-à-dire
aux calendes grecques.

« C'est fort bien, dit en terminant le rédacteur, mais, en attendant,
que faire de ce médecin qui empoisonne les enfants ? »

Certes, grâce à son diplôme, ce docteur, aussi ignorant qu'outrecui-
dant, a pu continuer tranquillement l'application de sa thérapeutique
meurtrière.

Le fait-il avec mauvaise intention ? Certainement non. Il a retenu de
ce qu'il a appris tant bien que mal sur les bancs de l'école, que certains auteurs admettent que les enfants sont plus résistants aux poi-

sons que les adultes, ce qui est faux. Partant de ce principe, il s'est dit que si, par exemple, 1 gramme d'un médicament est la dose pour un homme, en la triplant, la quadruplant, pour un enfant, on ne peut qu'obtenir un meilleur et plus rapide résultat... et l'ordonnance exécutée, le pauvre petit être succombe alors que peut-être de simples remèdes de bonne femme, qui ne sont pas toujours dénués de bon sens, lui auraient permis de compter encore parmi les vivants, grâce à cette bonne nature qui fait souvent plus que tout ce que l'arsenal pharmaceutique ne saurait obtenir.

Mais ce qu'il faut retenir de ce fait lamentable, c'est qu'ainsi que l'a dit si justement le Dr Balthazard, s'il s'était **agi** d'un charlatan, la justice aurait été mise immédiatement en mouvement, et c'eût été un haro général pour demander contre lui une répression des plus sévères.

Et ceci est mis d'autant plus en évidence, qu'en même temps que la presse signalait les méfaits du docteur en question, elle annonçait qu'un pseudo-docteur, qui avait exercé illégalement la médecine, pendant dix ans, dans un quartier de Paris, tout aussi honorablement que ses pseudo-confrères et qui se trouvait poursuivi de ce fait, était sous le coup d'une plainte portée contre lui par le père d'un jeune homme de dix-sept ans, décédé depuis dix mois, plainte motivée parce que ce père venait d'apprendre que le médecin qui avait soigné son fils était un faux docteur.

Ce dernier, paraît-il, avait diagnostiqué une fièvre typhoïde et prescrit des remèdes en conséquence, alors qu'il se serait agi d'une appendicite.

Toujours est-il que, sans le moindre retard, sur réquisition du parquet de la Seine, trois médecins légistes, dont un professeur, assistés du juge de paix et de la gendarmerie, se transportèrent le 5 août dans la localité où avait été enterré le jeune homme, pour procéder à l'exhumation du corps, à l'effet de se livrer à des recherches sur les divers organes qu'ils prélevèrent, afin de déterminer les causes de la mort.

De tout cela il semble résulter que l'accusation portée contre ce pseudo-docteur vise une erreur de diagnostic. Parce qu'il n'a pas de diplôme, c'est un crime d'avoir vu une fièvre typhoïde là où il y avait une appendicite.

Cette dernière existait-elle plutôt que la fièvre typhoïde ? Il sera bien difficile de l'établir sur un cadavre depuis dix mois en décomposition. Mais là n'est pas la question ; s'il fallait poursuivre les **médecins** toutes les fois qu'ils se trompent, la **justice** aurait fort à faire ; les plus grandes célébrités médicales elles-mêmes ne sont-elles pas sujettes à se tromper et nous dirons même à commettre les plus colossales bévues ?

Nous nous rappelons, au temps lointain où nous faisions notre stage à l'hôpital Necker, en avoir vu un bien plaisant exemple. Notre chef de service, le professeur L..., nous retenait depuis quelques jours, chaque matin, au lit d'une femme qui lui avait été adressée du Havre par des médecins qui n'avaient pu déterminer exactement l'affection abdominale, à leur point de vue très intéressante, dont elle était atteinte. Nous le voyons encore, s'adossant au pied du lit, les mains derrière le dos, la tête portée en arrière, s'écoutant parler, pendant qu'autour de lui, internes, externes et stagiaires écoutaient la leçon qu'il se complaisait à faire sur le cas de cette malade atteinte d'un kyste de l'ovaire, appuyant sur ce point spécial que ce kyste était nettement biloculaire, et il le fit palper à son interne qui opinait de sa calotte de velours, insigne de sa fonction. Nous trouvant suffisamment instruits sur ce sujet très intéressant et qui avait pu égarer, disait-il, des médecins de province, il décida que la malade passerait dans le service de chirurgie pour y subir une ponction. A cette époque, on n'avait pas encore tenté les grandes opérations qui se pratiquent couramment aujourd'hui ; on faisait une ponction chaque fois que le ballonnement du **ventre** amenait des troubles dans les fonctions des organes et généralement, après la troisième, la terminaison était la mort par consomption, par suite de la purulence de la sérosité.

Le lendemain matin, nous montions l'escalier menant à notre service, comme l'interne le descendait en courant pour recevoir, à la porte de l'hôpital, le chef sortant de son coupé, car, en ce temps-là, chirurgiens et médecins des hôpitaux arrivaient avec une exactitude chronométrique à 7 heures du matin en été et à 7 h. 1/2 en hiver et, aussitôt entrés dans la salle de leur service, pointaient les élèves qui ne répondaient pas à l'appel de leur nom. Il paraît que tout cela est de l'histoire ancienne qui n'a plus cours aujourd'hui. Bref, en nous croisant, notre interne nous jeta en riant ces paroles énigmatiques : « Du nouveau au 21 des femmes. »

Le 21 était le numéro de la femme en question et le nouveau consistait dans ce petit événement que, dans la nuit, elle avait accouché d'un garçon qui, pour être sorti du fameux kyste biloculaire, n'en paraissait pas plus mal venu pour cela.

Certes la surprise éprouvée par notre chef ne lui fut pas des plus agréables, aussi passa-t-il devant le 21 sans s'arrêter et sans éprouver le besoin de nous entretenir des erreurs de diagnostic qui peuvent être commises par les maîtres les plus autorisés. Dans l'espèce, les médecins du Havre et lui-même avaient été déroutés par le fait anormal en cas de grossesse de l'apparition régulière des menstrues.

Nous avons raconté ailleurs le cas d'une des sommités gynécologiques contemporaines, qui voulait à toute force procéder à l'ovariotomie chez une jeune femme qui, après ses couches, s'était trouvée dans l'impossibilité de se tenir debout sans s'effondrer sur elle-même. Ce spécialiste en renom avait diagnostiqué une affection des ovaires, alors qu'il ne s'agissait que d'un relâchement persistant de la symphyse pubienne et des symphyses sacro-iliaques. Sans la résistance de la malade et de sa famille, cette jeune mère, outre l'aléa d'une opération toujours grave, aurait été supprimée en tant que femme, tandis que, deux ans plus tard, elle mettait au monde un second et bel enfant.

N'y avait-il pas là encore une grossière erreur de diagnostic qui pouvait avoir les plus déplorables conséquences !

Ici, nous ferons cette remarque : que plus un praticien a acquis de renommée, plus il en arrive à se croire infaillible et à se fier à la première impression qu'il éprouve, en présence du malade qui a recours à sa science, pour ne plus en démordre et commettre... d'incommensurables bévues. Bien heureux encore si le malheureux client, qui les a payées au poids de l'or, en réchappe.

Nul n'ignore le scandaleux abus qui a été fait, à une époque encore récente, de l'ovariotomie et de l'hystérectomie, sans qu'on ait jamais demandé, aux diplômés qui en étaient les auteurs, compte de leurs erreurs voulues ou non, pas plus que de l'enlèvement d'appendices sains, alors qu'il s'agissait, non d'appendicite, mais de névralgie de la fosse iliaque droite.

Tout récemment, nous avons vu un malade qui, ayant consulté successivement trois docteurs dont l'un jouit d'une certaine célébrité, reçut d'eux trois diagnostics différents ; on nous concédera qu'il y en avait tout au moins deux d'erronés.

Ainsi, voilà donc suffisamment établi que le diplôme ne confère pas à celui qui a fini par l'obtenir, l'infaillibilité du jugement et du bon sens ; trop souvent il lui manque cette sorte d'intuition, nous allions dire de prescience qui ne s'acquiert pas, qui seule fait le bon praticien et que nous avons vu si merveilleusement développée chez de simples applicateurs de la méthode de F.-V. Raspail

Nous nous sommes étendu sur ce sujet pour démontrer combien est tendancieuse la poursuite intentée contre ce pseudo-docteur, qui a exercé pendant dix ans la médecine, illégalement soit, mais sans s'être attiré le moindre reproche et qui, certainement, n'a pas dû commettre plus d'erreurs de diagnostic que ses pseudo-confrères, dûment munis de l'estampille officielle.

**

Nous n'avons cessé de signaler le danger qui résulte non seulement pour le présent, mais pour l'avenir des générations, des désinfections opérées dans les habitations à l'aide du sublimé corrosif, sous le fallacieux prétexte de détruire les microbes hypothétiques qui ont pu s'y déposer pendant le séjour d'un malade atteint d'une affection supposée contagieuse.

Nous avons montré, qu'à la suite de cette opération, qui a pour conséquence immédiate de détériorer d'une façon lamentable un appartement, l'eau qui contient en dissolution le bichlorure de mercure laisse en s'évaporant, sur tout ce qui a été passé au lessivage, le redoutable poison sous forme de poudre impalpable.

Une chambre ainsi traitée devient, toute porportion gardée, aussi pernicieuse pour ceux qui l'habitent que pour les malheureux qui travaillent aux mines d'Almaden (Espagne), les poussières de cinabre, minerai de sulfure de mercure qu'ils respirent constamment ; beaucoup d'entre eux ne résistent pas plus de dix-huit mois à la cachexie mercurielle. A noter que le cinabre est insoluble et que sa densité ne lui permet pas, à l'état de poussière, de rester en suspension dans l'air. Le sublimé corrosif, très soluble au contraire, étant réduit, après l'évaporation de l'eau qui le tenait en dissolution, en une poussière d'une finesse extrême, peut, sous cette forme, se mélanger pendant longtemps à l'air respirable, chaque fois que les soins du ménage le déplacent et le mettent en circulation.

L'occupant de cette chambre sera donc appelé à respirer, surtout pendant son sommeil, les atomes de sublimé, lequel, s'il est réellement en état de détruire les microbes, ce que certains auteurs ont contesté, peut d'autant plus frapper de mort la cellule saine et, dès lors, il est facile de comprendre que la destruction de cette cellule peut être le point de départ d'une dégénérescence du poumon initiale de la tuberculose ou de toute autre dégénérescence.

Déjà le bon sens public a fini par se rendre compte du danger de ces déplorables pratiques ; c'est ainsi qu'en province, du moins dans le département que nous habitons, on ne procède plus aux désinfections des habitations qu'avec le formol et l'acide sulfureux, ce dernier étant pour nous un des plus puissants désinfectants. Mais à Paris, on continue à se servir du sublimé, malgré les plaintes réitérées et fondées des ouvriers qui l'emploient et qui en sont de plus en plus les victimes. Une équipe municipale, partout où il y a eu une personne atteinte d'une maladie infectieuse ou contagieuse, vient procéder en grand à la désinfection ou plutôt à l'empoisonnement de la chambre qui a été occupée par elle.

Et de telles pratiques se font au nom de l'hygiène ! De par la loi, tout médecin qui a eu à soigner une maladie infectieuse ou contagieuse est tenu d'en faire la déclaration à la préfecture ou à la mairie ; à Paris cette obligation est rigoureusement observée. Donc on peut dire que les désinfections se font sur la plus large échelle et que les microbes transmetteurs des maladies qui leur sont attribuées devraient être en voie de disparaître et par conséquent de rendre les maladies contagieuses de moins en moins fréquentes, leur dissémination et leur propagation devant être définitivement arrêtées.

Or, c'est tout le contraire qui se produit. Les statistiques dressées pendant les dix premières années de la désinfection obligatoire, c'est-à-dire de 1895 à 1905, démontrent que les maladies contagieuses sont tout aussi fréquentes qu'auparavant. Par exemple, pour la variole, on comptait 542 cas en 1895 au moment de la mise en vigueur de la loi et 547 en 1905.

Cette constatation ne prouve-t-elle pas également l'inutilité non seulement des désinfections, mais de la vaccine et de la revaccination, puisque, durant ces dernières années, on en a fait une application de plus en plus abusive.

Quant à la fièvre typhoïde, elle n'est pas seulement devenue plus fréquente, elle a doublé ; le nombre des cas a passé à Paris de 1.389 en 1895 à 2.635 en 1905 !

Aussi, devant l'éloquence de ces résultats, des médecins consciencieux ont-ils émis l'avis que la désinfection obligatoire n'a aucune valeur et qu'elle constitue une mesure des plus vexatoires qu'on devrait abroger.

Mais ils sont la minorité et l'heure n'est pas venue où le bon sens reprendra ses droits ; plus que jamais on continuera à empoisonner les gens bien portants sous prétexte de les protéger contre les maladies qu'ils ont toutes les chances d'éviter.

*
* *

L'année 1909 a donné encore de tristes exemples d'insuccès du traitement antirabique.

Le 11 novembre 1908, un chien enragé mordait grièvement, dans le canton de Clermont (Oise), un enfant de deux ans, une jeune fille de treize ans, Geneviève Labbé, et un homme de trente ans, M. Louis Moronval, demeurant à Liancourt. Les trois victimes furent envoyées à l'Institut Pasteur. L'enfant, sur lequel l'animal avait eu le plus de prise, mourut pendant le traitement. M. Moronval, après avoir reçu les inoculations au complet, revint chez lui avec l'assurance qu'il était guéri, lorsque, le 13 décembre, il fut pris subitement d'une crise de rage à laquelle il ne tarda pas à succomber dans d'atroces souffrances.

Ces deux décès, survenus après le traitement subi à l'Institut Pasteur, avaient produit une vive émotion dans la population ; elle s'accrut encore lorsque la nouvelle se propagea que la troisième victime du 11 novembre 1908, la jeune Geneviève Labbé, venait à son tour de succomber, le 10 janvier 1909, à la suite d'une crise de rage qui obligea à la ligoter sur son lit.

Deux autres cas ne tardèrent pas à être portés à notre connaissance.

Le 20 mars 1909, M. Bellettre, âgé de quarante-trois ans, instituteur à Gaucourt (Somme), avait été mordu par un chien enragé. Il se rendit à l'Institut Pasteur où il suivit le traitement antirabique et revint, confiant dans sa guérison, reprendre ses occupations. Le dimanche 9 mai après-midi, il mourut de la rage après une crise horrible.

Autre victime de la rage, malgré le traitement antirabique. Il s'agit, cette fois également, d'un instituteur, M. Eugène Guillaume, âgé de trente-huit ans, qui, à l'approche d'un chien enragé poursuivi et traqué par des paysans, n'hésita pas, pour protéger ses élèves qu'il surveillait pendant une récréation, à engager une véritable lutte avec l'animal qui le mordit cruellement.

Il fut envoyé immédiatement à l'Institut Pasteur, d'où il revint au bout de vingt et un jours reprendre ses fonctions à Meise, commune de Rupt-sur-Moselle; le malheureux perdit vite l'illusion de sa guérison, il succomba le 29 septembre 1909, victime de son héroïque dévouement.

Eh bien ! pour nous, cette augmentation de la mortalité par la rage est causée par la confiance absolue du public dans l'efficacité de la méthode Pasteur, qui fait totalement négliger les soins immédiats auxquels on avait recours anciennement pour empêcher le virus de pénétrer dans la circulation. Convaincus que la guérison est assurée par l'envoi à l'Institut Pasteur, médecins et mordus ont fini par renoncer à s'occuper de la morsure au moment où elle est reçue.

Sans être partisan des cautérisations qui se pratiquaient généralement au fer rouge et qui, dans certaines circonstances, ont pu donner de bons résultats, nous avons la conviction qu'on supprimerait le virus, dans la majeure partie des cas, par les moyens que nous allons indiquer.

D'abord, il faut établir deux catégories bien distinctes de morsures : celles qui ont atteint les parties nues telles que les mains et le visage et qui sont les plus dangereuses et celles produites à travers les vêtements ; dans ce dernier cas, les dents, essuyées par leur passage dans les étoffes, ne portent plus la bave rabique sur le derme cutané, et par suite la morsure ne présente plus la même gravité, si même elle ne devient pas totalement inoffensive.

Partout, même dans le plus petit hameau, les habitants devraient être instruits de ce qu'il faut faire en cas de morsure par chien enragé.

Nous considérons ici les cas où le blessé se trouve loin de tout secours médical et pharmaceutique, car il faut agir vite pour empêcher la pénétration du virus dans la circulation.

Immédiatement après la morsure reçue, presser fortement la plaie pour la faire saigner en procédant à un abondant lavage. Si c'est la main qui a été atteinte, ce qui arrive plus fréquemment que la figure, le blessé ne doit pas hésiter à faire lui-même de fortes succions de la plaie en crachant chaque fois et se rinçant fortement la bouche avec de l'eau-de-vie. Continuer à faire saigner la plaie en la débridant au besoin avec la pointe d'un couteau ou d'un canif et se rendre le plus rapidement possible chez le pharmacien ou le médecin le plus rapproché pour qu'à son tour, il fasse saigner abondamment la plaie en pratiquant une incision cruciale et appliquant une pompe-ventouse pour soutirer rapidement le sang. Irriguer ensuite à plusieurs reprises la plaie avec de l'eau ammoniacale ou mieux avec de l'eau sédative, puis la recouvrir par une large et épaisse compresse d'alcool camphré qu'on arrosera pendant plusieurs heures toutes les fois qu'elle devient sèche.

Enfin, se soumettre au traitement général indiqué par le *Manuel*.

Mais, si, au lieu de s'astreindre à ce dernier traitement, le patient préférait quand même courir les risques des inoculations antirabiques et se rendre à l'Institut Pasteur, il aurait alors toutes les chances de ne pas avoir le sort des cinq malheureux dont nous venons de citer la triste fin.

XXVIII

Manuel pour 1911.

Lorsque F.-V. Raspail mit en épigraphe, en tête du compte rendu de son procès en exercice illégal de la médecine, du 19 mai 1846 : *Ira medicorum pessima* (l'ire des médecins est la pire des haines), il en avait bien le droit, le procès en était la preuve évidente, mais de plus. pendant le règne de Louis-Philippe, la plupart des persécutions qui vinrent l'assaillir et souvent le réduire à la misère noire avaient leur point de départ à la Faculté même de médecine, dont le doyen, le sinistre Orfila, saisissait toutes les occasions de satisfaire sa haine contre l'homme qui l'avait écrasé au point de vue scientifique, dans les procès Lafarge, à Tulle, et Mercier, à Dijon, le faisant tomber du piédestal où le favoritisme le plus éhonté l'avait élevé, lui que le président de la Cour d'assises appelait le prince de la science, lorsqu'il faisait son entrée comme expert, la tête haute, la démarche altière, pour venir déclarer avec emphase : Un tel est mort empoisonné, je vais le démontrer.

Ce n'était donc pas seulement contre le créateur d'un nouveau système médical populaire, ni pour protéger les intérêts pécuniaires des médecins, qu'Orfila employait toute son influence dans les hautes sphères officielles pour faire traquer l'homme politique qui doublait le savant ; c'est ainsi qu'en 1848, à son instigation, les étudiants en médecine firent un autodafé, dans la cour de l'École, du journal *l'Ami du Peuple* de F.-V. Raspail.

Par conséquent, F.-V. Raspail, en rééditant un vieux proverbe, peu flatteur à la vérité pour le corps médical, ne faisait qu'user de justes représailles envers des adversaires qu'il devait d'autant moins ménager qu'il avait dédaigné d'entrer dans leur confrérie, en satisfaisant à des examens qui n'eussent été pour lui qu'une simple et insignifiante formalité, mais qui auraient rabaissé son grand génie au niveau de cette foule de jeunes néophytes, qui parviennent à décrocher, plus ou moins péniblement, leur titre de docteur en médecine, leur permettant de faire précéder leur nom du D^r sans lequel nul ne songerait jamais à leur décerner ce titre, qui est synonyme de savant. Se représente-t-on F.-V. Raspail, le créateur de la chimie organique, de la physiologie animale et végétale, dont le cerveau fécond embrassait toutes les sciences pour y tracer de lumineux sillons, venant s'asseoir en face de trois examinateurs qui n'auraient été, devant lui, que de simples élèves écoutant la parole du maître.

Quelle bribe de gloire en eût-il tirée ?

Aussi, lorsque l'avocat du roi, Puget, en commençant son réquisitoire dans le procès du 19 mai 1846, s'exprima ainsi : « Messieurs, la prévention d'exercice illégal de la médecine se trouve aujourd'hui en présence d'un homme éminent dans la science, d'un homme dont s'honorerait le corps des médecins, s'il daignait y entrer et accepter un diplôme de la part de la Faculté, laquelle lui tend la main et qui est seulement coupable d'une dédaigneuse infraction à la loi », le prévenu, par un geste, fit comprendre qu'à cela il ne consentirait jamais.

Mais, aujourd'hui, il ne s'agit plus d'un homme qui avait en réalité éprouvé l'*ira medicorum pessima*, ce sont des médecins eux-mêmes, des « chers confrères », qui, avec une variante, se jettent à la tête ce vieux proverbe et se traitent d'une façon peu propre à relever leur prestige ; aussi est-ce avec un profond étonnement que nous avons lu, à la date du 4 octobre 1910, dans un des plus grands journaux quotidiens, un article intitulé : *Une réponse aux détracteurs du « 606 »*.

Nos lecteurs ne peuvent ignorer qu'il s'agit d'un nouveau remède de la syphilis, combiné par le professeur allemand Ehrlich, auquel on fait depuis quelque temps une réclame à grand orchestre, avec production de figures représentant des malades portant d'horribles ulcères fongueux avant le traitement et montrant, naturellement après, la cure merveilleuse. La seule désignation bizarre de ce médicament par un chiffre est bien faite d'ailleurs pour éveiller la curiosité et aider à la réclame.

Toujours est-il que le « 606 » a des détracteurs qui se remuent beaucoup en ce moment et multiplient leurs attaques contre ce nouveau traitement de la syphilis et contre le professeur Ehrlich. A ce propos, un journaliste est allé demander au Dr S... ce que pensent de ces attaques les médecins ayant expérimenté le « 606 », qui affirment l'excellence de cette préparation, et il a fait précéder l'interview dudit docteur de ce petit sous-titre suggestif : *La jalousie des médecins*.

« Chaque fois, dit le Dr S..., qu'une découverte est annoncée, elle suscite dans le monde médical des discussions passionnées. Je les ai vues se produire, lorsque Roux annonça sa découverte du sérum antidiphtérique.

« Eh bien, avec le « 606 », qui vient révolutionner la thérapeutique contre l'avarie, la même réaction est à constater de la part de certains médecins et cette réaction est plus violente, parce qu'il y a un plus grand nombre de syphilitiques que de diphtériques.

« Entre autres opposants, nous retrouvons un professeur de la Faculté qui, voici quinze ans, à la Société médicale des hôpitaux, se livra à une diatribe contre le sérum Roux. *Invidia pessima, invidia medicorum* (la pire des jalousies est la jalousie des médecins), dit le proverbe. Cette jalousie des médecins existe surtout chez les grands, chez les favorisés, chez les pontifes ; ce sont eux qui se montrent les plus violents contre Ehrlich; au contraire, les médecins praticiens, qui sont dévoués et désintéressés, n'ont aucune hostilité contre celui qui leur apporte un moyen nouveau de guérir des malades, ce qui est le but de leur profession. »

Ici, nous ferons une petite digression pour rappeler que, lorsque nous publiâmes, avec des observations à l'appui, le moyen de guérir le croup en quelques heures, réduisant cette maladie, jadis la terreur des mères, à une simple indisposition, nous envoyâmes, aux praticiens de Paris, l'indication du traitement d'une simplicité extrême, les suppliant, dans l'intérêt supérieur de l'humanité, qui seul nous guidait en faisant cette démarche, de l'appliquer dans les cas absolument désespérés, quand le sérum aurait été impuissant, leur assurant que, même alors, nous leur garantissions des succès inespérés, que, d'ailleurs, leurs petits malades perdus pour perdus, ils n'auraient rien à regretter. Et pas un seul de ces praticiens « désintéressés, qui n'ont aucune hostilité contre un moyen qu'on leur apporte de guérir des malades qui est le but de leur profession », ainsi que le proclame le Dr S..., pas un seul n'a tenté d'en faire l'essai.

A l'*ira*, à l'*invidia medicorum*, ces praticiens ont joint, en cette circonstance, « le fanatisme médical qui est aussi bête que l'autre ».

Déjà, depuis quelques années, on s'est préoccupé de remplacer le mercure dans le traitement de la syphilis. On a d'abord préconisé en France un composé organique, à base d'arsenic, l'*atoxyl*, qui fut reconnu comme beaucoup plus actif que le mercure ; on crut qu'il n'occasionnerait que des troubles digestifs, mais on s'aperçut bientôt de son action néfaste sur la vue. Vingt-cinq cas de cécité complète furent constatés ; on y renonça, il y avait de quoi, le remède étant pire que le mal, car y a-t-il rien de plus atroce que la perte de la vue !

Deux autres nouveaux médicaments paraissent n'avoir, en aucune façon, ces graves inconvénients bien que tous les deux soient des dérivés de l'*atoxyl* ; ce sont l'hectine, produit pour lequel beaucoup de praticiens français montrent une grande confiance, et enfin la préparation « 606 », qui est chimiquement un composé arsenical, le dichlorhydrate de diamidoarsénobenzol — ouf ! — qui vient d'être lancé par une réclame qui devrait être laissée au charlatanisme.

En résumé, la découverte du professeur Ehrlich a des partisans zélés, qui la proclament d'une efficacité souveraine et ne présentant aucun inconvénient dans son application. « J'ai fait, dit l'un d'eux, une seule injection au fils d'un confrère atteint de l'avarie, et ses lésions disparurent. » C'est le cas de dire : passez muscade.

Mais, par contre, le « 606 » a de non moins nombreux adversaires qui, tout en reconnaissant que cette préparation est d'une toxicité très faible, l'accusent, par son introduction dans l'organisme, même à dose minime, de produire parfois des accidents variés. D'après eux, les injections intra-musculaires du « 606 » déterminent une douleur tardive et persistante capable d'empêcher le malade de marcher et de se tenir debout, des infiltrations fort douloureuses avec œdème pouvant aller, d'après le Dr Wechselmann, jusqu'à la suppuration. Le Dr Spatz a constaté que, durant les trois premiers jours, les inoculations sont suivies d'une fièvre violente, souvent accompagnée de maux de tête, de vomissements, de vertiges. De son côté le Dr Wechselmann, ayant eu à essayer l'action du « 606 » dans la syphilis congénitale, déclare que s'il a amélioré l'état de deux enfants atteints de manifestations spécifiques, il en a vu mourir trois autres, quelques jours après l'injection, avec de la fièvre, de l'anémie et, dans un des cas, des contractions violentes de tout le corps.

Nous venons d'exposer très succinctement le pour et le contre d'une question dans laquelle on comprendra notre intention de ne pas nous immiscer autrement. Tout médicament, dont la base est un poison, sera toujours souverainement proscrit par nous. La méthode que notre illustre père a fondée, sur des bases scientifiques et essentiellement physiologiques, lui a permis, avec un nombre relativement restreint de substances, ne possédant aucun élément toxique, de combattre efficacement toutes les maladies curables sans en exclure la syphilis ; sur ce dernier point, l'expérience nous en a fourni des preuves de longue date.

Mais nous devons faire une déclaration : si le professeur Ehrlich parvenait à détrôner définitivement le mercure comme traitement spécifique de la syphilis, il aurait rendu à l'humanité un service incalculable et, pour notre part, nous applaudirions avec enthousiasme à son triomphe.

L'arsenic, s'il peut produire sur le moment des accidents plus ou moins graves, en tant que métalloïde, ne saurait être comparé au mercure, métal qui ne s'élimine jamais complètement de l'organisme où l'introduisent à des doses massives les morticoles modernes, dépassant, en inconscience, leurs confrères empiriques du XVIe siècle. Le mercure s'amalgame avec les tissus pour rester à l'état latent pendant de longues années jusqu'au jour où, sous une influence modificatrice particulière, il devient le point de départ de manifestations morbides des plus graves constituant pour les médecins les accidents tertiaires de la syphilis.

Ces accidents tertiaires peuvent-ils être attribués aux tréponèmes,

aux spirochètes, les microorganismes qu'on est parvenu à découvrir
comme les prétendus générateurs de la syphilis ; ces microorganismes
pourraient-ils se tenir bien sages pendant quinze à vingt ans sans déceler leur présence, alors que l'on sait que les microbes dits pathogènes
n'ont qu'une évolution virulente très courte ? Ce n'est pas admissible.

Nous avons dit précédemment qu'avec notre méthode, du moment
que le malade n'a encore subi aucune application mercurielle, la syphilis guérit sans qu'aucun accident spécial puisse être mis à son
compte par la suite.

Parmi les nombreux exemples que nous pourrions citer, nous prendrons les deux suivants, parce que nous avons eu la preuve personnelle
que, pendant de longues années, ces deux malades n'ont présenté aucune manifestation morbide pouvant se rapporter à leur syphilis, traitée à son début par la méthode de F.-V. Raspail.

En 1846, un commerçant en vins de Bercy, grand viveur et d'une
santé à défier les excès, gagne une syphilis d'une violence inusitée,
ayant le même caractère de gravité que la syphilis au xvɪe siècle, alors
qu'on la désignait sous le nom caractéristique de trousse-galant. Très
rapidement, l'état du malade devint tel qu'il fut jugé désespéré. Un de
ses amis vint en toute hâte réclamer les soins de notre père et mit un tel
dévouement à appliquer le traitement que ce dernier prescrivit et dont
il surveilla l'application, que tout danger fut promptement écarté et
que la guérison survint au bout d'un mois. Le malade eut bientôt repris la belle santé dont il avait joui jusqu'alors et mourut à près de
quatre-vingts ans, non seulement sans avoir été un seul jour malade,
mais sans avoir jamais eu même un simple bouton après son accident.

Le second exemple, qu'il nous a été donné de constater, date de 1857,
pendant l'exil de notre père à Bruxelles. Le fils d'un de ses meilleurs
amis de cette ville, âgé de dix-sept ans, fut atteint d'un chancre induré
de la verge ; ainsi qu'il arrive toujours en pareil cas, le jeune imprudent,
qui n'avait pas été mis en garde contre les entraînements de son âge,
commença par cacher son état et ne finit par en faire l'aveu que lorsque,
faute de soins, un état inflammatoire et douloureux s'aggrava chaque
jour. Le traitement du *Manuel* lui fut immédiatement appliqué, et la
guérison se produisit sans même laisser trace apparente de la cicatrisation du chancre. Lors de notre séjour en Belgique, en 1878, nous eûmes
l'occasion de le voir et de constater la luxuriante santé dont il jouissait,

sans que, depuis vingt et un ans, il eût éprouvé la plus minime manifestation pouvant lui rappeler la fâcheuse mésaventure de sa **jeunesse**.

Aussi, à l'heure même où le traitement de la syphilis est de **nouveau** en discussion dans le monde médical et porté par la grande presse devant le public, nous venons dire aux lecteurs du *Manuel* avec la plus entière conviction d'être dans l'absolue vérité : *La syphilis par elle-même est peu dangereuse, ses dangers ne découlent que des traitements mercuriels.* Ainsi que l'a proclamé notre illustre père, il y a plus de soixante ans, la syphilis dite constitutionnelle n'est en réalité qu'une infection mercurielle, car les accidents secondaires et tertiaires ne sont que les conséquences des remèdes mercuriels qui, en se combinant avec nos tissus, dont le mercure déplace les bases, impriment à certaines cellules où il s'est plus spécialement fixé les plus anormales déviations et apportent, dans nos fonctions organiques, les troubles les plus variés.

. .

Le choléra ([1]), qui a sévi assez fortement en Russie pendant le cours de l'exceptionnelle année cométaire 1910, où se sont produites les plus anormales et désastreuses perturbations atmosphériques, a fait récemment une apparition à Trani, sur les bords de la mer Adriatique, et s'est étendu dans une partie de la province des Pouilles, sans présenter un caractère épidémique grave, puisqu'il ne s'est déclaré chaque jour que des cas clairsemés, lesquels, dans certaines localités, furent presque tous suivis de mort, tandis que dans d'autres le pourcentage atteignit, d'après les relevés que nous avons pu faire, près de 60 0/0. Il faut tenir compte que, dans ces contrées presque sauvages, les médecins étaient en butte à une hostilité irréductible de la part de la population, qui allait jusqu'à les accuser d'amener eux-mêmes le fléau. Les malheureux qui étaient frappés ne recevaient aucun traitement, et par suite, ceux qui furent sauvés le doivent à ce qu'ils n'avaient été atteints qu'insuffisamment par le poison miasmatique et aussi à leur plus forte résistance qui permit à leur organisme de prendre le dessus.

Mais, en somme, il semble qu'il n'y eut pas, parmi ces gens ainsi abandonnés à eux-mêmes, plus de victimes que s'ils avaient été soignés

[1] Voir les chapitres i. ii. x et xxvi.

selon les principes de la médecine officielle, et cette opinion est fortifiée par les chiffres que nous relevons dans le rapport officiel de la commission nommée par le préfet du Nord, à la suite de l'épidémie cholérique de 1865 et 1866. Pour la seule ville de Roubaix, il y eut 4.520 cas traités par les médecins de la Faculté suivis de 2.393 décès, soit 52 1 /2 0 /0 de mortalité, ce qui approche le pourcentage de celle qui s'est produite dans les Pouilles. C'était là, comme on le voit, une épidémie sérieuse, car il faut ajouter, à ces 4.520 cas, les 607 traités par notre regretté ami Henri Castel, qui n'eut que 93 décès, ayant fait ainsi descendre, par la supériorité de la méthode de F.-V. Raspail, ce pourcentage à 15 1 2 0 0 et encore Castel avait-il dû faire entrer en ligne de compte les cas foudroyants pour lesquels il avait été appelé trop tard. Ainsi, pour la ville de Roubaix, il y eut en tout 5.127 cas.

La doctrine microbienne est d'ailleurs déjà fortement ébranlée et cessera de dominer le monde médical, lorsque la science expérimentale nouvelle, la plasmogénie, sera venue démontrer que, dans l'immense généralité des cas, le microbe est bien l'effet et non la cause de la maladie, qu'il naît spontanément, comme beaucoup de ferments connus, de la ligne de jonction du règne organisé et du règne minéral.

Après les Pouilles, le choléra s'est montré à Naples, dans les quartiers infects où grouille une population sordide et où le sol est sursaturé des immondices qui s'y sont infiltrées depuis des siècles. C'est ainsi qu'à Marseille, la peste venait autrefois décimer la population tous les cinquante ans, temps nécessaire à l'élaboration du miasme.

Naples se trouvant si proche des Pouilles, il est logique d'admettre que le choléra s'y est déclaré dans les mêmes conditions et par les mêmes causes. Quelques cas furent signalés, presque en même temps, bien loin de ces prétendues contrées de contamination, en Autriche, en Prusse et même en Hollande, et ce qui démontre la non-possibilité de l'importation directe d'un point sur un autre par des voyageurs ou leurs bagages, c'est qu'on a constaté quatre cas de choléra dit asiatique en plein Maroc, à la Chaouïa, où il est bien impossible de déterminer par quels moyens il avait pu être introduit.

Malgré l'opinion de ceux qui croient que c'est par la voie des cours d'eau que le bacille peut se propager à de grandes distances, on ne saurait raisonnablement admettre qu'il est capable de franchir, à la nage, l'immensité de la mer, pour aller faire une petite visite dans une contrée aussi éloignée que la Chaouïa. Mais ce ne serait pas tant par le véhicule de l'eau que le bacille serait à craindre; le professeur Chantemesse déclare que la contagion se propage par les matières fécales et les vomissements. Donc, lorsqu'on prend à l'égard des voyageurs, des bagages et des marchandises qui arrivent d'une contrée déclarée atteinte par le choléra, les mesures souvent draconiennes prescrites par l'Administration, pour lui barrer le passage, c'est admettre implicitement que voyageurs, bagages et marchandises sont souillés des déjections de cholériques, ce que le simple bon sens doit faire rejeter comme une colossale impossibilité. Et, alors même que le fait, par un exceptionnel hasard, eût pu se produire, les expériences de Pettenkofer et du Dr Bochefontaine démontrent que ces déjections ne sauraient en aucun cas être contagieuses ; néanmoins, pour les savants officiels, le choléra a été importé à Trani par 80 voyageurs venant de la Russie méridionale pour accomplir une sorte de pèlerinage, leur arrivée ayant eu le tort de coïncider avec les premiers cas cholériformes qui se déclarèrent dans cette contrée. Or, bien que l'on ne découvrît chez eux aucun symptôme morbide suspect, ils n'en furent pas moins internés comme des pestiférés, mis en observation et convaincus quand même d'avoir apporté avec eux le choléra. C'est absurde, mais, dans tous les cas, il y avait là une belle occasion de rechercher comment ces pauvres diables auraient pu transporter le choléra sans en être atteints eux-mêmes. Les vomissements n'existant pas et les déjections ne pouvant être contagieuses, puisque la maladie manquait, il aurait donc fallu qu'ils en portassent le germe sur eux, dans leur linge et sur leurs vêtements ; c'était alors aux savants microbistes de faire de minutieuses recherches et de procéder à la confection de bouillons de culture, dans lesquels ils sont passés maîtres, pour découvrir comment ces quatre-vingts voyageurs avaient pu, *dès leur arrivée*, contaminer des habitants avec lesquels ils n'avaient été en contact ni de près ni de loin.

A ces conceptions, qui ne reposent sur aucun fait précis d'observation, nous opposons, comme naturaliste, une constatation d'une valeur bien autrement supérieure, parce qu'elle est puisée dans l'étude même de la nature, ce livre ouvert devant tous et dans lequel si peu sont en état de lire avec profit.

A la date du 24 août, le *Corriere delle puglie* de Barri signale ce qu'il appelle un curieux et intéressant phénomène : « Depuis un mois, tous les oiseaux ont disparu de la région des Pouilles et cette disparition a été contemporaine de l'apparition du choléra. » Et ce journal rappelle que déjà, en 1884, pendant la grande épidémie de choléra de Naples, on avait constaté un phénomène identique dans la région du Vésuve.

Les oiseaux, en fuyant une contrée où se préparait une manifestation pestilentielle, donnaient un exemple de la puissance de leur instinct, qui leur permet de prévoir à l'avance les changements qui vont se produire dans les conditions atmosphériques et climatériques et qui leur fait avancer ou retarder leur temps d'émigration. L'espace nous manque pour nous étendre sur ce sujet et nous concluons :

Ce n'est pas avec tous les moyens par lesquels les médecins officiels pensent opposer une barrière au choléra que nous pourrons l'éviter ; s'il doit malheureusement se manifester chez nous, il y naîtra sur place, à son heure, au moment où on le redoutera le moins ; il sera plus ou moins meurtrier selon l'intensité même du miasme qui l'aura engendré et le temps qu'il durera sera subordonné à l'épuisement de la source d'où il aura été soutiré.

.*.

Il y a quelques mois, dans une liasse de papiers depuis longtemps oubliée dans le fond d'un rayon de bibliothèque, nous avons retrouvé un manuscrit que nous pensions égaré et dans lequel nous avions relaté au jour le jour les événements et les faits recueillis au cours des étapes que la 9e ambulance internationale de secours aux blessés, dont nous faisions partie, avait effectuées en se rendant de Paris à Sedan dans les mois d'août et de septembre 1870.

Ces pages, jaunies par le temps, ont été écrites pendant les veillées que nous passions au château de Bernutz, situé à Fond-de-Givonne près Sedan, où nous étions chargé de l'ambulance qui y avait été installée. Une partie de nos soirées s'écoulait ainsi en attendant l'heure de faire une dernière visite à nos blessés.

Les trois quarts d'entre eux étaient des amputés. A notre arrivée, nous les avions trouvés croupissant littéralement sur des amas de loques sordides, dans une atmosphère rendue irrespirable par la fétidité dégagée des pansements, dont certains n'avaient pas été renouvelés depuis près d'une semaine. Eh bien, malgré la pénurie des moyens thérapeutiques mis à notre disposition qui se réduisaient à l'alcool camphré, au cérat et à nos crayons de nitrate d'argent, nous n'en sauvâmes pas moins près des deux tiers et, si ces malheureux purent résister à l'infection purulente, à la gangrène, il faut l'attribuer à ce qu'ils n'avaient pas subi les lavages et les pansements au sublimé corrosif et qu'ils possédaient un degré de résistance qui n'avait pas encore été amoindri par la vaccination à jet continu, par l'emploi de la médecine des poisons et des sérums. La nature leur vint certainement plus en aide que les moyens insuffisants que nous possédions pour les panser.

Extrait du Journal d'un Ambulancier de Paris à Sedan
(Août-octobre 1870).

. . . .

« Ayant évacué dans les différents hôpitaux de Sedan, les malades, fiévreux, typhiques, varioleux, etc., que nous avions recueillis à Glaire, après leur abandon par les Prussiens dans la presqu'île d'Iges, si bien dénommée *le camp de la Misère*, où les 85.000 prisonniers avaient été parqués sans abri, exposés à toutes les intempéries, la 9e ambulance reçut mission de se rendre à Fond-de-Givonne où nous arrivâmes dans l'après-midi par une pluie battante. Cette espèce de faubourg s'étend à partir des remparts, sur la route de Bouillon, sur une longueur de plus de 1.500 mètres. Tout le parcours du pays est encaissé au fond, de là sa dénomination, de hauteurs dont les pentes rapides sont garnies de quelques maisons et de jardins en gradins.

« On choisit comme siège de l'ambulance une salle de bal située presque en face de l'église et à peu près au centre du pays. Le 1er septembre, ce point avait été témoin d'actes héroïques qui atténuèrent un peu la honteuse défaite due à l'incapacité, à la nullité du commandement. Cerclée d'une formidable artillerie qui se mit à vomir sur elle une pluie d'obus et de mitraille, notre malheureuse armée tint bon au début et rendit coup pour coup ; mais, combattant sans aucune direction, livrée à elle-même et privée du soutien moral que donnent au soldat l'énergie et l'entrain de ses chefs, elle ne tarda pas à se décourager, l'heure du désastre était arrivée. Affolée et tourbillonnant dans le plus affreux désordre, elle finit par se ruer dans ce nid à obus que présentait la position de Sedan, croyant trouver un abri protecteur derrière ses murs.

« Il ne resta à l'ennemi qu'à écraser les quelques milliers de héros qui, sur tous les points, continuaient la lutte avec le désespoir de soldats préférant répandre leur sang que des larmes de honte.

« Vers trois heures, au moment où, du côté de Balan, le général de Wimpffen entraînait à sa suite quelques bataillons qu'il était parvenu à reformer, les habitants de Fond-de-Givonne crurent à un retour favorable pour nos armes en voyant les Français monter au pas de charge la route de Fond-de-Givonne et refouler un instant les masses prussiennes. Une trentaine de blessés, soldats et officiers, réfugiés derrière l'église, occupés à panser leurs blessures, saisissent à cette vue les armes qui se trouvaient à leur portée, abordent l'ennemi et se font héroïquement achever.

« Les blessés, dont nous étions chargés à Fond-de-Givonne, étaient logés chez les habitants ; dans certaines maisons, il y en avait jusqu'à quatre.

« Les médecins et les infirmiers furent répartis selon l'importance et les besoins de chaque section.

« Une fois ce point réglé, on s'organisa immédiatement de façon à pouvoir s'occuper des blessés dès le jour même, malgré l'heure avancée. Les habitants manifestaient une joie sincère de notre arrivée, nous disant que les malheureux que nous venions secourir étaient abandonnés depuis six jours sans avoir reçu aucun soin médical, de sorte que ces vieux pansements exhalaient une telle fétidité que, malgré toute leur volonté, ils ne se sentaient plus le courage d'approcher ces infortunés pour leur donner les secours les plus urgents.

« Je fus chargé spécialement des blessés réunis dans une propriété qu'on appelait le château de Bernutz, du nom du propriétaire, alors médecin des hôpitaux de Paris. Un de mes bons camarades, Lauro de Franco, avait de son côté les blessés installés dans des bâtiments et des pavillons, tant dans la propriété qu'en mitoyenneté et qu'il devait en outre disposer de façon à recevoir ceux que nos confrères des autres services jugeraient ne pouvoir garder sans inconvénients pour les habitants.

« Nous pûmes ainsi nous aider mutuellement pour faire face à la dure besogne qu'il nous fallut entreprendre en vue d'essayer de sauver quelques-uns de ces blessés qui pourrissaient littéralement les uns sur des paillasses, le plus grand nombre sur des amas de vête-ments provenant des dépouilles des cadavres relevés sur le champ de bataille. Du reste, chez beaucoup d'habitants, l'installation des blessés n'était pas plus confortable, faute de literie qui avait été réquisitionnée, dès la première heure, par les Prussiens.

« Accompagné de mes deux infirmiers, munis d'un sac complet à pansements, je montai au château de Bernutz et pénétrai dans un parc garni de beaux et grands arbres d'une luxuriante végétation, formant au-dessus d'une immense pelouse accidentée des dômes de verdure superbes. La façade de l'habitation avait été largement trouée par un obus, les murs portaient les traces de nombreuses balles qui avaient également brisé plusieurs glaces des fenêtres.

« Un monsieur vint avec empressement à ma rencontre et me serra la main avec effusion, il était facile de reconnaître en lui un Anglais, dès les premiers mots qu'il prononça pour me dire toute sa joie de voir les blessés enfin secourus. Arrivé depuis six jours, il avait été désespéré de les trouver privés de tous soins médicaux. Il s'était occupé plus spécialement du château de Bernutz, parce que, là, la situation des blessés était horrible ; ils s'y trouvaient dans le plus complet abandon, n'ayant pas, comme leurs compagnons d'infortune logés dans les maisons du pays, les secours que les habitants généralement bons et compatissants pouvaient leur donner.

« Une excellente dame, Mme Gérardin, veuve d'un conseiller municipal de Sedan, une de ces belles natures qui font le bien sans ostentation, s'était chargée de diriger le service que M. Trints — tel était le nom de cet Anglais philanthrope — avait immédiatement organisé au château.

« Il était cinq heures, lorsque je pus commencer ma visite des blessés installés dans les pièces du château. Mon intention était de renouveler les pansements le plus rapidement possible et de remettre au lendemain matin l'examen détaillé de chaque blessure. Ce fut un concert de bénédictions, quand ces pauvres victimes, qui n'avaient pas été pansées depuis le départ des médecins et des infirmiers militaires, me virent apparaître avec mes infirmiers.

« L'odeur qu'on respirait dans ces chambres était intolérable, c'était un véritable foyer d'infection. Je lavai chaque plaie à grande eau bouillie et j'employai comme pansement des coussinets de charpie trempés dans un mélange de moitié eau et moitié alcool camphré. Naturellement, l'aspect de toutes ces plaies était des plus mauvais ; il ne pouvait en être autrement avec la purulence ultime qui s'était produite et accumulée pendant tant de jours. Beaucoup s'étaient largement gangrénées ; chez deux amputés de la jambe au lieu d'élection, la manchette se détachait en lambeaux dans toute sa hauteur, c'est-à-dire sur trois travers de doigts environ ; je fis tomber au moyen des ciseaux et du bistouri toutes les parties mortifiées, n'hésitant pas à entamer dans le vif, puis je pansai à l'alcool presque pur.

« Pendant ce temps mes infirmiers aéraient largement chaque chambre et y brûlaient du soufre, l'acide sulfureux étant le plus puissant désinfectant pour détruire les mauvaises odeurs d'un appartement.

« A part trois moribonds (deux infections purulentes et un cas de tétanos), après ces pansements, il se trouva que tous les autres blessés étaient dans un état moins désespéré que je ne l'avais craint à première vue. Il m'avait fallu plus de trois heures pour procéder aux pansements de dix-neuf blessés installés dans les chambres du château ; la nuit était venue. Il me restait encore un pavillon isolé dans le parc, servant de salle de billard et de fumoir, où il n'y avait que quatre blessés. Mais c'était là que m'attendait le plus rude de la besogne. A mon entrée, une odeur putride atroce me saisit à la gorge ; ce n'était plus de l'air qu'on respirait, mais une sorte de vapeur épaisse, grasse, donnant au voile du palais la sensation d'une couche de graisse qui s'y serait déposée et figée. Un de mes infirmiers sortit à la hâte et fut pris de vomissements ; avec le second, nous ouvrîmes rapidement les larges fenêtres et nous sortîmes laissant un courant d'air s'établir ; nous rentrâmes ensuite pour répandre de l'acide phénique sur le parquet, sur les murs et brûler du soufre. Je renonce à décrire l'état dans lequel se trouvaient ces quatre martyrs : c'était hideux. Je ne m'étendrai pas non plus sur ce qu'il fallut de travail et surtout de volonté pour procéder sans défaillance à l'examen et au nettoyage de ces plaies en pleine pourriture. Je jugeai inutile de panser l'un d'eux amputé de la jambe au lieu d'élection, la gangrène avait gagné les deux tiers de la cuisse, c'était déjà un mourant.

« Dès cette première visite, j'avais reconnu six des blessés confiés à mes soins comme irrémédiablement perdus, ne pouvant pas survivre plus longtemps que la journée du lendemain ; quatre autres se trouvaient dans des conditions qui me laissaient peu d'espoir de les sauver. Tous étaient les victimes du criminel abandon dans lequel les avaient laissés les chirurgiens militaires, qui, après les avoir opérés, auraient cru déchoir en faisant des pansements ! Une brave femme me raconta qu'ayant rencontré un chirurgien militaire, elle l'avait supplié en vain de venir à Fond-de-Givonne pour panser un blessé qu'elle avait chez elle et qui souffrait horriblement. On ne saurait porter un jugement trop sévère contre de tels actes, qui eurent pour conséquence la mort de blessés que des soins, à la suite de leur opération, auraient sauvés.

« D'ailleurs, je n'hésite pas à déclarer, qu'en dehors de belles opérations pratiquées par M. Beaumetz, chirurgien au Val-de-Grâce, dont j'occupais justement la chambre au château de Bernutz, la majorité des autres était loin de faire honneur à leurs auteurs ; certaines avaient été exécutées d'une façon pitoyable, à faire honte à un élève dans sa première année d'école pratique.

« Je citerai notamment des amputations de cuisse — dont j'avais un remarquable et déplorable exemple dans mon service — qui avaient été faites sans que les plus élémentaires règles opératoires eussent été observées et sans qu'on eût prévu la rétractilité des muscles une fois coupés. L'opérateur avait sectionné circulairement toute l'épaisseur des tissus jusqu'au fémur et scié celui-ci sur le même plan, de sorte que le moignon formait un cône au sommet duquel l'os faisait saillie de plus d'un centimètre. Il fallut de toute urgence recourir à une nouvelle opération. Pour la réduire à sa plus grande simplicité, je me bornai à faire deux incisions latérales, à débrider et à remonter les chairs de trois travers de doigt et à scier d'autant l'extrémité du fémur qui se trouva ainsi suffisamment recouvert, et j'eus la satisfaction d'évacuer cet amputé sur la Belgique, le 4 octobre, dans les meilleures conditions de convalescence.

« Chaque jour, je faisais procéder à la désinfection de toutes les salles et allumer de grands feux de broussailles autour des bâtiments, mais il fut impossible de détruire l'odeur imprégnée dans les murs de la salle du pavillon ; dès que les fenêtres étaient fermées, elle reparaissait tout aussi intolérable.

« L'état de l'un des quatre martyrs qui y avaient été abandonnés ne me paraissant pas absolument désespéré, je le fis transporter le soir même dans une petite chambre du château où je tenais à l'isoler. J'eus lieu de m'en féliciter, car, au bout de deux jours, une grande amélioration se produisit et il ne tarda pas à être en bonne voie de guérison. C'était un véritable réchappé.

« Le 1er septembre, il avait reçu deux blessures, un éclat d'obus au pied qui avait nécessité la désarticulation tibio-tarsienne et, du même côté, une balle qui avait fait séton à la partie moyenne de la cuisse où s'était formée une vaste collection de pus.

« Dans les conditions exceptionnelles où nous avions trouvé les blessés de Fond-de-Givonne, nous cûmes, mes confrères et moi, à faire des observations des plus intéressantes. Je citerai, entre autres, dans le service de mon ami Masbrenier, un nommé Chatelain, cavalier de la remonte, amputé de la cuisse, qui était resté *douze jours* avec son premier pansement. Dans la matinée du 1er septembre, il avait eu la jambe emportée par un obus et avait été opéré le lendemain. Masbrenier ne fut pas peu étonné de trouver la plaie en bon état, elle fut même considérée comme une de celles qui marchèrent le plus rapidement vers la cicatrisation, aussi ce blessé fut-il en état d'être évacué sur la Belgique dans les premiers jours d'octobre. Ce cas faisait le pendant de celui que je viens de citer concernant l'amputé de la cuisse que j'avais dû opérer une seconde fois.

« Pour le cas de Masbrenier, il faut mettre en première ligne la constitution saine de l'opéré, puis les conditions hygiéniques qu'il avait trouvées chez l'habitant et enfin l'action du sparadrap, qui avait été employé abondamment pour rapprocher les chairs après l'opération et dont le plomb avait dû jouer le rôle d'un antiseptique suffisant pour empêcher la putréfaction. »

.   .   .   .

Il nous a paru intéressant de reproduire ces quelques pages de notre *Journal d'un Ambulancier*, parce qu'elles suffisent à donner un aperçu des conditions exceptionnelles dans lesquelles nous trouvâmes les blessés réunis au château de Bernulz, horreur que nous n'aurions jamais cruc possible, si nous n'en avions eu l'affligeant spectacle sous les yeux. D'autre part, il est suggestif de mettre en parallèle les heureux résultats que nous avons obtenus dans une situation aussi lamentable, avec ce qui se passe à l'heure actuelle où se font couramment et avec plein succès des opérations qui auraient été considérées comme impraticables il y a quarante ans, tandis que, par contre, de simples amputations de cuisse, faites avec tout le luxe apporté au mode opératoire par la chirurgie moderne, sont trop souvent suivies d'une mort rapide, ainsi que nous avons eu l'occasion d'en citer de récents exemples.

Rappelons notamment ce garde-chasse qui, il y a cinq ans, fut amputé de la cuisse par une célébrité chirurgicale de Paris, à la suite d'un malencontreux coup de fusil qui lui avait broyé le genou et que l'infection purulente emporta le huitième jour, en dépit ou plutôt à cause du sublimé corrosif qui avait été employé largement, au cours de l'opération et pour les pansements, justement dans le but de la prévenir.

XXIX

Manuel pour 1912.

Parmi les lettres que nous avons reçues dans le courant de l'année 1911, nous en prélevons une provenant d'une aimable correspondante qui, en nous manifestant la vénération qu'elle et sa famille ont vouée à notre illustre père, nous communique une lettre publiée dans le *Courrier des États-Unis*. Nous avons plaisir à reproduire l'une et l'autre, car elles montrent éloquemment qu'au delà des mers, plus peut-être qu'en France, la méthode de F.-V. Raspail a toujours des partisans éclairés et de fervents applicateurs.

« *Tompkinsville, le 7 mars* 1911.

« Monsieur Xavier Raspail,

« Je vous envoie une coupure du journal *le Courrier des États-Unis,* édité à New-York, 195, Fulton Street.

« Vous y verrez la protestation d'un Français, relatant qu'un médecin de Berlin avait inventé une nouvelle méthode pour combattre la fièvre typhoïde en injectant de l'huile camphrée au malade, épreuve qui a eu un plein succès.

« J'ai eu grande satisfaction à lire cette protestation, car je pensais la faire aussi.

« Vous souvenez-vous, cher Monsieur, d'avoir reçu, il y a huit ans, c'est-à-dire en 1903, des lettres de la Chaux-de-Fonds (Suisse) et de

Sainte-Suzanne (Doubs), vous demandant des conseils pour soigner mon père qui se mourait d'un ulcère de l'estomac. Il a été toute sa vie pasteur, allant de lieux en lieux annoncer l'évangile. Dans son sac de voyage, il avait sa Bible et son petit Raspail qu'il faisait connaître partout où il passait, chez ses amis et connaissances. Que de frictions il a faites pour montrer aux gens la manière de faire, car, en général, on ne sait pas frictionner un malade dans nos villages ; on frictionne avec des gouttes d'eau sédative et on croit que c'est assez. Il a été un vrai propagateur de votre méthode et toujours avec succès. De ses dix enfants, pas un n'a eu de drogues, tous ont été traités avec le *Manuel*.

« Aussi tous nous disons que notre père, nous ayant fait connaître Raspail dès l'enfance, nous a légué une dot plus précieuse qu'une fortune.

« Quand j'étais âgée de dix-sept ans, je n'avais pas de plus grand plaisir que de lire les beaux livres de la bibliothèque ; mon père gentiment m'enlevait mon livre et me disait en me présentant un des volumes Raspail : « Tiens, ma grosse, lis là dedans, cela te sera plus utile que tes histoires. »

« En effet ! Aussi je viens encore vous dire ma reconnaissance et mon admiration pour la peine que votre cher père et vous avez prise pour faire connaître au peuple une médecine saine, peu coûteuse et sûre. C'est si précieux la santé. Nous ne nous sommes jamais servis de la médecine ordinaire depuis quarante ans et c'est à votre père que nous le devons. Merci donc de tout mon cœur pour le bien reçu de vos conseils.

« Agréez, cher Monsieur, nos amicales salutations.

« SARA BANGESTER-BIELER. »

« *Brooklyn, le 27 février* 1911.

« MONSIEUR LE RÉDACTEUR,

« Voulez-vous permettre à un de vos lecteurs depuis quarante-sept ans de vous soumettre l'entrefilet ci-joint, découpé du *Courrier* de vendredi dernier :

« Est-ce que ce monsieur de Berlin qui traite la fièvre typhoïde par le camphre se figure que personne n'a de mémoire ?

« Si je connaissais son adresse, je lui enverrais une copie de la petite pièce ci-jointe, prise dans le *Manuel Raspail* que *le Courrier* a eu la bonté de m'envoyer, par retour du courrier, il y a trente-cinq ans, lorsque j'habitais dans le Fulton County, car c'était urgent, les enfants de la localité mouraient comme des mouches de la diphtérie. Tel docteur ordonnait une compresse d'eau chaude, tel autre une compresse de glace, un autre médecin ordonnait des compresses de vinaigre ! Grâce au traitement indiqué dans le *Manuel*, j'ai sauvé tous mes enfants, et ils sont aujourd'hui tous les huit gros, gras et bien portants, comme dit la chanson ; et je le répète, grâce à Raspail, à qui revient une large part de ma reconnaissance.

« Je serais bien heureux que *le Courrier*, toujours si français, veuille dire quelques mots au docteur de Berlin.

« N'y a-t-il pas un homme qui, après avoir combattu Raspail du vivant de ce dernier, préconise comme sienne la découverte de la cigarette de camphre et la dissémination de la poudre de camphre à travers les hôpitaux et ce après la mort de Raspail ? Ses plagiaires, et ils sont légion, laisseront-ils une petite Colombie à ce grand homme dont le seul tort a été d'apprendre à l'ouvrier que, grâce à la médecine simple et préventive, le père et la mère sont les docteurs et que la pharmacie est à la cuisine.

« Recevez, Monsieur le Directeur, mes respectueuses salutations.

« PIERRE ABLITZER.
« 241, *Wikoff Street, Brooklyn, N.-Y.* »

.·.

Le 24 octobre dernier, nous avons trouvé dans un des grands journaux quotidiens de Paris un article intitulé : *Pour sauver la vie de nos petits enfants.*

Le docteur signataire de cet article dit en débutant :

« La maladie qui nous a fait le plus de mal cette année ne venait ni de la Mandchourie, ni du pèlerinage de la Mecque. C'est une maladie indigène, bien européenne et même, hélas ! bien parisienne : la diarrhée infantile. »

Dans l'« avertissement » du *Manuel* pour 1911, nous avons mis au nombre des principales causes qui amènent en France une dépopulation qui est loin de s'arrêter, cette diarrhée infantile qui cause parmi les enfants du premier âge une mortalité effrayante si on considère qu'elle atteint en moyenne, rien qu'à Paris, le chiffre de 3.500, de plus de 70.000 pour l'ensemble des villes de 30.000 habitants et au-dessus, pour lesquelles on a des statistiques à peu près bien faites.

Nous avons dit que la dépopulation ne résulte pas seulement d'une natalité de plus en plus faible, mais aussi d'une mortalité trop grande et, certes, la diarrhée infantile y entre pour une large part.

Or cette affection, qui frappe les enfants de moins d'un an, a pour première cause le régime lacté, nourriture exclusive des nourrissons, qu'ils soient élevés au lait de vache ou au sein de la mère ; régime qui — il ne faut pas l'oublier — favorise la pullulation des vers intestinaux.

Si on néglige de *décrasser* de temps à autre, par de légers purgatifs, le tube digestif de l'enfant, des produits nocifs résultant d'une alimentation essentiellement fermentescible, qui s'accumulent et s'imprègnent pour ainsi dire dans les cellules des muqueuses en en troublant le bon fonctionnement, il est facile de comprendre que c'est surtout pendant la période des grandes chaleurs qui impressionnent les fonctions digestives même des adultes, que le terrain sera tout préparé pour voir se développer une évolution morbide donnant naissance à une infection de l'organisme.

La diarrhée infantile est donc une maladie infectieuse, mais pas dans le sens que lui attribue la science officielle qui, imbue plus que jamais de l'exagération pasteurienne, n'envisage comme son agent unique qu'un microbe. Le choléra a son microbe, la fièvre typhoïde a son microbe, il en découlait tout naturellement que la diarrhée infantile devait également avoir le sien et on le lui a trouvé : c'est le *proteus*. Il paraît que ce bacille est très répandu dans la nature. Chez l'homme, s'il n'est pas un hôte normal de l'intestin, on ne le trouve pas moins, paraît-il, chez beaucoup de sujets *bien portants* — ce n'est pas nous qui soulignons ces deux mots — aussi est-il facile de déduire de cette constatation que, du moment que le *proteus* est inoffensif chez l'homme *bien portant*, il ne peut devenir nocif que chez le sujet *mal portant*. C'est la confirmation de ce que nous ne cessons de dire : que le microbe en général n'est pas la cause, mais l'effet de la maladie, c'est-à-dire qu'il lui faut pour se développer et prospérer des conditions toutes spéciales qu'il ne saurait faire naître par sa seule présence chez l'homme. Et pour bien nous faire comprendre, nous recourrons à l'analogie. Prenons deux terrains à proximité l'un de l'autre ; l'un des plus fertiles, l'autre pauvre et stérile ; les mousses, les lichens ne tarderont pas à couvrir ce dernier, alors que, sur le premier, il n'y en aura pas trace, et cependant, sur les deux, les mêmes germes préexistent apportés par le véhicule de l'air et la preuve en est que, si le terrain fertile devient à son tour épuisé et improductif, il ne tardera pas à être envahi par les mêmes parasites.

La diarrhée infantile est une maladie de l'intestin chez les enfants de moins d'un an, de même que le choléra et la fièvre typhoïde sont des maladies de l'intestin chez l'homme à tous les âges. Pour ces deux dernières, les pasteuriens sont bien obligés de reconnaître également que l'homme peut héberger le bacille cholérique et le bacille typhique sans avoir le choléra ou la fièvre typhoïde. Pour eux, dans ce cas, l'homme est un « porteur de bacilles » capable de contaminer ses congénères en leur transmettant un bacille qui, inoffensif chez lui, peut, par son changement de domicile, devenir nocif au point de foudroyer son nouvel hôte, à peine en une heure, par la rapidité de son évolution, ainsi qu'on l'a constaté lors de toutes les épidémies cholériques. Or, dans les cas foudroyants de choléra, le bacille virgule n'existe pas ; c'est bien la preuve éclatante qu'il s'agit d'un empoisonnement miasmatique et que le bacille n'entre en scène qu'après que se sont produits dans l'estomac et l'intestin les premiers désordres résultant du poison absorbé. Oui, répétons bien haut que le choléra n'est pas contagieux d'homme à homme et que, par suite, toutes les mesures prises par les gouvernements pour lui barrer la route sont aussi absurdes que vexatoires.

Le *proteus* étant donné comme l'auteur de la diarrhée infantile, attendons-nous à voir annoncer un jour ou l'autre un nouveau sérum préventif ou curatif de cette affection de la première enfance. A peine sera-t-il fabriqué que toutes les trompettes de la réclame, du grand bluff, en proclameront la souveraine action... et il en sera comme pour tous les sérums qui, non seulement ne guérissent pas les cas graves des maladies auxquelles ils sont appliqués, mais influent toujours sur l'organisme, quand ils n'y produisent pas des altérations pouvant devenir mortelles par la suite.

On reste épouvanté en présence de ce vent de folie qui entraîne la médecine à rechercher pour chaque maladie, un sérum dans le but de l'employer non pas seulement à titre curatif, mais à titre préventif et on se demande ce que deviendrait le corps de l'homme si, pour le mettre à l'abri de maladies dont, même en temps d'épidémie, il aurait beaucoup de chances de ne pas être atteint, on lui injectait préventivement tous les sérums qui ne sont que les produits variés de culture de laboratoire, n'ayant en définitive pour base que des éléments putrides et infectieux.

Certes, il y a lieu de condamner de pareilles conceptions, surtout après la déclaration d'un grand pontife de la microbiâtrie qui, dans la fièvre aphteuse, a pu se convaincre, non sans un profond étonnement, que ce n'est pas le microbe attribué à cette maladie, pas plus que ses toxines qui la transmettent, mais quelque chose d'indéterminable, qui échappe aux plus minutieuses recherches et que, faute de mieux, il n'a pu qualifier que de *microbe invisible*. Et après un tel aveu, comment n'est-il pas venu à la pensée de tous les chercheurs de sérums qu'ils pourraient infuser directement dans l'organisme humain des *microbes invisibles* dont il leur serait impossible de soupçonner la présence ni le mode de formation dans les cultures servant à préparer leurs soi-disant sérums spécifiques. Souhaitons qu'un peu de bon sens vienne à temps arrêter cette redoutable inconscience.

En attendant le sérum *sauveur* de la diarrhée infantile, voici les conseils donnés au point de vue prophylactique : faire bouillir le lait — ce qui constitue pour le nourrisson une nourriture lourde, indigeste ; — avoir soin que les mains avec lesquelles on le touche et le sein qu'on lui offre soient préalablement bien lavés pour éviter l'infection par contact. Heureux encore que, dans ces prescriptions caractérisées par l'« imbacillité » la plus complète, on ne demande pas de se servir pour ces lavages du sublimé corrosif !

Ce n'est pas tout. Il est nécessaire que les personnes qui soignent le nourrisson empêchent la pénétration du proteus dans leur propre tube digestif et, pour y parvenir, elles devront tremper le raisin, les fruits, les légumes dans l'eau bouillante, flamber la croûte des fromages et la surface des comestibles, surtout pendant la période estivale.

Voilà où en est la médecine officielle vis-à-vis de la diarrhée infantile que nous déclarons, avec toute la force de l'expérience acquise par près de trente années de pratique, n'être qu'une indisposition qui disparaît comme par enchantement, même dans les cas les plus désespérés, par l'application du traitement si simple que nous avons indiqué dans notre traité de l'*Hygiène des enfants en bas âge.* Nous avons eu l'occasion de citer, dans un des précédents « avertissements », le cas d'un enfant que le médecin avait irrévocablement condamné et qui, avec notre traitement appliqué au dernier moment, pour ainsi dire *in extremis*, par une dame qui possédait notre petit traité, fut sauvé, ce qui apparut à tous comme une résurrection miraculeuse.

Oui, de même que pour la diphtérie que nous avons donné le moyen de guérir en quelques heures, nous considérons comme un crime envers l'humanité et la patrie de laisser mourir tant de milliers d'enfants de la diarrhée infantile, alors qu'ils seraient sauvés avec quelques prises de poudre d'écorce de grenade associée à mi-partie d'assa fœtida ; une à deux cuillerées à café d'huile de ricin, lorsque la maladie n'est pas prise au début et, dans les cas les plus graves, quasi désespérés, en ajoutant à ce traitement des cataplasmes de farine de lin appliqués sur le ventre, très chauds et arrosés de liqueur anticholérique.

Le docteur, auteur de l'article que nous avons cité en débutant et qui nous a amené à écrire ces lignes, dit : « Nous n'avons pas oublié que cet été le thermomètre planait très haut et que la bière se faisait rare. Avons-nous oublié que les pompes funèbres étaient surmenées et surtout par des convois de tout petits ? Dans certaines rues voisines des hôpitaux d'enfants, on avait le cœur serré à en voir tant passer ! Pauvres mamans, pauvres gosses ! Quand on ne fait pas beaucoup d'enfants, on devrait au moins garder ceux que l'on a. La première croisade sanitaire qui s'impose, c'est la lutte contre cette diarrhée des enfants. »

Eh bien ! on peut lutter avec un plein succès contre cette maladie, sans se préoccuper du bacille *proteus*, ni avoir recours à des moyens préventifs aussi compliqués que puérils et inefficaces, que le plus grand nombre des mères et des nourrices retenues par leur labeur quotidien seraient dans l'impossibilité de mettre en pratique. Il suffit, en observant les règles d'hygiène et de propreté indispensables dans l'alimentation des nouveau-nés et les soins à leur donner, de les soumettre au traitement si simple, si facile et à la portée de tous que nous venons d'indiquer, on sauverait ainsi tous ces pauvres petits êtres qu'on laisse mourir chaque année et dont l'existence serait si précieuse pour la patrie.

Lorsque nous adressâmes aux médecins et aux chirurgiens des hôpitaux de Paris le moyen de sauver les enfants du croup, dans le cas où le *sérum sauveur* aurait échoué, leur affirmant que, même dans ces conditions, nous leur garantissions des succès inespérés, pas un seul ne répondit à notre appel, pas un seul ne daigna faire l'essai d'un traitement capable de ramener la diphtérie, même dans sa forme presque foudroyante du croup, à une simple indisposition dont le petit malade ne présente plus trace le lendemain.

Nous avions pourtant applaudi à cette belle déclaration que le Dr S... avait faite dans une interview : « Les médecins praticiens, qui sont dévoués et désintéressés, n'ont aucune hostilité contre celui qui leur apporte un moyen nouveau de guérir les malades, ce qui est le but de leur profession. »

Hélas ! combien grande était notre erreur. Ce soi-disant désintéressement, ce beau dévouement à l'humanité disparaissent devant le fanatisme médical qui fait rejeter tout remède dont la source n'est pas officielle et notre moyen infaillible de guérir la diarrhée infantile aura le même sort que celui que nous avons indiqué pour la diphtérie.

C'est donc à tous ceux qui liront ces lignes à s'en faire les propagateurs et à imiter cette dame qui a rendu à des parents affolés un pauvre enfant que le médecin laissait mourir ; et alors ils pourront dire le soir dans la paix de leur conscience : « Ma journée a été bien remplie. »

*
* *

Le nombre est encore considérable des industries qui compromettent la santé des ouvriers et dont certaines abrègent d'une façon lamentable la triste existence de ces véritables parias de la société qui s'intoxiquent de plus en plus, chaque jour, pour gagner souvent un maigre salaire.

Dans un article, paru récemment dans le *Petit Parisien*, le Dr Jacques Serda a signalé comme des plus insalubres l'industrie de la « couperie de poils de lapins et de lièvres ». Ces poils, destinés à la fabrication des tissus de feutre employés particulièrement par la chapellerie, doivent subir une préparation spéciale destinée à modifier leur surface lisse naturelle, en rendant celle-ci rugueuse et par suite apte à se feutrer, c'est-à-dire à fournir un tissu compact et résistant.

Pour ce faire, les poils ou même les peaux de lapin et de lièvre sont traités par une dissolution de nitrate acide de mercure ; cette opération porte le nom de secrétage. Le nom a besoin d'être expliqué, car on pourrait y voir une allusion à une sécrétion quelconque, alors qu'il est dû à ce que cette opération, remontant au début du XVIIe siècle, était alors un *secret* que les ouvriers ne connaissaient pas. Aujourd'hui, l'opération du secrétage est depuis longtemps divulguée et n'a de secret que le nom conservé aux formules des solutions de nitrate acide de mercure, au nombre de deux appelées *secret jaune* et *secret pâle*, dont la composition ne varie que par la dose des produits employés.

Mais quelle que soit la formule forte ou la formule faible adoptée, le secrétage n'en présente pas moins les mêmes dangers. S'il expose les ouvriers à l'action des vapeurs nitriques des plus irritantes, il les expose surtout aux terribles conséquences des accidents causés par le mercure. Le Dr Serda reproduit le tableau que le Dr Espanet en a tracé dans un mémoire présenté au troisième Congrès de l'Association ouvrière pour l'hygiène et la sûreté des travailleurs.

« Par suite de la manipulation journalière de la dissolution du nitrate acide de mercure, dit le Dr Espanet, les secréteurs sont exposés à un crevassement profond de la paume des mains et des doigts, d'où un état inflammatoire très douloureux.

« En outre, ces mêmes secréteurs et les autres ouvriers appelés à travailler ensuite les poils secrétés, les coupeurs de poils notamment, les ouvriers fouleurs, les chapeliers, présentent au bout d'un certain temps les symptômes si caractéristiques de l'intoxication mercurielle lente, tels que la stomatite, la salivation, la fétidité de l'haleine, la fongosité des gencives, le noircissement des dents et leur carie, etc. Chez un certain nombre d'entre eux, l'intoxication devenue chronique, on peut constater du tremblement mercuriel et les nombreuses manifestations névropathiques de nature hystérique, dont l'étude a été faite d'une façon si magistrale par l'éminent médecin des hôpitaux, M. le Dr Maurice Letulle, dans le cours de ces dernières années. »

Cette description du Dr Espanet est bien loin d'être poussée au noir. Le Dr Serda la complète judicieusement.

« Au cours de l'opération du secrétage, dit-il, la solution mercurielle imprègne le poil et quand le séchage a lieu, durant les multiples manipulations dont, par la suite, les peaux et les poils sont l'objet, il se dégage fatalement une poussière impalpable dont l'absorption lente crée l'hydrargyrisme chronique, que nombre de médecins ont constaté. »

Cette constatation du Dr Serda ne s'applique-t-elle pas également aux désinfections des appartements avec le sublimé corrosif, deuto-chlorure de mercure, sel mercuriel bien autrement subtil et dangereux pour l'organisme que le nitrate acide de mercure. Or, après l'évaporation de l'eau qui le tient en suspension, le terrible poison reste lui aussi déposé en poudre impalpable sur les murs, les boiseries, les plafonds, partout où l'aspersion mercurielle a été répandue, pour ensuite être projeté, au moindre déplacement, dans l'air respiré par les malheureux appelés à vivre dans ce milieu transformé en une petite mine d'Almaden.

Cette année, un décret signé du Président de la République a été inséré au *Journal officiel*, relatif aux conditions du travail qui devront être observées dans les couperies de poils. Mais, quelles que soient les diverses prescriptions de ce décret, dont le but est de réduire au minimum l'insalubrité de l'industrie du secrétage, elles ne sauraient éviter que le danger professionnel de l'infection mercurielle subsiste. Or, pour faire disparaître ce danger, il n'est que deux moyens : ou supprimer radicalement le secrétage tel qu'il est pratiqué aujourd'hui, ce qui aurait pour conséquence de ruiner de fond en comble une industrie importante, ou trouver un autre procédé remplaçant le secrétage par le nitrate acide de mercure. Des spécialistes s'y étaient employés depuis longtemps sans obtenir de résultats satisfaisants, lorsqu'un chimiste, M. Ronjat, est parvenu à établir « que le mercure, métal toxique, peut, dans l'opération du secrétage, se voir remplacé par un métal inoffensif, l'étain ». Les recherches de M. Ronjat ont définitivement fixé le procédé ; elles ont prouvé que l'étain permet un aussi bon travail que le mercure, tout en assurant une excellente conservation des produits ; son emploi est moins onéreux et, s'utilisant dans les mêmes conditions que le mercure, il n'oblige à aucune modification dans le matériel ni dans la conduite du travail. Cette méthode qui, il faut l'espérer, ne tardera pas à entrer dans la pratique, ne supprime pas les vapeurs nitreuses, mais celles-ci sont peu importantes, d'autant plus que, sans grande difficulté, il est facile de s'en garer. Par contre l'absorption des poussières de mercure ne pouvant être évitée, on comprend l'importance considérable qu'il y aurait à leur substituer celles d'étain qui ne possèdent aucune action toxique.

Si la routine ne vient pas retarder l'application de ce nouveau procédé, les ouvriers secréteurs, coupeurs de poils, fouleurs, les chapeliers pourront vouer une profonde reconnaissance au chimiste Ronjat qui les aura sauvés d'une intoxication professionnelle aussi grave que celle qu'occasionne le mercure.

Et dire qu'alors que F.-V. Raspail, il y a plus de soixante-dix ans, a signalé comme un crime de lèse-humanité l'emploi du mercure en médecine, aujourd'hui, on le prodigue plus que jamais avec une inconscience stupéfiante.

Sous le prétexte de détruire les microbes hypothétiques des maladies dites contagieuses et au nom de l'hygiène, ô ironie macabre ! on répand à profusion le sublimé corrosif en vue de la désinfection problématique des appartements où sont appelés ensuite à vivre des gens bien portants qui s'y intoxiquent ainsi lentement, à leur insu, comme les coupeurs de poils et les chapeliers s'intoxiquent en absorbant la poussière impalpable de mercure résultant de l'opération du secrétage. On l'ordonne en injections pour les femmes avant et après leurs couches ; les sages-femmes, fortes de leur confiance en leurs maîtres, en exagèrent l'emploi ; les pharmaciens livrent à tout venant les petits paquets de sublimé que des malheureuses utilisent pour les soins intimes de leur toilette !

N'avons-nous pas signalé un médecin qui, sous la hantise d'un microbisme outrancier, ordonnait de badigeonner les gencives et les parois buccales des nourrissons avec une solution au sublimé corrosif !

Sous sa forme métallique, les médecins prodiguent le mercure aux malades atteints de la syphilis ou d'accidents attribués faussement à cette maladie ; l'onguent napolitain, composé par parties égales de mercure et d'axonge, et l'huile grise, au sinistre aspect, qu'ils injectent jusque dans l'intérieur des veines à doses massives.

Nous avons eu sous les yeux, il y a quelques années, le plus affligeant exemple qu'il soit possible d'imaginer des effroyables désordres causés dans le système nerveux par l'huile grise, qui contient, par centimètre cube, 40 centigrammes de mercure.

Un peintre étranger, qui avait déjà acquis en France un certain renom et avait même obtenu une médaille d'argent à l'Exposition

universelle de 1900, avait gagné, au cours d'un voyage qu'il fit dans le
midi de la France, une syphilis dont il fut si effrayé qu'il regagna en
toute hâte Paris pour se faire soigner par un de nos plus grands spécialistes médecin des hôpitaux. Ce dernier, fanatique partisan du mercure,
le traita immédiatement par des injections d'huile grise à haute dose.
Des accidents névropathiques ne tardèrent pas à se déclarer et prirent
une intensité telle que le malade, désespéré, partit en Allemagne consulter un autre spécialiste renommé qui ne fit qu'accentuer le traitement
mercuriel qu'on lui avait fait suivre à Paris. Il était tombé de Charybde
en Scylla. Son état s'aggravant de jour en jour au point de lui rendre
sa profession impossible, et ses ressources s'épuisant — il avait déjà
dépensé plus de 60.000 francs pour arriver à voir son intelligence en voie
de sombrer — on l'adressa aux professeurs de l'École de Nancy qui lui
déclarèrent : « Nous ne pouvons rien faire pour vous, vous n'êtes plus
qu'un sac à mercure ! »

C'est alors qu'en désespoir de cause et sur le conseil d'un partisan de
la méthode, sa femme nous demanda de nous l'amener en consultation.

Lorsqu'il arriva dans notre cabinet et qu'on fut parvenu à le faire
asseoir dans un fauteuil, ses jambes, ses bras, sa tête commencèrent
à exécuter les mouvements les plus désordonnés, ses lèvres, tiraillées
par les contractions des muscles de la face, l'empêchaient par moments
de parler et, quand il y parvenait, c'est à peine si nous pouvions comprendre les réponses qu'il faisait aux questions que nous lui posions.
Secoué tout à coup comme par une décharge électrique, il fit un bond
capable de le jeter en dehors de son siège et son chapeau, s'échappant
de ses mains, fut violemment projeté au plafond pour venir ensuite
s'abattre sur notre bureau.

Nous déclarâmes à la compagne de cette infortunée victime de l'épouvantable traitement qu'on lui avait fait subir, qu'il faudrait appliquer
durant au moins deux ans, avec une persévérance inlassable, tout le
traitement antimercuriel que nous venions de formuler, pour espérer
obtenir non une guérison complète désormais impossible, mais du
moins le retour à un état de santé relatif.

Et ce fut pour nous un soulagement, lorsque nous n'eûmes plus sous
les yeux ce pénible spectacle, mais en même temps nous monta aux
lèvres une malédiction contre les médecins inconscients qui avaient

transformé un homme doué d'une vive intelligence et d'un beau talent
en une véritable loque humaine.

Au bout de quelques mois, notre traitement avait amené une amélioration si sensible que le malade avait pu recommencer à dessiner, alors
que précédemment toute son occupation consistait dans la manie de
découper avec acharnement, en lanières, des monceaux de journaux.
Malheureusement, sa femme manquant de persévérance, malgré les
résultats encourageants déjà obtenus, s'avisa que la religion accompli-
rait un miracle et elle emmena son mari à Lourdes. Ce fut la débâcle ;
tout le bénéfice qu'avait donné la médication par la méthode fut perdu
et, quelque temps après son retour, qui se fit dans les conditions les
plus douloureuses, le malheureux ne tarda pas à succomber.

Nous avons cité l'histoire de cette infection mercurielle médicale
pour faire ressortir qu'il y aurait lieu de s'en préoccuper, dans l'intérêt
supérieur de l'humanité, au même titre que des industries rendues si
dangereuses par l'emploi du mercure, comme celle des couperies de
poils.

.·.

A la fin de septembre dernier, nous avons reçu une lettre du professeur Raphaël Blanchard, dans laquelle il nous annonçait son intention
de publier dans ses *Archives de Parasitologie* un poème du Dr Dupré,
daté de 1883 et intitulé : *Les doctrines de F.-V. Raspail sur l'infection
de l'organisme par les parasites, les ferments et les miasmes.* Ce poème,
ne comportant pas moins de 864 vers, lui avait paru digne d'être connu
dans les milieux médicaux et scientifiques ; de même, il jugeait que la
personnalité de l'auteur méritait d'être tirée de l'oubli et, à cet effet, il
désirait faire suivre le poème d'une notice biographique du Dr Dupré.
Comme il supposait que nous devions l'avoir connu, il faisait appel
à nos souvenirs pour lui donner sur son compte les plus amples renseignements.

Nous avons à plusieurs reprises manifesté, dans les précédents avertissements, la profonde reconnaissance que nous avons vouée à notre
savant collègue à la Société zoologique de France, le professeur Raphaël
Blanchard, membre de l'Académie de médecine, qui saisit toutes les
occasions pour montrer en quelle haute estime il tient l'œuvre scien-

tifique de notre illustre père et dont il a donné une preuve en publiant dans les *Archives de Parasitologie*, œuvre magistrale qui irradie dans le monde savant universel, une biographie de F.-V. Raspail, la plus complète qui ait paru jusqu'à ce jour.

Nous ne pouvions qu'applaudir à la généreuse initiative du professeur Raphaël Blanchard, et ce fut pour nous une grande satisfaction de lui fournir des renseignements précis sur la vie d'un homme qui fut un grand admirateur de F.-V. Raspail.

Le Dr Dupré fut pendant de longues années professeur d'anatomie et de médecine opératoire à l'École pratique. Son cours était un des plus suivis par les étudiants travailleurs et ses élèves furent nombreux qui, par la suite, devinrent des illustrations chirurgicales. Mais, outre qu'il pouvait être considéré comme un maître hors ligne dans l'art d'enseigner l'anatomie, il était poète dans l'âme, composant, au cours de ses promenades, des pièces de vers et surtout des chansons pouvant parfois rivaliser avec celles de Béranger, dont nous ne nous rappelons malheureusement que les titres, tels que *Prométhée* et *Jacques Bon-homme* et quelques refrains que répétaient ses élèves lorsque le maître, après sa leçon, ne se faisait pas trop prier pour chanter une de ses dernières productions. La musique, il l'improvisait lui-même sans recourir à aucun instrument sans en faire la notation sur le papier, et un compositeur de profession n'aurait pu la mieux approprier aux paroles, ni lui donner plus d'originalité.

Toutes ses productions étaient emmagasinées dans sa tête, elles ne furent pas publiées et sont aujourd'hui malheureusement perdues, sauf quelques refrains retenus par les survivants qui ont connu Dupré, et une chanson intitulée *les Oripeaux*, que le professeur Blanchard a eu la bonne fortune de retrouver et qu'il a publiée dans sa notice biographique.

Dans son poème, le Dr Dupré a fait une admirable et complète exposition des doctrines scientifiques et médicales de F.-V. Raspail. Nous en citerons les quelques vers qui concernent le mercure, que la médecine actuelle prodigue plus que jamais aux malades.

> L'antidote ne doit jamais être un poison ;
> Le bon sens l'interdit autant que la raison.
> Ainsi donc, d'aucun mal ne confiez la cure
> Au plomb, à l'arsenic et surtout au mercure,
> Le plus subtil d'entre eux et le plus pénétrant.
> A l'instar d'un microbe, il s'en va s'infiltrant
> Partout, depuis la peau dévorée et pourrie,
> Jusqu'aux os les plus durs, rongés par la carie.
> Les éléments nerveux sont désorganisés,
> Les membres tremblotants sont tous paralysés.
> Le maître applique alors la plaque galvanique
> Soutirant le poison de la trame organique.

On ne pourrait mieux exposer les terribles conséquences du mercure sur l'organisme humain (1) et faire pressentir que les accidents secondaires et tertiaires de la syphilis ne sont pas dus à cette maladie, mais uniquement au traitement mercuriel. C'est ce que nous n'avons jamais cessé de proclamer, en prouvant que tous ceux atteints de la syphilis, qui se sont soignés uniquement par notre méthode, n'ont jamais présenté par la suite rien pouvant rappeler les accidents dits secondaires et tertiaires.

Dans les notes que nous avons fournies au professeur Blanchard concernant la biographie du Dr Dupré, nous avons rappelé que ce dernier, lors de son concours pour l'agrégation en 1853, n'avait pas craint de revendiquer pour F.-V. Raspail, avec sa fougueuse éloquence, la découverte de la théorie cellulaire qu'il était de bon ton dans le monde savant d'alors — et même encore de nos jours — d'attribuer à Schwann et à Virchow.

Le professeur Blanchard a relevé cette opinion, et c'est pour nous une grande joie de pouvoir citer la note qu'il a ajoutée à ce sujet à la biographie du Dr Dupré.

« Était-ce une question de mode ou de bon ton ? Je ne le pense pas. Cette regrettable erreur tenait plutôt, comme je crois l'avoir prouvé, à ce que les médecins d'alors ne connaissaient pas les écrits de F.-V. Ras-

---

(1) En se reportant aux pages précédentes, on pourra constater que le Dr Dupré a rappelé les conséquences désastreuses causées par le mercure chez l'homme, telles que les Drs Espanet et Serda en ont tracé le tableau saisissant.

pail. La Faculté était en guerre ouverte avec lui et cela suffisait à jeter sur ses livres le discrédit et l'anathème. D'ailleurs, à cette époque, l'enseignement de l'histologie n'existait pas encore et celui de l'anatomie pathologique n'envisageait que les phénomènes macroscopiques. Si quelques précurseurs, comme Gruby, Mandl et Raspail, étaient étrangers à la Faculté, tous maniaient le microscope; si quelque professeur, comme Rayer, ou quelque jeune agrégé, comme Robin, était alors au courant de la micrographie, les autres maîtres de la Faculté ignoraient cette science nouvelle. Eussent-ils pris connaissance de la découverte de Raspail, ils n'étaient donc pas préparés à en saisir la haute portée philosophique et à la prendre pour base d'une nouvelle doctrine médicale.

« Aussi est-il très intéressant de constater que déjà, en 1853, Dupré revendiquait en faveur de F.-V. Raspail et à l'honneur de la science française la théorie de la pathologie cellulaire. Ce fait important, basé sur la tradition orale, m'était inconnu, quand j'ai soutenu moi-même une opinion toute semblable avec textes à l'appui. Il faut qu'on dise en France et qu'on répète à l'étranger que la théorie cellulaire, attribuée à Schwann, et la pathologie cellulaire, attribuée à Virchow, sont l'œuvre glorieuse et indiscutable d'un savant français et que cet observateur de génie s'appelait François-Vincent Raspail. C'est pour les Français un acte de patriotisme élémentaire et pour les étrangers un acte de simple justice. »

Et nous ajouterons qu'il faut savoir un gré infini à un professeur éminent de la Faculté de médecine de Paris d'avoir proclamé aussi éloquemment une vérité qui a été si longtemps méconnue et que, dans certains milieux où le fanatisme médical domine encore, on feint de toujours ignorer.

XXX

Manuel pour 1913.

Nous ne nous rappelons pas avoir vu se produire dans la presse, à l'égard de F.-V. Raspail, une calomnie aussi odieuse que celle relevée tout récemment dans le grand journal *le Temps*, qui, à notre grand étonnement, s'en est fait si facilement l'éditeur responsable. Certes la vieille conspiration du silence est toujours à l'ordre du jour et quand le nom du grand citoyen, du grand savant est cité dans un journal, c'est généralement sous une forme qui frise l'inconvenance, telle que : « le vieux Raspail », « l'apôtre du camphre ».

Oui, c'est ainsi que dans notre beau pays, on parle de l'homme qui est une des gloires les plus pures de la France ; de l'homme en faveur de qui un des éminents professeurs de la Faculté, membre de l'Académie de médecine, le Dr R. Blanchard, a protesté en 1911 contre d'audacieuses spoliations.

Dans le courant d'octobre, ayant été avisé, par un des grands admirateurs de l'œuvre de F.-V. Raspail, notre excellent et savant ami M. Paul Berner, directeur de l'École d'Horlogerie de la Chaux-de-Fonds (Suisse), que, dans le numéro du 28 septembre du *Temps*, avait paru un article diffamatoire contre notre illustre père, nous y trouvâmes, en effet, ce libelle que nous reproduisons pour montrer comment, sous le couvert de l'anonymat, l'auteur avait intentionnellement porté atteinte à la grande figure de F.-V. Raspail, dont la plus haute vertu morale fut justement le désintéressement le plus absolu :

« *Le Diaduménos de Vaison.*

« Nous recevons d'un abonné la lettre suivante :

« Dans votre chronique sur le théâtre romain de Vaison, vous avez narré comment le Diaduménos trouvé là-bas fut acquis pour **25.000 fr.** par le Musée britannique, mais vous avez omis de raconter **comment** cette admirable statue nous fut ravie. Dès que le conservateur du Musée d'Avignon apprit cette découverte, il se mit en rapport avec celui qui avait eu la main si heureuse et lui fit promettre d'en faire profiter le Musée, lui offrant autant qu'il pourrait en obtenir de qui que ce fût.

« Le grand patriote Raspail, si plein de désintéressement, s'empressa, dès qu'il eut également vent de la découverte, de courir après son propriétaire et, usant de toute son influence et surtout de l'argument sonnant et trébuchant en faisant étalage de pièces d'or (*sic*), enleva l'achat haut la main.

« Si je ne me trompe, le prix fut payé 700 francs.

« Dans un noble geste, il offrit à notre Musée du Louvre la statue pour une trentaine de mille francs, somme suffisamment élevée à l'époque. Faute de fonds et par suite de mésintelligence entre les conservateurs, l'achat ne put être fait et le British Museum, à qui, toujours avec le même patriotisme, l'illustre Raspail avait offert la statue, s'empressa de l'acquérir. »

Sous l'empire de la plus vive indignation, nous adressâmes au directeur du *Temps* une lettre dans laquelle nous opposions le plus formel démenti à l'affirmation de son correspondant, protestation dont nous demandions l'insertion en attendant les résultats de l'enquête à laquelle nous allions nous livrer, en nous réservant de donner à cette affaire les suites qu'elle pourrait comporter.

Par retour du courrier, nous reçûmes une lettre du *Temps*, nous faisant part d'une rectification qu'il avait dejà reçue et qui devait « nous donner toute satisfaction ».

Nous répondîmes que cette rectification, que nous ignorions, ne pouvait en aucune façon nous donner satisfaction, attendu qu'elle émanait d'un petit-fils de F.-V. Raspail qui n'avait pas senti toute l'infamie commise à l'égard de son grand-père, puisqu'il voulait croire bénévolement que son auteur « avait certainement été induit en erreur ».

Nous ajoutions : « On comprendra qu'en raison de la grande publicité que vous avez donnée à cette diffamation, nous avons le devoir de mettre en lumière la vérité et de ne pas laisser planer l'ombre d'un doute sur cette affaire, dans laquelle la mauvaise foi de votre correspondant a dominé. »

Notre enquête se borna à demander au British Museum le nom du vendeur de la statue en question et avec un empressement dont nous ne saurions trop lui savoir gré, le directeur du grand Musée britannique nous donna, sur cette acquisition, les renseignements les plus précis.

En conséquence, nous adressâmes au directeur du *Temps* la lettre suivante :

« *Gouvieux (Oise), le 27 octobre* 1912.

« MONSIEUR,

« Lorsque j'ai eu tardivement connaissance de la lettre d'un de vos abonnés, publiée dans le numéro du *Temps* du 28 septembre, sous le titre « Le Diaduménos de Vaison », lettre dont les termes avaient le caractère le plus diffamatoire à l'égard de mon illustre père, accusé d'avoir vendu à l'Angleterre, avec un énorme bénéfice, au détriment du Louvre, une statue antique, je vous ai adressé une protestation indignée dont je vous avais demandé l'insertion.

« Vous m'avez opposé une rectification, parue dans le numéro du 1er octobre, qui vous avait été adressée par le petit-fils de F.-V. Raspail, émettant l'opinion que l'opération dont il s'agissait avait probablement été faite par un frère aîné de mon père, issu d'un premier mariage, nommé Louis-Marcelin Raspail, dit l'*antiquaire*, vous espériez que cette rectification me donnerait satisfaction.

« Je ne pouvais en aucune façon m'en contenter parce qu'elle laissait subsister un doute et que j'entendais laver la mémoire de mon **père** de l'odieuse calomnie lancée contre lui.

« J'use donc du droit de réponse, droit que vous m'avez d'ailleurs reconnu, pour mettre les choses au point.

« A la suite de la demande que je lui ai adressée, j'ai reçu du directeur du British Museum la réponse suivante :

« *British Museum,*
« *London W. C., octobre* 21, 1912.

« La statue « Vaison Diaduménos », de laquelle vous vous êtes informé dans votre lettre du 15 octobre, a été acquise par le Musée Britannique, en 1870, de M. Eugène Raspail, de Gigondas (Vaucluse).

« La correspondance relative à ce sujet a été publiée par M. Razet dans ses *Monuments de l'art antique* avec la gravure 31 et est par conséquent propriété publique.

> « Votre dévoué,
>
> « F.-G. KENYON. »

« Eugène Raspail, neveu de mon père, qui avait rompu toute relation avec lui depuis 1855, avait le droit, en tant que particulier, d'acheter la statue en question et de la revendre à qui bon lui semblait, je n'ai pas à apprécier son acte.

« Quant à l'idée émise que cette opération avait pu être faite par un frère aîné de mon père, issu d'un premier mariage, je n'avais pas à m'y arrêter, car F.-V. Raspail n'a eu que deux frères d'un premier lit : Saint-Ange, lieutenant-colonel sous le premier empire, et Victor, commandant de place à Novarre, où Napoléon l'avait nommé en raison de ses blessures qui ne lui permettaient plus le service actif.

« En résumé, votre correspondant a fourni sur les démarches et les négociations auxquelles le Diadumenos a donné lieu, ainsi que sur son prix d'achat et de vente, des détails trop précis pour ne pas être fixé également sur le nom du véritable vendeur ; il a donc sciemment fait une confusion de personnes dans le but de nuire à la mémoire de F.-V. Raspail, mettant en principe ce précepte : « Calomniez, il en restera toujours quelque chose ! »

« Veuillez agréer, Monsieur, l'assurance de ma considération distinguée.

> « XAVIER RASPAIL. »

Cette lettre fut insérée dans le numéro du *Temps* du 29 octobre, mais après avoir subi une modification et une suppression de tout un alinéa. Où nous avions mis « lettre dont les termes avaient le caractère le plus diffamatoire », on avait substitué : « lettre dont les termes étaient extrêmement fâcheux ».

Enfin la suppression du dernier alinéa enlevait toute la valeur de la protestation que nous étions en droit d'exiger.

Nous avons donc lieu de regretter d'avoir compté sur la bonne foi d'un journal qui a cependant une grande réputation d'impartialité, pour obtenir une réparation que nous aurions dû demander directement à la justice, et ce regret est d'autant plus motivé que *l'Éclair* et *la*

Gazette de France se sont empressés de reproduire la diffamation lancée par *le Temps*, mais se sont bien gardés de mentionner la réfutation. L'outrage et la calomnie sont les procédés habituels employés par les défenseurs du trône et de l'autel contre leurs adversaires.

.*.

Il nous est parvenu tout recemment une lettre des plus intéressantes, en raison du jeune âge de notre correspondant, dont les succès scolaires indiquent une intelligence peu ordinaire et déjà fortement développée.

Nous l'insérons intégralement.

« *Rouen, le* 31 *octobre* 1912.

« Monsieur Xavier Raspail,

« Je tiens à vous signaler un cas d'amélioration d'une phtisie pulmonaire, par l'application de la méthode de l'illustre F.-V. Raspail.

« Je suis élève de l'école professionnelle de Rouen depuis 5 ans et j'ai à l'heure actuelle 15 ans et demi. Depuis l'âge de 8 ans, je n'avais jamais été malade, quand, au mois de décembre 1911, je fus pris d'une toux que je croyais provenir d'un rhume. C'était une petite toux sèche, agaçante et ne cessant pas. Je me soignai avec des pastilles de goudron. Un jour que j'étais allé en chercher, je crachai un tout petit peu de sang, vers le début de janvier. Je n'attachai pas d'autre importance à ce fait, bien que j'eusse remarqué que j'étais moite à mon lever et que je maigrissais. Enfin le 27 janvier, en revenant de la classe, je fus pris d'une violente hémoptysie ; je retournai, malgré cela, à l'école, ne soupçonnant pas la gravité du fait ; le mardi suivant, nouvelle hémorragie à la classe, après laquelle je m'alitai.

« Le docteur, appelé, diagnostiqua un cas de bacillose pulmonaire, prescrivit deux sinapismes en haut du poumon gauche et une potion à l'ergotine... naturellement. Le jeudi, une petite hémorragie apparut au bout de huit jours. Le docteur prescrivit d'aller prendre l'air dans un jardin en dehors de la ville. Au commencement de février, nouvelle petite hémorragie en revenant du jardin. Enfin, le 23 février, je prends pension chez une dame Rabiot, à Bihoret, sur une colline près de Rouen, pour y rester au moins six mois, avait dit le docteur.

« Alors on me mit à un régime de suralimentation à outrance (viande crue hachée dans du bouillon, lait, œufs, etc.), avec une potion au sirop iodo-tannique et au lacto-phosphate de chaux. Le 27 mars, forte hémorragie en me couchant. Les 12, 13 et 14 mars, petites hémorragies au coucher. Il va sans dire que j'étais immobilisé sur une chaise longue toute la journée. Le 15, le docteur vient et trouve mon état satisfaisant, malgré les hémorragies « qui doivent se produire ». Prescriptions d'application de teinture d'iode au haut du poumon gauche, devant et derrière.

« Le docteur parti, Mme Rabiot me propose d'appliquer du goudron, car elle possédait le *Manuel* et me l'avait montré ; j'accepte et alors, ce qui est surprenant, je n'eus plus d'hémorragies depuis ; j'usai de la cigarette de camphre et on m'appliqua des compresses d'alcool camphré comme l'indique le *Manuel*. Non seulement je n'eus bientôt plus de sueurs, pas d'expectorations, mais j'augmentai régulièrement de poids tous les mois : 38 kilogrammes fin janvier, 40 kilogrammes fin février, 42^{kg},400 mars, 44^{kg},800 avril, 45^{kg},920 mai. Je passai mon brevet élémentaire et mon certificat d'études primaires supérieures en juillet. Je pesais 46^{kg},200. Il va sans dire que j'avais remplacé la viande crue du docteur par de la viande noire, rôtie et saignante, barbotée dans force moutarde et épices.

« Jusqu'ici, je ne m'attaquais qu'aux effets de la maladie ou à peu près. Je me proposai donc, en août, d'éliminer la cause avec des bains de sang chaque semaine, mais je gagnai froid à rester nu par la déplorable température du mois où j'eus froid aux pieds durant quelques promenades faites sous la pluie. Aussi, le 6 septembre, j'eus une nouvelle hémoptysie en me couchant ; ce que voyant, je redoublai l'emploi de l'alcool camphré et de la suralimentation.

« Je retourne en classe depuis le 1er octobre et il ne m'est pas encore arrivé d'accident ; je pèse fin octobre 47^{kg},800.

« Il me reste à vous parler du docteur. Eh bien, le docteur, lui, constatait l'amélioration sans se rendre compte de sa cause, car nous prenions nos précautions pour qu'il ne soupçonne pas l'usage du goudron (c'est un docteur très entiché). Il est enthousiasmé de mon cas, me dit chaque mois que c'est un petit miracle et que je lui dois une « fière chandelle ». (C'est un jeune docteur, 30 ans à peu près.) Il ne s'est même pas aperçu de l'hémorragie de septembre, constate tous les mois une amélioration et ne se l'explique pas, ou plutôt il l'explique à sa manière : ce sont les microbes de Koch qu'il tue avec ses médicaments... que je ne prends plus depuis que j'ai commencé le traitement du *Manuel*. J'ai bien l'intention de lui annoncer ce qui m'aura guéri, quand je le serai complètement ; peut-être cela l'ennuiera-t-il, mais tant pis !

« Nous continuons le traitement avec persévérance et je pense pouvoir me guérir, car je ne tousse point ou à peine ; je ne transpire plus et je n'ai pas d'expectorations. D'ailleurs, les personnes qui m'ont vu avant ma maladie ne me reconnaissent plus.

« Je crois que mon opinion est aussi la vôtre, d'après tout ce qui précède ?

« Il m'a été donné d'examiner, chez Mme Rabiot, la troisième édition de l'*Histoire naturelle de la santé et de la maladie*, et je possède à peu près l'essentiel de cette méthode que j'ai l'intention de posséder parfaitement, si simple, si logique, si supérieure à celle des doctes médecins du jour, qui vont chercher bien loin ce qui est sous leurs yeux. Aussi je vous prierai de m'envoyer une petite liste des ouvrages nécessaires à l'intelligence complète de cette méthode. Je possède le *Manuel* de 1912, mais la *Revue élémentaire et la Revue complémentaire* n'y sont pas annoncées.

« Je vous prie d'agréer, Monsieur, l'assurance de mon respect et de ma reconnaissance envers votre illustre père et vous.

« J. Ménard. »

Cette lettre émanant d'un jeune homme, nous allions écrire d'un jeune garçon de 15 ans et demi, se suffit à elle-même ; il serait superflu de vouloir la commenter. Mais, cependant, nous en relevons ce passage : « Nous prenions nos précautions pour que le docteur ne soupçonne pas l'usage du goudron », de sorte qu'il était en droit, dans l'ignorance où il se trouvait de la substitution d'un autre traitement au sien, de s'attribuer le mérite de l'étonnante amélioration qu'il constatait et qui lui permettait, en toute confiance, de déclarer que son jeune malade lui devait une « fière chandelle ».

Combien de fois de braves gens, avec une naïveté déconcertante, nous disaient comme une chose toute naturelle : « Vous savez, nous nous sommes bien gardés de dire au médecin ce que nous avons fait. »

Nous avouons que, bien souvent, en présence d'une telle inconscience et d'une telle ingratitude envers l'homme dont la méthode leur avait permis de sauver un être cher abandonné par la médecine officielle, nous nous sommes pris à regretter le bien que notre illustre père avait répandu dans le cours de sa lumineuse existence, uniquement guidé par son amour de l'humanité.

Il est incontestable que si sa méthode n'est pas arrivée à dominer l'hostilité du monde médical, à percer la conspiration du silence et à s'imposer dans la pratique, c'est justement à cause de cette faiblesse coupable qui laissait le médecin dans l'ignorance d'un traitement ayant sauvé le malade qu'il s'était déclaré impuissant à guérir, après avoir épuisé tout l'arsenal de sa thérapeutique.

Nous ne saurions donc trouver à blâmer notre jeune malade d'avoir caché à son médecin qu'il avait abandonné son traitement pour suivre celui indiqué dans le *Manuel de la santé*, d'autant plus qu'il manifeste l'intention, une fois guéri, de lui avouer la vérité. L'effet ne sera pas le même que s'il lui avait dit lorsqu'il voyait sa situation ne pas s'améliorer : « Écoutez, docteur, j'ai l'intention d'essayer un traitement dont on me vante l'heureuse action qu'il produit dans des cas semblables au mien ; je vous demanderai de l'essayer sous votre surveillance pour en constater les résultats par l'examen de l'état de mes poumons. »

Il est probable que le médecin, surtout étant un jeune, frais sorti des bancs de l'école, aurait bondi en apprenant qu'il s'agissait du système Raspail, bien qu'il n'en connût pas le premier mot. En effet, nous écrivait un dévoué et fervent adepte de la doctrine médicale de F.-V. Raspail : « Parler dans nos campagnes, à un docteur, de la méthode Raspail, c'est lui produire le même effet que si l'on présentait une écuelle d'eau à un chien enragé ».

Eh bien, oui, c'est l'intuition qu'ont les malades et leur famille de cette hostilité irréductible, qui les amène à cacher soigneusement à leur docteur qu'ils se sont guéris en employant la méthode Raspail. Ils ne veulent pas se l'aliéner, dans la crainte qu'un jour ils ne se trouvent dans la nécessité de recourir à nouveau à son intervention et de le voir leur refuser ses services.

Nous ne nous arrêtons pas à rechercher les dessous qui amènent cette situation, mais nous tenons à constater, qu'alors que le système de notre père est immuable dans son action préventive et curative et qu'à l'heure actuelle il donne les mêmes résultats qu'il y a 70 ans, la médecine officielle flotte dans l'indécision de ses méthodes de traitement, abandonnant le lendemain ce qu'elle préconisait la veille, donnant ainsi ample raison à F.-V. Raspail, lorsqu'il énonçait que « la médecine, en tant qu'elle est l'art de soigner les malades, n'est pas une science, mais un tâtonnement perpétuel ».

Or, justement, une des sommités médicales de Paris vient de faire une déclaration sensationnelle en accusant les poisons, dont la médecine a fait un si déplorable abus depuis quelque vingt ans, d'avoir eu une action des plus funestes sur la santé publique et pour l'avenir des générations.

*
* *

Sous le titre : « l'Évolution en médecine » le Dr Cabanès, directeur de *la Chronique médicale*, vient de publier dans un des grands quotidiens de Paris un article de fond dans lequel il débute ainsi :

« Y a-t-il une médecine nouvelle ? Les médicaments, sur lesquels nous faisions fond jusqu'à présent, ont-ils fait une banqueroute et devons-nous les frapper d'ostracisme, pour accueillir les médications plus simples, moins nocives au dire de ceux qui les préconisent ? La question vaut la peine d'être examinée, car ce n'est rien moins qu'une évolution qui se prépare. »

C'est le professeur Hayem qui a jeté le premier cri d'alarme et le son de sa cloche a été assez fort, si on en juge par l'émotion produite.

« La thérapeutique, déclare-t-il, fondée sur l'usage des médicaments est une thérapeutique qui a fait son temps.

« Assurément, si on est parvenu à guérir un certain nombre d'affections chroniques, la faillite des anciennes drogues est complète. »

Et ce maître, qui fait autorité dans le monde médical, poursuit ainsi :

« Savez-vous le plus grand danger que court un malade atteint chroniquement ?

« C'est d'être empoisonné tout simplement. La plus grande chance qu'il court, c'est de voir son état se compliquer d'un empoisonnement médicamenteux, ou pour le moins d'une irritation stomacale d'origine muqueuse. »

Et pour achever de nous persuader, dit le Dr Cabanès, il fait cet aveu terrifiant :

« La proportion des cas d'empoisonnements chroniques par les médicaments dans la clientèle des villes est — toutes les maladies chroniques prises en bloc — de 80 0/0. C'est énorme. »

Le Dr Cabanès avoue que cela lui paraît tellement énorme qu'il a peine à y croire.

« Sans doute, dit-il, il y a eu abus, et nous estimons que certains médecins, plus encore ceux de la jeune école, qui n'ont pas encore l'expérience des anciens, ne connaissent pas l'action des médicaments, ou s'en rapportent, sur ce point, aux rédacteurs plus ou moins compétents des mille et un formulaires encombrant la littérature médicale, prescrivent un peu à tort et à travers. »

N'est-ce pas là ce que F.-V. Raspail a dit, il y a plus de 70 ans, et ce que nous ne cessons de répéter depuis 34 ans, dans nos avertissements?

« Mais alors, remarque le Dr Cabanès, comment traiter nos malades si nous renonçons aux méthodes ordinaires. Parmi les médications proposées, certains préconisent l'emploi des sucs et principes vitaux des plantes qui assurent la guérison des maladies sans drogues funestes, sans poisons qui fatiguent le corps, épuisent les nerfs, délabrent l'estomac et, après tout, la médecine végétale, qui est vieille comme le monde, ne se rapproche-t-elle pas de cette médecine des simples qui revient à la mode et que les médecins les plus qualifiés ne dédaignent pas de recommander ? »

De la médecine végétale, le Dr Cabanès passe à l'électrothérapie, penchant à admettre que l'électricité pourrait bien devenir cette panacée que les anciens cherchaient dans la pierre philosophale. Ensuite, il fait mention d'une branche nouvelle de la médecine, qui a pris depuis quelques années une certaine importance, l'opothérapie, qui consiste à faire prendre au malade un extrait de l'organe d'un animal correspondant à l'organe atteint. Enfin, à propos des sérums et des ferments qui, dit-il, ont donné eux aussi des résultats, il conclut : « Nous ne pouvons pas cependant admettre qu'il faille désormais recourir d'une façon exclusive et absolue aux sérums. »

Ah ! certes, s'il fallait appliquer, non seulement à titre curatif, mais ce qui est plus grave, à titre préventif, un sérum spécial à chacune des maladies qui affligent l'humanité, le sang de l'homme ne serait plus que le réceptacle de tous les tripotages de laboratoire introduisant dans l'organisme les éléments les plus dangereux et les plus insoupçonnés, en un mot des « microbes invisibles », auxquels le Dʳ Roux a dû attribuer la contagion de la fièvre aphteuse, après avoir constaté que ce n'était ni le microbe attribué à cette affection, ni les toxines de ce microbe qui en étaient les auteurs.....

Et c'est pourquoi, depuis l'apparition du traitement antirabique et la découverte du sérum antidiphtérique, nous n'avons cessé de signaler les dangers que présentent, pour l'avenir des générations, les inoculations de produits tirés d'éléments putrides et fermentescibles.

Un écho qui nous est parvenu du Congrès pour la protection des animaux tenu à Zurich, en août 1912, nous donne la preuve que nos idées commencent à se faire jour dans une partie du monde médical. Un des orateurs ayant dit que les médecins vaccinateurs n'étaient que « les commis voyageurs des fabricants de sérums », les docteurs présents condamnèrent lé principe des inoculations comme ayant pour conséquence d'empoisonner le sang de la race.

Ainsi donc, d'après le professeur Hayem, la médecine officielle a fait plus de mal que de bien, ce qui amène le Dʳ Cabanès à prévoir une évolution de la médecine. Cette situation nouvelle nous fait d'autant plus déplorer que la méthode si scientifiquement combinée par F.-V. Raspail, pour faire face, d'une façon aussi inoffensive que puissante, aux besoins du traitement des maladies, que cette méthode, qui a conservé de fervents applicateurs dans le monde entier, ait été exploitée quant au nom, mais non dans son application, par ceux-là mêmes qui avaient le strict devoir de la défendre et de la propager. Ils l'ont dénaturée, par une véritable aberration mentale, sous le fallacieux prétexte qu'elle avait besoin d'être rajeunie, en prescrivant, sous le couvert de la méthode de Raspail, les propres produits thérapeutiques de la médecine scolastique, alors que cette dernière est en voie non pas d'être rajeunie, mais de subir le sort de la médecine antiphlogistique de Broussais, abandonnée depuis plus d'un demi-siècle.

.⁚.

Nous revenons de nouveau sur la question de la diminution de la population que nous avons déjà traitée précédemment.

Elle vient d'être remise en pleine actualité par M. Klotz, ministre des Finances, qui a pris l'initiative de la nomination d'une grande commission extra-parlementaire destinée à rechercher les moyens les plus propres à remédier à la crise de la dépopulation qui est, à l'heure actuelle, un des plus graves sujets de préoccupation nationale.

En inaugurant les travaux de cette commission, le 23 novembre 1912, M. le ministre des Finances a suggéré les directions essentielles qui lui paraissent devoir orienter la poursuite des améliorations réalisables :

Lutte incessante contre la mortalité infantile, contre l'alcoolisme et contre la mortinatalité, répression moins indulgente de l'avortement et de l'infanticide, amélioration de notre régime successoral, organisation des habitations à bon marché, dégrèvements fiscaux, etc.

En fait, les causes actives de la dépopulation sont premièrement et avant tout les pratiques abortives, ensuite la mortalité infantile et l'affaiblissement progressif de la natalité.

En ce qui concerne cette dernière, il ne faut pas espérer y remédier efficacement par les projets d'amélioration, tous excellents, à apporter à la situation des familles nombreuses par des mesures fiscales et la création de logements à bon marché ; par cette raison évidente que ce n'est pas dans les familles de travailleurs, même très pauvres, que la natalité est la plus faible, bien au contraire, mais dans la classe aisée et riche. C'est là que volontairement on ne fait pas d'enfants, les restreignant à un ou deux ; les cas contraires y sont des exceptions fort rares.

Un tel état de choses n'est pas nouveau, ni particulier à notre pays ; nous avons été à même de le constater, il y a trente-cinq ans, lors d'un séjour de deux années que nous avons fait dans une des provinces de la Belgique, la Flandre occidentale, où la natalité, paraît-il, continue à être élevée, constituant des familles nombreuses, surtout dans la classe ouvrière. Un jour, ayant rencontré le garde champêtre de Nieuport, nous lui dîmes : « Il paraît que vous avez beaucoup d'enfants ?—Oh, non, nous répond-il d'un air tout étonné, je n'en ai que huit !» Par contre, dans les familles fortunées, les enfants étaient limités dans les mêmes proportions qu'actuellement en France. Mais, tandis que la population de la Belgique augmente sans cesse, celle de la France s'appauvrit chaque année de façon si inquiétante qu'il est nécessaire qu'on réagisse sans retard, si on ne veut pas la voir tomber au rang de nation de second ordre. Le premier soin qui incombe aux pouvoirs publics est d'éteindre l'avortement criminel par une répression inexorable. Jamais la pénalité ne sera trop élevée pour frapper les misérables qui pratiquent les manœuvres abortives et qui portent atteinte au cœur même de la patrie. Qu'on leur applique les travaux forcés à perpétuité, sans leur accorder, en aucun cas, les circonstances atténuantes et ceux qui passeront outre, sachant à quoi ils s'exposent, seront, en toute justice, frappés sans pitié.

Malheureusement, ce n'est pas à notre époque de faiblesse morale et d'incohérence qu'une pareille loi si urgente a chance d'être votée. Oh ! que nous sommes petits à côté des géants de la Révolution qui, en une séance, faisaient des lois qui subsistent encore, en même temps qu'ils créaient quatorze armées pour faire face à l'ennemi débordant de toutes parts nos frontières et à la guerre civile ravageant un tiers du territoire.

En 1909, nous avons signalé le cynisme de certaines annonces insérées dans un grand journal à cinq centimes, donnant chaque jour de 20 à 30 adresses portant aux intéressés, jusque dans les campagnes les plus reculées, l'assurance de supprimer les RETARDS, QUELLE QU'EN SOIT LA CAUSE... Et les pouvoirs publics trouvaient cette scandaleuse réclame inoffensive, puisqu'ils y restaient indifférents. Il est trop vrai cependant que les manœuvres abortives, chaque jour plus fréquentes, plus meurtrières, constituent la principale cause de la dépopulation.

On a calculé, dans les cliniques parisiennes, que le nombre des avortements aurait été, en ces derniers temps, supérieur de 10.000 au chiffre des naissances qui est de 8.000 à 9.000. Le Dr Bertillon envisage un chiffre annuel de 100.000 victimes de l'avortement dans toute la France, et ce chiffre est certainement au-dessous de la vérité ; il faut ajouter à ce déficit énorme le nombre des mort-nés dus à l'alcoolisme et à la syphilis et les malheureux enfants victimes de ces deux fléaux qui amènent une dégénérescence de la race que les manœuvres abortives n'ont réussi qu'à estropier.

Quand on connaît les causes du mal, n'est-il pas facile de les supprimer ? Il ne s'agit que de vouloir, de faire preuve d'énergie.

Mais hélas ! l'énergie est ce qui fait le plus défaut aujourd'hui. Dans un tout récent procès, en cour d'assises, où une jeune fille venait s'asseoir sur le banc d'infamie pour avoir odieusement étouffé son nouveauné, son défenseur rappelait que, dans de nombreuses affaires d'infanticide, le jury s'était toujours montré « D'UNE GRANDE BIENVEILLANCE ». Cette fois encore, le jury se surpassa en bienveillance, car, après une délibération qui ne dura pas un quart d'heure, il rendit un verdict négatif et la cour prononça l'acquittement de cette grande criminelle, qui avait commis un acte la mettant au-dessous des femelles d'animaux, chez lesquelles le sentiment de la maternité est inné et immuable.

Puis, brochant sur le tout, la mortalité infantile est un des facteurs les plus sérieux de la dépopulation. D'après une statistique, dont a fait état M. le sénateur Strauss, dans un récent rapport, on trouve que sur 1.000 enfants, qui succombent de leur naissance à un an, 38,5 sont emportés par la gastro-entérite ou diarrhée infantile.

Dans un article publié par un des grands quotidiens de Paris, l'auteur s'écrie : « Quand on ne fait pas beaucoup d'enfants, on devrait au moins garder ceux que l'on a », et il proclame que « la première croisade qui s'impose, c'est la lutte contre la diarrhée infantile », cette affection que la médecine est impuissante à combattre, puisque, dans le chiffre de la mortalité des enfants, de leur naissance à un an, elle entre pour 38,5 0/0.

Eh bien ! nous n'avons cessé de proclamer que rien n'est plus simple que de supprimer la mortalité infantile due à la gastro-entérite et ce, à l'aide d'un traitement qui ne nous a jamais trompé lorsque nous l'avons employé, même dans les cas considérés les plus désespérés, traitement qui produit son action curative, non pas du jour au lendemain, mais le jour même, ce que nous pouvons déclarer avec toute l'autorité que nous a donnée une pratique de plus de quarante années.

Aussi nous considérons comme un véritable crime de laisser mourir plus de 100.000 enfants de la diarrhée infantile, alors que, nous le répétons, on a sous la main le moyen vraiment héroïque de les sauver tous, à moins qu'on n'y recoure trop tard, quand le pauvre petit être est arrivé à la dernière extrémité, qu'il n'est plus, pour ainsi dire, qu'un cadavre.

Qu'on juge de la simplicité de ce traitement, que la mère de famille est à même d'appliquer, pouvant réduire ainsi cette affection si redoutée à la valeur d'une bénigne indisposition.

Dès que la diarrhée verte se manifeste et que l'enfant rejette son lait, administrer immédiatement une à deux cuillerées à café d'huile de ricin pour débarrasser le tube digestif des ferments qui encrassent les muqueuses, puis, au bout de quelques heures, dès que l'huile de ricin a produit son effet, faire avaler, entre deux couches de confiture (de préférence de la confiture de coing), gros comme une petite noisette d'un mélange composé de deux tiers d'écorce de grenade fraîchement râpée, et d'un tiers d'assa fœtida en poudre. L'écorce de grenade pulvérisée administrée par pincées, trois fois par jour, délayée dans une cuillerée de lait, suffit seule à couper net la diarrhée infantile.

Et dire que la médecine officielle reste désarmée devant une affection si facilement réductible et qu'en lui attribuant pour auteur un microbe, le *proteus*, qui n'en est que l'effet, elle cherche à découvrir le sérum de la diarrhée infantile, comme s'il n'y avait pas déjà suffisamment de sérums pour infecter le sang de la race !

Aussi, ce n'est pas contre la diarrhée des enfants « que la première croisade s'impose », c'est contre l'hostilité des médecins qui repousseront ce moyen trop prompt à guérir la diarrhée infantile comme ils ont repoussé le traitement infaillible du croup, la forme la plus grave de la diphtérie. Nous nous sommes adressé, ainsi que nous l'avons raconté, à tous les médecins et les chirurgiens des hôpitaux de Paris et nous n'avons pas eu connaissance qu'un seul d'entre eux l'eût expérimenté, car s'il l'avait fait, devant le résultat qu'il aurait obtenu, il aurait été plus qu'un malhonnête homme, un criminel, de ne pas continuer à l'appliquer et à en proclamer la supériorité.

Aussi, chose navrante, des enfants continuent à mourir de la diphtérie, en dépit du sérum sauveur, comme la médecine officielle continuera à les laisser mourir par milliers de la diarrhée infantile.

C'est donc à vous, lecteur du *Manuel*, que nous faisons appel pour vous faire les propagateurs de ces deux traitements héroïques de la diarrhée infantile et de la diphtérie et, en assumant cette mission, vous aurez bien mérité de la patrie et de l'humanité.

.*.

Au moment où nous allions terminer notre avertissement, nous trouvons relaté dans les journaux, à la date du 14 décembre, un stupéfiant entrefilet qui est la preuve la plus éclatante de « l'imbacillité » dans laquelle la doctrine microbienne, telle qu'elle est comprise, a fait tomber certaines intelligences.

Un ingénieur du Nord, directeur d'une importante industrie, âgé de 34 ans, et sa femme, très friands d'huîtres, mais craignant la fièvre typhoïde que ces mollusques sont accusés d'engendrer, ce qui est fort contestable, eurent la malencontreuse idée de supplier leur médecin de leur faire une injection de sérum antityphique, dont l'application a été autorisée d'emblée, sans qu'on ait pris le temps d'en connaître l'action ultérieure sur l'organisme humain avec la même imprudence que l'on a apportée dans l'emploi de tous les sérums.

Le résultat fut désastreux. Le mari mourut foudroyé par un empoisonnement général du sang et sa femme, dont la vie fut fortement menacée, aura certainement pour longtemps sa santé compromise par ce produit infectieux introduit directement dans son sang, non pas à titre curatif, mais ce qui est plus coupable, comme préventif d'une affection dont ces malheureuses victimes de leur croyance aveugle en un bluff scientifique auraient eu des milliers de chances de ne pas être atteints en mangeant des huîtres. Et l'eussent-ils gagnée, par ce véhicule ou par tout autre, rien ne prouve que, jeunes et robustes, ils n'en auraient pas guéri, surtout si le traitement du *Manuel* leur avait été appliqué.

Interrogé par un reporter sur cette injection de sérum antityphique ayant provoqué la mort d'un homme, le médecin donna cette explication :

« La cause de l'*accident* douloureux dont mon ami vient d'être victime est difficile à élucider. Je crois qu'il faut la chercher non dans l'état physiologique de l'individu, mais dans l'état de l'ampoule contenant la dose du sérum. C'est, à mon sens, sûrement une question de laboratoire. Il se produit, dans les ampoules, un travail encore mal connu, mal défini, qui a déterminé les *accidents mystérieux déjà constatés dans les cas de diphtérie et de tétanos* et qui se sont manifestés, comme celui-ci, sous forme d'empoisonnement général du sang. »

Ainsi, voilà un médecin qui n'ignore pas que des empoisonnements du sang sont fréquemment causés par les sérums et qui n'éprouve aucune hésitation, aucun scrupule de s'en servir, alors qu'il ne s'agissait pas d'un cas urgent, d'une maladie grave bien déclarée, mais uniquement d'apaiser les craintes pusillanimes de deux êtres pleins de vie, de santé.

Et le comble, c'est que le médecin, connaissant les dangers fréquents de l'empoisonnement général du sang par les sérums, déclare que, quand même, « il garde en ce sérum antityphique la confiance la plus absolue ».

Est-il possible de se montrer plus insensé ! Et avions-nous tort de dire, il y a quelque vingt ans, que les sérums ne sont que des produits de tripotage de laboratoire capables d'introduire dans l'organisme des éléments d'origine putride et fermentescible, en un mot les microbes *invisibles*, suivant le mot du Dr Roux, dont il a reconnu l'impossibilité de déceler la présence. C'est ce que les docteurs, réunis au Congrès de Zurich, en 1912, ont bien compris en déclarant que les sérums ont pour conséquence d'empoisonner le sang de la race.

XXXI

Manuel pour 1914.

Dans l'avertissement de l'année dernière, nous avons signalé à l'indignation des admirateurs de F.-V. Raspail une calomnie éditée par le journal *le Temps*, dont nous fîmes justice par une lettre qu'il se vit dans l'obligation de publier. Nous pensions que cette lâche tentative de jeter de la boue sur la mémoire de notre illustre père, étant la première qui se fût encore produite, serait aussi la dernière ; nous devions nous tromper. Un de nos amis nous écrivait le 30 mars 1913 :

« Je croyais que nous ne verrions plus se produire de ces vilaines histoires ; aussi jugez de ma stupéfaction en trouvant, sous la plume de Lucien Descaves, dans l'ouvrage qu'il vient de publier sous le titre *Philémon, un vieux de la vieille*, des injures encore plus abjectes que celles du *Temps*. Ne pouvant pas toucher à la vie publique trop connue de F.-V. Raspail, ses ennemis cherchent à salir sa mémoire par de perfides attaques dirigées contre sa vie privée, naturellement ignorée du grand nombre. Sa statue étant d'un bronze trop résistant, c'est contre sa base, contre ses fondements que sont dirigées les jésuitiques manœuvres des louches personnages façonnés à l'école des bons Pères. »

L'ouvrage en question venait de paraître dans *la Grande Revue*, nous ne connaissions son auteur que par un volume, intitulé *Sous-offs*, qu'il publia en 1889, et bien fait pour jeter la déconsidération à l'Étranger sur l'armée française.

Ayant pris connaissance de ces « abjectes injures », intercalées dans son roman par Lucien Descaves, nous adressâmes à *la Grande Revue* la lettre suivante :

« *Gouvieux, le* 5 *avril* 1913.

« Monsieur le Directeur,

« Je viens d'avoir connaissance aujourd'hui seulement de l'ouvrage *Philémon, un vieux de la vieille*, de Lucien Descaves, paru récemment dans *la Grande Revue* et dans lequel je relève les passages suivants concernant mon père :

« Certains noms, chers à la démocratie, portaient la division parmi
« ces vétérans, tel le nom de Raspail, François-Vincent Raspail (on
« voit que Lucien Descaves voulait qu'il n'y eût aucune erreur sur la
« personnalité).

« Le père Raspail était la bête noire de Charpin... Au nom de Raspail
« jeté négligemment dans la conversation, le blanquiste sauta.

« — Ne me parlez pas de ce propriétaire !

« Et la femme de renchérir : « C'est un coffre-fort qui devrait servir
« de piédestal à sa statue ! Les types dans son genre peuvent crever...
« comme des poissons... le ventre en l'air ! »

« La raison de leur ressentiment était que Raspail, lorsqu'ils habi-
« taient rue Carnot, un immeuble lui appartenant, les avait fait
« saisir pour un terme impayé.

« Et plus loin :

« Voici ce que M. Vautour, implacable ami du peuple, a répondu aux
« conciliateurs : « Vous voulez donc ma ruine, je ne suis pas encore assez
« la victime des gens soudoyés par la police et par les jésuites pour me
« nuire. »

« Je proteste avec la plus vive indignation contre la publication de faits faux qui tendent à porter atteinte au grand caractère si désintéressé de F.-V. Raspail, faits auxquels tous ses actes et ses écrits donnent e démenti le plus formel.

« L'immeuble de la rue Carnot, aujourd'hui rue Bara, appartenait en fait à mon frère Camille, qui y exerça la médecine depuis 1855.

« Notre père, exilé en 1853, ne rentra en France qu'en 1863 pour habiter à Cachan (Seine). Il ne connut jamais la maison de la rue Carnot.

« Si mon frère, qui était pénétré des idées humanitaires de notre père, en était arrivé, un jour, non pas à faire saisir un locataire — ce que je me refuse à admettre — mais peut-être à le faire expulser sans rien lui réclamer, ce qui est possible, il n'a dû recourir à cette extrémité qu'après avoir épuisé tous les moyens de longanimité et pour ne pas être dupe plus longtemps, car il a été exploité de tout temps, justement à cause de son nom, par certains locataires et par une foule de malades qui, sous prétexte que F.-V. Raspail les avait soignés autrefois gratuitement, négligeaient de le payer.

« Il avait cependant le droit de vivre de sa profession.

« En résumé, mon illustre père n'a jamais été propriétaire, il a vécu modestement de sa plume, il est mort sans fortune. En récompense de ses grandes découvertes, de ses luttes passionnées en faveur de la grande cause des humbles et des déshérités, il n'a reçu des gouvernements que des persécutions, d'écrasantes amendes, onze **années de prison** et dix ans d'exil ; il n'a pas été, comme d'autres, administrateur de la Banque de France, titulaire de lucratives sinécures, ni su se faire allouer par l'État, outre de nombreux subsides, des cinquante mille francs par an.

« A ceux-là, on n'a jamais fait grief d'avoir amassé de grosses fortunes.

« Je m'adresse, Monsieur le Directeur, à votre loyauté pour **vous** demander d'insérer cette lettre dans votre prochain numéro, en attendant que j'obtienne, par toutes les voies de droit, la suppression de ce passage diffamatoire au premier chef du livre de Lucien Descaves, dont la publication en librairie est annoncée comme imminente.

« Veuillez agréer, Monsieur le Directeur, l'assurance de ma considération distinguée.

« XAVIER RASPAIL. »

Cette lettre fut intégralement insérée par *la Grande Revue* dans son numéro du 25 avril. De ce côté nous avions satisfaction.

Mais, en même temps que la lettre précédente, nous avions adressé à M. Ollendorf, éditeur à Paris, la mise en demeure comminatoire suivante :

« Gouvieux (Oise), le 6 avril 1913.

« Monsieur,

« Je crois devoir vous informer qu'après avoir pris connaissance hier seulement de l'ouvrage de Lucien Descaves *Philémon* publié par *la Grande Revue* et que vous allez éditer, je vais vous traduire devant les tribunaux ainsi que l'auteur, pour obtenir la suppression d'un passage qui constitue une diffamation au premier chef envers la mémoire de mon illustre père.

« J'ai l'impérieux devoir, comme fils, de ne pas laisser s'accréditer, surtout pour l'avenir, des faits faux pouvant amoindrir la grande figure d'un homme qui appartient à l'histoire.

« **Veuillez agréer, Monsieur, l'assurance de ma considération distinguée,**

« Xavier Raspail. »

Ce n'est que le 3 mai suivant que M. Ollendorf nous répondit qu'il était trop respectueux des droits d'un auteur, écrivant un livre d'après des « documents sérieux », et qu'il connaissait trop bien « le scrupule qu'apporte M. Descaves dans toutes ses œuvres pour douter de sa bonne foi ». Puis il ajoutait qu'en ce qui concerne le volume en question, il pouvait ajouter que M. Descaves, tenant compte de ma lettre, s'était montré empressé à me donner satisfaction dans la plus large mesure que lui permettait sa conscience d'écrivain.

Au reçu de cette réponse et pour bien établir les faits, nous adressâmes à M. Ollendorf cette dernière lettre :

« Gouvieux (Oise), le 5 mai 1913.

« Monsieur Ollendorf, éditeur,

« J'attends d'avoir sous les yeux le livre de M. Lucien Descaves pour juger de ce que j'aurai à faire.

« Je ne puis permettre à un écrivain d'insulter la mémoire d'un homme qui méprisa les titres et les honneurs, qui refusa, étant dans la misère avec femme et enfants, les places lucratives qui lui étaient offertes pour conserver fièrement l'indépendance de son caractère et l'intégrité de ses convictions, en le traitant de « M. Vautour, féroce ami du peuple » et en faisant dire à une femme : « Les types dans son genre peuvent crever comme des cochons, le ventre en l'air » ; si le mot n'y est pas, tous les lecteurs le liront comme moi sous l'euphémisme, et l'intention de l'auteur de nuire à la grande figure de mon père est bien manifeste, puisqu'il a soin de spécifier en toutes lettres : « Raspail, François-Vincent Raspail ».

« Ou M. Descaves ignore tout de la vie et de l'œuvre de mon père et n'a jamais lu une ligne de ses ouvrages, ni aucune de ses nombreuses biographies, ou il ne peut être que de la plus insigne mauvaise foi.

« F.-V. Raspail a été bien souvent attaqué dans sa vie politique ; comme savant il a été spolié de ses découvertes que, depuis, des hommes de valeur lui ont restituées ; mais jusqu'ici, même ses plus irréductibles ennemis s'étaient toujours inclinés devant sa vie privée et l'avaient respectée.

« M. Descaves trouve étrange que je vienne réclamer après vingt-sept ans contre ces abjectes calomnies, qui auraient été publiées en 1886 par *le Cri du peuple*. Mes frères Benjamin et Camille, qui étaient alors députés, les ont ignorées, et cependant ils étaient bien placés pour en être avisés par leurs amis politiques, si cette feuille avait été lue en dehors d'une certaine clientèle. Quant à moi, si j'en avais eu connaissance à cette époque, je ne me serais adressé ni à un journal, ni aux tribunaux, j'en aurais fait une prompte justice moi-même.

« M. Descaves a insinué avec ironie qu'il était surprenant que l'immeuble de la rue Carnot fût la propriété de notre frère Camille ; l'explication en est des plus simples : Notre père était marié sous le régime de la séparation de biens ; l'immeuble en question, très modeste à son origine, appartenait à ma mère et revint à sa mort, en 1853, à ses cinq enfants qui le laissèrent dans l'indivision, parce qu'il y avait des mineurs. Les héritiers, par suite d'un commun accord, en abandonnèrent la jouissance absolue à leur frère Camille, co-propriétaire, pour y établir sa clinique, lui laissant en échange toutes les charges inhérentes à la gestion d'un immeuble.

« Avant d'avancer des faits basés sur des racontars inspirés par une haineuse rancune, M. Descaves aurait dû ne pas s'y associer sans avoir des preuves irréfutables.

« La personnalité de mon père est donc étrangère au fait allégué, qui constitue une diffamation et des injures portant atteinte à sa mémoire et à la considération de ses descendants ; vous n'ignorez pas qu'en pareil cas vous serez le principal en cause.

« Veuillez agréer, etc.

« Xavier Raspail. »

Le volume parut. M. Lucien Descaves, tout en laissant subsister, dans le passage de son livre modifié, une fielleuse animosité contre F.-V. Raspail, dont la grande et pure figure d'honnête homme produit, lorsqu'elle est évoquée devant certaines gens, l'effet d'un rayon de soleil dans l'œil du hibou, dégagea sa responsabilité par le passage suivant :

« Le motif de leur ressentiment était qu'un Raspail, lorsqu'ils habitaient, rue Carnot, un immeuble lui appartenant, leur avait envoyé l'huissier à l'occasion d'un terme en retard. »

Dans ces conditions, nous devions nous contenter de mépriser ce qui restait de malveillant à l'égard de F.-V. Raspail et nous estimer heureux d'être encore de ce monde pour avoir pu faire justice, une seconde fois, de ces odieuses calomnies.

*
* *

Nous venons de porter à la connaissance de nos lecteurs, qui collectionnent chaque année ce petit livre et par suite le laisseront aux générations futures, une de ces abjectes calomnies qui salissent la plume d'un écrivain. Il nous reste à parler de l'inauguration du boulevard Raspail, à laquelle nous avons assisté non pas comme invité officiel, mais muni d'une simple carte banale.

Certes, nous ne nous faisions pas illusion sur les sentiments que nourrissaient à l'égard du grand honnête homme les officiels du jour, mais il ne nous paraissait pas possible que son nom fût banni de cette cérémonie et pourtant il en fut ainsi.

M. le Président de la République, dans son discours où il prôna cet admirable boulevard, sa longueur, sa largeur, la verdure de ses arbres, les hôtels superbes qui se sont édifiés là où existaient des demeures historiques disparues sous la pioche des démolisseurs, ne prononça pas une seule fois son nom patronymique. Deux dames qui se trouvaient à côté de nous firent cette remarque: « Mais, dans tout cela, il n'a pas été parlé de Raspail. »

Eh bien ! contrairement à ce qu'on était en droit d'attendre, pas un journal républicain ne releva cette singulière attitude, pour ne pas dire cette inconvenance, envers la mémoire d'un homme qui a occupé une place si prépondérante dans le cours du XIXe siècle, comme savant et comme homme politique, envers ce vieux lutteur que Gambetta, lors de l'élection sénatoriale de 1876, appela l'homme des temps héroïques.

Il appartenait à un journal royaliste de protester le soir même, sous la signature de M. Charles Maurras, contre cette négligence « au nom de la logique et de la tradition, au nom de la science et au nom de la France ».

Très touché de cette protestation émanant d'un adversaire politique, nous adressâmes à *l'Action française* la lettre suivante que ce journal inséra, en première page, dans son numéro du 26 juillet :

> *Gouvieux (Oise), le 16 juillet* 1913.

« MONSIEUR LE RÉDACTEUR,

« Parmi tous les journaux qui ont rendu compte de l'inauguration du boulevard qui porte le nom de mon père, je n'ai trouvé que *l'Action française* qui ait protesté contre l'ostracisme dans lequel M. le Président de la République a laissé le nom de l'homme qui a illustré à un si haut degré la science française.

« Que le rôle politique qu'il a joué dans sa longue et laborieuse existence, diversement apprécié suivant les tendances de chacun, ait été passé sous silence, il n'y a pas lieu de s'en étonner à l'heure actuelle, mais on ne pouvait oublier que c'est F.-V. Raspail qui a bouleversé de fond en comble la science officielle en créant la *chimie organique* et la *physiologie végétale*, fruit de ses heures de prison ; que c'est à lui qu'on doit la découverte de la théorie cellulaire et de la pathologie cellulaire, dont il avait été dépouillé si antipatriotiquement au profit des Allemands Schwann et Virchow. Malgré que des savants français, mus par un sentiment de justice et de patriotisme, les professeurs Robin et Broca, lui avaient rendu la priorité de cette œuvre géniale, elle lui serait encore contestée si un éminent professeur de la Faculté, membre de l'Académie de médecine, n'avait fait la preuve de cette spoliation.

« Il faut, a-t-il déclaré, qu'on dise en France et qu'on répète à « l'Étranger que la théorie cellulaire et la pathologie cellulaire, attri- « buées à Schwann et à Virchow, sont l'œuvre glorieuse et indiscutable « d'un savant français et que cet observateur de génie s'appelait « François-Vincent Raspail. C'est pour nous un acte de patriotisme « élémentaire et pour les étrangers un acte de simple justice. »

« M. le Président de la République a jugé négligeable cet acte de patriotisme élémentaire, il a préféré inaugurer un boulevard sans pa- tron, le boulevard X.

« Veuillez agréer, Monsieur le Rédacteur, l'expression de ma consi- dération distinguée.

« XAVIER RASPAIL. »

Nous laissons le soin à nos lecteurs de tirer la moralité que ce fait comporte, mais nous devons à la vérité de dire que *l'Action française* ne fut pas le seul organe qui protesta « au nom de la science et au nom de la France » contre *l'oubli* de M. le Président de la République ; *la Circu- laire politique*, dans son numéro du 20 juillet, inséra un long article inti- tulé : *Le dernier des fils de Raspail*, dont nous extrayons le passage suivant :

« Personne — chose étrange — déclare-t-il, n'a parlé comme il convenait du grand et illustre Raspail. Seul, le préfet de la Seine, en frôlant les sentiers de l'hygiène, a osé faire une allusion discrète au savant qui a mérité le grand honneur de donner son nom à la plus grande et à la plus belle artère de la Babylone moderne. Il fallait qu'il le fît pour être d'accord avec la vérité — mais il s'est acquitté de cette tâche, avec une parcimonie vraiment trop mesurée, en des termes vraiment trop fluidiques, pour l'œuvre colossale de Raspail.

« Le savant qui eut, dit-il, la gloire de découvrir le premier ces para- sites dont l'invasion détermine la plupart des maladies, éprouverait, j'imagine, une réelle fierté s'il lui était donné de voir le boulevard qui porte son nom dérouler sa majestueuse ligne de défense contre ces ennemis redoutables que sont les infiniment petits. »

« C'était vraiment trop peu pour honorer et saluer le dernier des fils

du grand Raspail, qui assistait à cette inauguration ; on aurait pu faire
mieux pour lui et la mémoire de son illustre père, d'autant plus que
M. Xavier Raspail est un vétéran de la démocratie. »

.˙.

L'Institut Pasteur vient de célébrer le Jubilé de sa fondation, en
présence de M. le Président de la République, de ministres, de hauts
fonctionnaires, accompagnés en cortège de sommités scientifiques de
l'heure actuelle. M. Poincaré, qui, ainsi que nous l'avons constaté précédemment, a montré qu'il entendait ignorer l'homme illustre qui a
donné son nom au superbe boulevard qu'il inaugurait, a exalté, avec
son éloquence habituelle et prolixe, la mémoire du fondateur de cette
officine, qui a été le point de départ de la propagation générale de la
doctrine pasteurienne, œuvre néfaste consistant à empoisonner de plus
en plus le sang de l'homme par des tripotages de laboratoires de produits putrides et infectieux, inoculés préalablement à des animaux.

Il a parlé, sans trop appuyer cependant, du désintéressement qui
avait toujours présidé à cette grande œuvre destinée à sauver l'humanité de ses maux les plus redoutables ; une telle affirmation était un
peu risquée devant ceux qui savaient comment l'argent avait afflué,
dès la première heure, grâce à une réclame retentissante et savamment
conduite. Aussi, n'a-t-il fait aucune allusion au legs coquet de 25 millions laissé à l'Institut Pasteur par M. Osiris. N'insistons pas.

Mais, en cette circonstance, il nous appartient de rappeler que ce qui
a rendu Pasteur universellement populaire, le faisant proclamer le
premier des grands hommes du siècle dernier, même avant Victor
Hugo, c'est son traitement contre la rage.

Eh bien ! dès le début, ce traitement fit faillite.

Lorsque, le 15 février 1886, Pasteur déclara devant l'Académie des
sciences que « la prophylaxie de la rage après morsure était fondée »,
grisé par l'encens qu'on brûlait en son honneur dans le journalisme,
il se crut infaillible et fit cette outrecuidante réponse au docteur
Navarre :

« Je n'admets pas qu'on discute désormais mes théories et ma
méthode ; je ne souffrirais pas qu'on vienne contrôler mes expériences. »

Il lui fallut pourtant perdre sa téméraire assurance : des insuccès retentissants démontrèrent que sa méthode était inefficace contre la rage. Il annonça alors qu'il allait recourir au traitement *intensif*, c'est-à-dire au traitement complet par les inoculations répétées de virus exalté, et il l'appliqua sans hésiter à l'homme. Les résultats ne tardèrent pas à se montrer désastreux. Les inoculés ne mouraient pas de la rage convulsive, de la rage des rues, mais de la rage du lapin, c'est-à-dire de la rage expérimentale, la rage artificielle, directement provoquée, chez l'homme, par l'inoculation pasteurienne.

La parole prophétique du professeur Peter, à l'Académie de médecine, en 1886, se trouvait vérifiée par les faits : « M. Pasteur ne guérit pas la rage, il la donne ! »

Sont morts ainsi de la rage artificielle Réveillac, Létang, Née, Soudini, Goriot, Gérard, etc. Nous fûmes témoin de la mort de ce dernier à Boran (Oise) ; ce malheureux, mordu par un chien qui ne fut pas reconnu enragé, avait été néanmoins, par précaution, envoyé immédiatement à l'Institut Pasteur, d'où il revint *guéri*, selon la formule invariable, pour succomber à la rage paralytique du lapin qui lui avait été inoculée. Pasteur s'empressa dès lors d'abandonner son meurtrier traitement intensif qu'il avait si témérairement appliqué d'emblée à l'homme et revint aux inoculations de virus atténué du début de sa méthode.

Nous tenons à reproduire ici la conclusion de notre étude sur *la méthode Pasteur contre la rage, jugée d'après les résultats qu'elle a donnés pendant la première année de son application* que nous avons publiée en 1888 :

« La méthode Pasteur a-t-elle préservé de la rage les inoculés ? — Non.

« A-t-elle pu provoquer directement la rage paralytique? — En notre âme et conscience, nous n'hésitons pas à répondre : Oui.

« Si l'inoculation avait été seulement préservatrice, la mortalité aurait diminué, elle a augmenté.

« La méthode prophylactique de la rage après morsure n'a donc servi qu'à une chose : faire quelques victimes de plus. »

Eh bien ! à vingt-cinq ans de distance, notre jugement, porté en 1888, est pleinement confirmé.

Déjà, en juillet 1906, à la séance de la Société médicale des praticiens, le Dr Tison déclarait :

« Il est certain qu'il y a maintenant beaucoup plus de cas de mort par la rage qu'avant la découverte de Pasteur. »

Et cette année 1913, dans une étude très documentée, parue dans *l'Antivivisection*, le Dr Henry Boucher déclare en terminant : « L'immortel Pasteur, au moyen de son sérum, a augmenté d'un quart le chiffre des décès par la rage. »

Si, en effet, on se reporte à des statistiques établies antérieurement à la méthode Pasteur par deux membres de l'Académie de médecine, Tardieu et Boulay, on trouve que de 1850 à 1872, il y avait eu exactement, en France, 685 décès par la rage, soit une moyenne de 30 par an. Ces statistiques, ayant été poursuivies pour les années consécutives par le professeur Brouardel, doyen de la Faculté de médecine, ont donné 25 à 28 décès par an ; depuis l'application des inoculations antirabiques, la moyenne du chiffre des décès a été de 40, soit, comme l'indique le Dr Henry Boucher, une augmentation d'un quart.

« Dans le département de la Seine, dit le Dr Boucher, mieux placé que les autres pour profiter des bienfaits de la nouvelle méthode, puisque les personnes mordues pouvaient être traitées tout de suite, en raison même de la proximité de l'Institut Pasteur, on est obligé de constater, là aussi, l'augmentation des cas de rage depuis les inoculations du sérum antirabique.

« Voici, en effet, après dix ans de ces pratiques, la progression suggestive que relève Proost, de l'Académie de médecine, dans son rapport au Conseil d'hygiène pratique pour le département :

« 1897 : 6 décès par rage ; 1898 : 8 décès ; 1899 : 8 décès ; 1900 : 9 décès ; 1901 : 12 décès.

« Soit une moyenne de 8 décès, alors qu'auparavant les statistiques officielles allant de 1875 à 1885 — antérieures par conséquent à l'invention du sérum — indiquaient une moyenne de 4 décès par année. »

Nous ne citerons pas tous les tristes et nombreux cas d'insuccès du traitement antirabique qui n'ont pu être étouffés et qui ont été signalés par la presse, il nous suffira d'en rappeler un seul.

Le 11 novembre 1908, un chien enragé mordait, dans le canton de Clermont (Oise), un enfant de deux ans, une jeune fille de treize ans, Geneviève Labbé et un homme de trente ans, Louis Moronval. Les trois victimes furent envoyées immédiatement à l'Institut Pasteur. L'enfant mourut au cours du traitement ; le fillette et Moronval, après avoir reçu le traitement complet, furent renvoyés, selon la formule habituelle, avec l'assurance qu'ils étaient *guéris*. A peine à un mois de distance, le 13 décembre, Moronval succomba à une terrible crise de rage et Geneviève Labbé, le 10 janvier suivant, succombait à son tour, dans les plus atroces souffrances.

Dans le dernier numéro de la publication trimestrielle, *l'Antivivisection*, nous trouvons, sous le titre «A propos du microbe de la rage», cette suggestive appréciation :

« La prétendue découverte du microbe de la rage par Noguchi a donné à cette question un regain d'actualité. Les journaux, en l'annonçant, ont déclaré ingénument que, grâce à cet événement, on allait pouvoir préparer un vaccin PLUS SUR que celui en usage, sans se douter de l'énormité de l'aveu que comportaient ces deux mots. Alors la découverte de l'immortel Pasteur n'aurait été qu'un gigantesque bluff habilement conduit ? »

C'est ce que, depuis 1888, nous n'avons cessé de proclamer et c'est ce bluff que M. Poincaré, président de la République, a inconsciemment, mais officiellement, consacré.

*

Nous avons reçu une lettre que nous sommes heureux de publier convaincu qu'elle sera appréciée par les admirateurs et les fervents disciples de F.-V. Raspail qui, en dépit de la conspiration du silence et de la mauvaise foi de certains écrivains scientifiques et politiques, sont encore légion dans les deux mondes :

Saint-Saulge (Nièvre), le 22 septembre 1913.

« Monsieur Xavier Raspail.

« Ce n'est pas sans surprise que je viens de lire dans le *Larousse pour tous* les appréciations suivantes concernant votre illustre père : « ...On a dit que Raspail était le précurseur de Pasteur ; il n'en est rien, car ses théories n'avaient point de base scientifique. »

« Ou bien l'auteur de ces appréciations n'a pas lu les nombreux et savants ouvrages de F.-V. Raspail, ou bien il prend le public pour un ramassis d'ignorants. Comment ! ses théories n'avaient pas de base scientifique, lui, le créateur de la chimie organique et de la physiologie végétale ; lui, l'homme de génie qui découvrit la théorie cellulaire et la pathologie cellulaire dont il a été dépouillé si longtemps au profit de Schwann et Virchow ; lui, qui signala le premier l'existence des infiniment petits dénommés microbes par Pasteur qui, grâce aux progrès de l'optique, a pu voir plus distinctement certains infiniment petits ; ce n'est pas une raison pour trouver très juste que le plus grand bienfaiteur de l'humanité ait tiré les marrons du feu pour que d'autres les mangent !

« Moi, par exemple, comme membre de la Société astronomique de France, je possède une lunette astronomique vingt fois plus puissante que celle qu'avait Galilée, et je puis voir, avec cet instrument de grande précision, des merveilles célestes que la noble victime de l'Inquisition n'aurait fait que pressentir. Croyez-vous que je ne serais pas le plus ridicule des hommes, si j'allais me comparer à l'illustre astronome qui fait encore aujourd'hui la gloire de l'humanité ?

« Eh bien ! Raspail est à la médecine ce que Galilée est à l'astronomie. Les bourreaux de F.-V. Raspail et ceux de Galilée sont de la même famille, ils poursuivent le même but : user de tous les moyens pour que le peuple ferme les yeux à la lumière et tourne le dos à la science.

« Pendant les quinze années que j'ai vécu dans la République Argentine, où je m'étais exilé afin d'échapper à la tyrannie clérico-impériale, dont plusieurs membres de ma famille avaient été victimes, j'ai pu, dans ce pays de liberté, où l'exercice de la médecine est absolument libre, apprécier le mérite des ignorants à bonnets de docteur qui emploient le mercure et l'arsenic à toutes les sauces.

« Il ne se passait guère de jours sans qu'il arrivât quelques accidents aux cavaliers qui galopent dans les belles et vastes plaines des Pampas, généralement peuplées de viscaches qui vivent en famille dans les terrains appelés viscachères, dont les nombreuses galeries s'étendent dans tous les sens, quelquefois à plus de 20 mètres de l'entrée de la viscachère. Si, par malheur, dans une course pour prendre un animal au lazzo, le cheval arrive sur une de ces galeries, il tombe et le cavalier est projeté à plus de 10 mètres en avant du cheval, d'où les fractures des

membres. Si les victimes de ces accidents s'adressent à l'engeance que
Molière a baptisée diaphoirus, ils sont à peu près sûrs de rester estropiés,
si toutefois ils ne meurent pas rongés par les sels mercuriels. J'ai eu la
satisfaction d'en guérir un grand nombre, avec le système camphré,
sans avoir échoué une seule fois.

« En janvier 1868, le choléra, provenant des miasmes qui s'élevaient
du Rio de la Plata, où, depuis la fondation de Buenos-Ayres, on jetait
toutes les immondices de cette ville, frappait de mort, en quelques
heures, ceux qui en étaient atteints. J'allais moi-même être victime du
fléau, si je n'avais eu sous la main les médicaments préposés du nouveau
système que je m'appliquai dès les premiers symptômes ; en moins
d'une heure, les crampes disparurent comme un mauvais rêve.

« Au mois de juin 1872, la petite vérole faisait à Tapalqué, où je me
trouvais alors, relativement autant de victimes que le choléra en faisait
à Buenos-Ayres en 1868. Les autorités de cette dernière ville envoyèrent
à Tapalqué un médecin pour combattre cette maladie ; il n'est pas à ma
connaissance qu'il en ait guéri un seul. J'ai eu moi-même cette maladie,
dont je me suis guéri en quelques jours, sans qu'il en restât aucune
cicatrice.

« Pendant ma maladie, M. Alexandre Gau, négociant, avait perdu
sa femme et l'un de ses employés traités par le médecin. Il lui restait une
fillette de deux ans atteinte de la même maladie depuis quelques jours.
Sachant que je m'étais guéri par le nouveau système, il vint me raconter
son malheur et me pria, à titre de compatriote, de faire mon possible
pour soulager son enfant qui souffrait horriblement et qui allait certainement mourir. Ne sachant quels remèdes le médecin lui avait fait
prendre, je commençai par m'excuser, craignant qu'en cas d'insuccès on
n'attribuât sa mort à la nouvelle méthode plutôt qu'à celle du médecin.

« La pauvre petite avait le délire, la tête enflée, et la petite vérole
commençait à sortir. J'enveloppai son petit corps de linges copieuse-
ment recouverts de pommade camphrée. Pour la figure, je fis un masque
des mêmes linges avec de petites ouvertures pour la bouche, le nez et
les yeux. Le mieux ne se fit pas attendre ; aussitôt ce premier pansement terminé, elle cessa de se plaindre et demanda du vin ; le médecin
avait défendu de lui en donner. Je priai M. Gau de lui donner ce qu'elle
désirait. Aussitôt, il approcha du berceau une petite table à la portée
des mains de l'enfant qui avait des gants dont l'intérieur était passé

à la pommade camphrée et pouvait prendre, elle-même, tout ce qu'elle
désirait sur cette table garnie comme un jour de premier de l'an ; son
père rayonnait en voyant son enfant revenir à la vie. Je lui préparai
de la tisane de chicorée qu'elle buvait aussi bien que le madère. Le
pansement était renouvelé trois fois par jour. Au bout d'une semaine,
la petite était complètement guérie sans qu'il eût été possible de reconnaître sur sa figure la moindre marque de petite vérole. Le médecin,
auquel M. Gau avait défendu de revenir chez lui, parce qu'il lui inspi-
rait autant de terreur qu'un croque-mort, ne fut pas peu surpris en
voyant la petite Gau se promener dans la rue, aussi jolie qu'avant sa
maladie.

« Quelque temps avant cette guérison, que les habitants de Tapalqué
qualifiaient de *maravillosa* (merveilleuse), j'en avais opéré une autre
non moins surprenante : Don Francisco Echiberria, maître d'hôtel
à Tapalqué, avait un petit garçon de trois ans qui, en s'amusant avec
des allumettes, avait mis le feu aux rideaux du lit sur lequel il se trouvait. Aussitôt, tout le lit et ses vêtements furent enflammés.L'enfant
était rôti comme un poulet. Le père vint me trouver tout éploré, en me
disant que son cher enfant ne passerait pas la journée et me pria de
vouloir bien faire quelque chose pour adoucir ses horribles souffrances.
Je lui appliquai le même traitement que celui de la petite Gau et, en
moins de quinze jours, il était radicalement guéri sans aucune trace de
brûlures.

« Pour énumérer toutes les guérisons que j'ai opérées de cette façon,
grâce à la méthode immortelle de votre illustre père et à la liberté dont
j'ai joui pendant quinze ans dans ma chère et seconde patrie, il me
faudrait écrire plusieurs volumes.

« En 1878, lors du décès de la noble victime de toutes les tyrannies,
les journaux de Buenos-Ayres s'accordèrent pour lui donner le titre si
bien mérité de savant, en ajoutant qu'il était un des plus grands bienfaiteurs de l'humanité. Ils racontèrent avec beaucoup de détails ses
funérailles grandioses. On y lisait, notamment, que vous aviez obtenu
un sauf-conduit pour venir de Belgique, où vous étiez exilé ; qu'en
arrivant au domicile de l'illustre défunt, dont la tyrannie de votre pays
vous avait privé d'assister à ses derniers moments, vous aviez embrassé
son cercueil... Je ne pus retenir mes larmes ! Je n'ai point porté son

deuil à mon bras, c'est dans mon cœur qu'il a une place de prédilection et où il restera jusqu'à mon dernier soupir !

« ALEXANDRE BORDESSOL,
Membre de la Société astronomique de France. »

En février 1913, a été fondée une revue mensuelle présentée sous une forme typographique élégante, dont le but est de combattre l'inutile barbarie de la vivisection.

Elle annonçait ainsi la mission qu'elle s'imposait : « La revue *l'Anti-vivisection*, heureuse initiative d'humanité et de science, de raison et de pitié, de conscience et de progrès, devient l'organe du grand mouvement de sentiments et d'idées qui condamne, maudit et flétrit les tortures de laboratoire. »

Cette publication en est à son huitième numéro. Les révélations qu'elle produit, d'après des documents irréfutables, stigmatisent les cruautés déshonorant notre civilisation, les atroces fantaisies auxquelles se livrent, sans nécessité pour la science, des êtres humains qui, sous le prétexte de recherches expérimentales, satisfont leur sadisme en éventrant, déchirant, trépanant, ébouillantant de pauvres victimes qui hurlent leur atroce agonie, lorsqu'elles ne sont pas réduites au silence par un raffinement de barbarie à l'aide d'une mutilation les rendant aphones.

Un écrivain disait dernièrement : « La vivisection est l'école du sadisme et une génération médicale élevée dans ces pratiques est de nature à justifier les plus sérieuses inquiétudes du public. » Oui, tout est à redouter de la part de ces êtres au cœur de pierre qui, sous le prétexte de recherches scientifiques, se livrent aux horreurs de la vivisection, car si, à la place des animaux, ils pouvaient les pratiquer sur l'homme, ce serait pour eux une joie sanguinaire qu'ils ne renoncent à satisfaire que dans la crainte de subir les rigueurs de la loi.

La vivisection a des charmes particuliers pour ces natures perverties. Un étudiant déclarait dernièrement : « Ce qui m'amuse le plus, c'est que les lapins, auxquels on fait l'excitation du pneumogastrique, crient comme des enfants ! » et le charmant jeune homme, imitant le cri plaintif du lapin torturé, ajoutait : « Je voudrais avoir des femmes et des enfants à viviséquer ! » N'est-on pas épouvanté à l'idée des crimes qu'un tel monstre serait capable de commettre, lorsque, reçu docteur, il aurait, sans contrôle, à sa disposition, de malheureux malades ?

Claude Bernard, qui a été le grand maître de la vivisection, blasé vers le déclin de sa vie sur le spectacle des supplices sanglants, « songea à varier les plaisirs. Il fit construire une étuve spéciale, dans laquelle on pouvait à volonté rôtir et bouillir vivants les animaux. Le même appareil avait un dispositif permettant de laisser la tête de l'animal en dehors de l'étuve, ce qui prolongeait l'agonie et donnait la facilité de la suivre de plus près. Et, sous le prétexte d'étudier la chaleur animale, il fit cuire dans ce four les animaux les plus divers : chiens, chats, lapins, etc. ». Enfin, après avoir commis tant de cruautés, Claude Bernard fut obligé de reconnaître l'impuissance de la vivisection à donner le moindre résultat applicable à la médecine humaine. En 1876, dans sa *Physiologie opératoire*, cet implacable tortionnaire scientifique déclarait : « Nos mains sont vides aujourd'hui. » Cet aveu du néant de la science expérimentale qu'il avait créée a-t-il été émis par un tardif remords ? Dans tous les cas, c'est pour en arriver à cette écrasante constatation « qu'il avait passé sa vie dans un laboratoire obscur du Collège de France, au milieu du spectacle le plus atroce de la souffrance, respirant l'atmosphère de la mort, la main dans le sang ! »

Le Dr B..., de Lyon, a raconté, dans un salon où il entrait en manifestant une certaine émotion, le fait suivant :

« Je viens de rendre visite au professeur A... Entré, dans l'antichambre, je fus intrigué par des plaintes douloureuses. Je demandai ce que c'était au garçon de service. Ce garçon releva une large tapisserie derrière laquelle agonisait depuis quarante-huit heures un superbe épagneul auquel le professeur A... avait ouvert le foie et versé dedans du suif bouillant ! »

Et le Dr B..., encore angoissé, ne pouvait s'expliquer dans quel but cette effroyable torture avait été infligée à ce pauvre animal.

Ainsi son laboratoire ne suffisait pas à ce vivisecteur, il lui fallait encore opérer chez lui ; il faut supposer que ce tortionnaire n'avait ni femme, ni enfants sous les yeux de qui il aurait pu mettre ces horribles spectacles dignes des bourreaux de l'Inquisition.

Les vivisecteurs peuvent-ils qualifier d'expériences des atrocités comme celles dont nous ne citerons que quelques exemples plus que suffisants pour montrer jusqu'où peut atteindre leur besoin de se repaître froidement des horribles tortures, qu'ils font endurer aux animaux sans aucune utilité pour la science?

En 1895, au Collège universitaire de Londres, un féroce vivisecteur, indigne d'être compté parmi les humains, pratiquait les *expériences* suivantes en employant le curare, qui immobilise l'animal sans atténuer la souffrance :

A un chien fox-terrier adulte, après avoir disséqué et arraché les nerfs de l'épaule gauche et de la patte de devant, puis exécuté la même opération sur le côté droit, il enregistra que la respiration devenait irrégulière et de plus en plus faible jusqu'à la mort. Durée du supplice : 1 heure 20 minutes.

Sur un chien terrier-collie, il pratique cette série de mutilations : 1º écrasement des ongles et talon de la patte avec des tenailles ; 2º écrasement du restant de la patte ; 3º arrachement des nerfs de l'épaule ; 4º amputation de la peau ; 5º écrasement des organes ; 6º écrasement complet d'une autre patte ; 7º éventration de l'abdomen ; 8º amputation des nerfs de la nuque.

Sur un fox-terrier adulte : poitrine et abdomen ouverts ; différents organes écrasés et amputés. Durée : 1 heure 25 minutes.

Sur un chien croisé : pattes, cuisses écrasées ; ventre ouvert dans lequel de l'eau bouillante est versée. Durée : 2 heures.

Sur un chien retriever : nerfs et peau arrachés, articulations coupées, eau bouillante versée dans le ventre ouvert.

Et ce monstre déclarait qu'il avait pratiqué ces *expériences* sur 164 animaux !

Devant tant d'horreurs, il nous monte au cerveau une bouffée d'indignation qui nous fait presque souhaiter de voir ces féroces tortionnaires étendus sur la table à la place de leurs innocentes victimes et le scalpel fouillant impitoyablement leur chair.

ADDENDA

Ce livre était prêt à paraître en 1914, lorsque nous avons été obligé
d'en suspendre la publication par suite de la guerre sans précédent
dans l'histoire, déchaînée par un fou sanguinaire qui se croyait assuré
d'écraser la France par une attaque brusquée, au moment où elle
s'efforçait, par sa diplomatie, de maintenir la paix compromise par
l'attitude de l'Autriche à l'égard de la Serbie. Certes, Guillaume II
serait arrivé à son but, sans l'héroïque résistance qu'opposa la Belgique
à la violation de sa neutralité, ce qui donna le temps à la France
d'opérer en toute hâte sa mobilisation.

Guillaume II qui, se donnant comme envoyé de Dieu pour diriger
les destinées des peuples, proclamant : « Je suis l'instrument du
Très-Haut », ordonna les plus atroces cruautés que ses armées ont
commises partout où elles ont passé, sera jugé par l'histoire comme
un criminel plus grand qu'Attila qui se donnait également comme le
fléau d'un Dieu de sang et de carnage. Ses ordres n'ont été que trop
bien exécutés par ses armées ; il n'est pas d'horreurs auxquelles les
Allemands ne se soient livrés : le viol [1], le pillage pratiqué par le
kronprinz lui-même, l'incendie méthodiquement organisé à l'avance,
la destruction de tout ce qu'ils rencontraient sur leur passage, surtout des plus admirables vestiges du passé, l'assassinat par milliers
de vieillards, d'enfants en bas âge, ces derniers souvent empalés
sur des baïonnettes, de femmes, certaines trouvées mutilées,
les seins coupés, et tout cela sous le prétexte mensonger que des
civils avaient tiré sur les troupes allemandes ; faisant marcher
devant eux ces innocentes victimes pour leur servir de boucliers
vivants, les plaçant ainsi lâchement entre leur feu et celui des Français ; prenant pour cible le drapeau de la Croix-Rouge qui flottait sur
les ambulances ; renfermant dans une grange soixante blessés avec
leurs infirmiers et leurs chirurgiens et les y brûlant tout vifs ; achevant

---

1. Les barbares ne violèrent pas seulement les femmes et les jeunes filles sur
leur passage, les assassinant ensuite, ils violèrent dans les couvents belges des
religieuses ; nombre d'entre elles furent victimes de cette immonde soldatesque
teutonne, outre celles qui furent dirigées sur Rome, soixante furent réunies à Lyon
pour faire leurs couches.

les blessés, enfin leurs officiers pratiquant sur des prisonniers des raffinemements de tortures dignes des peuplades les plus sauvages des siècles passés. Ne trouvant pas, dans les moyens corrects de combattre, de quoi satisfaire leurs instincts de cruauté, ils inventèrent des appareils pour asperger leurs adversaires de vitriol, pour les couvrir de jets de pétrole enflammé et de gaz asphyxiants. Leurs avions et leurs fameux zeppelins vinrent jeter des bombes explosives incendiaires et asphyxiantes sur Paris, l'Angleterre et les villes ouvertes où ils ne réussirent qu'à tuer surtout des femmes et des enfants.

Eh bien, tous ces crimes démoniaques ont soulevé dans toute la population allemande un enthousiasme délirant, Berlin a illuminé à la nouvelle du bombardement de la cathédrale de Reims et du torpillage du transatlantique *Lusitania* qui engloutit 1.500 passagers parmi lesquels 45 enfants en bas âge !

Cette race, devenue immonde depuis la guerre de 1870, a perdu tout vestige d'humanité ; le chancelier de l'empire, de Bethmann-Hollweg, l'a nettement spécifié en pleine séance du Reichstag : « Nous avons, a-t-il déclaré, désappris la sentimentalité. » Et la presse allemande commentait ainsi cette affirmation : « Nous n'avons à consulter que notre intérêt. C'est un péché contre notre mission que de ménager les peuples qui nous sont inférieurs. Nous sommes le *peuple suprême !* »

Ah oui, peuple suprême dont la mentalité s'est montrée dans toute sa hideur ; sur des prisonniers allemands on a trouvé des mains de jeunes enfants, des oreilles qu'ils emportaient comme des trophées ; sur d'autres, des lettres comme celle de cette femme, découverte sur le cadavre de son mari, dans laquelle elle lui disait : « J'espère que tu ne ménages ni les femmes, ni les enfants. » Et la lettre de ce bavarois, élevé celui-là dans les écoles avec Dieu, car l'instruction donnée dans les écoles de la catholique Bavière se résume pour ainsi dire à réciter des prières, annonçant à sa douce fiancée, comme un glorieux fait d'armes, qu'en «cinq minutes il avait transpercé avec sa baïonnette sept femmes et quatre jeunes filles, au combat de Badonvillers ».

Oui, quand on a vu les plus grands intellectuels de cette Allemagne à jamais maudite couvrir de leur approbation de tels crimes, on a le droit de souhaiter que cette race, qui aurait tenu le premier rang au temps de la barbarie, puisse être radicalement supprimée au XX° siècle où elle constitue la plus sanglante négation de la civilisation.

Il nous appartenait de consigner la barbarie du peuple allemand dans un livre consacré à la propagation et à la défense des idées du grand humanitaire que fut F.-V. Raspail, dont la longue existence a été consacrée à faire le bien, à préconiser la concorde, la fraternité entre les citoyens d'une même patrie et entre les peuples que séparent de simples lignes de frontières. Il y a quatre-vingts ans, il émettait ce sublime desideratum :

« Que tout se décide entre les peuples par l'arbitrage et les voies pacifiques. L'emploi de la force brutale n'est excusable que pour se défendre ; le coupable est celui qui l'emploie pour attaquer. Désormais, pas plus de duels entre les peuples qu'entre les hommes. »

Cette guerre dévastatrice, qui, à l'heure où ces lignes sont écrites, dure exactement depuis deux années révolues sans qu'on puisse encore en escompter la fin, a permis aux pasteuriens de généraliser dans l'armée tout entière le vaccin antityphoïdique, dont nous avons indiqué dans l'*Avant-Propos* les dangers signalés par un des partisans même de cette introduction dans l'organisme d'un produit infectieux.

Nous avons pu suivre rigoureusement sur un jeune homme de la classe 1917, doué d'une bonne constitution, les manifestations morbides qui se produisirent après chaque piqûre faite à huit jours d'intervalle, en juillet et août 1915.

1re PIQURE faite à 4^h,30. — L'opéré n'éprouve rien jusqu'au moment de se coucher, où il lui est alors impossible de se mettre sur le côté gauche sans éprouver une forte douleur semblable à une brûlure. Le lendemain, l'épaule et le bras sont complètement engourdis. Les forces ne reviennent que le surlendemain, en même temps que la douleur disparaît.

2e PIQURE. — Engourdissement immédiat de l'épaule et du bras ; fièvre la nuit. Le lendemain, paralysie complète du côté gauche avec une très forte douleur qui se montre à midi et ne dure qu'une heure ; un peu de fièvre l'après-midi ; le troisième jour, atténuation de ces symptômes et le quatrième jour rétablissement complet.

3e PIQURE. — La soirée se passe sans aucun trouble ; le lendemain matin, douleur assez vive à l'épaule qui s'éteint dans la journée.

4e PIQURE. — L'épaule enfle aussitôt après la piqûre, mais sans douleur ; le lendemain, le patient ne ressent plus rien.

Chez un autre jeune homme de la même classe, la première piqûre provoque une douloureuse courbature avec forte fièvre ; les autres piqûres reproduisent les mêmes manifestations morbides que dans l'observation précédente.

Pour les besoins de la cause, on a fait de la fièvre typhoïde un épouvantail équivalent à celui du choléra, alors qu'en définitive, son pourcentage, ainsi que l'a établi le Syndicat médical de Paris, est tombé au chiffre maximum de 0.31 p. 1.000 dans l'armée. Et c'est pour obtenir une prétendue immunisation de cette maladie, qui en réalité ne cause qu'une mortalité des plus restreintes, qu'on a infecté le sang de centaines de mille hommes qui en subiront plus tard les déplorables conséquences.

Or, cette immunisation n'existe même pas : un caporal de la classe 1914, vacciné deux fois au dépôt et deux fois sur le front aux mois de mars et d'avril, fut évacué en juin avec une fièvre typhoïde grave dont il eut beaucoup de peine à guérir. Dans ce cas, on ne peut arguer que les vaccinations avaient été pratiquées en état d'incubation. De même, on nous a signalé la mort par la fièvre typhoïde d'un jeune soldat qui avait subi les quatre piqûres devenues réglementaires.

Enfin l'emploi de ce sérum revêt la plus haute gravité ayant causé directement la mort de vaccinés chez lesquels se développèrent des manifestations morbides rapidement mortelles.

Des articles insérés dans la presse célébrèrent cette nouvelle victoire de la doctrine pasteurienne ; ils concluaient que « la fièvre typhoïde, par le fait de la vaccination, a disparu ». Et voici comment elle a été supprimée : les livrets des soldats vaccinés ayant été atteints quand même de la typhoïde, portent, ainsi que l'a signalé le Dr Doyen, l'éminent chirurgien, et que nous l'avons nous-même constaté, « embarras gastrique et entérite fébriles avec diarrhée profuse ». Dès lors les statistiques pourront insérer néant à la colonne de la fièvre typhoïde, ce n'est pas plus malin que cela.

Enfin, comme leurs auteurs cherchent à débiter le plus possible de ces produits empoisonneurs du sang, on procède en grand à l'application du sérum antitétanique si sévèrement jugé par les chirurgiens des hôpitaux de Paris, ainsi qu'on a pu le voir à la page 244 de ce volume, du sérum anticholérique et d'un sérum paratyphique dont les accidents mortels paraissent dépasser de beaucoup ceux qui ont été signalés pour le sérum antityphoïdique.

Contrairement à ce qu'en pense le professeur Albert Robin, l'heure n'est pas encore près de sonner l'extinction du bluff des recherches pasteuriennes sur l'élaboration des sérums.

TABLE ANALYTIQUE DES MATIÈRES

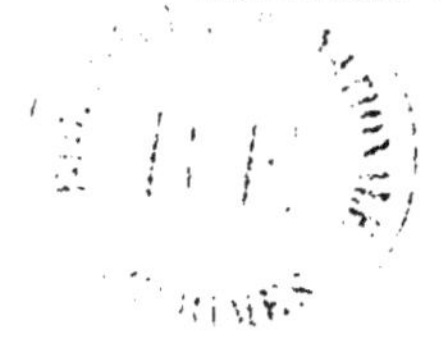

AVANT-PROPOS

I

Année 1884

II

Année 1885

III

Année 1886

(1) Voir page 109.

IV

Année 1887

V

Année 1888

VI

Année 1889

VII

Année 1890

VIII

Année 1891

IX

Année 1892

X

Année 1893

XI

Année 1894

1. Voir pages 24 et 109.

XII

Année 1895

XIII

Année 1896

XIV

Année 1897

XV

Année 1898

XVI

Année 1899

XVII

Année 1900

XVIII

Année 1901

XIX

Année 1902

XX

Année 1903

XXI

Année 1904

XXII

Année 1905

XXIII

Année 1906

XXIV

Année 1907

XXV

Année 1908

XXVI

Année 1909

XXVII

Année 1910

XXVIII

Année 1911

XXIX

Année 1912

XXX

Année 1913